西部医学教育联盟规划教材

供临床、口腔、护理、检验、预防及相关专业用

循证医学基础与实践

主　编　周远忠　刘　琴

副主编　刘　俊　石修权　马　虎　苏　莉

编　者（以姓氏笔画为序）

马　虎	遵义医科大学	宋旭萍	兰州大学
马　佳	遵义医科大学	张建玲	遵义医科大学
王子云	贵州医科大学	陈　润	西南医科大学
石修权	遵义医科大学	青玉凤	川北医学院
申旭波	遵义医科大学	罗　蕾	贵州省人民医院
刘　俊	遵义医科大学	周远忠	遵义医科大学
刘　琴	重庆医科大学	周建国	遵义医科大学
苏　莉	广西医科大学	胡厚祥	川北医学院
李吉达	遵义医科大学	贾莉英	山东大学
李红梅	昆明医科大学	高玉敏	内蒙古医科大学
李爱玲	西南医科大学	郭　蕊	右江民族医学院
吴　谦	西安交通大学	陶　宁	新疆医科大学
何淑兰	宁夏医科大学	曾芳芳	暨南大学
汪俊华	贵州医科大学	谢　艳	遵义医科大学

学术秘书　王　峰　遵义医科大学　　　熊世敏　遵义医科大学
　　　　　粟立羽　遵义医科大学　　　曾　嵘　遵义医科大学

人民卫生出版社

·北 京·

图书在版编目（CIP）数据

循证医学基础与实践 / 周远忠，刘琴主编．—北京：人民卫生出版社，2023.3

ISBN 978-7-117-34247-6

Ⅰ．①循…　Ⅱ．①周…②刘…　Ⅲ．①循证医学 —医学院校 —教材　Ⅳ．①R499

中国版本图书馆 CIP 数据核字（2022）第 244878 号

| 人卫智网 | www.ipmph.com | 医学教育、学术、考试、健康，购书智慧智能综合服务平台 |
| 人卫官网 | www.pmph.com | 人卫官方资讯发布平台 |

循证医学基础与实践
Xunzheng Yixue Jichu yu Shijian

主　　编：周远忠　刘　琴
出版发行：人民卫生出版社（中继线 010-59780011）
地　　址：北京市朝阳区潘家园南里 19 号
邮　　编：100021
E - mail：pmph @ pmph.com
购书热线：010-59787592　010-59787584　010-65264830
印　　刷：三河市国英印务有限公司
经　　销：新华书店
开　　本：889×1194　1/16　印张：25　插页：2
字　　数：792 千字
版　　次：2023 年 3 月第 1 版
印　　次：2023 年 3 月第 1 次印刷
标准书号：ISBN 978-7-117-34247-6
定　　价：79.00 元

打击盗版举报电话：010-59787491　E-mail：WQ @ pmph.com
质量问题联系电话：010-59787234　E-mail：zhiliang @ pmph.com
数字融合服务电话：4001118166　E-mail：zengzhi @ pmph.com

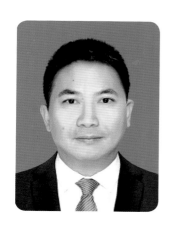

周远忠，教授，博士研究生导师，遵义医科大学公共卫生学院副院长。现任中国老年保健协会气象医养健康专业委员会副主任委员，中华预防医学会生物信息学分会委员，中华医学会计划生育学分会生育信息学组副组长，中国优生优育协会生育健康与出生缺陷防控专业委员会环境与生殖健康学组副组长，贵州省医学会临床流行病学分会副主任委员，《中华男科学杂志》编委，国家自然科学基金函评、会评专家。

从事教学科研工作 20 余年。在科研方面，完成国家科技支撑计划、国家自然科学基金等国家级项目及省级科研项目 10 多项，现主持国家自然科学基金研究项目 1 项，牵头主持国家重点研发项目 1 项；在国内外学术期刊发表论文 100 余篇；获得 2017 年度全国妇幼健康科学技术奖科技成果一等奖。在教学方面，主持省级教改项目 2 项，校级教改项目及课程建设项目 3 项；参编教材 4 部；发表教学论文 10 余篇；获得校级教学成果奖 2 次，获得"市级优秀教育工作者"称号。

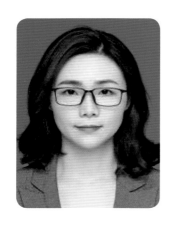

刘　琴,教授,博士研究生导师。重庆医科大学公共卫生学院儿少卫生与妇幼保健学教研室主任,Cochrane 中国协作网重庆医科大学成员单位主任,中国医师协会循证医学专业委员会常务委员,中华预防医学会循证预防医学专业委员会委员,中国医疗保健国际交流促进会循证医学分会委员,重庆市医学会临床流行病学专业委员会委员,重庆市预防医学会儿童青少年卫生专业委员会委员,重庆市医药教育研究会卫生技术评估专业委员会委员,重庆学生营养和健康促进会常务理事,重庆市学校卫生协会常务理事。

从事教学工作 10 余年,先后主持各级各类课题 30 余项,在国内外学术期刊发表科研论文百余篇(以第一或通讯作者发表 80 余篇),主编教材及专著 16 部。获重庆市"高校中青年骨干教师"称号。

循证医学已成为国内外众多医学院校医学生的必修课程,是临床各科医生继续教育必修内容之一。在查房、会诊、病案讨论、学术研究等过程中实施循证医学,能有效促进和提高临床医疗服务的质量。

循证医学是一门实践性极强的学科,其教学需重视理论知识与实践相结合。基于此,本书整合了循证医学基础理论、创证实践及用证实践的内容,是一本基础理论丰富、实践操作指导性强的教材。本书分为4篇28章:第1~5章,介绍循证医学的产生、发展和基本概念,系统评价/meta分析概述;第6~15章,介绍了循证医学的基础方法和理论,以及常用软件、撰写与报告规范、临床试验注册等;第16~23章,介绍了如何针对病因性问题、诊断性问题、防治性问题、预后性问题、遗传关联性问题、卫生政策等进行创证实践;第24~28章,分别基于案例介绍如何针对病因、诊断、疗效、预后、卫生决策等开展用证实践。本书同时配有丰富的数字资源,方便学生利用碎片化时间反复观看,提高学习效率。

本书编写人员均来自教学一线,梳理凝炼了临床实践中存在的问题与挑战,在认真学习国内外已有循证医学的教材、专著的基础上,编写了本书。希望通过本书的出版,提升读者循证医学理论与实践水平,促进医学人才培养,提升医学教育、医疗服务的能力和水平。

李幼平

2023 年 1 月

前　言

　　循证医学是系统地查找、综合(生产证据)、评估(评价证据)和使用当前所有同类研究结果(应用证据)作为临床决策依据的一门学科。循证医学的核心思想是帮助医生基于现有的最好的临床研究证据,结合患者的价值观做出最优的医疗决策,是提高临床医生决策水平和岗位胜任力的方法学。

　　循证医学是一门实践性极强的学科。传统的循证医学教学更重视理论知识的教授和探讨,对如何生产证据、评价证据和应用证据的实践教学重视不够,对如何将循证医学的理念渗透到临床工作重视不够,医学生很难在临床岗位上做到基于当前最好的证据做出适宜的临床决策。如何通过循证医学的教学来提高临床医学生的循证决策水平和岗位胜任力,仍然是亟待解决的问题。

　　本书从理论到实践,基于案例一步一步地介绍如何创证和用证,是一本基础理论丰富、实践操作指导性强的实用型教材。本书分为 4 篇 28 章。第一篇包括 1~5 章,对循证医学的概念、特点、产生、发展进行介绍,同时对系统评价 /meta 分析进行了概述;第二篇包括 6~15 章,介绍了循证医学的基础方法和理论,以及常用软件、撰写与报告规范、临床试验注册等,是本书的难点;第三篇包括 16~23 章,针对病因性问题、诊断性试验、防治性问题、预后性问题、遗传关联性问题、卫生政策等进行创证实践做了系统介绍,是本书的重点和难点;第四篇包括 24~28 章,分别基于案例介绍如何针对病因、诊断、疗效、预后、卫生决策进行用证实践,是本书的重点。本书同时配有丰富的数字资源,方便学生利用碎片化时间反复学习,以提高学习效率。本书除了可用于临床、口腔、护理、检验、预防及相关专业的本科教学,还可用于住院医师规范化培训、医学研究生教学,也可作为青年医生进行床旁循证的重要参考书。

　　本书从孕育构思、框架起草、资料查找、编排修改,到补充完善,无不凝聚着全体编写组成员的心血,在此向他们表示深深的感谢。由于编写水平有限,书中难免存在不足之处,期待接受教学和实践的检验,更期待读者的批评和建议,我们将持续改进,止于至善。

周远忠　刘　琴

2023 年 1 月

目　录

第一篇　绪　论

— 第二篇 基 础 —

第三篇　创　　证

第四篇　循 证 实 践

第一篇
绪　论

第一章 循证医学的概念和特点

学习目标

【知识目标】理解循证医学的概念,循证决策的三要素,循证医学遵循的四个原则,实践循证医学的五个步骤。

【能力目标】能够用循证医学的四个原则指导临床实践。

【素质目标】培养学生在临床实践中树立循证的科学思维,以患者为中心的观念。

循证医学(evidence-based medicine,EBM)是 20 世纪 90 年代初在临床实践中发展起来的一门新兴交叉学科,发展至今,已经风靡全世界,是当今世界医学领域最活跃、最重要、最前沿的新兴学科之一,是在临床传统医疗模式基础上的创新。其学术思想、研究方法和研究结果对指导政府的卫生决策、临床医生的临床实践及教育科研都具有十分重要的意义,被誉为 21 世纪的临床医学。循证医学这一崭新的模式,适用于临床医学、预防医学等各个医疗领域,发挥着越来越大的作用。

作为医学专业人员,我们想提供最好的医疗卫生服务;作为患者,他们想得到最好的医疗卫生服务。了解一种医疗干预措施是否有效,对医疗卫生决策极为重要。然而,医疗卫生决策不是单纯搬运已有的研究结果,医生需要基于当前的最佳证据,结合医生的临床技能和经验,对患者的具体病情、临床病理特点、干预措施的利弊、医疗实践水平和条件,以及患者的价值观和期望进行综合判断和分析,进而做出科学的临床决策,这就需要用到循证医学的基本原理和方法。

本章主要介绍循证医学的基本概念和特点,为进一步学习循证实践方法奠定基础。

第一节 循证医学的概念

循证医学是指"遵循证据的医学",是遵循最佳科学证据的医学实践过程,该定义随着循证医学的不断发展而不断完善。

循证医学创始人之一 David Sackett 将循证医学定义为"慎重、准确和明智地应用当前所能获得的最佳研究证据,同时结合医生的个人专业技能和多年临床经验,考虑患者的价值观和意愿,将三者完美地结合,对患者采取正确的医疗措施",即循证医学是将科学研究证据与临床医生的实践技能、经验,以及患者的期望、价值观三者结合的一门学科。证据是循证医学的基石,循证医学强调证据的真实性、适用性和可靠性;循证医学并不否定医生的临床经验,但只有经验是不够的;同时,循证医学强调以患者为中心,在此基础之上,临床医生和患者之间才能达成很好的共识,医生才能制订出完善的诊疗方案,患者才能获得更好的治疗效果。

2

循证医学的核心思想是:医疗决策应该尽可能以客观证据为基础,医生制订诊疗方案、卫生决策者制订卫生政策等都应参考当前所能获得的最佳研究证据。

第二节　循证医学的特点

一、循证决策的三要素

根据循证医学的定义,循证医学实践的过程是将目前所能得到的最佳证据作为实践循证医学的决策依据,将临床医生的专业技能和经验作为实践循证医学的技术保证,并充分考虑患者的期望和价值观,将三者完美结合以制订出最佳诊疗策略。因此,要获得患者满意的诊疗效果,高质量的研究证据、临床医生的专业技能和临床经验、患者的期望和价值观是循证实践中三个必不可少的要素(图 1-1)。

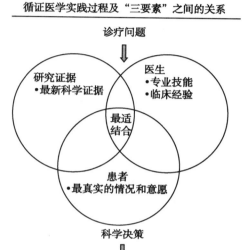

图 1-1　循证决策的三要素

(一)高质量的研究证据

目前可获得的最佳研究证据是实践循证医学的决策依据。最佳研究证据是指基于临床流行病学的理论和方法制订相关的质量评价指标和标准,采用这些标准分析和识别真实可靠的研究证据,应用这些证据指导临床医疗实践,以取得最好的临床效果。高质量的证据应具有以下特点。

1. 科学性和真实性　循证医学研究证据的产生必须遵从科学、严谨的研究分析过程,包括针对性地提出问题,经过科学的研究设计,严格执行研究方案,还要能够较好地控制偏倚,客观理性地分析,所获得的研究成果要能够经受得起时间和实践的检验。证据的生产和使用过程还应接受公众监督,确保其科学性和真实性。

2. 系统和量化　生产高质量的证据需要系统、全面的顶层研究设计,在其指导下,得出的证据才更具有清晰严谨的逻辑性,便于使用。循证医学实践的高质量证据往往是定量的,但在实际工作中证据并非总能量化,在教育、管理、社会实践等领域更是如此,因此只要是科学、真实的证据都是有用的证据。

3. 动态和更新　在不同的时代背景下生产出来的证据也会随着时间、环境、条件、实践模式和方法的变化而发生改变。因此,证据需要经过不断更新和迭代才能更好地指导实践。

4. 共享与实用　高质量证据是经过人们不断摸索实践探究出来的,耗费了大量的人力、物力和财力。因此,作为解决问题的知识产品,证据应该为人们所共享,保证需求者能够获取,并帮助他们利用证据科学地解决实际问题。

5. 分类和分级　不同对象人群对证据的需求不同,对同一证据的理解也不同。证据分类的主要目的是更好地推广和使用证据,各类证据应该按照研究者和使用者关心的问题进行合理分类。证据分级必须力求统一,避免偏倚,以减少误导和滥用,在同类信息中按照科学的标准进行严格分级。

6. 结论的多维性　肯定、否定和不确定都可能是研究的合理结果,只要结论是基于科学有力的证据支持和证明,都是高质量的证据。

(二)临床医生的专业技能和临床经验

临床医生的专业技能和经验是在临床工作中积累的临床判断力和实践操作能力,是实践循证医学的基础和技术保证。在面对临床实践问题时,要基于当前的最佳证据,结合医生的临床技能和经验,对患者的具体病情、临床病理特点、干预措施的利弊,医疗实践水平和条件,以及患者的价值观和期望进行综合判断和分析,从而做出科学的临床决策,而不是对证据的生搬硬套。因此,临床医生精湛的技术、全面专业的知识、丰富的临床经验、科学严谨的态度和对患者认真负责的职业精神是实践循证医学的先决条件。

（三）患者的期望和价值观

医疗服务的目的是解除患者的病痛，需要以患者为中心。因此，充分考虑患者的期望和选择既是实践循证医学的关键因素，也是其独特优势，即患者需要在充分知情的情况下，对自身疾病的诊断、治疗做出选择，参与医疗决策。在循证实践中，提倡医生从患者的角度出发，尽可能去了解患者患病过程及感受，充分尊重患者的价值观和期望，让患者享有充分的知情权，从而提高患者治疗的依从性，提高诊断、治疗效益，也能缓解医患关系，构建和谐的诊疗环境。如果能让患者参与自身疾病的诊疗过程，也就能够形成医生与患者的诊治联盟，得到患者的理解和配合，从而达到最佳的诊疗效果。因此，患者的参与是成功实践循证医学的关键因素之一。

二、循证医学遵循的四个原则

（一）基于问题的研究

从临床实践中的实际问题出发，将问题具体化为可以回答的科学问题，按照 PICOS 原则，将具体问题进行拆分。以临床治疗问题为例，按照 PICOS 原则可以分解要素为：

P（patients/participants）指研究对象，包括所患疾病类型及其诊断标准、疾病特征和所处环境等；

I（intervention/exposure）指研究的干预措施，或暴露因素；

C（comparison/control）指对照或用于比较的措施；

O（outcomes）指主要研究结局指标，包括所有重要的结果（主要结果和次要结果）及严重的不良反应等结局指标；

S（study design）指纳入研究的设计，包括随机对照试验和（或）非随机对照试验等。

需要注意的是，PICOS 要素在不同的临床研究问题中，如诊断问题、病因问题、预后问题等，其含义有所不同。有关提出问题的具体方法，在后续章节有详细介绍。

（二）遵循证据的决策

循证医学强调决策一定是基于当前所能获得的最佳证据所做出的，科学证据是科学决策的重要依据和手段，但决策仅仅依靠证据还不够。决策是一个复杂的过程，往往受到证据本身、决策环境、资源、决策者和用户偏好等诸多因素的影响。

（三）关注实践的结果

应用当前所能获得的最佳研究证据指导实践，并密切关注循证实践的结果，将已经解决的问题上升成为证据，以指导后续的研究和实践；而对未解决的问题则继续进行探索和实践。

（四）后效评价、止于至善

在关注实践结果的基础上，需要对实践的结果进行后效评价，去粗取精，去伪存真，不断完善直至达到理想的结果。

三、循证医学与传统经验医学的区别

循证医学的出现不是要取代传统经验医学，否定经验，而是提供了更为科学的临床实践方法，是对经验的补充和完善，使医学实践更完善、更科学。因此，它与传统经验医学并不矛盾。与传统的经验医学相比，循证医学在临床决策的证据来源、证据收集、证据评价、判效指标、诊疗依据和医疗模式上都有更大的优势（表 1-1）。

（一）证据来源

传统经验医学的主要证据来源于动物实验、实验室研究、体外实验、专家意见及教科书等，而循证医学所遵循的证据主要来自经过科学设计的临床研究。

（二）证据收集

经验医学在收集证据的时候往往不够系统和全面，更多依靠的是经验，因此在决策时缺少科学性和严谨性；而循证医学主张系统全面地收集相关研究证据，使医疗决策更合理完善。

表 1-1　经验医学与循证医学的区别

	经验医学	循证医学
证据来源	动物实验、实验室研究、体外实验、专家意见、教科书等	临床研究
证据收集	不够系统全面	系统全面
证据评价	不重视	重视
判效指标	实验室指标的改变或影像学结果(中间指标)	患者的最终结局(终点指标)
诊疗依据	基础研究/动物实验的推论、医生的临床经验	可获得的最佳证据,结合医生的临床技能和经验、患者意愿
医疗模式	以疾病/医生为中心	以患者为中心

（三）证据评价

经验医学通常不重视对证据质量的评价,而循证医学强调证据质量,并有严格的质量评价标准用于评价不同类型证据的质量,从而确保证据的真实可靠。

（四）判效指标

传统的经验医学在判断疗效时,一般是通过实验室指标的改变情况或影像学结果等中间指标的改变而做出判断,而循证医学主要是根据患者的最终临床结局,即终点指标来判断疗效。

（五）诊疗依据

经验医学主要基于基础研究和动物实验的推论,以及以个人经验作为诊疗的依据,因此往往会存在一定的偏差;而循证医学提倡将医生个人经验与临床外部最佳证据相结合,有助于克服单纯靠经验所带来的盲目性,并考虑患者的意愿和价值观,慎重地制订医疗方案。

（六）医疗模式

经验医学往往以疾病和(或)医生为中心,以医生的临床经验为主要依据;而循证医学改变了传统的经验医学模式,强调以患者为中心,力求从患者角度出发,让患者参与临床决策。

四、实践循证医学的五个步骤

循证医学实践首先要明确解决什么问题,即提出临床问题;然后考虑如何发现证据,也就是确定所要寻找的资料来源及检索方法;找到相关证据后还要评估证据的真实性、可靠性和适用性,以及如何将其用于解决具体临床问题;最后还需要对实践的结果进行后效评价。具体来讲,循证医学实践可分为以下五个步骤。

1. **提出问题**　包括明确的临床问题、卫生政策问题等。

2. **检索证据**　根据所提出的问题,选择恰当的数据库资源,制订检索策略,检索可以回答上述问题的相关研究证据。

3. **评价证据**　对收集到的相关研究证据进行严格的质量评价,筛选出最佳证据。

4. **应用证据**　结合患者和诊疗环境的实际情况,将所获得的真实、可靠且具有重要性的证据用于指导决策和实践。

5. **后效评价**　将最佳证据应用于指导实践之后,对其解决问题的实际效果进行后效评价,不断地去伪存真,止于至善。

✎ 复习题

1. 循证医学实践需要遵循哪些原则? 实践的步骤是什么?
2. 简述循证医学与传统经验医学的区别。

（刘　琴　周远忠）

第二章　循证医学的产生与发展

由于医学模式和人类疾病谱的改变，传统医学显示出很多不足，循证医学的产生是社会和科学技术发展的需要和必然，过去临床医生依据个人经验或未经严格评价的证据进行临床诊治决策的模式已不能满足新的临床实践的需要。与此同时，临床流行病学等方法学的发展促使针对临床诊疗问题、以人体为对象的临床研究证据大量涌现。20世纪末，循证医学对医学发展的贡献已得到了广泛的认可，并以其丰富的科学内涵、系统的理论体系和研究方法渗透到医疗卫生的各个领域，推动了一大批新的分支学科的产生。

本章主要介绍循证医学产生和发展的背景与历程，主要分为三部分。第一部分介绍了循证医学产生的背景；第二部分介绍了循证医学提出的历史事件脉络；第三部分主要介绍了循证医学的发展经过。

第一节　循证医学产生的背景

一、传统医学的局限性

传统医学是在现代医学之前发展起来的一种医疗知识体系，它以个人经验为主，医生根据自己的实践经验、高年资医生的指导，以教科书和医学期刊上零散的研究报告为依据来处理患者，其结果往往使得一些真正有效的疗法因不为公众所了解而长期未被临床采用，或一些实践无效甚至有害的疗法因从理论上推断可能有效而长期广泛使用。因此，随着社会的不断发展，传统医学越来越显示出自身的不足。传统医学将分散的、个别的研究或经验方法用于临床并进行推广，它所反映的往往是少数患者的临床活动，对于大多数人的临床活动还是难以满足，容易造成偏差，单纯根据病理生理机制进行临床干预，并不能达到实际的干预效果，并且将从动物实验中得出的结论用于临床还存在未知的风险。因此，必须正确识别和应用最佳的证据来指导实践，循证医学也由此应运而生。

二、医学模式的转变

1977年，美国精神病学和内科学教授恩格尔（G.L.Engel）提出，医学模式应该从"以疾病为中心"的传统生物医学模式向"以患者为中心"的现代生物 - 心理 - 社会医学模式发生转变。

由于医学模式的转变,医疗服务的目的不再只是消除病痛和维持人类生命,而且还包括恢复功能、延年益寿、提高生活质量、知情选择及实现卫生服务的公平性。因此,这就要求更加科学合理的卫生决策和管理。卫生部门、医疗机构、医护人员、患者及大众都迫切需要获取科学的证据,需要全社会多部门参与协作,科学决策、合理配置和高效使用有限的卫生资源,从而不断促进科学证据的产生、更新、使用和传播,以满足不同层次用户的需求,达到提高人们健康水平和生活质量的目的。

三、人类疾病谱的变化

20 世纪中叶,卫生保健状况最大的变化就是人类疾病谱的改变。随着医学的不断进步和社会的发展,严重危害人类的疾病已从传染性疾病和营养不良性疾病,转变为与生物、心理、社会等多因素有关的慢性非传染性疾病,如心脑血管疾病、肿瘤及心理疾病等。由于疾病谱发生了变化(从单因性的疾病向多因性疾病转变),使得疾病的发病机制、病理表现、临床预后各不相同,治疗方法也从单一性治疗转变为综合性治疗,这给临床医学带来前所未有的挑战,亟须寻求新的医疗实践模式。同时,人们对自身的健康期望值也日益增高,不仅是要求能够治愈疾病,还希望能够延长生命,提高生活质量。因此,需要及时获得最佳的临床证据,并针对患者的实际情况做出更加适宜的医疗卫生决策。

四、临床科研方法学的兴起和发展

临床科研方法学的迅速发展和日益成熟,不仅为预防医学提供了开展人群研究的技术,也为临床各学科开展研究提供了便利。1938 年,美国耶鲁大学的 John R. Paul 教授首次提出了临床流行病学这一概念。之后,D.L.Sackett,R.H.Fletcher 和 A.R.Feinstein 等在不断实践和探索中,将流行病学与统计学的原理和方法与临床医学结合起来,丰富了临床研究方法,也从理论层面阐明了临床流行病学的概念和内容,形成了现代临床流行病学。临床流行病学是一门在临床医学的基础上发展起来的研究临床问题的方法学,强调研究结论的科学性和研究结果的真实性。在临床医学领域,通过严格的研究设计、准确的测量和科学的数据分析,并排除各种偏倚和混杂因素的影响,从而获得可靠的研究结论,并强调研究结果在临床实践中的检验。同时,要正确应用最佳证据指导临床诊疗决策,还需要用临床流行病学的理论和方法对相关证据进行质量评价。因此,临床流行病学方法学的发展使循证医学的产生成为可能。临床流行病学既是循证医学的理论基础,又是实践循证医学的基本方法学。

1948 年,英国医学研究委员会领导小组开展了世界上第一个临床随机对照试验(randomized controlled trial,RCT)来评估链霉素治疗肺结核的疗效。这项研究不仅证实了链霉素治疗肺结核的显著效果,也是世界上首次开展的规范的 RCT 研究。RCT 的出现是临床医学发展的里程碑,开创了临床医学研究的新纪元,也是循证医学证据的主要来源之一。

1972 年,英国流行病学家、内科医生 Archie Cochrane 在其 *Effectiveness and Efficiency*:*Random Reflections on the Health Services* 中提出:"由于资源终将有限,因此应该使用已被证明的、有明显效果的医疗保健措施",指出"应用随机对照试验证据之所以重要,是因为它比其他任何证据更为可靠",并首次讨论了在医疗服务中如何才能做到既有疗效、又有效益的问题。Archie Cochrane 的这一著作加速了循证医学的诞生。

统计学方法的发展也为实践循证医学提供了便利。1976 年,心理学家 Gene V. Glass 首次提出 meta 分析(meta-analysis)这一统计分析方法。它是将多个研究目的相同但却相互独立的临床研究进行定量的综合分析,实现了文献评价和统计学方法的相互结合。meta 分析的产生、发展和完善,为针对某一干预措施所有高质量 RCT 开展系统评价提供了方法学支持,其结果常被作为循证医学的高质量证据。meta 分析与系统评价(systematic review)概念的提出对循证医学的发展起到了举足轻重的作用,被认为是临床医学研究史上的一个重要里程碑。

五、信息与网络的飞速发展

20 世纪后期,随着电子信息技术和互联网技术的飞速发展,医学信息和证据的产生、传播和获取变得更加快捷,从而为循证医学的产生奠定了基础,在很大程度上提高了对医学信息的发现、收集、整理和分析的能力,同时也为科学证据的产生、传播和广泛使用提供了便利。世界上每年都有大量的医学科研成果产生,面对如此海量的信息,能够在最短的时间里获取所有相关的信息,从而生产出最佳的研究证据。信息技术的发展在其中发挥了巨大作用,这是实现循证医学实践的有效手段。

六、临床医生面临新的挑战

在传统医学实践中,临床医生在诊治患者时大多依靠自己的临床实践经验,年轻的临床医生在经验缺乏的情况下,往往会向资历丰富的医生请教,或者是查看教科书及一些零散的医学研究报道。而这些在当今医学飞速发展的时代是非常局限的。即使教科书不断更新,知识也会逐渐老化,临床医生也无法在有限的时间里获取足够的新信息,更无法从大量的医学信息中准确快速地筛选出最佳研究证据。伊朗德黑兰大学的一名教授说:"我们生活在信息爆炸的时代,一名普通医生每天必须阅读 19 篇文献才能跟上时代的发展。"因此临床医生也面临着巨大挑战,需要能够找到医学信息资源,通过这些资源检索相关的医学情报,更加及时、准确、快速地获取最佳证据,去粗取精,去伪存真,利用这些证据进行正确的医疗卫生决策。而循证医学为临床医生能够做出正确的医疗决策提供了重要方法。

七、医疗资源有限且分布不均

根据 2000 年世界卫生组织(world health organization,WHO)年报,全球每年用于卫生研究的费用高达 500 亿~600 亿美元,其中 90% 用于发达国家解决 10% 人口的卫生资源问题;仅 10% 用于发展中国家解决全球 90% 人口的卫生资源问题。而我国卫生资源的分布也存在严重的问题,从 1991 年到 2013 年,我国人均医疗费用的年均增长率为 17.49%,大大超过了国民生产总值的增长率。在我国,卫生资源绝对不足,供需矛盾日益严重,而且资源分配严重不均,80% 的资源分布在大城市,其中的 80% 又主要分布于大型医院。随着人口老龄化,医学新技术不断涌现,人们对医疗卫生服务的期望值也在逐渐升高。如何充分有效地利用卫生资源,提高医疗卫生服务水平和质量,成为医疗卫生部门工作人员所面临的巨大挑战。因此,迫切需要用科学的方法合理配置和高效使用医疗卫生资源。

第二节　循证医学的提出

循证医学是基于经验医学提出的。20 世纪 80 年代早期,加拿大 McMaster 大学的 David Sackett 等学者发表了指导临床医生怎样阅读医学文献的系列文章,提出了严格评价的方法学,并普及了医学文献严格评价的原理。1990 年,David Sackett 等对其加以改进,制订了一套新的"使用者指导",这套新的指导文章在指导临床医生如何收集和严格评价医学文献的基础上,进一步指导医生将经过评价的医学文献证据应用于解决具体的临床问题。同年,Gordon Guyatt 教授将经过严格评价后的文献知识用于帮助住院医生做出临床决策,提出参照系统评价的结果使临床决策规范化,产生了不同于传统临床决策模式的新模式,他于 1991 年将这一新模式命名为"循证医学"(evidence-based medicine),正式发表在 *ACP Journal Club* 上。1992 年,Gordon Guyatt 教授将"循证医学"描述为"新模式"和"未来的工作方法",并以第一作者的身份在 *JAMA* 上发表题为 "Evidence-Based Medicine:A New Approach to Teaching the Practice of Medicine" 的文章,第一次正式提出循证医学的概念,标志循证医学的诞生。1992 年 10 月,英国著名的临床医生、循证医学专家 Iain Chalmers 创立了 Cochrane 中心。1993 年 10 月,第一届 Cochrane 年会在英国举行,并宣布 Cochrane 协作网正式成立。1997 年,David Sackett 教授编写 *Evidence-Based Medicine:How to Practice and Teach EBM* 一书,明确指出循证医学是最佳证据、临床经验和患者价值观三者的最佳结合,这三者即为循证医学的三要素,为实践循证医学建立了重要的理论体系和方法学。

第三节　循证医学的发展

一、世界循证医学的发展与多学科融合

20 世纪末,循证医学对医学发展的贡献已得到了广泛的支持和认可,并且循证医学以其丰富的科学内涵、系统的理论体系和研究方法渗透到医疗卫生的各个领域,推动了相关学科的发展,促进了一大批新的分支学科的产生,如循证卫生保健、循证诊断、循证决策、循证医疗卫生服务购买、循证外科学、循证内科学、循证妇产科学、循证儿科学、循证心理学、循证护理、循证医学教育等。

国际临床流行病学网(International Clinical Epidemiology Network,INCLEN)、Cochrane 协作网(Cochrane Collaboration,CC)、循证医学中心(Center for Evidence-Based Medicine,CEBM)、国际卫生技术评估机构(Health Technology Assessment International,HTAI)等组织,结合相应的临床和卫生保健问题发挥各自的优势,共同研究临床试验的方法和评价指标,生产和传播高质量的研究证据,不断促进循证医学的纵深发展。

为了促进循证医学的临床实践和发展,提高医疗质量,美国卫生研究与质量管理局(Agency for Healthcare Research and Quality,AHRQ)在美国和加拿大成立了 13 个循证实践中心(Evidence-based Practice Centers,EPC),通过评价有关临床、行为、卫生管理等方面的相关文献,提交证据报告和技术评估指南,便于政府及有关部门进行循证决策,同时进行教育培训、系统评价方法学的研究等,促进质量评估的发展和提高医疗质量。英国国家医疗服务体系(National Health Service,NHS)成立国家卫生与临床优化研究所(National Institute for Health and Care Excellence,NICE),为国家医疗决策提供证据,向临床医疗提供实践指南和系统评价证据,也为人们学习和研究循证医学提供了支持。澳大利亚国家卫生与医学研究委员会(The National Health and Medical Research Council,NHMRC)成立了 17 个临床绩优研究中心(Centres for Clinical Research Excellence,CCRE),为政府卫生决策提供证据支持和信息查询,同时为发展和维护卫生标准也做出了贡献。

二、中国循证医学的发展

中国的循证医学虽然起步较晚,但发展速度非常快。1996 年,复旦大学附属中山医院王吉耀教授将"evidence-based medicine"翻译为"循证医学",并发表了我国第一篇关于循证医学的文章"循证医学的临床实践"。同年,华西医科大学附属第一医院引进了循证医学和 Cochrane 系统评价,开始筹建中国循证医学中心(中国 Cochrane 中心)。1997 年 7 月中国循证医学中心正式成立。1999 年 3 月,国际 Cochrane 协作网正式批准中国 Cochrane 中心的注册,开始在中国推广普及循证医学思想,培训循证医学骨干,建立中国循证医学临床试验资料库,开展系统评价,生产高质量证据。

2000 年,广州成立了广东省循证医学科技中心,并创办了《循证医学》杂志;2001 年,中国循证医学中心创办了《中国循证医学杂志》,创建了"中国临床试验注册中心"(Chinese Clinical Trial Register,ChiCTR),极大地推动了循证医学在我国的发展。在之后的几年,复旦大学、北京大学、北京中医药大学、中国中医科学院、兰州大学、重庆医科大学等也相继成立了循证医学中心,开始循证医学的教育和研究,使循证医学在我国的发展得到进一步提升。

目前,循证医学的学科领域从狭义的循证临床医学向循证公共卫生转变与发展,并向更广泛的学科领域发展。

三、从循证医学到循证科学

近年来,循证医学不断发展。循证医学诞生初期主要关注治疗、预防、诊断、预后等临床医学领域的问题;1997 年前后,公共卫生领域里的循证卫生保健(evidence-based healthcare,EBHC)理念逐渐成熟并发展起来,主要关注和致力于解决公共体系、公共产品、公共服务等公共卫生领域的相关问题;2004 年前后,循

证理念在许多非医学领域范围内流行起来,如管理、教育、经济、法律、传媒等领域都开始探索和引进以证据为基础的决策理念,促使循证医学向循证科学(evidence-based science,EBS)转变。2007 年,*BMJ* 邀请全球读者投票评选自 1840 年创刊以来的医学突破,EBM 位列第八位,这表明以证据为基础的循证医学思维模式已经得到了全世界的广泛认同,并且循证医学的理念和方法已经逐渐渗透到更多的领域中,包括循证公共卫生、循证药学、循证中医药学、循证护理学、循证口腔医学等,还有后期不断发展的循证教育学、循证卫生决策管理等。

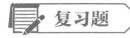 **复习题**

　　从发展的角度出发说说循证医学的局限性。

（刘　琴　刘　俊）

第三章　循证医学实践的条件与方法

【知识目标】理解循证医学实践的步骤。
【能力目标】能应用循证医学实践的基本步骤解决临床实践中的问题。
【素质目标】培养学生的批判性思维、职业道德。

循证医学的实践模式有两个层次：一是针对问题，查证用证，这是国际医学教育专门委员会（Institute for International Medical Education, IIME）对全球医学教育的最低基本要求之一。二是针对问题，创证用证，这是循证医学学科中最具挑战的内容之一，必须严格遵从需求驱动、方法支撑、质量保障、及时转化、后效评价、持续改进和止于至善的原则。

本章主要介绍了循证医学实践的条件、步骤及实践目的和意义，为正确开展循证医学实践提供理论支持。

第一节　循证医学实践的条件

一、政府的支持

政府的支持是实践循证医学的前提。没有政府的支持，就没有相关学科的建设。放眼全球，能够很好地开展循证医学实践的国家和地区，无一不是政府提出亟须解决的关键问题并提供经费，组织循证医学及相关专业人才，利用获得的信息和研究基础，开展基于相关问题的研究，得出结论用于指导决策和实践，获得成功后再制订政策指导全局。

二、高质量的证据

高质量的临床证据是实践循证医学的物质基础。当前可得到的最佳研究证据是循证医学实践的决策依据，最佳的研究证据指的是应用临床流行病学的方法和原则，以及相关的质量评价标准，经过临床医生认真的分析和评价得到的最适合患者的临床决策证据。其中，高质量的系统评价是最高级别的证据之一。

三、高素质的医生

临床医生是实践循证医学的主体。新的医学模式要求临床医生具备：①较高的理论水平及专业知识和技能。②一定的流行病学、医学统计学和卫生经济学基础。③批判性思维和查证用证的能力。循证医学提倡将医生的临床实践经验(内部证据)与当前可得的最佳临床证据(外部证据)相结合,再综合考虑患者的意愿和价值观及当时当地的医疗条件,为诊治患者做出最佳决策。④较强的协作和交流能力。⑤专业技术继续发展和提高的潜质。⑥职业道德和仁爱之心。

医学研究非常活跃,很少有永恒不变的"真理"。现代临床医生应终身学习,随时更新知识,跟踪本领域最新的研究进展,才能保证为患者提供高质量的医疗服务。

四、患者的参与

医疗的目的是解除患者的病痛,满足患者的健康需求。临床医生在运用临床证据的时候不能一味地照搬,需要结合患者的价值取向做出相应的判断。最好的临床证据应用于患者时,必须因人而异,具体情况具体分析,忽视临床实践经验的医生即使得到了最好的证据,也可能用错。因此,临床实践必须以患者为中心,充分考虑患者的自身价值、愿望和需求,从患者的利益出发,让患者拥有充分的知情权,使患者了解所患疾病的预后和可以选择的治疗方法。EBM 倡导有根据地对患者进行医疗服务,将医学研究结果用于临床实践的做法已被广大医务人员和患者所接受。

五、与之对应的硬、软件设备

广泛有效的培训和宣传、方便快捷的信息查询处理、强大的专业数据库及严格的质量控制是实践循证医学的技术保障。要真正实现高质量的临床服务,还必须有相应的信息辅助设施,包括图书馆、快捷易用的循证电子资源、计算机辅助诊断及决策系统、可靠的计算机网络等。

六、方法学基础

运用循证医学需要有临床流行病学和卫生统计学的方法学基础,拥有查证用证、创证用证的思维方法,还需掌握循证医学实践的基本步骤。

七、持之以恒的学习

实践经验表明,在接受循证医学培训,愿意实践循证医学的人中,95% 以上是证据的使用者,只有不到5% 的人能胜任生产证据的工作。对于证据的使用者,要求经过培训后能针对自己日常工作中遇到的问题,提出问题,快速查找证据,正确评价证据,得出结论,用于指导解决问题,并能有效评价其实践结果,去伪存真,用于指导新的实践。坚持学习循证医学相关内容是保障循证医学实践发展的重要环节。

第二节 循证医学实践的基本步骤

循证医学实践的方法,实际上是临床医生针对患者某一具体问题进行处理的个性化决策方法,即要解决什么问题,如何找到证据,如何利用证据。这是一个不断提出问题、寻找方法、解决问题的过程。实践循证医学主要包括提出问题、检索证据、评价证据、应用证据、后效评价五个步骤。

一、提出明确的临床问题

无论是临床实践问题还是临床研究问题,关键的是能否提出一个既科学合理又有重要意义的临床问题,并可转化构建为一个可以回答的科学问题。这是循证实践的第一步。

临床问题分为两种类型,即一般性问题(背景问题)和特殊性问题(前景问题)。循证医学实践中提出的问题主要是指前景问题,是临床医生在诊治患者的过程中从专业的角度提出的问题,主要涉及病因、疾病诊断、治疗、预后和预防等各环节中的问题,以及与治疗有关的生物、心理及社会因素等。

在循证医学实践中,首要的因素是找准患者究竟存在什么样的临床问题,能否提出一个好问题,并能用准确可靠的方法来回答这个问题。这是提高临床诊疗质量和临床研究水平的关键。

临床医生在提出临床问题时应注意：①确定优先回答的问题。临床医生在临床实践中面对的问题很多，包括诊断、治疗等各方面。临床医生要学会在发现临床问题后及时记录问题，再根据理论知识和自己的临床经验进行初步整理分析，选择那些疑难、重要、急需解决并需要优先回答的问题。对那些不需急于回答的问题也不要轻易放弃，要从中选择有价值的问题在适当时机研究回答。这样才能在临床实践中不断提出问题，解决问题，不断提高诊疗水平。②关注患者关心的问题。提出临床问题时还应关注患者所关注的问题，即从患者角度出发，因为有些来自患者的问题与疾病的治疗效果和预后有明显关系。只有从医患双方考虑问题，才可能提高患者的依从性，使治疗措施的效果最大化，同时建立良好的医患关系。③确定提出问题的范围。提出的临床问题一定要具体、有针对性和可操作性，否则会影响问题的顺利解决。确定问题范围时应重点考虑所具有的资源和条件、临床意义和研究质量等。提出问题的范围过于宽泛或过于局限都可能对患者没有帮助。④为临床研究发现提出问题。医生每天都会面临许多关于病因、疾病诊断、治疗、预后等问题，有些问题经过证据查寻或结合临床经验就可回答，但还有不少问题必须经过研究才能解决。

临床医生选择临床问题应参照重要性、可行性、创新性和符合伦理道德的基本标准。临床实践中医生每天都会面临许多临床问题，一个好的临床研究问题一定来源于临床实践。临床医生只有具备扎实的临床专业基础知识和技能，同时勤于思考，在临床实践中认真观察，善于发现问题和提出问题，学会从患者角度考虑问题，才能逐步提高构建临床问题的能力。

二、检索当前最佳研究证据

Brain Haynes 等人分别于 2001 年、2007 年和 2009 年提出了证据资源的"4S""5S""6S"金字塔模型，每个"S"代表一种资源类型（表 3-1）。

表 3-1　循证医学资源分类

分类	特点	易用性和局限性	举例
计算机辅助决策系统（Systems）	将医院信息系统与循证知识库整合，主动向医生提供循证的诊断、治疗、护理、药物及其他与患者安全相关的重要信息	高度整合，主动推送信息；但目前还不完善	ProvationMD、ZynxCare
循证知识库、循证临床指南（Summaries）	针对临床问题，直接给出相关背景知识、专家推荐意见、推荐强度和证据级别	快捷易用，随时更新；但覆盖面小/主题面窄（需逐渐完善），费用高	ACP PIER、Best Practice、DynaMed、Essential Evidence Plus、First Consult、GIDEON、UpToDate
证据摘要（Synopses）	对系统评价和原始研究证据的简要总结，以及专家对证据质量和证据结论的简要点评和推荐意见，通常表现形式是期刊、临床实践指南等	较易用；但分布零散不够系统，且更新机制不佳	ACP Journal Club、EBM 系列期刊
系统评价（Syntheses）	原始研究的系统评价	易用性不佳；数量较多；报告冗长；质量参差不齐，需使用者自己判断其质量；更新难以保障	Cochrane Library-CDSR、发表在各种期刊上的系统评价等
原始研究（Studies）	原始单个研究	易用性差，数量庞大，质量无保障，须严格评价	PubMed、EMBASE、Cochrane Library-CENTRAL 等

检索最佳证据应基于问题类型，先从 MEDLINE 或 Cochrane 图书馆检索有无相关的系统评价，或者寻找有无与自己患者情况相同的随机对照试验，如果应用指南的话，需要确定是不是建立在循证证据的基础上。如果没有，根据 PICOS 模式进行检索，记录下与需要回答的问题有关的最好证据。选择恰当的数

据库,特别是经过专家筛选、根据证据的科学性和临床重要性建立的循证医学网站上的信息资源。为高效地回答临床问题,应改变传统的检索方式,可采用 Brain Haynes 等提出的证据资源"6S"金字塔模型,先从计算机辅助决策系统开始,依次下来,最后考虑原始研究。

具体来讲,证据的检索可分为五个步骤。

(一)明确临床问题及问题类型

临床问题可分为病因、诊断、治疗、预后、预防、不良反应及经济学问题等。明确问题及其类型有助于选择合适的数据库,以便更快找到答案。同时,每类问题都有其相应的最佳证据和证据分级。明确问题类型,有助于在检索原始研究数据库时,选择合适的过滤器缩小检索结果范围以查准,比如 PubMed 的 Clinical Queries 即提供诊断、治疗、预后、病因和预防五种临床研究过滤器,方便读者快速针对相应问题找到适合解决该类问题的最佳临床研究证据。

(二)选择合适的数据库

理论上,选择方法应为:①优先选择 Systems 类数据库;②所在单位没有 Systems 或 Systems 不能解决问题时,再依次逐级选择 Summaries、Synopses、Syntheses 和 Studies;③一旦在某一步解决了问题,就不再需要继续搜索下一级别的数据库。

(三)根据选定的数据库制订相应检索策略和关键词

对循证医学知识库(Summaries)的查询,因信息高度浓缩和内容结构化,检索越来越趋于"简单化"和"人性化",只需要输入简单关键词即可获得答案及相应的证据。

若通过 Summaries 类数据库不能解决问题(如没有相关主题或更新时间较久远等),需要检索索引数据库时,就需要考虑策略和关键词组合。使用 PICOS 要素结构化临床问题,有助于理清关键词的组合方式。临床证据检索的目的是快速获得针对问题的答案或相关的高质量证据,应采用查准的策略。

(四)评估检索结果,调整检索策略

得到检索结果后,首先应该判断该结果能否回答之前提出的临床问题,当发现检索结果不能满足需求时,则需要思考本次检索不能解决问题的原因是什么。若因为数据库本身没有包含答案,则需要重新选择数据库。若数据库包含的答案基于的证据过于陈旧,则应依次往下选择低级别数据库查找最新证据。若是关键词和检索策略的问题,则需要分析检索结果,调整检索策略和关键词重新检索。如此反复,直到得到需要的答案或证明该问题暂时没有答案。

(五)证据应用和管理

不论是原始研究证据还是循证的推荐意见,最终将证据用到临床实践时还必须要结合医生的临床经验和患者的价值观。

三、严格评价,找出最佳证据

由于证据来源复杂,质量良莠不齐,且临床实践中遇到的患者与研究证据中的对象群体可能存在性别、年龄、疾病严重程度、依从性、社会文化背景等差别,即使真实可靠的研究证据也往往不能直接套用于每一位患者。因此,需要应用临床流行病学中不同研究设计的质量评价标准对收集到的临床研究证据,进行严格的分析和评价,并综合患者的具体情况和选择,做出相应调整。对于经过严格评价后的高质量研究证据,可结合患者的具体情况和临床实际情况,应用于指导临床决策,解决患者的问题;对于有争议的研究证据,可作为参考或需要进一步研究探讨;而对于评价为低质量的研究证据则不予应用。

不同来源和不同研究设计的研究,其在设计、实施、数据分析和报告等方面质量不一致,其具体的评价原则和方法也有所不同,但不论是评价哪种类型的研究证据(如病因证据、诊断证据、治疗证据、不良反应证据、预后证据等),都需要综合评价研究文献的内在真实性、临床重要性和适用性,这是评价临床研究证据的基本原则。内在真实性是评价研究证据的核心,是指研究结果能在多大程度上反映真实情况,主要包括文章的研究设计和方法是否合理,统计分析方法是否正确,研究结果是否支持作者结论,结论是否可靠等。临床重要性是指研究结果是否有临床价值,能否指导临床实践。适用性是指文章的结果和结论是否可以推广应用到不同地区和不同环境下的具体病例。

明确了评价临床研究证据的三个基本原则,那么具体应该怎样评价呢? 评价临床研究证据的基本内容包括研究目的、研究设计、研究对象、观察测量指标及方法、结果分析方法、质量控制措施、结果表达、卫生经济学结果、研究结论九个方面。具体评价步骤可分为三步:①初筛临床研究证据的真实性和相关性;②确定临床研究证据类型;③根据研究类型,选择合适的评价标准和工具评价其真实性和适用性。

四、应用最佳证据,指导临床实践

经过严格评价所获得的真实可靠并具有临床应用价值的证据,可以用来指导临床决策,服务于临床实践。但在利用最佳证据进行临床决策时,必须根据具体情况,结合医生自己的专业知识、临床经验和技能,尊重患者的意愿、需求和价值取向,只有三者统一才可能使最佳决策得以实施。

临床医生通过问诊、查体、实验室检查及辅助检查等综合分析,正确判断患者目前的主要问题,这是进行循证临床决策的前提。临床医生经常面临的问题是同一种疾病不同患者的临床情况千差万别。很多时候,诊断相同病情却相去甚远,稍有不慎,则可能在诊治过程中差之毫厘,谬以千里。这既是医学的魅力所在,也是医学的挑战所在。临床医生通过仔细询问病史、体格检查和实验室检查搜集足够资料,结合自己的专业知识和临床经验深入了解分析患者的具体病情,方能做出正确的诊疗决策。

同时,临床医生在进行临床决策时,还必须考虑并尊重患者的意愿和价值观。医疗活动的主体除了医生还有患者,患者有自己的意愿和价值观。不同国家和地区、不同文化信仰的患者对同一问题的看法或价值取向可能相差甚远。如在临床实践中常遇到有些糖尿病患者严格控制饮食,拒绝所有甜食,担心药物副作用,尽可能不服或少服降糖药物;而另一些糖尿病患者则注重眼前的享受,为了能吃自己喜欢的食物(如高糖饮料),宁愿增加降糖药物剂量。临床医生若不考虑患者的价值取向,即使根据患者病情、医生临床经验及当前可获得的最佳证据,做出从医生角度来看完全合理的临床决策,患者也不一定满意,甚至出现医患关系不和谐的问题。因此,循证临床实践需要基于当前可获得的最佳外部证据,结合临床医生的临床经验和技能,并在考虑患者价值观的基础上做出临床决策,三要素缺一不可。

五、后效评价循证实践的结果

我们将最佳证据应用于临床实践之后,还需要定期观察该临床决策实施后的效果并做出相应评价。后效评价应该就当前最佳证据指导解决临床问题的效果进行评价,若实践效果好,则应该认真总结经验,进一步推广应用和实践,从而促进医疗质量和学术水平的提高;反之,则应分析具体原因,找出问题所在,总结教训,为进一步探讨研究提供方向,再针对问题重新查找、评价和应用证据,进行新的循证研究和实践,如此循环往复以不断去伪存真,直到获得理想的效果,止于至善。

第三节 循证医学实践的目的

循证医学临床实践的目的是解决临床中遇到的难题,消除患者的病痛,提高医疗水平和质量,从而促进医学的发展。循证医学是遵循证据进行决策的科学,使用者要坚持"查证用证""无证创证"的原则,以当前能找到的最佳证据作为决策依据,医生的临床专业知识作为基础,患者的需求和利益作为目标来开展临床实践,使医疗决策更加科学化。

因强调决策的科学性,循证医学对临床医务人员提出了更高的要求,他们除了需要进行专业知识的学习和培训外,还需要经过循证医学思想、方法的培训和实践,才能将循证医学的实践模式和思想方法应用于临床实践,从而提高临床医务人员的整体业务水平。

循证医学临床实践过程中遵循的四个原则(基于问题的研究,遵循证据的决策,关注实践的效果,后效评价、止于至善)及循证实践的五个步骤(提出问题、检索证据、评价证据、应用证据、后效评价),能够加强对疾病诊疗的科学性、安全性、有效性、适用性和经济性,从而提高疾病的诊断率和治愈率。循证医学还关注实践结果的后效评价,不断探索和完善医疗决策,并改进医学实践,使患者获得更加科学的医疗服务。

循证医学临床实践不仅是为当前临床问题寻找证据,帮助解决具体的临床问题,而且能通过查阅和浏览大量文献资料,对该临床问题所涉及研究领域的现状有深入的了解,得到很多对未来科学研究的启迪,在此基础上,可对尚未解决的问题开展进一步研究,从而进一步推动医学的发展。

第四节 学习循证医学应注意的问题

一、循证医学是临床医学的实践模式和方法论

循证医学是临床医学的实践模式和方法论,而不仅仅是用于解决某一具体问题的方法或技术。这种模式和方法论就是"三要素""四原则"和"五步骤"。"三要素"是必不可少的临床决策依据,"四原则"是临床医生的行为准则,"五步骤"是临床医生应当遵循的用证过程。面对医疗卫生的某一具体问题时,按照循证医学的实践模式和方法论,可以做出更加科学的决策。循证医学作为一种模式和方法论,可以适用于临床医学的各个领域和专业,甚至包括中医药、基础医学、卫生政策与管理、医学教育等相关领域。

二、循证医学与随机对照试验

有人认为,应用某项随机对照试验(RCT)结果作为治疗的依据和指南就是循证医学,这种看法是片面的。循证医学强调用最佳的证据指导临床实践。在临床干预研究中,RCT 所提供的证据可信度最高,但这并不意味着根据某个 RCT 的结果去治疗患者,就是循证医学。RCT 提供的证据是否能用于指导临床实践,需要我们对该项 RCT 的质量进行严格评价,综合评价其内在真实性、临床重要性和适用性,同时,还要根据患者的具体情况分析是否适用。

另外,循证医学是基于最佳的外部证据来回答临床问题。不同类型的临床问题需要不同的研究设计来回答,如为了评价诊断试验的准确性,我们需要对可疑患者开展诊断试验并与金标准进行盲法比较。关于疾病的预后,我们需要一个合适的前瞻性队列研究,而 RCT 是我们公认的治疗类问题研究的金标准。但是,当缺乏高质量临床试验时,一个典型的病例报告所获得的患者床边的第一手资料也可作为重要的补充证据。

三、循证医学与系统评价 /meta 分析

系统评价是一种按照严格的纳入排除标准,广泛收集关于某一医疗卫生问题的研究,对纳入研究进行全面的质量评价,并进行定性或定量合并分析,以对该问题进行严谨、科学、系统的评价和全面、客观、真实展示的二次研究方法。meta 分析是一类用于比较和综合针对同一科学问题研究结果的统计方法。系统评价并非必须对纳入研究进行 meta 分析,采用 meta 分析对纳入研究进行合并分析的系统评价称为定量系统评价。将系统评价或 meta 分析说成是循证医学也是不正确的。系统评价与高质量的 meta 分析、高质量的临床随机对照试验一样,都是最佳证据的来源,生产和获得最佳证据的过程称为"创证",使用最佳证据做出临床决策的过程称为"用证"。循证医学的实践模式包含查证用证和创证用证两个层次。

四、循证医学注重个体化的决策

患者价值观与意愿是循证临床决策的三要素之一,循证医学以患者为中心,注重患者的多样性,即使是真实性好、有重要临床适用价值的证据,也可能难以用于个体患者。因此,循证医学以患者认为的重要结局指标作为疗效判定的重要指标,并以患者满意度作为考察医疗服务质量的终极目标之一。另外,获得了对患者有益的诊疗方案证据之后,还需要与患者进行沟通,在沟通时需要注意以下五个方面:①理解患者的经历与期望,了解患者的担忧及想要了解的问题,了解患者的文化水平及经济状况;②要与患者建立互相信任的关系;③向患者提供证据(包括目前尚不清楚的证据)及向患者讲解治疗手段对其所患疾病起的作用和副作用;④向患者提出推荐意见;⑤确定患者是否理解和同意。因此,循证决策是高度个性化的决策。

五、警惕实用主义

有的人采取拿来主义、实用主义,只要对宣传该药物有用的临床试验的阳性结果就在循证医学名义下加以宣传,既不系统全面地检索该药物的所有阳性和阴性结果的临床试验,进行整合分析,也不结合具体患者的实际情况加以分析。在这种情况下,循证医学就可能被炒作,而被打上商业的烙印。

复习题

1. 请简述实践循证医学的步骤。
2. 请简述循证医学开展的条件。
3. 试述学习循证医学应注意的问题。

(刘　琴　刘　俊)

第四章 系统评价 /meta 分析概述

【知识目标】理解系统评价、meta 分析相关基本概念;熟悉制作系统评价的基本步骤;了解系统评价的历史和发展,系统评价的质量评价工具,系统评价在各领域的应用。

【能力目标】能够理解系统评价与传统综述、meta 分析的关联与区别。

【素质目标】培养学生严谨求实的科学精神。

系统评价 /meta 分析既是当前循证医学领域最重要的研究方法之一,又是最高级别证据的来源之一,在公共卫生及临床医学的各个领域都得到了广泛运用。

在原始研究证据数量快速增长的情况下,面对结果不完全一致的海量医学信息,各级卫生决策者、研究者以及临床医生在做决策时往往面临很大挑战,仅靠单个原始研究很难科学地指导医疗卫生实践。为了能够从庞大的信息库中迅速找到自己所需要的最佳证据、及时转化和应用研究成果以及提高统计效能,系统评价逐渐被人们所重视。系统评价 /meta 分析作为一种研究证据的合成方法,已经被公认为当前最高级别的证据。作为最高级别的研究证据,高质量的系统评价 /meta 分析能够为临床实践、医学科研、医学教育和卫生决策等提供真实可靠的信息和证据,是科学决策的重要参考。

本章主要介绍了系统评价 /meta 分析的相关内容,分为四个部分。第一部分讲述系统评价 /meta 分析的产生以及发展历程;第二部分主要讲述系统评价 /meta 分析的相关概念以及特点;第三部分主要讲述系统评价的制作步骤;第四部分则讲述了如何进行系统评价的质量评价并介绍了相关的工具。

第一节 系统评价 /meta 分析的历史与现状

一、系统评价的起源与发展

系统评价是在 1979 年由英国流行病学家、内科医生 Archie Cochrane 提出的,他第一次使用"systematic review"这一词汇,是在 20 世纪 80 年代后期出版的关于怀孕和分娩护理的综合研究汇编中。然而,就其思想来说可以追溯到 1936 年,不过当时人们使用更多的是"research synthesis"(研究综合)这一术语。Archie Cochrane 发现,在 1972—1979 年的 8 年时间内先后共有 7 项随机对照试验研究表明,使用泼尼松龙可以有效降低早产儿的死亡率,但是在实践中只有少数产科医生知道这一疗法的有效性,导致部分早产儿由于没有应用此项治疗而死亡。于是,Archie Cochrane 提出各个医学专业应该把所有随机对照试验收集起来进行系统评价,并且随着新的研究结果的出现而及时更新,这样对于某一临床问题就可以得出更加真实可靠的结论,从而更好地指导临床实践,推动临床实践的发展。他主张医学干预的研究结论应当建立在经过严格评价的随机对照试验的汇总分析基础上,这一主张为后来证明系统评价的必要性提供了理论基础。

美国医生 Cynthia D. Mulrow 整理分析了 1985—1986 年在 *JAMA*、*NEJM*、*Ann Intern* 以及 *Arch Intern Med* 等医学期刊上发表的综述后指出:医学综述的目的是为了解决一个具体的问题,但为了提高检索效率,应该制订系统明确的纳入排除标准,并且评价过程和方法应该规范,结果的整合应该全面客观,只有经过全面检索、客观纳入文献、规范评价、客观整合所得到的结论才是科学可信的,并且评价者还应该指出当前综述中存在的局限性以及未来的改进建议。他的这一观点为系统评价奠定了方法学基础。1989 年,英国产科医生 Iain Chalmers 在其编写的 *A Guide to Effective Care in Pregnancy and Childbirth* 一书中,对类固醇药物治疗早产倾向孕妇的随机对照试验进行了总结归纳,这便是现代的 Cochrane 系统评价的雏形。

二、meta 分析的起源与发展

meta 分析是在 1976 年由心理学家 Gene V. Glass 首次命名的。但就 meta 分析的起源来说,早在 18 世纪就有人提出从单一实验数据中要得出一个令人满意的有优越性的证据是不可能的。meta 分析的方法最早可以追溯到 1861 年,英国天文学家 George Biddell Airy 在他编写的 *Algebraical and Numerical Theory of Observations and the Combination Observations* 一书中首次阐述了该方法。由此可见,meta 分析最早是在天文学领域中进行的实践。在医学领域中,meta 分析的应用则认为是源于统计学家 Karl Pearson。直到 20 世纪初,我们现在所谓的汇总分析才初具雏形。1904 年,在 Karl Pearson 发表的一篇有关血清接种对肠热病预防效果的文章中,他收集了有关该主题的 8 项研究,并运用 George 的方法将接种肠热病疫苗与发病率、生存率之间的相关系数分别进行了合并,因为他认为很多样本量太小的研究存在概率误差而不足以获得肯定的结论。这一理由也是我们现在开展 meta 分析的重要原因。

美国 Joseph Goldberger 在 1907 年对有关伤寒杆菌尿毒症的相关文献进行了收集、资料提取和统计学分析,他的方法主要包括以下四步:①全面搜集相关研究;②使用具体的标准来选择进行分析的研究;③提取研究中的数据;④对数据进行统计学分析。这也基本达到了现在 meta 分析的条件,所以这种方法被认为是 meta 分析方法的雏形。1920 年,著名统计学家 Ronald Aylmer Fisher 提出"合并 P 值"的思想,被认为是 meta 分析的前身。在这之后,meta 分析就开始被广泛用于社会科学领域。

1955 年,Beecher 在有关安慰剂疗效的 The Powerful Placebo 一文中使用了 meta 分析,这被认为是医学领域的第一篇真正意义上的 meta 分析。现如今,meta 分析已被广泛应用于医学领域,尤其是对于干预性的随机对照试验的评价,meta 分析已成为制作临床决策证据的重要方法之一。

第二节　系统评价/meta 分析的相关概念及特点

一、系统评价的概念

系统评价(systematic review)是一种文献综合的方法,它针对某一具体的医疗卫生问题,按照一定的纳入排除标准,系统全面地收集现有已发表或未发表的相关研究,采用临床流行病学原则和方法严格评价纳入研究的质量,并对纳入研究进行定性或定量的合成,得出可靠的综合结论,从而为医疗卫生决策提供尽可能减少偏倚、接近真实的科学证据。

系统评价是对原始研究文献的二次综合分析和评价。作为一种研究方法,系统评价可以从不同的角度进行分类,较为常见的分类方法包括:①根据所研究的临床问题不同,系统评价可分为病因、诊断、治疗、预后、预防、卫生经济学等方面的系统评价;②根据纳入的原始研究的类型不同,可分为临床试验的系统评价和观察性研究的系统评价;③根据合并时所采用的方法,系统评价又可以分为定性系统评价和定量系统评价;④根据是否在 Cochrane 系统评价小组注册,系统评价还可以分为 Cochrane 系统评价和非 Cochrane 系统评价。

鉴于证据收集的系统性、整个研究过程的规范性、研究结果的可重复性,系统评价是被公认的客观评价和综合某一特定问题的研究证据的最佳方法。临床医生、患者、卫生决策者在做医疗卫生决策时面临对大量信息的选择,这本身是一件极其重要却又非常困难的事情。因此,由研究人员针对具体的研究问题,将全球范围内具有相似研究目的的医学研究证据进行系统收集,并对它们的研究质量和结果进行严格评价,就可以在一定程度上减少偏倚,并通过对纳入研究的结果进行整合分析,获得有关该问题的较为全面可靠的综合结论,这种经过严格评价的具有代表性的证据可以为医疗卫生决策提供客观、方便且系统全面的依据。

然而,作为一种二次研究方法,系统评价也有自身的一些局限。首先,系统评价的质量会受到原始研究的质量、系统评价方法以及系统评价作者本身专业知识水平等因素的限制,因此在阅读系统评价的结论时一定要谨慎,不能盲从;其次,系统评价需要在高质量的原始研究基础上进行,但如果原始研究本身质量不高或者缺乏该方面的原始研究,系统评价往往就很难发挥自己的作用。

二、系统评价与传统综述的关系

文献综述是通过对大量原始研究文献的回顾总结,为某一研究领域提供大量的知识,让读者能在较短时间内了解该领域内有关某一问题的概况和发展方向,从而为解决该问题提供帮助。文献综述包括传统综述和系统评价。

传统综述(traditional review)即传统文献综述,又称叙述性文献综述(narrative review)。它是一种定性的叙述性的研究方法,根据作者的目的和需要,针对某一问题收集相关文献,采用定性分析的方法,提取并分析相关文献中的研究目的、方法、结果以及结论等,结合自己的观点评价研究成果的价值及意义,并发现其中存在的问题,对将来的研究方向提出建议,从而让读者在较短的时间内了解某一问题的研究概况,解决其在实践中所遇到的问题。可以说传统综述和系统评价都是对某一领域最新研究进展的回顾和总结,都属于回顾性、观察性的研究,且两者都可能存在系统偏倚。但系统评价不同于传统综述,制作系统评价的过程是一个科学严谨的研究过程,具有良好的可重复性。

与系统评价相比,传统综述有着明显的局限性,首先传统综述的写作没有固定的格式规范和流程;其次也没有事先制订明确的纳入排除标准,缺乏系统全面的检索,通常不评价纳入研究的质量;最后传统综述的质量受到作者专业水平、资料和数据采集以及纳入文献的完整性和正确性等诸多因素的影响,因此不同作者对于同一问题可能会得出完全不同的结论。此外,系统评价是针对某一特定问题开展的研究,而传统综述通常涉及某个问题的多个方面,所研究的问题较为宽泛,因此传统综述有助于广泛了解某一问题的全貌,而系统评价则研究得更具体更有深度。系统评价与传统综述的比较见表4-1。

表 4-1 系统评价与传统综述的比较

项目	系统评价	传统综述
确定研究题目	有明确的研究问题和研究假设	可能有明确的研究问题,但往往是对主题进行综合性讨论,没有研究假设
研究设计	必须预先制订详细周密的研究计划书	往往没有研究计划书
文献检索	有明确的检索策略,力求找出所有已发表或未发表的研究	常未说明检索策略,未尝试找出所有研究
文献筛选	有明确的纳入排除标准	通常未说明纳入或排除相关研究的原因
质量评价	严格评价纳入研究的质量	通常未考虑评价纳入研究的质量
结果合成方法	基于方法学最佳的研究得出的结论,多采用定量的方法	通常不区别研究的方法学质量,多采用定性的方法

三、Cochrane 系统评价

1992 年,由英国产科医生 Iain Chalmers 牵头,在英国国家医疗服务体系(National Health Service, NHS)的资助下成立了英国 Cochrane 中心,并在一年后成立了 Cochrane 协作网,该机构是全球最大的生产和更新系统评价的非营利性国际组织,其成立的目的是制作、保存和传播世界各国卫生领域的高质量系统评价,这类高质量的系统评价发表于 Cochrane 图书馆,即为 Cochrane 系统评价。

Cochrane 系统评价是 Cochrane 协作网的评价人员按统一的工作手册,在相应 Cochrane 评价小组编辑部的指导和帮助下所完成的系统评价。Cochrane 系统评价严格遵循 Cochrane 系统评价者手册,有严格的注册流程和制作程序,采用固定的格式和统一的系统评价软件录入和分析数据、撰写系统评价研究方案和报告。由于其严谨周密的组织管理、质控保障以及定期更新的机制,被公认为是评价干预措施效果的最佳单一信息资源。作为最高级别的证据之一,Cochrane 系统评价已经被广泛应用于临床指南和卫生政策的制订。Cochrane 系统评价目前主要针对干预疗效和安全性的 RCT 进行评价,其方法较为完善。近年来,诊断性试验、非随机对照试验和公共卫生领域的系统评价也有很大发展。

四、meta 分析的概念

meta 分析在医学领域的应用已经十分广泛,但 meta 分析的确切定义仍存在较大争议,较为统一的意见都倾向于"meta 分析是对以往研究结果进行系统定量综合的统计学方法"这一含义。

meta 分析的出现,让我们不仅可以将诸多证据进行合并,提高证据的强度和精确性,还可以通过合并同一问题的有关研究,对这一问题从不同角度提供相应的结果,并且可能从结果中找出存在矛盾的研究,为之后的研究提供新的假设。

五、系统评价与 meta 分析的关系

从定义中我们可以知道 meta 分析本质上是一种统计分析方法,其在数据来源上是没有保证的,如果所分析的原始研究质量不高或者结果不够严谨,那么所分析合成得到的结果质量也就无法保证。因此,在循证医学领域,高质量的 meta 分析往往采用系统评价的方法及流程进行,而导致系统评价与 meta 分析两个词常被混用。

一方面,系统评价与 meta 分析确实是相辅相成的,系统评价有明确的纳入和排除标准以及严格的质量评价标准,避免了各种偏倚,而 meta 分析又通过增大样本量,减少了随机误差所致的差异,提高了检验效能。因此,最终得到的结论会更加可信和精确,使相关研究结果能够更加迅速有效地被各级决策者、研究者和临床医生所使用。

另一方面,系统评价与 meta 分析也存在不同。首先,系统评价并非必须进行 meta 分析,是否需要做 meta 分析取决于纳入研究的数量和是否具有同质性。若系统评价纳入的研究缺乏可用数据或异质性过大,则无法进行 meta 分析,只能进行定性描述,称为定性系统评价。其次,meta 分析也并非一定要做系统评价,因为其本质就是一种统计学方法。

第三节 系统评价的制作步骤

整个系统评价的制作是一个十分科学严谨的过程,与开展原始研究一样,系统评价也需要精心策划、明确研究目的,并制订详细的实施计划。

在开始制作系统评价之前,需要考虑时间投入和人员安排问题。通常来讲,系统评价所需时间往往较普通文献综述更长,但完成一篇系统评价的具体时间受诸多因素的影响,如初筛文献量、纳入的文献量、评价者对方法的熟悉程度等,很难给出确切的时间范围,因此我们在确定系统评价要投入的时间时,应该根据自身实际情况进行合理预估,而不能一概而论。在人员组成上,一篇系统评价至少需要 2 位研究人员的

参与,在文献筛选、质量评价和数据提取过程中均需要由 2 个人分别独立完成,有不同意见时进行讨论最终达成一致,这既是系统评价制作的基本要求,又是系统评价质量控制的措施之一。

针对不同类型的系统评价,其在文献检索策略、质量评价方法、数据提取和分析方法等方面会有所不同,但基本的方法和步骤是相似的,现主要介绍系统评价的一般制作流程和步骤,可简要概括为四个阶段。

一、第一阶段——确定系统评价题目

系统评价的目的是为医疗卫生决策提供科学依据,因此系统评价特别适用于靠单个临床研究的结果无法确定利弊的诊断、治疗等干预措施,或在临床应用中存在较大争议等问题的探讨。所以在选择系统评价题目时,应该尽量选取实践中不确定、有争议的重要临床问题。

由于系统评价具有良好的可重复性,因此针对同一个问题进行多次系统评价意义不大,为了避免重复,在选择系统评价的题目时首先应该进行全面、系统的文献检索,了解准备开展的系统评价题目是否有人已经做过或正在进行,如果做过也可以判断其完成的时间以及质量,如果质量不高或者较长时间未更新,那么有关该问题的系统评价仍然是可以进行的。

系统评价往往是针对某一特定问题所开展的研究,因此系统评价的题目是比较具体的,需要采用 PICOS 原则清晰地界定研究问题,这对于后续的文献检索、筛选和评价都有重要的指导作用。

二、第二阶段——制订系统评价研究方案

制订系统评价的研究方案,即详细陈述制作系统评价的全过程及其方法,这也是系统评价与传统综述的重要区别之一。系统评价作为二次研究,与其他原始研究一样,也需要事先做好全局规划,明确为什么要制作该系统评价,制作的目的是什么,以及制作的具体方法和过程等问题。因此,系统评价的研究方案应该包括研究背景、目的和方法三个方面的内容。

1. **研究背景** 即为什么要制作该系统评价,也就是系统评价的立题依据,目的是明确该研究问题的重要性和制作该系统评价的必要性。

2. **研究目的** 主要是回答制作该系统评价所要达到的主要目的。

3. **研究方法** 该部分需要回答如何制作系统评价,即具体的制作方法。内容包括文献的纳入和排除标准、文献检索策略和筛选方法、纳入研究偏倚风险的评估、数据提取和分析的方法等。

三、第三阶段——完成系统评价全文

这一阶段包括了文献检索、文献筛选、纳入研究的质量评估、数据提取、数据分析和结果报告、结果解释和报告撰写六个步骤。

(一)文献检索

系统全面地收集所有相关研究资料是系统评价与传统综述的重要区别之一,这可以减少因检索不全面而引起的文献代表性不够问题,从而保证结果分析的客观性和全面性。为了避免发表偏倚和选择偏倚,应尽可能采用多渠道的系统检索方法,既要检索已发表的研究,还要收集其他尚未发表或不同语种的研究。

在制订检索词、检索策略和选择数据库时,根据不同研究问题应该因地制宜,最好有信息检索专家协助系统评价作者完成。检索到的文献可以借助文献管理软件如 EndNote、NoteExpress、Reference Manager 等进行管理,便于文献的查重、浏览、筛选及编写参考文献格式。

(二)文献筛选

文献筛选是指根据研究方案中所制订的纳入和排除标准,从检索到的文献中筛选出能够回答所研究问题的文献。文献筛选一般分为两步:①初筛。根据所检索到文献的引文信息(如摘要、题目等)排除明显不符合标准的文献,对于符合要求或无法确定的文献,则在下一步全文筛选时再确定。②全文筛选。对于初筛保留的文献,逐一进行全文阅读和分析,以确定是否最终纳入。如果因为文献信息不全或有疑问而无法通过全文筛选判断的文献,则可通过联系原作者进一步获取信息后再确定。

（三）纳入研究的质量评估

原始研究的质量会直接影响系统评价结果以及结论的真实性和可靠性，因此对于纳入的每一个研究，都需要逐一进行质量评价，判断纳入研究在设计、实施和分析的各个环节中是否存在偏倚及其偏倚程度，以及该研究的结果是否可外推到研究对象以外的人群。

评价纳入研究的质量和偏倚风险时，可采用国内外广泛使用的评价工具，即相应的量表或清单，进行评价。针对不同的研究设计类型，有不同的文献质量和偏倚风险评价工具可供选择，即使是对同一研究设计也有多种工具可供选择。

（四）数据提取

数据提取是指研究者从纳入原始研究中提取所需要的信息并填入预先设计好的数据提取表中，以便之后的数据分析使用。

数据提取的目的是获得纳入研究的一般资料、总效应值、临床异质性数据以及方法学异质性数据等。一般情况下，主要提取以下几个方面的内容：①研究的基本信息，如纳入研究的编号和题目、引文信息、提取者和提取时间；②研究的基本特征，如研究时间和地点、研究对象的特征、干预（暴露）措施的具体内容和实施方法、结局指标的测量方法等；③研究的方法学信息，如研究设计方案和质量；④研究结果，如随访时间、失访和退出情况、计算总效应值的有关数据等。不同题目的系统评价所需提取的具体数据不完全相同，可根据具体题目做调整。

（五）数据分析和结果报告

数据分析包括定性分析和定量分析两个方面。

定性分析是在定量分析前必不可少的步骤，采用描述的方法，将所有纳入分析的研究按照研究对象、干预措施（暴露措施）、研究结果、设计方法等分别进行总结并整理成表格的形式，以便对纳入研究的基本信息和特征进行浏览，观察不同研究间的差异，并计划下一步的定量分析。

定量分析包括异质性检验、meta 分析、敏感性分析和发表偏倚分析。①异质性检验是对不同原始研究结果间的变异程度进行检验，从而判断合并结果是否有意义。研究间的异质性包括临床异质性、方法学异质性和统计学异质性三类。一般采用卡方检验，并借助 I^2 来定量估计异质性大小，I^2 越大则异质性越大。② meta 分析则是根据研究问题、资料类型及评价目的选择效应量并对其进行定量合成分析。③敏感性分析是指通过改变某些可能影响结果的重要因素，如纳入标准、偏倚风险等，以观察异质性和合成结果是否发生变化，从而判断结果的稳定性及其程度。④发表偏倚分析常采用漏斗图或线性回归法估计是否存在发表偏倚。

（六）结果解释和报告撰写

系统评价需要客观地提供结果信息并辅助解释结果，说明证据的质量和强度，解释和报告系统评价的结果必须基于研究结果，务必做到清晰明了和客观。其内容主要包括：①总结和解释 meta 分析结果；②评价证据的总体质量；③说明证据的适用性；④阐述系统评价潜在的局限性；⑤结论，包括对临床实践和未来研究的意义两个方面。

四、第四阶段——更新系统评价

系统评价是对于某一问题所有研究结果的总结与分析，而关于这一问题的原始研究在持续进行且不断发表，因此在系统评价发表之后，需要定期检索有关该问题领域新发表的研究，按前述步骤进行重新评价、分析，及时更新补充新的信息，完善系统评价。

第四节　系统评价的质量评价

随着系统评价方法日趋成熟，发表的系统评价和 meta 分析的数量也日益增多，虽然系统评价过程有严格的规范和要求，但其质量仍然受到评价者专业水平等诸多因素的影响，质量参差不齐。因此，在阅读或应用系统评价或 meta 分析结果之前,需要对其方法学质量进行严格评价,以确定其结论是否真实可靠。

为了评估系统评价的方法学质量,学者们研制了一些用于系统评价或 meta 分析的质量评价工具,本节将简要介绍几种常用的评价工具。

一、OQAQ 量表

该量表是由加拿大 McMaster 大学的 Andrew D. Oxman 和 Gordon H. Guyatt 在 1991 年研制的用于评价系统评价真实性的工具。OQAQ(Oxman-Guyatt overview quality assessment questionnaire)量表不涉及发表质量和研究的重要性,主要针对系统评价中容易产生偏倚的几个关键环节,是目前评估系统评价真实性的较常用的工具之一。

OQAQ 量表(表 4-2)共 10 个条目,根据实际情况回答前 9 个条目,其中条目 1、3、5、7、9 的回答为"是""部分"或"否",条目 2、4、6、8 的回答则为"是""不能确定"或"否"。若有一个以上的条目答案为"不能确定",则说明该系统评价存在小的缺陷;若条目 2、4、6、8 中有回答为"否"者,则说明该系统评价存在大的缺陷甚至更严重;条目 10 则是根据前面 9 个条目对整个研究质量进行评分,范围为 1~7 分,1 分为具有明显缺陷,3 分为大的缺陷,5 分为小的缺陷,7 分为缺陷基本可以忽略。

表 4-2　OQAQ 量表

条目	量表描述
1	是否报告了检索方法
2	检索是否全面
3	是否报告了研究的纳入标准
4	是否避免了选择偏倚
5	是否报告了纳入研究真实性的评价标准
6	对纳入研究的质量评价是否全面、恰当
7	是否报告了纳入研究的数据合并方法
8	纳入研究的结果合并是否恰当
9	系统评价的结论是否得到数据的支持
10	该系统评价的整体科学性如何

二、AMSTAR 量表

AMSTAR(a measurement tool for the assessment of multiple systematic reviews)量表是由荷兰 Vrije Universiteit 大学医学研究中心和加拿大渥太华大学的临床流行病学专家们提出的。

AMSTAR 量表是基于 OQAQ 量表和 SQAC 清单研制的,其目的是评价系统评价 /meta 分析的方法学质量,特别适于在制作汇总评价时使用。AMSTAR 量表包含 11 个条目(表 4-3),每个条目均采用"是""否""不知道"和"不可用"进行判定。目前 AMSTAR 量表被广泛应用于国内外的卫生技术评估、测量工具方法学研究等领域。

三、CASP 清单

英国牛津循证医学中心文献严格评价项目(critical appraisal skills programme,CASP)共包括三大部分十个条目(表 4-4),前两个条目是筛选问题,可以快速回答,如果这两个条目的答案是肯定的,那么就有继续探讨的必要,而后八个条目则是关于研究的细节问题。在回答时,1~5 条以及 8~10 条均使用"是""否"或"不知道"来判定,而 6、7 条则根据具体的研究来给出不同的回答,每个问题后都有关于回答该问题的相关提示。

表 4-3　AMSTAR 量表

条目	条目描述	条目解释
1	是否提供了前期设计方案	研究问题和纳入标准应在开展系统评价之前确定
2	纳入研究的选择和数据提取是否具有可重复性	文献筛选和数据提取至少应该由 2 名研究者分别独立完成,遇到分歧时商讨后达成一致
3	文献检索是否全面	至少检索 2 个电子数据库。检索报告必须包括年份和数据库。关键字和/或主题词必须声明,如果可能应提供检索策略。应该对最新的内容、综述、教科书、专业注册库或特定研究领域的专家进行补充检索或咨询,并且检索所发现的研究中的参考文献
4	发表状态是否考虑在纳入标准中(如灰色文献)	作者应该声明检索的文献与发表类型无关。作者应说明是否根据其发表状况、语言等(从系统评价中)排除任何报告
5	是否提供纳入和排除的研究清单	应该提供纳入和排除的研究清单
6	是否描述了纳入研究的特征	应以表格等综合形式提供原始研究的受试者、干预措施和结局指标等数据。应报告纳入研究的一系列特征,如年龄、种族、性别、相关社会经济数据、疾病状况、持续时间、严重程度或其他疾病等
7	是否评估和报道了纳入研究的科学性	应提供预先选择的评估方法(例如,对于有效性研究,作者是否选择将随机、双盲、安慰剂对照研究或分配隐藏作为纳入标准);其他类型研究的相关标准条目亦需交代
8	是否恰当运用纳入研究的科学性推导结论	在系统评价结果分析和结论推断中,应考虑方法学的严谨性和科学性,并在建议中明确说明
9	研究结果的合并方法是否恰当	在结果合并时,应该进行检验以确保研究是可合并的,评估其同质性(即同质性的卡方检验,I^2)。如果存在异质性,应采用随机效应模型和/或考虑结果的临床适用性(即是否适合合并)
10	是否评估了发表偏倚的可能性	发表偏倚的评估应采用图形辅助(如漏斗图)和/或统计学检验(如 Egger 回归检验)
11	是否报告了利益冲突	应清楚说明系统评价和纳入研究中的潜在资助来源

表 4-4　CASP 清单

条目	描述	提示
(第一部分:研究结果是否可靠)		
1	系统评价是否定义了一个清晰明确的问题	需关注以下问题: • 研究的人群 • 给予的干预措施 • 预估的结局
2	作者是否纳入合适的研究类型	最好的研究类型应该是: • 涉及了研究问题 • 使用了合适的研究设计(通常使用随机对照试验评价干预措施)
(是否有意义继续评价)		
3	是否纳入了所有重要的相关研究	需关注以下问题: • 使用了哪些文献数据库 • 对纳入研究的参考文献进行了检索 • 联系了该领域专家 • 检索了已发表和未发表的文献 • 检索了非英文文献

续表

条目	描述	提示
4	系统评价作者是否对纳入研究的质量进行了充分评价	系统评价作者需要对纳入研究进行严格的评价。缺乏严格评价可能会影响研究的结果
5	如果对研究结果进行了 meta 分析,这样做是否合适	需关注以下问题: • 研究间的结果是否相似 • 是否所有纳入的研究都给出了清晰的结果 • 不同研究的结果是否相似 • 是否讨论了结果中任何变化的原因
(第二部分:研究的结果是什么)		
6	系统评价总的结果是什么	需关注以下问题: • 你是否清楚地知道作者的最终结果 • 结果是什么(如果有,请列出数值) • 结果如何表示(NNT,OR 等)
7	结果的精确度如何	查看可信区间(如果有)
(第三部分:研究结果是否适用)		
8	研究结果是否适用于当地人群	需关注以下问题: • 系统评价中的患者可能与当地人群完全不同,需要引起重视 • 当地环境可能与系统评价中的环境大不相同
9	是否考虑了所有的重要结局	需关注: • 是否还有其他你想看到的信息
10	获益是否大于危害或成本	需关注: • 如果系统评价中没有此内容,你是如何考虑的

第五节　系统评价证据的应用

在完成了一篇系统评价之后,关于该系统评价能否用于解决实践中遇到的问题,除了考虑系统评价本身的质量外,还需要考虑以下问题。

一、对患者的实用性

实用性是指从这篇系统评价所得到的证据能否适用于当前患者。虽然研究的是同一种疾病问题,但是患者之间存在着诸多方面的差异,因此,在评估系统评价证据对具体患者的实用性时,需要考虑这些可能的差异对应用证据的影响。

二、干预措施的可行性

系统评价结果是基于原始研究中的患者分析所得出的结论,当我们要将该结论运用到某一实际环境中的特定患者时,当地的实际环境和条件也是我们必须要考虑的。如患者对系统评价中所评价的药物是否可及? 患者是否能够负担得起该药物? 这些都是我们需要考虑的。

三、患者获益

在该系统评价结果满足了实用性和可行性之后,临床医生还需要评估患者应用该结果的可能获益和损害。因此,在应用该系统评价证据做临床决策时,还必须权衡利弊和费用,只有利大于弊且费用合理时才对患者有价值。

四、患者价值取向和选择

循证决策强调,任何医疗决策都需要结合医生的专业技能和经验、当前可获得的最佳证据,以及患者的意愿和价值观三个方面进行综合考虑,以患者为中心要求患者参与临床决策过程,而不是临床医生单方面的决定。不同患者由于其自身受疾病影响的程度、经济条件、对疗效的预期和对潜在不良反应的承受力不同,他们的选择也会有差异。因此,患者参与临床决策有助于改善其生活质量和治疗效果。然而,受限于患者自身文化水平以及所具有的相关知识,患者参与医疗决策也面临较大困难和挑战。

第六节 系统评价在各领域的应用

作为最高级别的研究证据,高质量的系统评价能够为临床实践、医学科研工作、医学教育和卫生决策等领域提供真实可靠的信息和证据,是科学决策的重要参考。

一、临床实践

系统评价的诞生就是为了满足临床实践的需要。当临床医生进行诊疗决策和实践时,除了依靠自身所掌握的专业知识技能以外,还需要把握该领域当前可获得的最佳临床研究证据,而高质量的系统评价可以为临床决策和实践提供有力证据,还节省了临床医生、研究者以及各级决策者检索和阅读大量医学文献的时间,并且也为制订循证临床指南提供了重要依据。

二、科研工作

临床科研工作需要基于临床重大需求,其科研选题需兼具创新性和临床价值,这就需要研究人员检索、阅读、筛选、评价大量相关领域的研究文献,掌握该领域研究历史、发展趋势、当前热点以及存在的问题等,从而发现可以研究的有价值的问题,指明研究的方向,而这些步骤正是系统评价的过程,因此当前国内外都十分重视高质量系统评价在临床科研工作中的价值。

三、医学教育

在医学教育过程中,除了向学生传授有关疾病或者健康问题的发病机制、症状等一般规律和知识外,还需要让学生及时了解有关疾病或健康问题的最新研究进展、新药物和新技术的研发情况等。学生掌握这些知识仅仅靠教科书是远远不够的,这时就需要通过阅读该领域的最新研究文献来更新知识,而原始研究文献有着数量庞大、质量参差不齐等局限,系统评价就能很好地解决这一问题,以帮助学生快速高效地获得最新的医学研究知识。此外,广大医务工作者也可以借助高质量的系统评价不断更新自己的知识体系,与时俱进。

四、卫生决策

当今社会存在着人口老龄化加剧、人们健康需求不断增高等诸多问题,这与有限的卫生资源之间形成了巨大的矛盾,这也就需要各级决策者在制订卫生政策时,以科学可靠的研究证据为依据,更加合理、有效地分配卫生资源,提高卫生资源的利用率。当前许多国家在制订卫生政策时,都以高质量的系统评价作为重要的参考依据,从而提高卫生资源利用率,提高医疗卫生质量。

复习题

1. 请谈谈传统文献综述与系统评价的区别。

2. 请分析 meta 分析与系统评价的关系。

3. 试述系统评价的主要步骤。

4. 系统评价的质量主要受哪些因素影响？常用的系统评价的质量评价工具有哪些？

（刘 琴 吴 谦）

第五章　应用前景与展望

自循证医学诞生以来，循证医学无论是在临床证据的制作、传播、评价和应用，还是在循证理论的建立和完善方面都取得了长足的进步。近三十年来，循证医学实现了从主要关注临床诊疗问题的循证医学，到循证卫生决策，再到循证科学的三次大的跨越，呈现出蓬勃、宽广的发展前景，同时也遇到诸多挑战。本章将主要介绍循证医学在不同领域中的应用和前景、面临的挑战及未来的发展。

第一节　循证医学在不同领域中的应用及前景

随着循证医学体系的逐渐完善，应用领域也随之扩大，目前已从最初的临床领域逐步扩展到医疗卫生的各个学科领域中，不断渗透和融合，形成了以循证思想为主体的多个分支学科群。如在临床医学领域，与临床各专业结合，产生了循证内科学、循证外科学、循证护理学等；在公共卫生领域，与管理科学和决策科学结合，产生了循证卫生决策、循证卫生经济、循证卫生技术评估等。近年来，循证思想在医学教育评估、医疗健康信息、新药开发、医疗保险等领域也有广泛应用，发挥着越来越大的作用。循证思想的广泛传播，极大地促进了建立在研究证据基础上的医疗实践和医疗卫生决策的发展。

一、循证卫生决策与管理

医疗卫生决策是指医疗卫生从业者为了实现医疗卫生目标，努力寻求以尽可能小的代价、以最优化的方法实现目标而做出的决定。早期的循证医学主要关注临床实践，即解决个体患者的病因、诊断、治疗和预后的决策问题，是一种微观决策。用循证医学的思想处理和解决群体的医疗卫生问题，就是循证卫生决策，是关于群体的宏观决策。

（一）循证卫生决策的概念

尽管世界各国的医疗卫生服务体系千差万别，但却面临着共同的问题和困境，包括资源的有限性和人们对优质医疗卫生服务期望的提升之间的矛盾，人口老龄化和医疗资源分配问题，突发公共卫生事件及传染病的防控,常规疾病的筛查,以及不断涌现的新技术、新方法、新知识和决策者之间的信息鸿沟等,导致传统的经验决策已经不能适应医疗服务行业的快速发展。

随着循证医学的发展和循证决策观念的深入,各国政府的决策与实践已由最初的经验式或主观式决策逐渐转变为循证式决策,即循证卫生决策(evidence-based health policy making)。其概念是准确、慎重地运用已有的最佳研究证据,充分考虑当前环境因素(包括医疗服务能力和水平、疾病流行等),结合公众的意愿、人群文化差异和价值观制订出切实可行的公共卫生政策。其关键在于证据的获取,核心强调证据的评价,目的在于能够为科学决策提供依据。健全的循证卫生决策不仅可以提高卫生体系工作的质量和效率,促进医疗卫生服务的公平化,还可以减少因决策失误而造成的危害。循证卫生决策通过不断地推广系统性的证据的生产和使用,在指导宏观和微观的医疗卫生决策活动中加速科研成果的转化,确保为个体患者提供安全、有效、便捷的临床诊治服务,同时也可保障和促进公众健康。

(二)循证卫生决策与卫生管理

卫生管理是通过一系列管理措施,保障一个地区或人群的医疗卫生资源得到合理利用,以获得最大效益。循证卫生决策能够帮助医疗卫生管理人员制订合理、有效的医疗资源分配方案,但其能否在实际医疗卫生环境中得以实现,则取决于管理的质量和管理的艺术。优良的决策是有效管理的前提,好的管理措施和手段是决策得以实施的保证。

随着医疗服务模式的转变、信息技术的发展和循证医学理念的渗透,现在的医疗卫生决策与管理更为复杂,要求更为科学、精准和透明。因此,要使一个地区或人群的医疗卫生资源得到合理利用、获得最大效益,不仅需要积极推行医疗卫生服务的循证决策,还必须提高医疗卫生管理的质量。

医疗卫生服务是通过大大小小、多种多样的决策和管理实现的,在医疗资源相对紧缺的当代,提高医疗卫生决策的科学性、透明化,提高医疗卫生管理者的管理水平和社会责任感是患者、政府及社会各界的共同呼吁和要求。

(三)实现循证决策和管理的途径与方法

1. 科学证据的生产、传播与利用是实现循证医疗卫生决策和高质量管理的基础。2005 年世界卫生大会呼吁 WHO 成员国建立或加强信息转换机制来支持循证公共卫生决策,并号召各国对建立更有效的信息转换机制提供有效资助,促进证据生产、使用、共享与更新;重点强调加强低、中收入国家研究和政策的联系,确定在发展中国家建立循证决策网络(Evidence Informed Policy Network,EVIPNet);呼吁发展中国家的决策者根据本国国情和高质量证据制订政策,以避免在本国决策中直接套用发达国家的模式,造成不必要的损失。

2. 建立决策者、研究者、实践者和公众尊重科学、注重证据、自觉规范、循证决策、循证实践、循证评估的文化和机制,合理配置、高效使用有限的卫生资源,保护人群健康和环境安全,促进社会稳定发展。

3. 加强公共卫生决策学学科建设、人才培养和平台建设。人是一切决策的发起者也是执行者,科学的卫生决策和有效的执行都依赖于专业人才。加强公共卫生决策学学科的建设,系统研究循证卫生决策的理论和机制,以及加强循证卫生决策专业人才的培养是实现循证决策和管理的首要途径。

全面准确的数据能为决策者提供可信的决策依据,而要及时准确地获得循证医疗卫生决策所需要的数据,需要独立专业的证据存储、评估、平台筛选。我国循证公共卫生的发展较发达国家起步晚,决策所使用的循证决策网络和数据库主要为 Cochrane 协作网、Campbell 协作网等,但这些数据库主要来自发达国家,对发展中国家资料证据收集较少。公共卫生与临床医学有所不同,公共卫生具有很强的地域性、政治性,受环境因素影响较大,单纯使用发达国家收集的证据进行公共卫生政策的制订和评价,并不能很好地解决我国现存的公共卫生问题。因此建立和完善我国自己的循证决策证据平台势在必行。

二、个体化治疗与循证医学

(一)个体化治疗的必然性

人存在个体差异,疾病在临床上也表现多样。如不同的人患同一种疾病会有不同的临床表现;用完全相同的治疗方案,也会出现不同的治疗效果;相同的疗效指标,如将糖尿病患者的血糖控制在某个范围,对于部分患者达到了理想的治疗效果,而对于另一部分患者则可能并不理想。个体差异的绝对性和多样性客观上要求治疗方案个体化,这也决定了医学从本质上离不开经验。个体化治疗属于经验医学,并且更加依赖医生的经验。

（二）循证医学与个体化治疗的矛盾、统一

循证医学的证据是通过大样本、多中心的观察或干预试验获得的研究数据来推断总体真值。研究数据是一个基于样本的统计数据,数据的真实性依赖于抽样方法、研究设计和实施。但无论多么严格的研究设计和实施,都无法避免随机误差和偏倚的产生。即使是合成了多个原始研究数据的系统评价和 meta 分析,抑或是一项国际范围的指南,也只是提供了一个共性、普遍性的原则供诊疗参考,并不能保证完全涵盖不同国家人群和个体的特点,这与诊治过程的个性化治疗要求是矛盾的。循证医学与个体化治疗的矛盾、统一主要体现在以下几方面。

1. **循证医学追求总体疗效与个体化治疗追求个体疗效的矛盾**　循证医学将终点指标作为主要的疗效观察指标,这些指标主要包括临床事件的发生率、病死率、平均生存时间等,这些结果通过大样本的统计而获得,是对观察对象总体的评估。而医学所追求的最高目标不仅仅是上述理想的"率"或"平均值",而是希望每位患者各自获得最佳的疗效和终点结果。由于个体差异,理论上单个病例(各自)最佳的疗效更有赖于成功的个体化治疗。可见,循证医学追求总体满意的疗效(包括终点指标)与个体化治疗追求各自最佳的疗效(包括终点指标)之间存在矛盾。

2. **循证医学某些证据的滞后性与个体化治疗前瞻性之间的矛盾**　循证医学的证据或结论的获得,往往需花数年甚至更长时间的观察和研究。循证医学的结论越完善、可靠,获得此结论所需的时间就越长。而现代医学的快速发展,赋予了个体化治疗更多的前瞻性条件。虽然循证治疗也开展前瞻性研究,但基本局限于对现有治疗方案的修正或补充,而个体化治疗可采用与现有方案差异很大或截然不同的方案或疗法。一方面,通过对大量病例的循证观察,许多国家的相关部门对常见疾病(如高血压、癌症、哮喘等)的治疗制订了规范化的方案或指南;另一方面,科学家通过对一些疾病的深入研究和临床实践,发现了个体差异的分子生物学基础,强调了前瞻性的个体化治疗对推动现代医学发展的重要意义。随着现代生物医学的发展,在一种疾病的治疗过程中将不断出现循证医学和个体化治疗的矛盾,并且越来越多疾病的治疗都将面临这样的矛盾。

3. **循证医学与个体化治疗的统一**　循证医学要求医生在进行临床决策时遵循当前可获得的最佳证据,并不是要求医生对证据僵化的生搬硬套,而是在制订个体化治疗方案前必须对该病最新的循证医学研究结果有充分认识,对证据的适用性进行评价,充分考虑患者的性别、年龄、依从性、经济条件等因素,有时还要考虑到患者的家庭和婚姻情况。将普遍性的证据与当前具体患者的情况和诉求相结合,在循证医学的基础上进行个体化治疗,这是循证医学与个体化治疗相统一的一个方面。在制订个体化治疗方案时,将证据和个体化治疗方案相结合,可在不同程度上减少方案制订的盲目性,也是提高个体化治疗成功率的必要条件。此外,在运用循证医学结论治疗疾病过程中,随着治疗病例的增多,就可能不断发现因个体差异而不适合用该结论来治疗的病例,或疗效差、不良反应明显的病例。针对这些病例,医生在条件具备的情况下,可以给予最新的前瞻性个体化治疗。由于个体化治疗更多地依赖医生的经验和推测,而这些经验和推测往往缺少大样本、多中心、盲法、随机的试验来验证其有效性,所以个体化治疗也需要一个针对性的指导原则来纠正经验因素引起的偏差。这个指导原则须用循证研究方法通过对大量个体化治疗病例的分类、观察而获得。显然,所获得的指导原则是个体化治疗对循证医学证据的反馈,它既是新的循证医学证据,又具有个体化治疗方案的特征。这是循证医学和个体化治疗相统一的另一个方面。

三、循证医学在精准医学中的应用

（一）精准医学的概念

2015 年 1 月 30 日,美国政府提出了精准医学(precision medicine)计划。这一概念由 Francis S. Collins 提出,他将其定义为"将个体差异考虑在内的预防和治疗策略",即根据个体不同的基因、代谢状况、生活方式和所处环境来量身定制合适的医疗方案。精准医学的实质是通过基因组、蛋白质组等组学技术和医学前沿技术,对大样本人群与特定疾病类型进行生物标志物的分析与鉴定、验证与应用,从而精确寻找到疾病的原因和治疗的靶点,并对一种疾病的不同亚型进行精确分类,最终实现对疾病和特定患者进行个性化精确治疗的目的,从而提高疾病诊治和预防的效益。

(二)循证医学与精准医学的关系

在科技不发达的经验医学时代,医生主要依据临床特征和经验进行诊治;进入循证医学时代,医生遵循基于大样本基础上的科学研究证据,结合当前患者的具体临床特征和意愿进行诊治;精准医学则进一步注重疾病的精准分型,即综合临床特征及其背后的生物学特征,包括患者的遗传特征、环境暴露、疾病的病理生理、临床表型及患者对治疗的反应,形成疾病的知识网络,按知识网络对疾病进行精准定义和分型,实施精确干预。可见,精准医学和循证医学解决的临床问题是相同的,目标是一致的,即都是有效地解决危险因素、疾病诊断、治疗和预后的问题。精准医学从大规模人群中发现疾病的相关因素,更多地依赖基因组测序及其他组学分析,发现遗传变异和环境因素与疾病的关系,从而建立精准化的诊治和预防方案。因此,精准医学的实现,离不开通过循证医学理念获得的临床证据;精准医学的实践结果,同样是循证医学证据的来源。

1. 精准医学是循证医学思维方式的进一步发展　循证医学有一个非常特别的统计指标,用于评估一项干预措施的临床有效性,那就是需防治人数(number needed to treat,NNT),即预防一例不良事件所需要治疗的患者人数。2015 年的一项研究表明,在美国药物销售排前 10 位的药物中,1 人获得治疗效果时,需要治疗的人数在 4~25 人之间,为什么 NNT 不能为 1 呢? 原因就是患者个体差异的存在。这种个体差异应该就是隐藏在临床特征背后的生物学特征的差异。精准医学的实现,离不开通过循证医学的理念来获得的临床证据,其结果能否被用于临床,仍需要在人群中开展临床研究来加以证实。只不过,在精准医学的背景下,临床研究不再追求通过大样本来增强外部真实性,而更看重于实验研究的内部真实性。

2. 精准医学所获得的临床证据仍然是循证医学证据的一部分　相对于全球的总体人群来说,精准的含义可以理解为某个较小群体的精准,而并不一定是精准到个人,而是具有共同特点的某个亚群。针对这个亚群开展的精准治疗需要参考现有的治疗性证据,同时,其所获得的个体化治疗效果证据同样可以为相同亚群提供临床决策参考。

第二节　循证医学面临的挑战

随着精准医学时代和大数据时代的到来,循证医学迎来了全新的、巨大的挑战,包括研究证据面临从减少实验偏倚转到关注个体差异;决策模式也从对症下药转为因人施治。未来的一个重要任务在于找到规范化诊治框架和个体化临床实践之间的平衡点,进而构建一个符合精准医学的"开放式"医疗诊治模式。

一、大数据与循证医学

大数据的核心特征是数据庞大、多维、多源异构、跨域关联。大数据时代面临海量数据分析产生的决策流程、商业模式、科学范式、生活方式和观念形态上的颠覆性变化,对循证医学同样影响深远。

(一)大数据与循证医学证据

大数据具有数据量大、维度多、来源广等特点,但大数据本身并不等于证据,必须经过分析、整理才可能成为证据。理论上,如果能完整无误地收集所有观察对象的所有时间维度和空间维度的数据,通过对该类大数据的科学分析所获得的证据就应该是理想的最佳证据,然而现实生活中,这类数据其实很难获取,数据的清洗和去伪存真往往耗时费力。

循证医学证据是基于人类逻辑思维的假设和推断,大数据时代的研究假设也许起点不在数据收集之前,而在于对大数据分析结果的阐释和论证上,如对相关关系或因果关联的解释和论证。

大数据呈现出异构多模态、跨域关联态,呈现出传统思维视角无法发现的相关关联,这为进一步研究疾病的因果关联开拓视野,将创造更为有价值的循证证据。

(二)基于大数据的循证卫生决策的特点

1. 大数据涵盖了结构化和非结构化的数据,使得传统医疗卫生领域可利用的数据得到了极大的扩充,证据将更加准确、全面和透明。

2. 信息技术支持下的大数据将带来知识发现与转化的全方位提速。由数据转化为信息、信息转化为知识或证据,再由证据转化为决策,决策转化为行动,最后行动转化为可测量结果,这一过程将比以往更加快速、准确。

3. 更多、更全面的数据,在细分患者或人群后,可提供更加个性化的决策服务和精准医疗服务。

二、大数据时代的循证卫生决策与管理

传统的循证卫生决策包括提出问题、查找证据、评价证据、应用证据和后效评价五个步骤。由于大数据不是通过抽样获取的,其用于决策的起点也不是先提出问题。因此有学者认为,在大数据时代,循证卫生决策的步骤应为:

1. **收集与处理大数据** 大数据一般通过计算机和网络收集完成,原始大数据经过清洗、转化、集成后成为分析处理、数据挖掘的基础。

2. **分析与挖掘大数据** 统计分析主要是利用分布式的数据库对存储于其间的海量数据进行分析和分类汇总,以满足大多数常见的分析需求。数据挖掘则一般没有预先设定好的主题,主要是在现有数据上进行基于各算法的计算,从而起到预测的作用,以满足一些高级别的数据分析需求。

3. **评价大数据** 大数据的评价主要包括数据收集的时间顺序;数据产生的环境和情景、混杂因素的控制;测量的信度和效度;研究采用的方法和程序;结论的专业合理性;研究结果与其他研究结果的一致性;证据的时效性等。

4. **将大数据结果用于决策** 在充分考虑资源、经验、法规、伦理、利益相关者等多因素基础上将大数据分析结果运用于决策。

5. **后效评价** 对大数据结果的应用,也必须随访评价,以避免由于某些虚假关联所导致的无效结局。

三、循证卫生经济学评价

临床医生在实际工作中,关注较多的是为患者提供的诊断措施是否能正确诊断,治疗措施能否取得预期的疗效,而对诊疗过程中的费用问题相对来说关注不够。但当患者需要承担全部或部分医疗费用时,患者关心的就不仅仅是好的诊疗服务,还包括能否承担这一服务的费用。其实,在卫生资源有限的情况下,患者、患者家属、医院、医疗保险机构、政府乃至整个社会都非常关注医疗费用的问题。个体患者关心如何花费最少的钱得到最好的医疗服务。决策者关心如何将有限的卫生资源得到最大限度的利用或发挥最大的效用。循证卫生经济学评价指的就是在卫生决策时,不仅要考虑卫生政策的结果,同时还要考虑社会学效果和经济学效果(即卫生资源的消耗)。

(一)卫生经济学评价

卫生经济学评价是应用经济学的原理和方法阐明卫生保健服务中卫生资源的筹措、配置和利用规律,解决卫生保健服务的需求、定价、供给中的经济学问题,为制订相关卫生政策提供信息。经济学评价是一种定量的分析方法,同时从资源的使用(成本)和决策结果两个方面去比较不同措施。近年来,经济学评价无论是在国家卫生政策的制订、医院的重大决策,还是医生处理临床问题等方面都受到广泛的关注。

(二)经济学评价的基本类型

进行经济学评价,首先要明确经济学评价的目的或出发点,是单纯从患者的角度出发,还是从医疗费用的实施者(医院)、提供者或者全社会的角度出发;一项完整的经济学评价必须是对两种或两种以上方案的效果和成本同时进行比较,仅比较效果,或者仅比较成本都是不完整的经济学评价。经济学评价方法包括最小成本分析、成本效果分析、成本效用分析和成本效益分析四种类型。

1. **最小成本分析** 又称成本最小化分析或成本确定分析。测定不同医疗措施的成本,基于这些措施

的效果基本相同,优先选择成本低的措施。

2. 成本效果分析　　是通过分析成本消耗后得到的效果来确定使用资源的一种方法。这也是目前在医疗保健领域中最常用的一种经济评价方法。成本效果分析的表示方法为每一效果单位所消耗的成本(成本效果比)或每一个增加的效果所消耗的增量成本/增量比等。这就使不同的医疗措施在进行比较选择时,有了相同的评价单位,从而为卫生决策提供科学的依据。

3. 成本效用分析　　是成本效果分析的一种特殊形式。成本效果分析只能用于比较同一疾病或相同条件下所采用的不同措施或方案,分析所用的效果指标应相同,如用延长生命年或治愈率为指标。但在一些情况下,还应该考虑采用既能衡量数量(生命年),又能衡量质量(生命质量)的方法,这就要用到成本效用分析。

4. 成本效益分析　　在比较不同项目的完全不同的医疗措施时,由于所得到的临床结果完全不同,就必须要有一个共同的单位来比较,将某一项目及医疗服务的所有成本和效果均以货币量为单位表示,这就是成本效益分析。

第三节　中国循证医学的未来

我国循证医学的发展经历了引进、传播、培训、普及、教育和推广应用阶段,探索、研究阶段,以及规范化发展三个阶段。尽管越来越多的临床工作者和公共卫生决策者已经意识到科学证据在决策中的重要地位,但在实际运用中,决策者的循证意识,医疗服务决策和卫生政策制订过程的复杂性,以及证据信息鸿沟的存在,都影响着决策者的决策方式,他们会选择性地利用证据或按照传统的决策模式进行决策。因此,加强循证医学教育及教育研究,提高教育教学效果;加强循证医学中心及证据平台建设,促进证据生产和使用的规范化;加强在卫生决策和管理领域的循证决策模式推广,促进卫生决策的科学化和合理化;促进循证医学与医学各科的融合发展,将是今后中国循证医学的发展方向。

一、循证医学教育及循证医学教育研究

循证医学的出现为传统的医学决策模式和医学研究提供了全新的思路和方法,为医学教育注入了新的活力。在国外,循证医学已成为很多医学院校医学生的必修课。全科医生及临床各科医生的继续教育也已将循证医学纳入必修的内容,通过学习其基本理论和方法,循证医学的理念在日常医疗过程中得以实践。循证医学的出现也对传统的临床医学教育模式提出新的方向,促进了以系统器官为导向的教学模式向以问题为导向的教学模式的转变。

在我国,循证医学教育发展的时间不长,虽然部分医学院校开设了循证医学课程,也将其纳入到了住院医师规范化培训、继续医学教育、研究生教育中,但教学效果并不显著。大多数的临床医生和卫生决策人员依据证据进行决策的意识依然薄弱,缺乏从文献中获取证据并对证据进行评价的能力,医疗决策仍以临床经验和教科书知识或专家意见支持为主。此外,专业的循证医学教学人才和合格的循证医学教师仍然相当缺乏。因此,加强循证医学本科教学建设、建立循证医学研究生学位计划,加强循证医学教育研究人员和师资队伍建设,是未来中国循证医学的发展方向之一。人才的培养将同时促进循证医学教育的研究,如对以问题为导向的医学教育模式进行后效评价,循证医学教育的课程设置、教学方法、教学内容、循证医学与医学各学科的融合等。

二、循证医学中心建设及证据制作和使用的规范化

循证医学中心是传播、组织和规范循证医学资源的核心,循证决策证据平台是沟通证据与决策的桥梁和纽带。包括我国在内的多个国家在20世纪90年代成立的循证医学中心及临床试验注册平台,在循证思想的普及、证据的制作、保存和传播方面发挥了极其重要的作用。但从我国两个数据平台每年发布的系统评价和meta分析来看,能够提供确切量化结果和明确结论的其实并不多,其中最重要的原因是原始

研究存在质量缺陷及异质性。因此,加强循证医学中心的建设,科学引导临床研究方向、推动临床试验的规范化及多中心同质化研究是一项根本任务。另外,传统的随机对照试验与真实世界研究在内部有效性和外部可推广性方面各占优势,随着循证卫生决策的发展,随机对照试验不再是干预性临床证据的唯一金标准,真实世界研究证据正逐渐参与到卫生决策中来,特别是在创新药或者缺乏治疗药物的疾病领域,真实世界证据发挥了较大作用。因此加强真实世界研究数据的搜集、分析和转化以及真实世界研究在试验设计、实施等方面的科学管理和规范化,也将是我国循证医学中心建设的重要任务。当然,最重要的是必须推动医院信息系统的建设,使有充分证明的医疗方法得以推广,而部分无效甚至有害的干预方法得以终止,为患者提供更好的医疗服务,这是循证医学实践的最初和最根本的任务。

三、循证卫生决策和管理

循证决策理念在公共卫生和卫生政策领域中传播,带动了一场理念、方法、标准和手段的变革。在全球公共卫生事业面临重大挑战与机遇的今天,合理进行国家卫生政策的顶层设计,完善我国卫生服务体系已成为当前我国卫生政策的热点问题。但卫生决策是一个非常复杂的过程,受到多方面因素的影响。一方面,由于证据多来自于研究者根据自己的专业或兴趣提出的研究课题,而不是由决策部门根据医疗卫生服务工作的需求提出,卫生政策制订真正所需的证据在数量、质量以及与当前热点问题的相关性上,都不能满足决策者的需要。另一方面,研究者对各种卫生问题的研究成果,在以论文的形式发表后往往就被束之高阁了,而没有真正被卫生决策者所应用,形成巨大的证据信息鸿沟;决策者面对浩如烟海的研究报告、资料,如何更有效、更充分地应用,这也是需要解决的重要问题。因此,亟须加强循证卫生决策和管理学科建设,提高决策能力;建立循证卫生决策平台,及时发布卫生决策问题,推动卫生决策证据的生产、评价和传播,实现证据生产和转化的良好发展。

四、循证中医药学

中医药学以整体观为指导,具有完备的理论体系、丰富有效的干预措施和健康维护方法,符合先进医学的理念和发展方向。但中医药优势的发挥还需要依靠科技创新来突破一些技术障碍。20世纪末,世界卫生组织召开的传统医学大会提出:世界要以开放的头脑接受传统医药,而传统医药能被广泛接受依赖于肯定的临床疗效,其关键环节在于如何实现研究方法的科学性。中医药临床疗效的科学证据是中医药传承创新发展的基础,也是当前迫切需要突破的技术瓶颈。循证医学可为中医药疗效评价提供新思路、新方法和新证据。循证医学与中医药学在实践中从碰撞走向融合,产生了循证中医药学,成为循证医学中国化发展的重要创新之一。基于新时代中医药发展面临的机遇和挑战,结合循证医学未来发展趋势,探索循证中医药学深化发展的策略和路径将是未来循证医学的重要课题和发展方向之一。

✎ 复习题

1. 近三十年来,循证医学实现了哪三次大的跨越?
2. 什么是循证卫生决策?实现循证决策和管理的途径、方法是什么?
3. 简述循证医学、个体化治疗的矛盾与统一。
4. 简述循证医学与精准医学的关系。
5. 简述基于大数据的循证卫生决策的特点。

(李红梅　石修权)

第二篇
基　础

第六章　证据的分类、分级与推荐

全球 23 000 余种生物医学期刊,每年可发表百万篇文献。如何慎重地将研究中最新、最佳的证据运用于临床? 对证据质量进行分级,并在此基础上结合患者价值观和意愿做出推荐是循证医学最显著的特点。

临床工作中,对临床证据和指南的评判非常复杂。临床指南不但要明确治疗目标及每一个目标的证据依据,还要明确如何评价研究证据及如何判断在所有可用的替代方案中,哪种治疗最有利(利/弊平衡),以及不同治疗方案的相对利弊。同时,由于资源有限,如何进行资源分配也很重要。制订评价证据等级能够有效地判断临床证据的好坏。

科学合理的证据分级及推荐强度标准能够为决策者进行快速决策提供有效参考。明确的推荐意见可以帮助决策者在尽可能短的时间内了解采用某干预措施可能带来的利弊后果,从而增强决策者的信心。同时,证据质量是给出推荐意见的一个重要评估因素,对证据质量缺乏审慎评价易产生误导性的推荐意见,最终给患者造成伤害。因此,采用科学透明且实用性强的证据质量及推荐强度分级标准是指南发展的必然要求。

第一节　证据概念及分类

在医疗保健方面,证据通常是从基于研究的调查中获得的高质量信息,因此更具可预测性和可靠性,证据常常被用作医疗改革的基础。

证据的分类有多种维度,这里主要介绍与证据评价密切相关的分类方法,即研究方法分类。

按照研究方法,临床研究证据可以分为原始证据(primary evidence)和二次证据(secondary evidence),见图 6-1。

原始证据为直接从受试者(患者和/或健康人)进行的有关治疗、诊断、筛查、预后、病因等单个研究中所获得的第一手数据,以及经统计学处理、分析、总结后的结论。原始证据是搭建对某个主题理解的"原始构件"。单个研究可以提供最近的研究结果,但结果的某些方面可能与其他相关研究不一致。

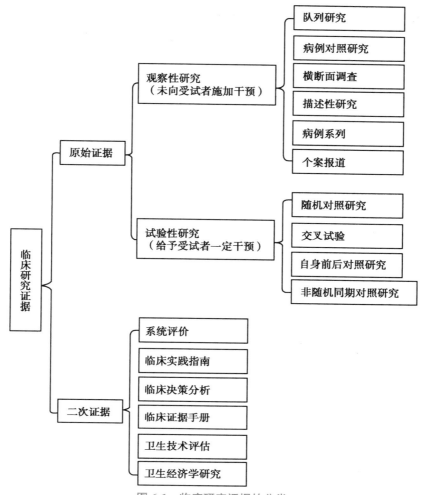

图 6-1　临床研究证据的分类

二次证据提供了对一些有共同研究主题的原始证据的解释或分析。二次证据是尽可能全面收集某一主题的全部原始研究证据,进行严格评价、整理、分析总结后得出的综合结论,是对多个原始研究证据再加工得出的更高层次的证据,这类证据常常也被称为"预评估"。在这种证据形式中,专家们选择了高质量的研究,评估和汇编了研究发现,并评论其临床相关性或意义,主要包括系统评价/meta 分析、临床实践指南(clinical practice guidelines,CPG)、临床决策分析(clinical decision analysis)、临床证据手册(handbook of clinical evidence)、卫生技术评估(health technology assessment,HTA)和卫生经济学(health economics)研究。

系统评价/meta 分析是按照严格的纳入标准广泛收集关于某一医疗卫生问题的研究,对纳入研究进行全面的质量评价,并进行定量合并分析或定性分析,以对该问题进行严谨、系统的评价和全面客观真实展示的研究方法。系统评价被认为是最佳证据的来源。

临床实践指南是针对特定的临床情况,收集、综合和概括各级临床研究证据,系统制订出帮助医生做出恰当处理的指导意见。一般由卫生行政主管部门组织制订。

临床决策分析是针对具体的患者,遵循国内外最先进的证据,结合卫生经济学观点和患者意愿决定患者治疗和处理的过程,权衡各种备选方案的利弊,选择最佳方案和措施的分析方法。

临床证据手册是由各专家对各种原始研究和二次研究进行严格评价后汇总撰写的,对临床医生应用证据具有指导意义,如 Clinical Evidence 就是针对临床常见病、多发病的证据有无及证据强度评价的临床证据手册。

卫生技术评估是对卫生技术的技术特性、安全性、有效性(效能、效果和生存质量)、社会适应性(社会、法律、伦理等)和经济学特性(成本 - 效果、成本 - 效益、成本 - 效用)进行系统、全面评价,为各层次决策者提供合理选择卫生技术的证据。

卫生经济学研究是一门应用经济学原理和分析方法来解决卫生事业中的问题,希望用最小投入得到最大产出的比较新的学科。

原始证据和二次证据都属于研究证据,此外,还有非研究证据,包括专家意见、个人经验及当地的"诀窍""常识"等。

按照研究问题的不同,临床研究证据还可以分为病因、诊断、治疗、预后、预防等临床研究证据,可以是原始证据也可以是二次证据。

此外,证据分类还可以按用户需求、获得渠道分类。

第二节　证据分级与推荐的演进

循证医学强调证据,要求研究者尽可能提高临床研究证据的质量,同时,临床医生应充分应用当前最可靠的临床研究证据,结合临床经验和患者的选择进行诊疗决策,因此,必须认真严谨地对现有的临床研究证据进行评价,以期得到高质量的临床研究证据。于是,证据分级体系应运而生。证据分级的目的在于对不同来源的证据进行质量分级,并提出明确的推荐意见,为决策者进行临床决策提供有效参考,从而达到正确、合理使用证据的目的。临床循证医学的证据分级包括证据水平(level of evidence)和推荐级别(class of recommendation)。20 世纪 60 年代,美国社会科学家 Campbell 和 Stanley 首次提出了研究证据分级的概念,用来评价教育领域部分原始研究的设计,并引入了内部真实性和外部有效性的概念。内部真实性是指在实验设计和实施基础上消除偏倚的程度,最后得出符合研究对象真实情况的研究结果,也评价了研究本身误差的大小。外部有效性是指把研究结果推广到研究样本以外的人群使用时,研究结果在目标人群及实践中能够重复再现的程度。高内部真实性的研究是探讨外部有效性的前提。

1979 年,加拿大定期体检特别工作组(Canadian task force periodic health examination,CTFPHE)对研究证据进行了分级,提出了首个医学证据分级体系。之后,世界多个组织机构提出了证据分级标准,但方法各异、标准不一,甚至彼此矛盾。总结下来,证据分级标准经历了重视研究设计类型、研究设计类型与证据质量并重、证据体三个阶段。

一、CTFPHE 标准

1979 年,加拿大定期体检特别工作组基于研究设计类型将证据分为 3 级,将设计良好的 RCT 列为最高级别的证据,非研究证据中的"专家意见"位于最低级别,同时还形成了 5 个推荐意见,但与其证据分级体系无关联(表 6-1)。该体系简单明了,易于理解和应用,但仍存在一些问题,如小样本 RCT 是否为 Ⅰ 级证据,高质量的观察性研究是否始终为 Ⅱ 级证据等。

表 6-1　CTFPHE 证据分级标准及推荐意见

等级	定义	推荐意见	释义
Ⅰ	至少一项设计良好的 RCT	A	考虑该疾病的证据充分
Ⅱ-1	设计良好的队列研究或病例对照研究,尤其来自多个中心或研究组	B	考虑该疾病的证据尚可
Ⅱ-2	比较不同时间、地点的研究证据,无论有无干预措施;重大结果的非对照研究	C	考虑该疾病的证据缺乏
Ⅲ	基于临床研究、描述性研究或专家委员会的报告,或权威专家的意见	D	不考虑该疾病的证据尚可
		E	不考虑该疾病的证据充分

二、ACCP 标准

1986 年，Sackett 针对 CTFPHE 体系的不足，提出了 5 级分级体系，又称"老五级证据"。该体系首次对 I 等级的 RCT 提出质量标准，如有确定结果的大样本 RCT 为 I 级证据，并将证据等级与推荐强度一一对应。随后该体系经历了 5 次更新完善，形成了一套较完整的证据评价和推荐体系，主要指导美国胸科医师学会（American College of Chest Physicians，ACCP）抗血栓药物的使用（表 6-2）。

表 6-2 ACCP 证据分级标准及推荐级别

等级	定义	推荐意见	释义
I	有确定结果的大样本 RCT（I、II 型错误都较低）	A	至少一项 I 等级试验支持
II	结果不确定的小样本 RCT（I、II 型错误都较高）	B	至少一项 II 等级试验支持
III	非随机的同期对照试验	C	只有 III、IV、V 级证据支持
IV	非随机的历史对照试验		
V	无对照的系列病例报道		

三、AHRQ 标准

1992 年，美国卫生保健政策研究所（Agency for Health Care Policy and Research，AHCPR，现为 Agency for Healthcare Research and Quality，AHRQ）在临床指南中将证据分为 4 级，并根据证据分级将推荐级别定为 3 级。该标准首次将 RCT 的 meta 分析列为最高等级证据，并将专家委员会报告、权威意见或临床经验列为最低等级证据。2014 年 AHRQ 更新了证据分级体系，将证据等级分为 4 个等级，且每个等级均对证据总体进行评价（表 6-3）。

表 6-3 AHRQ 证据分级标准及推荐级别（2014 年）

等级	定义
高	效果的估计接近真实；证据主体的不足之处很少或没有；研究结果稳定
中	效果的估计接近真实效果；证据主体有一些不足之处；研究结果可能稳定，但仍有可疑之处
低	对效果估计是否接近真实的信心有限；证据主体有重大或众多不足；还需更多证据证实研究结果的稳定性
不充分	无法估计效果，或对效果估计没有信心；或证据本身存在不可接受的缺陷，无法得出结论

四、NEEBGDP 标准

1996 年，英格兰北部循证指南制定项目（North of England Evidence Based Guidelines Development Project，NEEBGDP）发布了证据分级标准与推荐强度，将 RCT、meta 分析和系统评价共同作为最高级别证据，非对照研究或共识的建议列为最低级证据（表 6-4）。

表 6-4 NEEBGDP 证据分级标准及推荐级别（1996 年）

等级	定义	推荐强度	释义
I	基于设计良好的 RCT、meta 分析或系统评价	A	基于 I 级证据的推荐
II	基于设计良好的队列研究或病例对照研究	B	基于 II 级证据或由 I 级证据外推的推荐
III	基于非对照研究或共识的建议	C	基于 III 级证据或由 II 级证据外推的推荐

五、USPSTF 标准

1998 年，美国预防服务工作组（United States Preventive Services Task Force，USPSTF）推出了 3 级证据等级和 5 级推荐级别的证据分级体系，该分级充分考虑了证据的质量。2007 年和 2012 年分别对该体系进行了更新,根据研究质量和研究结果分为高、中、低 3 级,并重新定义了推荐级别 C;针对证据不同设计类型,分别给出了证据分级标准(表 6-5)。

表 6-5　USPSTF 证据分级标准及推荐级别(2012 年)

等级	定义	推荐级别	定义	建议
高	适用于目标人群的设计良好、结果一致的研究,且结论不太可能被未来的研究结果推翻	A	推荐,非常肯定效果显著	提供此措施
		B	推荐,肯定具有一定效果或对效果是否显著不太肯定	提供此措施
中	效果确定,但样本量、质量、一致性、适用性及间接性有缺陷,结论可能随着证据增多而改变	C	根据专业判断或患者偏好进行选择性推荐,肯定效果较小	根据个人情况为特定患者提供此措施
		D	非常肯定无效,或者弊大于利	禁止提供此措施
低	效果不确定,样本量小、研究设计与方法有严重缺陷,结果不一致、适用性差、缺少重要结局指标	E	因证据太少、质量太差、相互矛盾,认为证据不足,无法判断利害关系	需告知患者此措施的利弊尚不明确

六、NHMRC 标准

2000 年,澳大利亚国家健康与医疗研究委员会(National Health and Medical Research Council,NHMRC)制订的证据分级标准中源自 RCT 的系统评价被列为最高级证据,但并未纳入临床经验和专家意见(表 6-6)。

表 6-6　NHMRC 证据分级标准及推荐级别(2000 年)

等级	定义
Ⅰ	证据来源于所有相关 RCT 的系统综述
Ⅱ	证据来源于至少一篇设计良好的 RCT
Ⅲ-1	证据来源于设计良好的半随机对照试验(交替分组或其他方法分组)
Ⅲ-2	证据来源于非随机对照的比较性研究和此类研究的系统综述,包括设立同期对照的队列研究、病例对照研究或有对照组的间断时间序列研究
Ⅲ-3	证据来源于历史对照的比较性研究、非同期的两组或多组研究或没有平行对照的间断时间序列研究
Ⅳ	证据来源于病例系列,包括治疗后和治疗前后对比

七、证据金字塔

2001 年,美国纽约州立大学医学中心发布证据等级金字塔(图 6-2),其又被称为"新九级标准",首次将动物研究和体外研究纳入证据分级系统。其根据证据研究类型进行等级分级,但未涉及证据总体评价和等级标准。

八、SIGN 标准

2001 年,苏格兰校际指南网络(Scottish Intercollegiate Guidelines Network,SIGN)发布了更加详细的证据分级标准和推荐强度。此标准中 RCT、meta 分析和系统评价共同为最高等级证据,并根据其质量将其分为三个亚等级(表 6-7)。

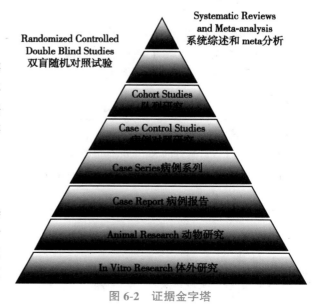

图 6-2　证据金字塔

表 6-7 SIGN 证据分级标准及推荐级别（2001 年）

等级	定义	推荐级别	释义
1++	高质量 RCT 的 meta 分析、系统评价、偏倚可能性很小的 RCT	A	直接适用于目标人群的 1++ 或 1+ 级证据
1+	较高质量 RCT 的 meta 分析、系统评价、出现偏倚可能性小的 RCT		
1−	RCT 的 meta 分析、系统评价、出现偏倚可能性大的 RCT		
2++	高质量的病例对照或队列研究的系统评价；高质量病例对照或队列研究（混杂因素或偏倚风险非常低且有大概率能说明研究对象与结果的因果关系）	B	直接适用于目标人群的 2++ 级证据或 1++ 级、1+ 级证据的外推证据
2+	质量较好的病例对照或队列研究（混杂因素或偏倚风险较低且提示因果关系的概率适中）		
2−	病例对照或队列研究（混杂因素或偏倚风险较高且反映因素间关联可能性明显不足）		
3	非分析性研究（病例报告、病例系列）	C	直接适用于目标人群的 2+ 级证据或 2++ 级证据的外推证据
4	专家意见	D	3 级或 4 级证据，或 2+ 级证据的外推证据

九、OCEBM 标准

2001 年，英国 Cochrane 中心联合循证医学和临床流行病学领域专家，根据不同研究类型制订了详细的质量分级并在英国牛津循证医学中心（Oxford Centre for Evidence-based Medicine，OCEBM）网站发布。该体系首次依据研究方向提出了证据分级标准（证据水平分为 5 级，推荐建议分为 A、B、C、D 4 级），且首次将"全或无"病例系列研究与 RCT 一起列为最高等级，这是非 RCT 类证据第一次被列为最高级别证据。OCEBM 证据体系是循证临床实践中公认的经典标准，在国际上被广泛接受和使用。但该标准的缺点在于其过于复杂，初次接触循证医学的医生或医学生不易理解和掌握。2009 年，Jeremy Howick 团队对 OCEBM 证据体系进行了修订。2011 年版的 OCEBM 证据体系简化了级别（由原来的 5 级 10 等次减少为 5 级），如原始级别中的"1a""1b"和"1c"被简单地替换为"1"，并且将系统综述证据等级提升，RCT 和观察性研究证据等级下调。其显著特征是证据级别反映了临床决策过程，其结构依照使用者遇到临床问题的流程排序（诊断、预后、治疗、益处、危害）。2011 年版的 OCEBM 证据体系，调整了证据分类类别（增加了关于常见和罕见危害以及筛查试验的研究证据等级评价，删除了经济学和决策分析评价板块）。2011 年版的 OCEBM 证据体系可让使用者快速回答临床问题（表 6-8）。

表 6-8 OCEBM 证据分级体系（2011 年）

分类	等级				
	第一步（1 级）	第二步（2 级）	第三步（3 级）	第四步（4 级）	第五步（5 级）
普遍性	当地当时的随机抽样调查或人口普查	匹配当地环境的调查研究的 SR	当地非随机样本调查性研究	病例系列	无
诊断	应用一致参考标准和盲法的横断面研究的 SR	应用一致参考标准和盲法的单个横断面研究	非连续性研究，或未一致应用相关标准的研究	病例对照研究，或低质量/非独立参考标准的研究	机制研究
预后	初始队列研究的 SR	初始队列研究	队列研究或随机试验的对照组	病例系列、病例对照研究或低质量预后队列研究	无

续表

分类		等级				
		第一步(1级)	第二步(2级)	第三步(3级)	第四步(4级)	第五步(5级)
有效性		随机试验或单病例随机对照试验的SR	随机试验或效应量大的观察性研究	非随机对照的队列研究或随访研究	病例系列、病例对照研究或历史性队列研究	机制研究
危害	常见危害	随机试验,巢式病例对照研究,对提出问题患者进行的单病例随机对照试验或效应量大的观察性研究的SR	单个随机试验或(特殊情况)效应量大的观察性研究	非随机对照的队列研究或随访研究(该研究提高足够的数据排除共同危害,对于长期损害,随访时间必须足够长)	病例系列、病例对照研究或回顾性对照研究	机制研究
	罕见危害	随机试验或单病例随机对照试验的SR	随机试验或(特殊情况)效应量大的观察性研究			
预防(筛查)		随机试验的SR	随机试验	非随机对照的队列研究或随访研究	病例系列、病例对照研究或回顾性对照研究	机制研究

十、GRADE 标准

2000 年,由 19 个国家和国际组织合作成立的 GRADE(Grading of Recommendation Assessment, Development and Evaluation)工作组正式推出了国际统一的证据质量分级和推荐强度标准。GRADE 区别于其他标准的特点在于:首先,GRADE 突破了单纯从研究设计角度考虑证据质量的局限性,而是综合考虑研究设计类型、方法学质量(偏倚风险等)、研究结果(精确性和一致性)、证据直接性和其他因素(如患者选择、资源可利用性等);其次,GRADE 是对证据体(evidence body,EB)进行评定分级,而非单个研究的分级,即需要研究者评定某问题所有研究的证据质量等级;最后,GRADE 对证据质量和推荐强度给予明确的定义,且证据质量分级和推荐强度不再一一对应,从不同使用者的角度分别制订证据级别和推荐强度标准,使用性更强。

纵观国际证据分级推荐体系的历史与现状,其发展大致有如下几个特点。

第一,从单一到整体。证据分级经历了单纯依据研究设计类型、研究设计类型与证据质量兼顾、证据体三个阶段。最初的分级标准主要基于研究类型(如 CTFPHE),将 RCT 或 RCT 的 meta 分析列为最高级别证据。证据分级标准发展的后期,设计质量越来越受到重视,对影响研究质量的因素也做出了要求,如偏倚、样本量、效应值等,USPSTF 和 SIGN 便是综合考虑设计类型和研究质量推出的分级体系。以上的分级体系都非常重视设计类型,尽管也注重了研究质量,但对过程质量监控和转化的需求没有给予足够的重视,同时,也忽视了循证医学强调的"证据体"的理念,即不同类型的证据共同纳入并进行综合等级评价。GRADE 突破了单从研究设计角度考虑证据质量的局限性,在推荐强度分级时将证据质量和其他因素(如患者选择、资源可利用性等)进行综合考虑。

第二,证据来源多样化。CTFPHE 将专家意见纳入,AHCPR 将 RCT 的 meta 分析和临床经验纳入,NEEBGDP 将系统评价纳入分级,"证据金字塔"将动物实验和体外研究作为最低级别证据纳入分级。

第三,研究问题和涉及领域逐渐扩大。许多标准重点关注干预性临床研究证据的分级。2001 年 OCEBM 的分级标准涉及治疗、预防、病因、危害、预后、诊断、鉴别诊断以及经济和决策多个方面。GRADE 发布后,其他卫生保健领域也尝试引入该系统。

第四,分级标准由分散到统一。尽管目前仍存在较多的分级体系,但更多的国家组织和机构公认使用 GRADE 系统或 GRADE 改编版。在病因及经济学评价方面,OCEBM 标准仍处于权威地位,其涉及领域较全面,但缺少对推荐意见的强度分级,加之标准的复杂性、缺少简洁的应用工具使初学者难以掌握。GRADE 系统在治疗和预后研究领域得到广泛应用,同时在病因研究或其他领域的应用正处于积极探索阶段。GRADE 开发出线上、线下应用软件,且易于理解和操作,因此,GRADE 更具有应用优势。

第三节　GRADE 标准

一、GRADE 方法的基本概念

GRADE 是由 GRADE 工作组开发的适用于系统评价、临床实践指南和卫生技术评估的分级工具,是评价当前证据质量和推荐强度分级的国际标准之一,目前已被世界卫生组织、Cochrane 协作网、英国国家卫生与临床优化研究所(National Institute for Health and Care Excellence,NICE)等 80 多个重要组织所采纳。

GRADE 方法始于提出一个明晰的问题,包括对所有重要结果的详细说明。证据被收集和汇总后,GRADE 提供了明确的标准来评价其质量。根据支撑证据质量及备选方案带来的预期和非预期结果间的平衡情况,推荐强度以强 / 弱作为特征。GRADE 建议用简洁、透明、信息量丰富的结果总结表来汇总证据(以显示证据质量及每一重要结果的相对效应量和绝对效应量),和 / 或以证据概要表形式额外提供证据质量评价理由的详细信息。

二、GRADE 方法的优势与局限性

(一)优势

1. **权威**　由具有广泛代表性的国际指南制定小组制订。
2. **明晰**　明确界定了证据质量与推荐强度,清楚评价了治疗方案的结局。
3. **合理**　对不同级别证据的升降级有明确、综合的标准。
4. **透明**　从质量评级到推荐强度全程透明。
5. **人性**　承认患者价值观与意愿。
6. **全面**　就推荐意见强弱,分别从临床医生、患者、政策制订者角度做出明确实用的诠释。
7. **灵活**　适用于系统评价、卫生技术评估、指南制订。

(二)局限

1. GRADE 主要用于干预性研究和政策制订,尚未涉及经济学评价、描述性研究等。
2. 不主张对单项研究进行质量分级。
3. 在进行 GRADE 评价时,需要严格按照推荐的步骤完成指南的制订。
4. 目前使用 GRADE 效果最好的是评价预防性和干预性治疗,以及解决临床问题。GRADE 解决诊断性研究和公共卫生问题还存在不足。
5. 使用 GRADE 无法解决对证据解释有争议的问题,对于证据的采纳与否仍需要自行判断。

三、GRADE 证据质量分级和推荐强度

(一)证据质量分级

系统评价中的证据质量分级反映的是对效应估计值正确的把握程度。GRADE 将评估证据质量的过程与给出推荐建议的过程分开。尽管证据质量是连续的,GRADE 方法将证据体的质量分为高、中、低和极低四类(表 6-9)。随机对照试验以高等级起始,观察性研究以低等级起始。

(二)推荐等级的评判

对于推荐意见,质量分级反映的是效应估计值足以支持决策或推荐的把握程度。推荐强度的判断不仅依赖于证据质量。推荐强度分为强推荐和弱推荐两个等级(表 6-10)。对于不同的决策者,推荐强度也有不同含义(表 6-11)。

表 6-9　GRADE 证据质量分级

质量等级	当前定义	早前定义	研究类型	表达符号/字母
高	非常确信真实的效应值接近效应估计值	进一步研究非常不可能改变对效应估计值的确信程度	RCT,质量升高二级的观察性研究	4 个 "+":++++/A
中	对效应估计值有中等程度的信心:真实值有可能接近估计值,但仍存在两者大不相同的可能性	进一步研究有可能对效应估计值的确信程度造成重要影响,且可能改变该效应估计值	质量降低一级的 RCT,质量升高一级的观察性研究	3 个 "+":+++○/B
低	对效应估计值的确信程度有限:真实值可能与估计值大不相同	进一步研究很有可能对效应估计值的确信程度造成重要影响,且很可能改变该效应估计值	质量降低一级的 RCT,观察性研究	2 个 "+":++○○/C
极低	对效应估计值几乎没有信心:真实值很可能与估计值大不相同	任何效应估计值都是非常不确定的	质量降低三级的 RCT,质量降低一级的观察性研究,系列病例观察,个案报道	1 个 "+":+○○○/D

表 6-10　GRADE 证据推荐强度

推荐强度	详情	表达符号/数字
支持使用某项干预措施的强推荐	评价者确信干预措施利大于弊	↑↑/1
支持使用某项干预措施的弱推荐	利弊不确定或无论高低质量的证据,均显示利弊相当	↑?/2
反对使用某项干预措施的弱推荐		↓?/2
反对使用某项干预措施的强推荐	评价者确信干预措施弊大于利	↓↓/1

表 6-11　GRADE 中推荐强度的含义

	强推荐的含义	弱推荐的含义
患者	几乎所有患者均会接受所推荐的方案;此时若未接受推荐,则应说明	多数患者会采纳推荐方案,但仍有不少患者可能因不同的偏好和价值而不采用
临床医生	应对几乎所有患者都推荐该方案;此时若未给予推荐,则应说明	应该认识到不同患者有各自适合的选择,帮助每个患者做出体现其价值观和意愿的决定
政策制订者	该推荐方案一般会被直接采纳到政策制订中去	制订政策时需要充分讨论,并需要众多利益相关者参与

四、GRADE 方法中影响证据质量和推荐强度的因素

(一)影响证据质量的因素

在 GRADE 中,证据的质量受研究偏倚的影响,同时,我们对效应评估的信心可能会因其他因素(不精确性、不一致性、间接性及发表偏倚)而降低,尤其是观察性研究有关的一些因素,如量效关系的存在可能使我们提高质量评级。表 6-12 总结了 GRADE 证据质量分级的方法,该方法始于研究设计(试验或观察性研究),然后列出 5 个可能降低证据质量的理由及 3 个可能提高质量的原因。

(二)降低证据质量的因素

1. **偏倚风险**　在 GRADE 方法中,如果 RCT 和观察性研究在设计或实施上存在缺陷(有效性/内部有效性问题),即研究的局限性或偏倚风险,则可引起误导性结果的额外风险。常影响 RCT 和观察性研究偏倚风险的有关问题可参阅表 6-13、表 6-14。

表 6-12 GRADE 证据质量分级方法

研究设计	证据集群的初始质量	如果符合以下条件,降级	如果符合以下条件,升级
随机试验	高	偏倚风险	
	中	−1 严重	
观察性研究	低	−2 非常严重	
	极低	不一致	效应量大
		−1 严重	+1 大
		−2 非常严重	+2 非常大
		间接性	剂量 - 效应关系
		−1 严重	+1 梯度量效证据
		−2 非常严重	所有可能的剩余混杂因素
		不精准	+1 降低所展示的效应
		−1 严重	+1 如未观察到效应意味着是一种假效应
		−2 非常严重	
		发表偏倚	
		−1 严重	
		−2 非常严重	

表 6-13 随机试验的研究局限性

类别	内容
无隐蔽分组	招募受试者的人知道下一位受试者将被分到哪一组(或交叉试验中的哪一时期)(按星期几、出生日期或图表编号等来分配的"假"或"半"随机试验的主要问题)
盲法缺失	患者、照护者、记录结果者、数据分析者或裁定结果者,知道患者分配到哪一组(或交叉试验中目前正在接受的药物治疗)
不完整报告患者和结局事件	优效试验中的失访和未遵从意向性治疗原则;或非优试验中的失访和未同时进行两种分析:仅分析坚持治疗者和分析所有可得结果数据的患者
选择性报告结果	不完整报告或不报告某些结果及基于结果的其他内容
其他局限性	• 因早期获益而终止试验 • 使用未经验证的结果测量方法(如患者报告的结果) • 交叉试验中的延滞效应 • 整群随机试验中的招募偏倚 • 研究对象失访过多

表 6-14 观察性研究的研究局限性

类别	内容
未能制订和使用合理的入选标准(对照人群的纳入)	• 病例对照研究中匹配不足或匹配过度 • 队列研究中从不同的人群选择暴露组和非暴露组
暴露和结局的测量均存在缺陷	• 暴露的测量存在差异(如病例对照研究中的回忆偏倚) • 队列研究中暴露组和非暴露组的结果监测有差异
混杂偏倚	• 未准确测量所有已知的预后因素 • 未对预后因素进行匹配和 / 或在统计分析中未进行调整
随访不完整	—
选择性报告结果	不完整报告或不报告某些结果及基于结果的其他内容

2. 不一致性/异质性　如不同研究间存在差异或多样性，又没有合理的解释原因，可能意味着其疗效在不同情况下确实存在差异。当结果存在异质性而研究者未能意识到并给出合理解释时，需降低证据质量。

评价结果不一致性的4个标准，即点估计的相似性、可信区间的重叠程度、异质性检验、I^2指数。存在以下情况时，系统评价者应考虑因不一致性而降低证据级别：①点估计值在不同研究间变异很大；②可信区间很窄或无重叠；③异质性检验得到的 P 值很小；④I^2 量化了研究间变异导致点估计值变异的比值大小。若异质性检验结果显示 $I^2 > 50\%$ 且 $P < 0.1$，则怀疑存在较大异质性，考虑降低1级。

系统评价者应提出并检验少数几个与患者、干预措施、结局指标以及方法学相关的先验假设以探寻异质性来源。当不一致性很大且无法解释时，因不一致性而降低质量级别是恰当的，特别当某些研究显示有显著益处而其他研究显示无益甚至有害时（不仅仅是疗效大与疗效小的比较），降低质量级别是恰当的。

定义指南证据质量时，只有当不一致性会减弱某个具体决策相关结果的可信度时，才会考虑因不一致性降级，因此，即使不一致性很大（疗效较大和疗效较小的差异），利弊平衡是趋向于利的，是否降低证据质量级别仍是一个判断性的问题。

3. 间接性　间接性主要是衡量纳入的原始研究与系统评价预回答的临床问题的相符程度。间接性包括四种类型：人群差异（适用性）、干预措施的差异（适用性）、结局指标的差异（替代结果）、间接比较。

(1) 人群差异（适用性）：即关注人群与参与相关研究人群的差异。当指南制订者开始处理多种状况并存的问题时，通常需考虑间接性问题。有些人群差异可通过试验内或系统评价内的亚组分析加以解决，这种亚组分析用于检验不同人群因素（如年龄、性别或疾病严重程度）情况下的结果稳定性。

(2) 干预措施的差异（适用性）：即所检验的干预措施与关注的干预措施存在差异。系统评价者将在纳入标准中清楚地说明所关注的干预措施，以确保只有直接相关的研究符合标准。如果干预措施不能在与提供数据的 RCT 同样严格条件或技术复杂程度下实施，指南制订者应考虑降低证据质量级别。

(3) 结局指标的差异（替代结果）：可得研究的结果指标（替代结果）可能有别于最初设定的结局指标。这一现象是基于替代结果的变化反映患者重要结局变化的假设。预期结果和测量结果间的差异可能与时间范围有关。当测量的时间范围与关注的时间范围不一致时，是否将证据级别降低1或2级取决于其不一致的程度。另一与结果测量有关的间接性的来源是使用替补或替代终点指标来取代所关注的患者重要结果。一些研究团队已制订出评价某个替代结果"有效性"的系统。每个系统均发现，只有当 RCT 中替代结果与患者重要结果间的关联很强或多次出现时，来自替代结果的证据才可信。

(4) 间接比较：所关注的研究不是直接比较两种干预措施，而是通过二者分别与第三种干预措施或对照情况相比较来判断，或通过相同的金标准间接比较不同诊断试验之间的诊断准确性。间接比较的有效性取决于这样的假设：试验设计的诸因素（患者、联合干预、结局测量指标）和方法学质量本身的差异不是大到足以导致不同的效应（干预措施效应的真正差异解释了所表现出的全部差异）。

指南制订者通常需要考虑4类间接性的联合效应，存在1类以上的间接性问题可能意味着需要将证据质量降低2级。通常，基于替代结果的证据应降低证据级别，而其他类型的间接性问题将需要进行更仔细的判断。

4. 不精确性　GRADE 利用95%可信区间（confidence interval, CI）的宽度是否足够窄作为判断精确性的主要工具。在实践指南运用中，CI 上、下限值所代表的真实效应与临床实际情况不符时，必须降低证据质量级别（即对效应估计值的把握度）。当效应量很大且样本量和事件发生数中等时，即使可信区间看起来很窄，也考虑降低证据质量级别。系统评价时，95% CI 包括了明显获益或危害，即使达到最优信息量的要求，也考虑降低证据质量级别（图6-3）。

可信区间可因其不稳定性而致误导。试验因获益而提早终止会夸大治疗效果。针对特定问题的一些早期试验，尤其是小样本试验，会明显夸大治疗效果。这些早期试验的系统评价也会生成虚假的大效应值。可信区间的另一个局限性是预后因素的平衡。小样本试验得出的明显获益或危害的效应很可能是因预后不平衡所致，即使是高质量级别的 RCTs 也会出现同样的问题。解决可信区间不稳定性的方法是最优信息量（optimal information size, OIS）的计算，即计算有足够检验效能的单个试验所需的病例数。

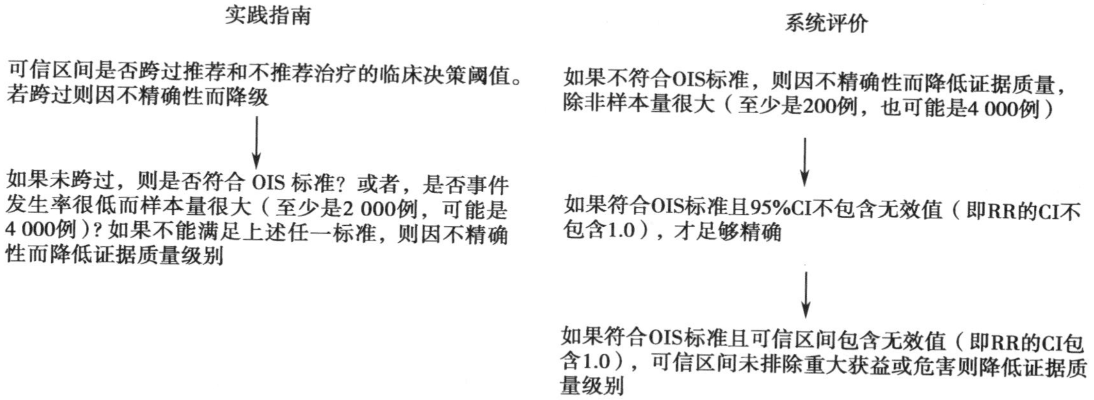

实践指南	系统评价
可信区间是否跨过推荐和不推荐治疗的临床决策阈值。若跨过则因不精确性而降级	如果不符合OIS标准，则因不精确性而降低证据质量，除非样本量很大（至少是200例，也可能是4 000例）
如果未跨过，则是否符合 OIS 标准？或者，是否事件发生率很低而样本量很大（至少是2 000例，可能是4 000例）？如果不能满足上述任一标准，则因不精确性而降低证据质量级别	如果符合OIS标准且95%CI不包含无效值（即RR的CI不包含1.0），才足够精确
	如果符合OIS标准且可信区间包含无效值（即RR的CI包含1.0），可信区间未排除重大获益或危害则降低证据质量级别

图 6-3 指南和系统评价中决定是否因不精确性而降低证据质量级别

5. 发表偏倚 发表偏倚用于判断系统评价纳入的相关文献，纳入是否全面（是否漏检灰色文献、在研试验，是否有语言或数据库等的限定）。此外，应注意系统评价纳入研究接受资助和利益冲突的有关情况。若证据由若干小样本研究构成，而大多数小样本研究可能受厂商资助，这时更需注意发表偏倚。某些大样本研究可能受到赞助方影响，可能推迟发表，甚至阻止该研究发表，一些重要研究发表于受众有限的期刊，甚至赞助商还可能通过不科学的策略将结果模糊处理。表 6-15 是研究发表不同阶段导致和产生发表偏倚的各种形式。发表偏倚常用的检测方法为漏斗图法。

表 6-15 各研究发表阶段发表偏倚的表现形式

研究发表阶段	发表偏倚的表现形式
初步试验、试点研究	小样本研究更可能为"阴性结果"（如拒绝假设或未满足阳性假设者）尚未发表，有厂商将部分研究归为专利信息
完成报告	作者断定报告"阴性结果"研究无意义，不愿花时间、精力在这类结果投稿上
选投期刊	作者决定把这种"阴性结果"报告投给未被索引收录的期刊、非英语类期刊或发行量有限的期刊
编辑（部）意见	编辑认为"阴性结果"研究很难得到同行评审认可，故拒稿
同行评审	同行评审认定"阴性结果"研究对该领域并无贡献，建议拒稿。作者要么放弃，要么转投影响力更低的期刊；发表延迟
作者修改、重新投稿	被拒稿的作者决定放弃"阴性结果"研究投稿，或过段时间投给另一期刊（见"选投期刊"）
发表报告	期刊推迟发表"阴性结果"研究，作者将研究报告向不同期刊投稿，并被接受

以上五个因素中任意一个因素，可根据其存在问题的严重程度，将证据质量降低 1 级（较为严重）或 2 级（非常严重）。证据质量最多可被降级为极低，但注意避免重复降级，例如，如果分析发现不一致性是由于存在偏倚风险（如缺乏盲法或分配隐藏）所导致时，则在一致性这一因素上不再降级，仅予以文字说明。此外，降级不必拘泥于量化，而要对 5 个降级因素整体考虑，综合给出最后的证据级别。为增加分级的科学性和透明性，建议应同时由 2 名或 2 名以上的研究人员对同一系统评价的证据质量进行分级，并对升降级因素予以充分讨论和阐明。

（三）提高证据质量的因素

GRADE 体系中，将观察性研究的证据一般定位为低质量，然而，有时我们会对这些研究的效应估计有较高的把握度，因此，GRADE 提出了观察性研究（队列研究、病例对照研究、前后对照研究、时间序列研究）及非随机试验或非随机干预性研究证据质量升级的方法。纳入研究及系统评价方法学的严谨性是进行升级考虑的先决条件。同时在考虑升高证据质量的理由之前，也必须考虑 GRADE 的降级因素，若观察性研究存在不精确性、不一致性、间接性和发表偏倚中的任何一方面的严重缺陷，则很少做出升级的决定。

1. 效应量大 直接证据，相对危险度（RR）=2~5 或 RR=0.05~0.2 且无合理的混杂；效应量非常大，

RR>5 或 RR<0.2,且无偏倚风险或精准性相关的严重问题;若起效速度与之前的轨迹不一致则更可能升级;通常由间接证据支持。

2. **剂量 - 反应关系**　剂量 - 反应关系是相信假定因果关系的一条重要标准,这种关系会增强我们对观察性研究结果的信心,从而提高原定的证据质量。

3. **合理的混杂偏倚**　混杂偏倚是指外在因素的存在,掩盖或夸大了研究因素与疾病(或事件)之间的联系,从而部分或全部歪曲了研究因素和疾病(或事件)之间的真实联系。观察性研究未在分析中校正其所有合理的混杂因素可能导致疗效被低估,或偏倚使得结果无效为假效应,系统评价者和指南制订者可考虑升高证据质量。

(四)影响证据推荐强度的因素

推荐强度指在多大程度上确信遵守推荐意见利大于弊或弊大于利。GRADE 提出了采用 6 项标准来决定推荐的强度和方向。这 6 项标准包括:对重要结果进行的干预治疗的效果、对干预效果评估的可信度、对患者价值观的评估、对患者偏好的评估、这些评估的可信度以及资源的使用情况。这 6 项标准可以整合为四个关键因素:预期效果和不良反应的利弊权衡,证据质量,患者价值观、意愿,资源的配置。指南制订委员会需要整合以上信息来做出推荐意见(表 6-16)。

表 6-16　推荐强度的决定因素

因素	解释
利弊权衡	利弊间的差别越大,越适合做出强推荐;差别越小,越适合做出弱推荐。对预期效果和不良反应做出最好的评估,并确定预期效果和不良反应的平衡点,而且,指南中必须详细、透明地说明决策过程,并尽可能进行量化
证据质量	证据质量越高,越适合做出强推荐(但某特定质量等级的证据并不意味着特定强度的推荐)
价值观	价值观和意愿差异越大,或不确定性越大,越适合做出弱推荐
成本(资源配置)	一项干预措施的花费越高,即消耗的资源越多,越不适合做出强推荐

五、GRADE 方法在其他研究领域中的应用

最初,GRADE 方法应用最成熟的领域是干预性和观察性研究的系统评价和治疗性临床实践指南,GRADEpro 软件也是针对干预性研究而开发的。随着学科发展,GRADE 方法在诊断性研究系统评价和诊断性临床实践指南中的应用也有了很大的进步。国内外学者对 GRADE 方法在病因研究、预后研究、成本 - 效果研究、动物实验系统评价、网状 meta 分析等领域的应用也展开了积极的探索。

(一)GRADE 在不同诊断试验系统评价中的应用

1. **GRADE 在诊断性试验系统评价中的分级原理**　鉴于诊断性试验的样本量一般比干预性临床试验小,试验过程中容易因偏倚导致诊断性试验准确度的高估和评价结果不一致等情况发生,因此对相同研究场所使用相同诊断技术的多个诊断性试验进行系统评价很有必要。

诊断性试验系统评价主要用于评价诊断性证据的准确性及其对患者最终临床结局的影响。依据其纳入的研究类型可分为基于诊断性随机对照试验(diagnostic randomized controlled trial,D-RCT)的系统评价和基于诊断准确性试验(diagnostic accuracy test,DAT)的系统评价。

对 D-RCT 系统评价进行证据分级,可以其关注的患者重要结局指标为证据体单位进行质量分级;对 DAT 系统评价进行证据分级,则以其试验结局灵敏度、特异度等为证据体单位进行质量分级。诊断性试验系统评价和指南中对证据质量、推荐强度的定义与干预性试验相同。无论 D-RCT 还是 DAT,其起始证据质量均为高,然后依据 5 个降级因素可以被下调为中、低,甚至极低质量证据(表 6-17)。

2. **GRADE 在诊断性试验系统评价中的分级**　基于不同研究类型的诊断性试验系统评价,GRADE 分级的方法也存在差异。如果待分级的诊断性试验系统评价纳入的原始研究是 D-RCT,其分级方法与 GRADE 对干预性系统评价的分级相似。DAT 系统评价中影响其证据质量的因素主要包括 5 种(表 6-18)。

表 6-17　诊断准确性试验结局指标的选择

结局指标	定义	临床意义
真阳性	患者被诊断为患病的例数	反映的是新试验正确诊断患者的情况。其益处在于可准确进行早期诊断,弊端在于早期的准确诊断未必有利于患者的临床结局,即对于某些疾病来说,早期诊断不仅对患者的意义不大,反而可能带来危害
假阳性	正常人被诊断为患病的例数	反映的是新试验的误诊情况,给患者增加了不必要的负担。为了进一步确诊,患者需接受其他检查甚至接受不必要的治疗,从而给患者带来医疗风险和副作用
真阴性	正常人被诊断为无病的例数	反映的是新试验正确诊断患者无病的情况。其益处是消除患者的焦虑和不安,且在很大程度上避免了其他不必要的检查和治疗
假阴性	患者被诊断为无病的例数	反映的是新试验的漏诊情况,会耽误患者最佳的诊断和治疗时机,并间接增加了患者在后期诊断的次数

表 6-18　降低 DTA 系统评价证据质量的因素

因素	原因
偏倚风险	主要考虑诊断性试验在其研究设计、实施、测量环节中出现的各种偏倚。原则上如果 4 个方面(领先时间偏倚、病程诊断偏倚、志愿者偏倚和过度诊断偏倚)都有重要的偏倚风险,则有可能连续降低 2 级,若仅为某个方面,或虽有某几个方面有偏倚,但对结局指标影响不严重,可考虑降低 1 级或不降级
间接性	主要体现在人群的间接性、诊断措施或策略的间接性、间接比较
不一致性	当灵敏度、特异度的大小和方向差异较大,且这种变异没有合理的因素可解释时,则考虑降级
不精确性	主要考量合并结果的精确程度。依据待评价试验样本总量,灵敏度和特异度合并结果的 95% 可信区间宽窄进行判断。样本总量较小或可信区间过宽则考虑降级
发表偏倚	若有充分理由高度怀疑发表偏倚存在,则考虑降级

在对诊断性试验系统评价的证据分级时,存在以下问题:

(1)目前 GRADE 工作组推荐使用 QUADAS-2 评价偏倚风险,主要包含 4 个方面:病例选择、待评价试验、参考试验(金标准)、病例流程与进展情况,但 QUADAS-2 工具与 GRADE 降级因素有部分重叠,并且该工具主要用来评价单个诊断性试验而不是证据体。

(2)对于间接性而言,主要有 2 个方面问题:一是考虑待评价试验与金标准在实际应用该结果时产生的差异,可从 P(患者)、I(诊断措施)、C(对照措施)方面考虑,即研究人群和推荐的目标人群有较大差异、待评价试验间的差异、对照与金标准之间的差异;二是待评价的若干种试验之间没有直接比较,而是各自与相同的金标准比较。

(3)无统一的样本含量估算方法,合并结果的 95% 可信区间需要基于临床专家针对某项诊断性试验给出的能够接受的可信区间绝对宽度进行判读。

(二)GRADE 在预后性试验系统评价中的应用

在预后性研究系统评价中,最合适的研究设计是前瞻性队列研究,其次为基于大样本和广泛人群纳入的 RCT,因此在预后性研究系统评价中,RCT 和观察性研究起始证据质量都可以视为高,通过评估其可能存在的升降级因素,确定最终的证据质量。

对于降级因素,GRADE 工作组结合当前偏倚风险评估的标准,推荐从人群代表性(纳入的人群是否具有广泛的代表性)、随访完整性(是否存在不完整随访及随访的时间不够长)及结局测量的客观性和公正性(对结局的测量是否客观和公正;患者的基线特征是否报告,是否会影响结局的测量;对一些重要的预后因素是否进行了校正)3 个方面进行考察。不直接性包含 2 个方面,一是人群外推性(generalizability),纳入研究包含的人群能否代表系统评价关注的人群;二是结局适用性(applicability),测量的结局能否代表患者的最终结局。对不精确性的判断主要从合并结果 95% 可信区间的宽度结合临床阈值来综合考虑。不一致性和发表偏倚的判断与干预性和诊断性系统评价的判断相似。

在应用 GRADE 评价预后性研究时需要注意以下 2 个方面：一是区别发表偏倚和不直接性中人群代表性的含义；二是避免在不一致性和不精确性方面过度降级。

六、GRADE 方法中证据的呈现形式——证据概要表和结果总结表

GRADE 建议用简洁、透明、信息量丰富的结果总结表来汇总证据（以显示证据质量及每一重要结果的相对效应量和绝对效应量），和 / 或以证据概要表形式额外提供证据质量评价理由的详细信息。

证据概要表和结果总结表呈现出可得证据的质量、与质量评价有关的判断及备选方案对所关注结局的影响，其基于不同目的并为不同使用对象而设。证据概要表提供了系统评价或指南作者所做判断的每个记录。它服务于系统评价作者、结果总结表制作者及那些质疑评价质量的人，有助于结果总结表制作者确保其所做出的判断系统透明，同时允许其他人来检查那些判断。证据概要表除有结果总结表的内容外还包含了详细的质量评价，即除有对每个结局的结果总结外，还包含了对决定证据质量的每个因素的清晰评价。

结果总结表针对的对象更广，包括系统评价及指南的终端用户。它为决策者提供了其所需关键信息的简明总结，对指南而言，则提供了推荐意见所基于关键信息的总结。结果总结表包含了对每个结局的证据质量评价，但没有该评价所依托的详细评判信息。除省略了质量评价的细节描述而增加了评论一栏外，结果总结表所呈现的信息与完整的证据概要表所提供的相同。栏目排列的逻辑顺序代表了其重要程度。除栏目顺序不同外，结果总结表还描述了干预组和对照组的绝对风险，且提供了干预组率的可信区间，而证据概要表则描述了率差及其可信区间。此外，对绝对风险差异无统计学意义的结果，证据概要表仅仅标注了其结果无统计学意义，而结果总结表则提供了干预事件率的可信区间。结果总结表所建议的格式体现了简洁性（让广大读者尽可能容易地理解相关信息）与完整性（使信息及蕴含的判断尽可能透明）的平衡。使用这种格式时，仍须判断需呈现哪些信息（如哪些结局和哪一级风险）及如何表达这些信息（如怎么表述连续性结果）。

七、GRADE 方法的分级工具

（一）GRADEpro 简介

GRADE 工作组于 2004 年推出了证据质量和推荐强度分级方法，并在随后不久推出了一款简易的软件 GRADEprofiler（GRADEpro），此软件以简明、快捷、实用的操作功能大大推动了 GRADE 方法的普及与应用，使其在证据分级和指南制订过程中发挥了越来越重要的作用。GRADEpro 适用于随机对照试验、非随机对照试验和其他类型观察性研究的证据体的质量评价，主要针对干预性证据的质量分级。GRADEpro 不仅能为 Cochrane 系统评价创建结果总结表，它还能创建 GRADE 证据概要表（evidence profile，EP）和评价概观表（overview of reviews table，OoR）。

（二）GRADEpro GDT 简介

为适应计算机网络的飞速发展，GRADE 工作组于 2013 年正式推出了一款在线工具 GRADEpro GDT，旨在将干预和诊断类实践指南制订过程中的重要数据和流程进行整合，更方便研究者使用。GRADEpro GDT 不仅适合于干预性研究的系统评价的分级，亦适用于诊断性试验系统评价的分级。更新后的 GRADEpro GDT 在线工具更智能化和透明化，完善了证据质量分级及循证实践指南制订过程，促进了指南制订的科学化和体系化。GRADEpro GDT 支持为系统评价创建简明的汇总表（证据概要表和结果总结表），促进临床实践指南的制订，并为公共卫生政策和决策提出建议。

八、应用 GRADE 分级的注意事项

（一）GRADE 分级在系统评价和指南中的应用存在差异

对于系统评价，GRADE 仅对证据质量分级，不给出推荐意见；对于指南，则需在证据质量分级的基础上形成推荐意见，并对推荐意见强度进行分级。对于同一升降级因素，系统评价和指南中的含义和用法也可能完全不同，主要体现在不一致性和精确性 2 个方面。

（二）GRADE 有可能只对一个研究进行质量分级

GRADE 与以往所有证据分级标准的最大不同在于 GRADE 是对证据体的分级，而非单个研究的分级。当且仅当系统评价纳入一个研究时，使用 GRADE 分级的对象仍然是证据体，只不过该证据体是以一个研究的形式表现，在降级的 5 个因素中，一致性不考虑之外，其他 4 个因素依然适用。

复习题

1. 证据分类的依据有哪些？
2. 根据 GRADE 标准，证据的分级和推荐强度是什么？
3. 根据 GRADE 标准，影响证据升降级的因素有哪些？

（郭　蕊　宋旭萍）

第七章 临床问题的提出

学习目标

【知识目标】 掌握临床问题的来源,临床问题分析和构建的一般原则;熟悉临床问题的特点;了解分析临床问题的困难和挑战。

【能力目标】 培养学生在临床实践中发现和提出有价值的临床问题,并能将发现的临床问题构建为科学问题的能力。

【素质目标】 培养学生提出科学问题的能力,树立科学的质疑精神。

临床医生在临床实践中可能会面临各种临床问题,例如,某种疾病的病因或危险因素是什么?医生应为患者选择哪种检查方法更有利于明确疾病的诊断?哪种治疗手段或药物对某种疾病有效?选择哪种治疗手段更有利于患者的预后?影响某种疾病预后的因素有哪些?这些问题都可以凝练成为临床研究问题,并进行科学研究,从而解决临床问题。那么,如何在临床实践中发现和提出有价值的临床问题?如何将发现的临床问题分析并构建成科学问题?本章将从理论和实践层面,一步一步地揭开临床问题的神秘面纱,教你如何在临床实践中提出科学问题,开启临床科学研究之旅。

第一节 如何发现临床问题

一、临床问题的特点

(一) 问题的特点

1. **初始性** 问题的初始性即问题的当前状态,是一组关于问题条件、状态的描述。
2. **目标性** 问题的目标性指的是问题最终解决的状态,是问题最终的归宿和结局。
3. **过程性** 问题的过程性是指问题从初始状态到目标状态所经历的过程,包括解决问题的方法、所遇到的困难和各种资源的组合等。

(二) 临床问题的特点

1. **数量繁多** 临床医生在日常的临床实践中会遇到各种各样的问题,涉及疾病的病因、诊断、治疗和预后等。

2. **复杂性** 临床问题绝大多数是由多因素、多阶段交织而成的。既不能简单靠体外实验、动物实验和人群流行病学研究证据解决,也不能只靠临床医生的经验而得到解决,而是需要大量的高质量循证医学证据支持临床问题的解决。

3. **重要性**　对于患者个体而言,找准临床问题对患者的诊疗及预后大有裨益。对于临床医生而言,找准临床问题不仅能帮助患者群体的治疗,还有助于形成自己的科研方向、提升科研水平,加深对疾病的认识,提升临床技能,促进学科发展、疾病诊疗技术革新。

4. **多样性**　即使初始状态相同的临床问题,也会有不同的目标状态和解决途径;不同社会阶层、不同价值观、不同文化价值理念的个体对同一临床问题的认识和决策的选择不尽相同;医生和患者由于彼此的价值观不同而对临床问题的决策选择不同。如对于肿瘤切除范围这个临床问题,外科医生可能更看重及追求手术的完美程度,而肿瘤患者则更关注当下的生命质量。所以,一个好的临床决策应该是医生的知识及技能、当前的最好证据和患者价值观的完美结合。

5. **多变性**　随着社会进步、科技发展和价值观念的变化,临床问题在不同的时代有不同的形式。临床医生不能仅仅满足于治疗疾病,而应更关注患者本身。在治疗疾病的同时,要体现人性化关怀,帮助患者走出疾病阴霾,重返社会。随着"生物 - 心理 - 社会"医学模式的发展以及健康观念的转变,临床问题的解决不仅仅是问题本身的解决,还包括对出现临床问题的患者的关注。

二、临床问题的来源

临床问题大多来源于临床实践,临床医生在临床实践的各个环节均可发现不同的临床问题。随着医学研究的深入和发展,人类对疾病的认识水平不断提高,针对同样的临床问题其内容也在不断变化,这些蕴含新内容的临床问题可开启新的临床医学研究。

此外,还有些临床问题来源于患者。如"医生,我得的是什么病呀?"(诊断性问题);"我为什么会得这个病?"(病因性问题);"×× 药或手术对我这个病有没有用?"(治疗性或预防性问题);"我能活多久?"(预后性问题)。常见的临床问题来源见表 7-1。

表 7-1　临床问题的常见来源

来源	内容
病史和体格检查	怎样恰当地采集病史和解释体格检查的发现
病因	怎样识别疾病的原因(包括医源性)
临床表现	疾病临床表现的频度和时间,怎样依据这些表现对患者进行分类
鉴别诊断	如何判别疾病的种类或亚型,怎样识别那些进展快、预后差的疾病
诊断性试验	怎样基于准确性、精确性、可接受性、费用及安全性等因素来选择和解释诊断性试验,以确定或排除某种诊断
治疗	怎样为患者选择疗效确切且安全稳定的治疗方法
预防	怎样通过识别和纠正危险因素来减少疾病的发生
预后	怎样估计患者可能的病程和预测可能发生的并发症或结局

临床医生在日常的临床实践中要注意各种临床问题,善于从一些细节之处发现有意义、可研究的临床问题,不断提升自己的科研水平。

三、基于临床实践的临床问题发现

案例 1:一位有机磷中毒的患者,在使用碘解磷定治疗过程中,突然发现吐的痰(唾液)是蓝色的。医生观察后发现,吐在卫生纸上的痰是淡蓝色,但吐在毛巾上的痰却是无色的。这名医生非常不解,根据观察,初步推测可能是患者使用的纸巾有问题,他立即找来患者使用的卫生纸和碘解磷定液,将碘解磷定液滴在卫生纸上,原本雪白的卫生纸立即呈现出漂亮的天蓝色。原来卫生纸厂为了增加卫生纸的吸湿性,在卫生纸中添加了含淀粉的成分,含碘的痰吐到卫生纸上(含淀粉)使其变成了蓝色。医生通过简单的实验,解开了患者心中的谜团。

该案例讲的是一位有机磷中毒的患者在卫生纸上吐的痰是淡蓝色的,而吐在毛巾上的却是无色的,是什么原因造成这种差异？其问题来源于患者。

案例 2：孙同学，女，14 岁，自幼患有支气管哮喘，近日因天气变化又有发作。请问在日常生活中常见的支气管哮喘的发作诱因是什么？

该案例是典型的病因性问题。

案例 3：宋先生，23 岁，昨晚突发寒战、高热，伴头痛、乏力、周身酸痛。今晨起出现咳嗽、气急、右下胸痛，咳黏痰。病前曾淋雨。体格检查：T（体温）39.8℃，P（脉搏）115 次／分，R（呼吸）30 次／分，BP（血压）100/75mmHg。急性病容，呼吸急迫，鼻翼扇动，口唇发绀。右下胸呼吸运动减弱，语颤增强，叩诊浊音。闻及支气管呼吸音及细湿啰音。胸片示右下肺大片浸润阴影。问：该患者可能患何种疾病？

该案例提供了患者的临床症状、体格检查和辅助检查（胸片）的信息，最后问的是该患者可能患何种疾病。该案例是典型的诊断性问题。

案例 4：患者，男，30 岁，出现大便变细 2 个月，黏液便 1 周，到医院行肠镜检查。检查发现降结肠有肿块，活检病理提示为腺癌。患者住院后完善各项检查，肝、肺等脏器未发现转移，并施行降结肠癌根治术。术后病理结果为溃疡型腺癌，肿块大小 2.5cm×3.5cm，累及浆膜层及周围脂肪组织，未发现淋巴结转移。术后，患者及家属很担忧，因为很多人认为年轻肿瘤患者更容易发生肿瘤转移，复发概率大，于是向医生咨询："患者病情是否会进展很快？复发转移概率是不是很高？患者还能活多长时间？"

该案例提供了患者的临床症状、体征，肠镜及病理结果，患者关心的问题是自己的病情是否会进展很快？复发转移概率是不是很高？还能活多长时间？该案例是典型的预后性问题。

案例 5：患者，男，46 岁，公司高管，吸烟（10~20 支／天），爱好饮酒（啤酒为主）。经常出差，工作应酬多，精神压力大。无运动习惯，最近 2 年体重增加 10kg。其父亲和哥哥均在 60 岁前诊断为"2 型糖尿病"，母亲 50 岁时被诊断为高血压，65 岁时死于脑卒中；父亲 71 岁时被诊断为"急性心肌梗死"。体格检查：体重 90kg，腰围 102cm，BMI 32kg/m^2，血压 128/80mmHg，静息时心率 88 次／分，有腹型肥胖，其余未发现异常。实验室检查：空腹血糖 5.8mmol/L，血肌酐 141mmol/L。患者体检后咨询医生，应该如何进行疾病预防？是否可以通过药物预防糖尿病？

该案例提供了患者的个人史、家族史、体格检查及实验室检查结果，为典型的预防性问题。

第二节　如何分析临床问题

在临床实践中发现的临床问题并不一定可以构建成为可供研究的科学问题。要成为临床研究问题需要具备一定的条件，如问题的意义（尤其是科学价值）、问题的可行性和问题的创新性等。临床医生在临床实践中要同时兼顾临床工作和科学研究工作，这确实是一个挑战。在此基础上，分析在临床实践中发现的临床问题是否具有可研究的价值和是否可以进行研究是一个更大的挑战。

一、分析临床问题的一般原则

（一）创新性原则

创新是科学研究的灵魂，是课题立项的重要依据，是科学研究的第一要义、核心和标志。创新可分为两类：一类是原始性创新，另一类是进展性创新。基础研究的重点应立足于原始性创新，同时积极开展进展性创新，而应用研究的重点应立足于进展性创新，同时积极开展原始性创新。创新的内容包括概念、观点、方法、应用等的创新，如理论体系创新、老药新用、新的疾病诊断方法及治疗方法的应用等。

（二）科学性原则

科学性是科研课题的关键，它关系到整个课题研究的成败。它要求符合客观事实与规律，合乎逻辑推理，学术思想新颖，立论依据充分，研究目标明确，研究内容具体，研究方法及技术路线可行。主要表现为：在专业设计上，规范严谨，内容真实具体，技术路线清晰，研究因素、研究对象及观察指标的选择合乎研究要求，方案切实可行；在实验设计上，方法先进，逻辑严密，试剂选择正确，步骤合理可行，统计学设计合理。

（三）可行性原则

选题要从实际出发，充分考虑是否具备完成所选课题的主观和客观条件。一是自己是否能从业务水平和能力上胜任；二是经费来源是否有保障；三是是否有实验场所和从事课题研究的设备、仪器等；四是材料与实验性资源是否满足实验需要等。要注意结合个人优势选择研究方向，扬长避短，量力而行，鼓励科研协作，充分利用现有的科研手段和条件，力争选题有一定高度。

（四）需求性原则

科研选题必须从国家经济建设和社会发展的需求出发，根据国家长远规划和近期任务，围绕以经济建设为中心，为社会发展服务，把注重在学科领域内创新和体现国家经济、社会与科技发展目标有机地结合起来。在医学科研中，选题应面向医学实践需要和医学理论发展需要，特别瞄准医学上有重要意义和迫切需要解决的关键问题。临床医生选择来自临床实践的课题更能反哺临床实践且易受资助。

（五）效能性原则

效能性原则指的是科研选题要符合成本效益原则，追求投入产出的效能最大化。在目前经费有限的情况下，围绕高发病、多发病、重大疾病的研究，在同等投入的前提下，更容易获得资助。

二、分析临床问题的困难和挑战

（一）时间上的困难和挑战

随着社会的发展，当前疾病谱发生了巨大变化，慢性非传染性疾病（non-communicable diseases，NCD）在影响人类健康的疾病谱中占据主导地位。心脑血管疾病、恶性肿瘤和精神障碍等疾病患病率逐年增加，因这些疾病而导致的住院率也逐年增加，持续地影响人类的健康状况。临床医生大多数时间和精力都在忙于治病救人和撰写病历，无闲暇时间真正从事临床科学研究。

（二）资源上的困难和挑战

基层医院面临医疗资源不足（尤其是文献资源和人力资源的不足）、一些国际上最新的前沿研究进展无法跟进、缺乏创新团队无法实现科研产出等问题，这些问题都导致基层医院的临床医生很难准确地分析临床问题。对于他们而言，分析临床问题无疑是一种挑战。

（三）能力上的困难和挑战

当前，几乎所有的最新的高质量科研成果都是以英文的形式发表。一部分临床医生的英文水平不足以阅读最新的高质量的科研论文，这就限制了临床医生的创新性，无法形成有创造性的临床科研思维，也就无法分析真正有研究价值的临床问题。

三、基于临床实践的临床问题分析

案例 1：患者，女，45 岁。主诉急迫性尿失禁进行性加重 2 年，严重影响其生活质量。曾分娩 3 次，其中 2 次使用产钳，每次都伴有急迫性尿失禁。因睡眠困难，有时在夜晚服用地西泮帮助入睡。未用其他药物，无吸烟史。每天饮用 750ml 咖啡。截石位咳嗽试验发现，除尿液流出外，无其他可见异常。排尿后有 20ml 尿残余，尿液分析无异常发现。她最近在报纸上读到"咖啡因可引起尿失禁"，想知道是不是真的，是否还有其他因素会引起她的问题。

该案例中发现的临床问题是咖啡因和其他因素是否可引起尿失禁。根据分析临床问题的一般原则，从创新性、科学性、可行性、需求性及成本效益原则，对发现的这一临床问题分析如下：咖啡因引起尿失禁的观点比较新，可以补充相关理论，患者每天饮用 750ml 咖啡，有暴露史，同时还可研究其他因素与尿失禁的关系，从这两个角度看，尚且认为该临床问题初具创新性；该案例未提供科学研究设计方案，无法评价该临床问题的科学性；该案例未提供科学研究设计方案，无法评价该临床问题的可行性。尿失禁是患者关心的健康问题，但不是重大疾病及临床上迫切需要解决的临床问题。所以，该临床问题不具有需求性。发现的临床问题是咖啡因和其他因素是否可引起尿失禁。由于该临床问题不具备需求性，因而可以研究的可能性极小，不符合成本效益原则。

案例 2：患者，男，53 岁，一年前发现胃部不适，有烧灼感。多年吸烟、饮酒，近期饮酒后会加剧胃疼痛感,近日在某医院确诊为胃溃疡。医生建议使用埃索美拉唑进行治疗。

该案例中的问题是治疗性问题。发现的临床问题是使用埃索美拉唑治疗 53 岁的男性胃溃疡患者是否有效。根据分析临床问题的一般原则,从创新性、科学性、可行性、需求性及成本效益原则,对发现的这一临床问题分析如下:埃索美拉唑这种药物相较于传统的奥美拉唑、雷尼替丁等治疗胃溃疡药物而言,是比较新的药物,是一种新的治疗手段,该问题具有创新性;该案例未提供科学研究设计方案,无法评价该临床问题的科学性;该案例未提供科学研究设计方案,无法评价该临床问题的可行性;胃溃疡属于胃癌的癌前疾病,胃溃疡容易发展成为胃癌,这是因为原来的溃疡长期不愈,溃疡周边细胞长期受炎症等各种刺激,发生异变,也就是一般所说的溃疡"恶变",这种情况一般概率不高,不到 1%,胃癌的预后相较于胃溃疡更差。据我国统计资料显示,近 80% 的患者就诊时已基本属于晚期。胃癌后期治愈率很低,不到 30%,一般都需要外科手术和 / 或辅助放化疗治疗。综上,胃溃疡的治疗问题符合需求性原则;该案例发现的临床问题是使用埃索美拉唑治疗 53 岁的男性胃溃疡患者是否有效,由于胃溃疡的治疗问题符合需求性原则及创新性原则,因此该案例发现的临床问题符合成本效益原则。

第三节 如何构建科学临床问题

当我们在临床实践中完成了发现临床问题,并且经过分析发现临床问题具有研究的价值,接下来就需要按照一定的构建原则将临床问题分解并构建成可回答的临床问题。本节将以临床案例的方式讲解如何构建科学的可回答的临床问题,为下一步的科学研究奠定科研基础。

一、临床问题构建的一般原则

(一)临床问题的种类

1. 背景问题 背景问题(background questions)是关于疾病的一般知识问题,可涉及人类健康和疾病的生物、心理及社会因素等。

2. 前景问题 前景问题(foreground questions)是关于处理、治疗患者的专业知识问题,也涉及与治疗有关的患者的社会因素等。

(二)临床问题构建的一般原则

1. 背景问题 背景问题通常包括以下 2 种基本成分。

(1)问题词根(谁、什么、怎样、何处、何时、为什么)+ 动词。

(2)一种疾病或疾病的某个方面。

例如,"我患的是什么病?""我怎么会患这种病?""什么引起发热?""胰腺炎通常什么时候出现并发症?"

2. 前景问题 前景问题通常包括 3 或 4 种基本成分,可按 PICO 原则确定。

(1)患者或问题(patient or problem,P):应包括患者的诊断及分类。

(2)干预措施(intervention,I):包括暴露因素、诊断性试验、预后因素、治疗方法等。

(3)对照措施(comparison,C):与拟研究的干预措施进行对比的措施,必要时用。

(4)结局指标(outcome,O):不同的研究选用不同的指标。

二、临床问题的科学性

临床问题涉及疾病的病因、诊断、治疗、预后及预防等。科学问题是指一定时期的科学家在特定的知识背景下提出的关于科学知识和科学实践中需要解决而尚未解决的问题。它包括一定的求解目标和应答域,但尚无确定的答案,所以,我们可以尽最大的努力去寻找,去探索。其要素包括事实基础、理论背景、问题指向、求解目标、求解范围等。对临床问题的探索应该要考虑临床问题的科学性。临床医生在临床实践中要树立科学思维,始终保持好奇心,善于在临床实践中发现问题、分析问题和解决问题。

三、基于临床实践的科学临床问题构建

（一）病因性问题

案例：患者，男，70岁，已婚。患2型糖尿病10年左右，长期应用二甲双胍降血糖，目前血糖控制稳定，但体重指数28kg/m²。近半年反复多次查血肌酐升高，估计肾小球滤过率（estimation of glomerular filtration rate，eGFR）波动在35~50ml/（min·1.73m²），尿白蛋白/肌酐（ACR）>300mg/g，已有糖尿病眼底病变。患者在社区门诊就诊，提出疑问：“医生，最近我在网上查到资料说肾功能损害的糖尿病患者服用二甲双胍容易发生严重的乳酸酸中毒，甚至有生命危险，我现在有肾功能损害，是否还可以继续服用二甲双胍？”

该案例的临床问题是伴有肾功能损害的糖尿病患者是否还可以继续服用二甲双胍，如果继续服用二甲双胍是否会发生乳酸酸中毒。这个临床问题不够明确，为了明确该临床问题的性质和方便检索，需按照PICO原则重新构建和转化该临床问题。

P（患者或人群）：糖尿病伴慢性肾病患者。

I/E（干预措施/暴露因素）：对病因问题来说常是暴露因素，该案例为二甲双胍。

C（对照措施）：安慰剂或其他降糖药物治疗。

O（结局指标）：增加乳酸酸中毒风险？加重肾功能损害？

由此将患者提出的问题转化为可以回答的临床问题：糖尿病伴慢性肾病患者服用二甲双胍是否会增加乳酸酸中毒风险？

（二）诊断性问题

案例：一孕25周出生的早产儿，出生后30天于肺动脉瓣听诊区闻及病理性杂音，脉搏增强。医生临床诊断为“动脉导管未闭（patent ductus arteriosus，PDA）”，并用吲哚美辛治疗一个疗程。患儿非常虚弱且依赖呼吸机辅助呼吸，不便搬动做超声心动图检查以确诊患儿是否有PDA。那么此时，根据体格检查结果（体征）是否能诊断患儿患PDA呢？

该案例的临床问题是根据体格检查结果（体征）是否能诊断该患儿患PDA？PDA是早产儿最常见的先天性心脏病，若未及时诊断与处理，可发生充血性心力衰竭、慢性肺疾病、颅内出血和坏死性小肠结肠炎等。因此，应尽早确诊，减少并发症发生。为了尽早确诊，同时明确该临床问题的性质和方便检索，需按照PICO原则重新构建和转化该临床问题。

P（患者或人群）：依赖呼吸机辅助呼吸的极低体重早产儿。

I/E（干预措施/暴露因素）：临床体征。

C（对照措施）：超声心动图（金标准）。

O（结局指标）：诊断动脉导管未闭。

由此将上述问题转化为可以回答的临床问题：对依赖呼吸机辅助呼吸的极低体重早产儿，能否依据临床体征诊断动脉导管未闭？

（三）治疗性问题

案例：患者，男，36岁，因“突发左侧腰部疼痛伴血尿1天”就诊。入院前1天活动后突发左侧腰部疼痛，伴全程肉眼血尿，无尿频、尿急、尿痛、发热、寒战等症状。体格检查：左中输尿管点压痛。腹部彩色超声提示左侧输尿管结石，无尿路畸形和前列腺增生。临床诊断：左侧输尿管结石。药物排石治疗是常用的治疗尿路结石的手段，其中α受体阻滞药和钙拮抗药都是常用的药物，两者孰优孰劣？

该案例的临床问题是对患输尿管结石的成年患者，α受体阻滞药与钙拮抗药比较，疗效和安全性如何。这一问题不适合查证，需要将其转换为便于回答和检索的形式，按照PICO原则重新构建和转化该临床问题。

P（患者）：患输尿管结石的成年患者。

I（干预措施）：α受体阻滞药。

C（对照措施）：钙拮抗药。

O（结局指标）：疗效（排石率、排石时间）、安全性（发生率）。

由此将上述问题转化为可以回答的临床问题：患输尿管结石的成年患者，采用 α 受体阻滞药或钙拮抗药进行治疗，哪种治疗效果更好？ 更安全？

（四）预后性问题

案例：患者，男，75 岁，6 个月前开始逐渐出现心慌、气短、双下肢水肿。24h 尿量无明显减少，为 1 000~1 500ml。既往有高血压史 10 年，长期口服抗高血压药（钙拮抗药），血压控制于 130~140/80~95mmHg，未使用其他抗高血压药。入院后心脏彩超提示左心房扩大，左心室不大，左室射血分数为 60%，排除了心瓣膜病、心包疾病、肥厚型心肌病、限制型心肌病和缺血性心脏病等。查血尿酸 560μmol/L，心房钠尿肽大于 3 000pg/ml，肾功能正常，肌酐 96μmol/L，血脂、血红蛋白及尿常规正常。入院后诊断为：高血压，射血分数保留型心力衰竭，心功能Ⅰ级，高尿酸血症。与患者和家属沟通病情时，患者家属提出已经了解心力衰竭的预后较差。因为患者既往没有高尿酸血症病史，对于新出现的血尿酸升高较为焦虑，想咨询医生：血尿酸的升高是否会让心力衰竭的结局更差，对于升高的血尿酸是否需要处理？

该案例中患者为老年男性，诊断为射血分数保留型心力衰竭，合并高血压、高尿酸血症。该案例中患者与家属关心的是射血分数保留型心力衰竭预后的问题，想了解高尿酸血症是否会导致心力衰竭的预后更差。初始问题确定后，需要根据 PICO 原则将其转化成可回答、更具体的问题，以便提取关键词，快速、有效地检索到与临床问题密切相关的证据。因此，本案例初始问题可经 PICO 原则转换如下。

P（患者）：射血分数保留型心力衰竭的老年患者。

I/E（暴露因素）：血尿酸升高者。

C（对照）：血尿酸正常者。

O（结局指标）：生存情况。

由此，临床构建的问题为对射血分数保留型心力衰竭的老年患者而言，其中血尿酸升高者与血尿酸正常者相比，生存情况如何？

第四节　临床问题构建实例

临床医生在临床实践中经常遇到各种各样的问题，有的是临床实践问题，可以通过查询循证医学证据进行解决，但是有些问题通过查询循证医学证据暂时无法解决，这就需要对临床问题进行研究，创造循证医学证据。临床研究的第一步是提出需要研究的临床问题，在临床科学研究过程中对提出的临床问题进行分析，按照 PICO 原则转化成可回答的临床问题以便于检索文献。本节将基于实例讲解临床中常见的几种问题（病因性问题、诊断性问题、治疗性问题和预后性问题）的分析、构建方法。

一、基于病因性问题构建实例

子宫破裂指妊娠晚期或分娩期子宫体部或子宫下段发生破裂，是直接危及产妇及胎儿生命的严重并发症。随着剖宫产后再次妊娠阴道试产的推广，近年来子宫破裂的发病率在全球范围内呈上升趋势，因此对子宫破裂的预防研究迫在眉睫。子宫破裂的危险因素有哪些？ 哪些因素是主要的危险因素？ 一项关于完全性子宫破裂的危险因素的 meta 分析提供了答案。

引用文献：林春容，刘广钰，曹甜甜，等 . 完全性子宫破裂危险因素的 meta 分析［J］. 中国循证医学杂志，2020，20（10）：1187-1192.

【文献摘要】目的：系统评价完全性子宫破裂的危险因素。方法：计算机检索 PubMed、EMBASE、The Cochrane Library、CBM 和 CNKI 数据库，搜集完全性子宫破裂危险因素的病例对照研究或队列研究，检索时限均为建库至 2019 年 10 月。由 2 名研究者独立筛选文献、提取资料并评价纳入研究的偏倚风险后，采用 RevMan 5.3 软件进行 meta 分析。结果：共纳入 18 个研究，包括 2 104 607 例研究对象。meta 分析结果表明，完全性子宫破裂的危险因素包括子宫切口单层缝合［OR=1.78,95% CI（1.15,2.78）,P=0.01］、引产［病例对照研究：OR=1.72,95% CI(1.21,2.45),*P*=0.003；队列研究：OR=2.66,95% CI(1.87,3.79),*P*<0.000 01］、前列腺素类引产［OR=3.23,95% CI(1.48,7.06),*P*=0.003］、缩宫素引产［OR=3.97,95% CI(1.65,9.59),*P*=0.002］、缩宫素催产［病例对照研究：OR=2.17,95% CI(1.53,3.09),*P*<0.000 1；队列研究：OR=2.29,95% CI(1.24,4.23),*P*=0.008］。而新生儿出生体重与完全性子宫破裂无明显相关性［OR=1.26,95% CI(0.74,2.17),*P*=0.40］。结论：当前证据表明,子宫切口单层缝合、引产、前列腺素类引产、缩宫素引产、缩宫素催产为完全性子宫破裂的危险因素。受纳入研究数量和质量的限制,上述结论尚待更多高质量研究予以验证。

【关键词】妊娠；完全性子宫破裂；危险因素；系统评价；meta 分析；病例对照研究；队列研究。

该项关于完全性子宫破裂危险因素的 meta 分析研究的临床问题是怎么发现的？怎么对该问题进行分析以确定问题具有研究价值？为了明确问题性质,为了便于检索文献以回答提出的临床问题,我们应该怎样对提出的临床问题进行分解？怎样重新构建便于检索的临床问题？下面将一步一步地为你答疑解惑。

第一步：该项关于完全性子宫破裂危险因素的 meta 分析研究的临床问题是怎么发现的？

该项临床问题是在临床实践中发现的,基于子宫破裂对产妇及胎儿生命健康的威胁,以及子宫破裂逐年增加的发病率,子宫破裂引起临床医生的注意,临床医生就想知道子宫破裂的危险因素有哪些,哪些因素是主要危险因素。

第二步：怎么对发现的问题进行分析以确定该问题具有研究价值？

1. **创新性原则** 当前关于完全性子宫破裂危险因素的研究较多,但结果尚存争议,需要进一步研究,需要更高质量的研究设计。该项关于完全性子宫破裂危险因素的 meta 分析系统评价了完全性子宫破裂的主要危险因素,以期为预防子宫破裂的发生提供参考。该项研究的研究设计质量比传统的危险因素研究设计(队列研究和病例对照研究等)质量更高,证据级别也更高。因此该项研究要回答的临床问题符合创新性原则。

2. **科学性原则** 该项研究目标明确,研究方法采取的是标准的 meta 分析流程：计算机检索 PubMed、EMBASE、The Cochrane Library、CBM 和 CNKI 数据库,搜集完全性子宫破裂危险因素的病例对照研究或队列研究,检索时限均为建库至 2019 年 10 月。由 2 名研究者独立筛选文献、提取资料并评价纳入研究的偏倚风险后,采用 RevMan 5.3 软件进行 meta 分析。研究设计方法科学、可行。因此该项研究要回答的临床问题符合科学性原则。

3. **可行性原则** 文献检索结果显示,迄今已有较多关于完全性子宫破裂危险因素的研究,可以纳入足够数量的研究对象,效应指标明确,技术上有足够的支撑,现有条件下可以顺利开展该项研究。

4. **需求性原则** 子宫破裂对产妇及胎儿生命健康造成巨大威胁,是临床上需要解决的重大问题。所以,该项关于完全性子宫破裂危险因素的 meta 分析研究的临床问题符合需求性原则。

5. **效能性原则** 该项关于完全性子宫破裂危险因素的 meta 分析系统评价了完全性子宫破裂的主要危险因素,以期为预防子宫破裂的发生提供参考,在临床实践中具有重要的指导意义。该研究是 meta 分析,属二次研究,不像原始研究那样要花费大量的人力、物力和财力。因此该项关于完全性子宫破裂危险因素的 meta 分析研究的临床问题符合效能性原则。

综上,该问题具有研究价值。

第三步：为了明确问题性质,为了便于检索文献以回答提出的临床问题,我们应该怎样对提出的临床问题进行分解？怎样重新构建便于检索的临床问题？

1. **队列研究**

P(患者、人群或问题)：孕妇或产妇。

I/E(暴露因素)：与完全性子宫破裂相关的危险因素。

C(非暴露因素)：与完全性子宫破裂不相关的其他因素。

O(结局指标)：完全性子宫破裂发生率。

S(研究类型)：队列研究。

由此,重新构建的临床问题为:对孕妇或产妇而言,暴露于完全性子宫破裂相关的危险因素与未暴露于完全性子宫破裂相关的危险因素相比较,发生完全性子宫破裂的情况是否不同?

2. 病例对照研究

P(患者、人群或问题):孕妇或产妇。

I/E(暴露因素):完全性子宫破裂的孕妇或产妇。

C(非暴露因素):没有完全性子宫破裂的孕妇或产妇。

O(结局指标):与完全性子宫破裂相关危险因素的暴露率。

S(研究类型):病例对照研究。

由此,重新构建的临床问题为:完全性子宫破裂的孕妇或产妇和没有完全性子宫破裂的孕妇或产妇比较,与完全性子宫破裂相关危险因素的暴露率是否不同?

二、基于诊断性问题构建实例

原发性肝癌(primary hepatocellular carcinoma,PHC)是全球发病率、致死率均较高的恶性肿瘤,其中我国发病人数占全球的 55%。PHC 发病率有逐年上升的趋势。PHC 起病隐匿,多数患者明确诊断时,已丧失了最佳的治疗时机,5 年生存率不到 10%。但目前研究发现直径小于 2cm 的 PHC 5 年生存率接近 100%。因此,早期诊断是改善 PHC 预后,拯救患者生命的关键。脱 -γ- 羧基凝血酶原(des-γ-carboxy prothrombin,DCP)是 PHC 肿瘤细胞分泌的一种异常凝血酶原,与正常的凝血酶原相比,其 γ- 羧基谷氨酸结构中有一个或多个谷氨酸残基不完全羧化为 γ- 羧基谷氨酸,因而没有凝血功能。DCP 能否作为 PHC 的早期诊断指标? 若能,那么诊断价值有多大呢? 一项 DCP 诊断 PHC 的系统评价提供了答案。

引用文献:德吉,杨丽,王一平 . 脱 -γ- 羧基凝血酶原诊断原发性肝癌的系统评价[J]. 中国循证医学杂志,2020,20(7):798-808.

【文献摘要】目的:系统评价血清脱 -γ- 羧基凝血酶原(des-γ-carboxy prothrombin,DCP)诊断原发性肝癌(primary hepatocellular carcinoma,PHC)的诊断价值。方法:计算机检索 PubMed、The Cochrane Library、EMBASE、MEDLINE(Ovid)、CNKI、VIP、万方和 CBM 数据库,搜集 DCP 诊断 PHC 的相关研究,检索时限均从建库至 2018 年 12 月 31 日。由 2 位研究者独立筛选文献、提取资料并评价纳入研究的偏倚风险后,采用 RevMan 5.3 软件和 meta Disc 1.4 软件进行 meta 分析。结果:共纳入 50 个研究,包括 15 099 例患者。meta 分析结果显示:血清 DCP 诊断 PHC 的合并敏感度、特异度、阳性似然比、阴性似然比、诊断比值比和 SROC 曲线下面积分别为 0.69[95% CI(0.67,0.70)]、0.89[95% CI(0.89,0.90)]、7.35[95% CI(6.08,8.90)]、0.31[95% CI(0.27,0.35)]、26.63[95% CI(20.42,34.73)]和 0.909 9。结论:血清 DCP 对 PHC 具有较高的诊断效能,尤其是诊断的特异度较高。受纳入研究的数量和质量的限制,上述结论尚需开展更多研究予以证实。

【关键词】脱 -γ- 羧基凝血酶原;诊断价值;原发性肝癌;meta 分析。

该项脱 -γ- 羧基凝血酶原诊断原发性肝癌的系统评价研究的临床问题是怎么发现的? 怎么对该问题进行分析以确定该问题具有研究价值? 为了明确问题性质,为了便于检索文献以回答提出的临床问题,我们应该怎样对提出的临床问题进行分解? 怎样重新构建便于检索的临床问题? 下面将一步一步地为你答疑解惑。

第一步:该项脱 -γ- 羧基凝血酶原诊断原发性肝癌的系统评价研究的临床问题是怎么发现的?

该项临床问题是在临床实践中发现的,基于原发性肝癌对人们生命健康的威胁、原发性肝癌逐年增加的发病率、致死率和逐年降低的生存率、因丧失最佳治疗时机而导致的 5 年生存率极低,原发性肝癌的早期诊断迫在眉睫。有研究报道 DCP 诊断 PHC 的敏感性和特异性分别达到 83% 和 96%。DCP 作为 PHC 的早期诊断指标引起临床医生的关注。所以,该项 DCP 作为诊断 PHC 的系统评价研究的这一临床问题就被临床医生发现了。

第二步:怎么对该问题进行分析以确定该问题具有研究价值?

1. 创新性原则 迄今,已有较多 DCP 诊断 PHC 的相关研究,大多数是有关 DCP 诊断 PHC 的准确性,但这些研究样本量小,PHC 诊断标准不同,研究质量各异,DCP 检测方法及临界值不一,因此有必要系统评价血清 DCP 诊断 PHC 的诊断价值,为临床实践提供证据。该项研究的研究设计质量比传统的诊断性研究设计(队列研究和病例对照研究等)质量更高,证据级别也更高。因此该项研究要回答的临床问题符合创新性原则。

2. **科学性原则**　该研究目标明确,研究方法采取的是标准的 meta 分析方法:计算机检索 PubMed、The Cochrane Library、EMBASE、MEDLINE(Ovid)、CNKI、VIP、万方数据库和 CBM 数据库,搜集 DCP 诊断 PHC 的相关研究,检索时限均从建库至 2018 年 12 月 31 日。由 2 位研究者独立筛选文献、提取资料并评价纳入研究的偏倚风险后,采用 RevMan 5.3 软件和 meta Disc 1.4 软件进行 meta 分析。研究设计方法科学、可行。因此该项研究要回答的临床问题符合科学性原则。

3. **可行性原则**　文献检索结果显示,迄今已有较多 DCP 诊断 PHC 的相关研究,可以纳入足够数量的研究对象,研究方法科学、可行,技术上有足够的支撑,现有条件下可以顺利开展该项研究。因此,对该临床问题的研究符合可行性原则。

4. **需求性原则**　PHC 是全球发病率、致死率均较高的恶性肿瘤,其中我国发病人数占全球的 55%。PHC 发病率有逐年上升的趋势。PHC 起病隐匿,多数患者明确诊断时,已丧失了最佳的治疗时机,5 年生存率不到 10%。原发性肝癌对人们生命健康造成巨大威胁,是影响人们生命健康的重大疾病,是临床上需要解决的重大问题。所以,该项脱 -γ- 羧基凝血酶原诊断原发性肝癌的系统评价要研究的临床问题符合需求性原则。

5. **效能性原则**　该项 DCP 诊断 PHC 的 meta 分析比较系统地评价了血清 DCP 诊断 PHC 的诊断价值,为临床实践提供了充实的循证医学证据。这项研究对于临床实践(原发性肝癌的早期诊断)具有重大的参考意义。该研究是 meta 分析,属于二次研究。较原始研究而言,meta 分析证据等级更高,并且增加了样本量,避免了重复开展类似研究的资源浪费。因此该项脱 -γ- 羧基凝血酶原诊断原发性肝癌的系统评价要研究的临床问题符合效能性原则。

综上,该问题具有研究价值。

第三步:为了明确问题性质,为了便于检索文献以回答提出的临床问题,我们应该怎样对提出的临床问题进行分解?怎样重新构建便于检索的临床问题?

P(患者):疑似肝癌患者,均使用血清 DCP 检测且最终获得明确诊断结果,性别、年龄、种族、国籍不限。

I/E(干预措施):血清 DCP 水平。

C(对照措施):诊断 PHC 的金标准(病理学检查或公认的影像学检查)。

O(结局指标):合并敏感度(pooled sensitivity,$Sen_{合并}$)、合并特异度(pooled specificity,$Spe_{合并}$)、合并阳性似然比(pooled positive likelihood ratio,$+LR_{合并}$)、合并阴性似然比(pooled negative likelihood ratio,$-LR_{合并}$)、合并诊断比值比(pooled diagnosis odds ratio,$DOR_{合并}$)和受试者工作特征曲线下面积(area under the curve,AUC)。

S(研究类型):国内外公开发表的血清 DCP 诊断 PHC 的诊断性试验。

由此,重新构建的临床问题为:对于疑似肝癌患者(均使用血清 DCP 检测且最终获得明确诊断结果),使用血清 DCP 水平诊断原发性肝癌与使用金标准(病理学检查或公认的影像学检查)诊断原发性肝癌相比较,诊断价值如何?

三、基于治疗性问题构建实例

创伤性颅脑损伤(traumatic brain injury,TBI)是由头部外伤导致出现一系列神经功能障碍、认知功能障碍的急性症状。常见原因为交通事故、高处坠落、失足跌倒、工伤事故和火器伤,难产和产钳引起的婴儿颅脑损伤偶见。其中,严重颅脑损伤指格拉斯哥昏迷量表(glasgow coma scale,GCS)评分 ≤ 8 分,通常由于损伤中枢神经系统导致,其病死率高达 36.8%~68.3%。目前我国颅脑损伤发生率超过(100~200)/10 万,其中严重颅脑损伤占 18%~30%,死亡率达 19%~60%。因此,降低严重颅脑损伤的病死率及改善其预后已成为研究热点。探索有效的治疗方法已经迫在眉睫。低温治疗（therapeutic hypothermia,TH）是一种价廉、方便、易操作的方法，那么这种干预措施对严重颅脑损伤有没有治疗作用？如果有治疗作用，那么疗效如何？一项低温干预对成人严重颅脑损伤患者疗效的 meta 分析提供了答案。

引用文献：王琦，袁莉莉，丁贤慧，等.低温干预对成人严重颅脑损伤患者疗效的 meta 分析［J］.中国循证医学杂志，2020,20（10）:1180-1186.

【文献摘要】目的：系统评价低温干预对成人严重颅脑外伤的疗效。方法：计算机检索 CNKI、万方、VIP、CBM、PubMed、EMBASE、Web of Science 和 The Cochrane Library 数据库，搜集低温干预成人严重颅脑外伤的随机对照试验（RCT），检索时限均从建库至 2020 年 7 月 2 日。由 2 名研究者独立筛选文献、提取资料并评价纳入研究的偏倚风险后，采用 RevMan 5.3 软件进行 meta 分析。结果：共纳入 25 个 RCT，包括 2 949 例患者。meta 分析结果显示：低温干预组病死率低于正常体温组［RR=0.72,95% CI（0.58,0.89），P=0.003］；预后良好率高于正常体温组［RR=1.29,95% CI（1.15,1.46），P<0.000 1］。结论：当前有限证据表明，低温干预治疗成人严重颅脑损伤，病死率降低，预后更好，受纳入研究数量和质量的限制，上述结论尚待更多高质量研究予以验证。

【关键词】低温；亚低温；严重颅脑损伤；meta 分析；系统评价；随机对照试验。

该项低温干预对成人严重颅脑损伤患者疗效的 meta 分析研究的临床问题是怎么发现的？怎么对该问题进行分析以确定该问题具有研究价值？为了明确问题性质，为了便于检索文献以回答提出的临床问题，我们应该怎样对提出的临床问题进行分解？怎样重新构建便于检索的临床问题？下面将一步一步地为你答疑解惑。

第一步：该项低温干预对成人严重颅脑损伤患者疗效的 meta 分析研究的临床问题是怎么发现的？

该项临床问题是在临床实践中发现的，基于严重颅脑损伤对人们生命健康的威胁以及较高的病死率，严重颅脑损伤的预防和治疗迫在眉睫。有证据表明，TH 有保护神经和改善神经功能作用，但不同研究结果尚存分歧。基于此，TH 作为严重颅脑损伤的治疗手段被临床医生所关注。所以，低温干预能否作为严重颅脑损伤的治疗手段？若能，那么疗效有多大呢？该项低温干预对成人严重颅脑损伤患者疗效的 meta 分析研究的这一临床问题就被临床医生发现了。

第二步：怎么对该问题进行分析以确定该问题具有研究价值？

1. **创新性原则**　有证据表明，TH 有保护神经和改善神经功能作用，但不同研究结果尚存分歧，因此有必要系统评价 TH 对严重颅脑损伤的疗效，为临床实践提供证据。该项研究的研究设计质量比传统的治疗性研究设计（随机对照临床试验）质量更高，证据级别也更高。因此该项研究要回答的临床问题符合创新性原则。

2. **科学性原则**　该项研究目标明确，研究方法采取的是标准的 meta 分析方法：计算机检索 CNKI、万方、VIP、CBM、PubMed、EMBASE、Web of Science 和 The Cochrane Library 数据库，搜集低温干预成人严重颅脑外伤的随机对照试验，检索时限均从建库至 2020 年 7 月 2 日。由 2 名研究者独立筛选文献、提取资料并评价纳入研究的偏倚风险后，采用 RevMan 5.3 软件进行 meta 分析。研究设计方法科学、可行。因此该项研究要回答的临床问题符合科学性原则。

3. **可行性原则**　文献检索结果显示，低温干预成人严重颅脑外伤的研究较多，可以纳入足够数量的研究对象，研究设计科学合理，技术上有足够的支撑，现有条件下可以顺利开展该项研究。因此，该研究要回答的临床问题符合可行性原则。

4. **需求性原则**　严重颅脑损伤通常由于损伤中枢神经系统导致，其病死率高达 36.8%~68.3%。目前我国颅脑损伤发生率超过（100~200）/10 万，其中严重颅脑损伤占 18%~30%，死亡率达 19%~60%。因此，降低严重颅脑损伤的病死率及改善其预后已成为研究热点，探索有效的治疗方法已经迫在眉睫。严重颅脑损伤对人们生命健康造成巨大威胁，是影响人们生命健康的重大疾病，是临床上需要解决的重大健康问题。所以，该项低温干预对成人严重颅脑损伤患者疗效的 meta 分析研究的临床问题符合需求性原则。

5. **效能性原则**　该项低温干预对成人严重颅脑损伤患者疗效的 meta 分析比较系统地评价了低温干

预治疗严重颅脑损伤的疗效,为临床实践提供了充实的循证医学证据。这项研究对于临床实践(严重颅脑损伤的治疗)具有重大的参考意义。该研究是 meta 分析,属于二次研究。较原始研究而言,meta 分析证据等级更高,并且增加了样本量,避免了重复开展类似研究造成的资源浪费。因此该项低温干预对成人严重颅脑损伤患者疗效的 meta 分析研究的临床问题符合效能性原则。

综上,该问题具有研究价值。

第三步:为了明确问题性质,为了便于检索文献以回答提出的临床问题,我们应该怎样对提出的临床问题进行分解?怎样重新构建便于检索的临床问题?

P(患者):年龄 ≥ 15 岁的严重颅脑损伤患者(GCS 评分 ≤ 8 分)。

I/E(干预措施):低温干预。

C(对照措施):正常体温。

O(结局指标):①病死率;②预后良好率,GOS ≥ 4 分为预后良好。

S(研究类型):RCT,无论是否采用盲法或分配隐藏。

由此,重新构建的临床问题为:对年龄 ≥ 15 岁的严重颅脑损伤患者而言,低温干预与采取正常体温措施比较,病死率和预后良好率有无不同?

四、基于预后性问题构建实例

肾癌占所有癌症的 3%,近年来,其年发病率以 2% 增长。肾部分切除术是治疗局限性早期肾癌($T_{1-2}N_0M_0$)的标准方法,可更好地保护患者肾功能,从而潜在地降低心血管疾病的发生风险,提高患者生活质量。然而,2%~8% 的肾部分切除患者术后切缘呈阳性。目前对术后切缘状态是否促进肿瘤进展、降低存活率,从而影响患者结局仍存较大争议。肾部分切除术后切缘阳性对肾肿瘤患者的结局有无影响?一项肾部分切除术后切缘阳性对肾肿瘤患者结局影响的系统评价提供了答案。

引用文献:熊国兵,毛宇,王世泽,等. 肾部分切除术后切缘阳性对患者结局影响的系统评价[J]. 中国循证医学杂志,2020,20(10):1193-1198.

【文献摘要】目的:系统评价肾肿瘤患者肾部分切除术后切缘状态对患者结局的影响。方法:计算机检索 CCRCT、PubMed、EMBASE、Sinomed、万方和 CNKI 数据库,搜集肾部分切除术后切缘状态对患者结局影响的临床研究,检索时限均从建库至 2019 年 12 月 31 日。由 2 名研究者独立筛选文献、提取资料并评价纳入研究的偏倚风险后,采用 RevMan 5.4 软件进行 meta 分析。结果:共纳入 22 个队列研究,包括 20 822 例患者。meta 分析结果显示:手术切缘阳性可能增加肾部分切除术后肿瘤局部复发率[OR=4.18,95% CI(2.88,6.05),$P<0.000\ 01$]、远处转移发生率[OR=5.28,95% CI(2.84,9.81),$P<0.000\ 01$]和总死亡率[OR=1.54,95% CI(1.19,1.99),$P=0.001$]。但手术切缘阳性患者总存活率[OR=0.64,95% CI(0.34,1.19),$P=0.16$]、无远处转移存活率[OR=0.70,95% CI(0.26,1.84),$P=0.46$]、癌症特异性存活率[OR=0.43,95% CI(0.06,3.01),$P=0.40$]和无病存活率[OR=0.81,95% CI(0.35,1.85),$P=0.61$]与对照组的差异均无统计学意义。结论:现有证据表明,肾肿瘤患者肾部分切除术后切缘阳性可能与术后肿瘤进展相关,但不影响术后患者存活。受纳入研究数量和质量限制,上述结论尚需开展更多高质量研究予以验证。

【关键词】肾肿瘤;肾切除术;切缘;阳性;系统评价;meta 分析;队列研究。

该项肾部分切除术后切缘阳性对肾肿瘤患者结局影响的系统评价研究的临床问题是怎么发现的?怎么对该问题进行分析以确定该问题具有研究价值?为了明确问题性质,为了便于检索文献以回答提出的临床问题,我们应该怎样对提出的临床问题进行分解?怎样重新构建便于检索的临床问题?下面将一步一步地为你答疑解惑。

第一步:该项肾部分切除术后切缘阳性对肾肿瘤患者结局影响的系统评价研究的临床问题是怎么发现的?

该项临床问题是在临床实践中发现的,基于肾癌对人群生命健康的威胁、肾癌逐年增加的发病率,肾癌的预后研究迫在眉睫。有证据表明,肾部分切除是治疗局限性早期肾癌($T_{1-2}N_0M_0$)的标准方法,可更好地保护患者肾功能,从而潜在地降低心血管疾病的发生风险,提高患者生活质量。然而,2%~8% 的肾部分切除患者术后切缘呈阳性。目前对术后切缘状态是否促进肿瘤进展、降低存活,从而影响患者结局仍存较大争议。基于此,发现了肾部分切除术后切缘阳性对肾肿瘤患者的结局有无影响这一临床问题。

第二步:怎么对该问题进行分析以确定该问题具有研究价值?

1. **创新性原则**　有证据表明,肾部分切除是治疗局限性早期肾癌的标准方法,可更好地保护患者肾功能,从而潜在地降低心血管疾病的发生风险,提高患者生活质量。然而,2%~8% 的肾部分切除患者术后切缘呈阳性。目前对术后切缘状态是否促进肿瘤进展、降低存活,从而影响患者结局仍存较大争议,因此有必要系统评价肾部分切除术后切缘状态是否会影响肾肿瘤患者结局,为临床实践提供证据。该项研究的研究设计质量比传统的预后性研究设计质量更高,证据级别也更高。因此该项研究要回答的临床问题符合创新性原则。

2. **科学性原则**　该项研究采取的是标准的 meta 分析方法:计算机检索 CCRCT、PubMed、EMBASE、Sinomed、万方和 CNKI 数据库,搜集肾部分切除术后切缘状态对患者结局影响的临床研究,检索时限均从建库至 2019 年 12 月 31 日。由 2 名研究者独立筛选文献、提取资料并评价纳入研究的偏倚风险后,采用 RevMan 5.4 软件进行 meta 分析。研究设计方法科学、可行。因此该项研究要回答的临床问题符合科学性原则。

3. **可行性原则**　文献检索结果显示,肾部分切除术后切缘状态对患者结局影响的临床研究较多,可以纳入足够数量的研究对象,研究设计科学合理,技术上有足够的支撑,现有条件下可以顺利开展该项研究。因此,该研究要回答的临床问题符合可行性原则。

4. **需求性原则**　肾癌占所有癌症的 3%,近年来,其年发病率以 2% 增长。目前临床上治疗早期肾癌的常用手术方法为肾部分切除术。肾部分切除术后会不会有一些并发症? 这种手术方式对肾癌患者的预后结局有没有影响? 这些都是值得研究的临床问题。再加上肾癌是影响人群生命健康的重大疾病,是临床上需要解决的重大健康问题。所以,该项肾部分切除术后切缘阳性对肾肿瘤患者结局影响的系统评价研究的临床问题符合需求性原则。

5. **效能性原则**　该项评价比较系统地评价了肾部分切除术后切缘阳性对肾肿瘤患者结局的影响,为临床实践提供了充实的循证医学证据。这项研究对于临床实践具有重大的参考意义。该研究是 meta 分析,属于二次研究,不像原始研究那样要花费大量的人力、物力和财力。因此该项肾部分切除术后切缘阳性对肾肿瘤患者结局影响的系统评价研究的临床问题符合效能性原则。

综上,该问题具有研究价值。

第三步:为了明确问题性质,为了便于检索文献以回答提出的临床问题,我们应该怎样对提出的临床问题进行分解? 怎样重新构建便于检索的临床问题?

P(患者):采用肾部分切除手术治疗的局限性早期肾恶性肿瘤($T_{1-2}N_0M_0$)患者,其种族、国籍、病程不限。

I/E(暴露因素):术后手术切缘阳性(positive surgical margin,PSM)患者。

C(非暴露因素):术后手术切缘阴性(negative surgical margin,NSM)患者。

O(结局指标):①术后肿瘤进展,如局部复发率、远处转移发生率、总死亡率和癌症相关死亡率;②术后生存,如总生存期(overall survival,OS)、无局部复发生存期(local recurrence free survival,LRFS)、无癌复发生存期(cancer recurrence free survival,CFR)、无远处转移生存期(distant metastasis free survival,MFS)、癌症特异性生存期(cancer specific survival,CSS)、无进展生存期(progression-free survival,PFS)及无病生存期(disease-free survival,DFS)。

S(研究类型):同期对照研究、队列研究和病例对照研究等。

由此,重新构建的临床问题为:对采用肾部分切除手术治疗的局限性早期肾恶性肿瘤($T_{1-2}N_0M_0$)患者而言,术后手术切缘阳性与术后手术切缘阴性比较,术后肿瘤进展指标和术后生存指标有无不同?

思考题

1. 临床问题的来源有哪些？
2. 分析临床问题的一般原则有哪些？
3. 简述临床问题构建的一般原则。
4. 请自行找一个临床实践的案例，按照 PICOS 原则构建一个临床问题。

（申旭波　周建国）

第八章　证据来源与检索

　　现代社会信息传播交流技术的高速发展促进了知识的产生、更新和交流,知识载体的数字化和网络化提高了知识获取的便捷性,这为临床循证医学奠定了基础。但在临床循证实践中常常会面临检索结果数量庞大,文献质量良莠不齐的情况。因此,全面、系统、快速地检索证据是十分必要的。本章简要介绍了证据资源的级别与特点、常用检索数据库,并举例介绍临床实践者如何快速、高效地检索最佳证据进行决策与实践,以及对于制作系统评价的研究者,如何全面系统地进行科研创证检索。

第一节　证据的来源

一、证据资源的发展

　　20 世纪 80 年代之前,临床工作者主要通过手工检索专业医学书籍、期刊文献、工具书及专家意见实现临床问题的查证和用证,但这种手工检索的方式存在随意性大、费时费力和收集不全面等特点。20 世纪 80 年代之后,信息保存的方式逐渐从纸质文献向电子文献转变,通过计算机医学文献数据库将发表在各种期刊上的散乱文献集中并进行文献信息特征分析及索引,使临床工作者可以快速全面地检索到专家意见、病案报告、临床随机对照试验等各种类型的证据,但证据的质量和可信度还需进一步客观科学的评价。

　　20 世纪 90 年代后,随着循证医学的诞生和发展,临床流行病学和循证医学专家在前人基础上,提出了临床证据分级的概念,强调应优先参考等级更高的证据,但同一等级的证据也存在结论矛盾的地方,因此系统评价被引入循证医学。Cochrane 协作网于 1993 年成立,通过其下属的 11 个方法组和 51 个系统评价小组促进高质量的系统评价的制订及持续更新。1996 年,Cochrane 图书馆(Cochrane Library)上线,收集了已有系统评价和临床试验,并建立索引,便于检索。由此,循证医学进入了高速发展期,随着循证理念的普及,医疗工作人员逐渐习惯通过网络获取新知识和解决临床问题。但知识传播交流速度的加快也推动了新知识的产生,临床证据数量急速增加,医疗工作人员因时间不够,检索知识和技能欠缺,使其在查寻资源时存在不能及时有效获取的困境。

循证医学专家逐渐意识到,循证医学数据库的内容和形式制约了循证医学的推广,为解决临床医生不能查和不想查的问题,循证医学专家和数据库提供商对循证证据资源进行了改进。20世纪末,陆续出现了 ACP PIER(现已整合到 DynaMed Plus)、Best Practice、DynaMed 和 UpToDate 等以临床主题形式整合证据的知识库,这类资源既有像教科书一样的背景知识介绍,又有相关的最新证据总结,还结合专家经验针对不同临床主题和患者人群给出相应的推荐意见、推荐强度和证据级别。通常具有以下特点。

(1)一站式服务平台,囊括与临床问题相关的所有研究证据及其他信息(包含临床问题的诊断、治疗、预后及健康教育,从文字到图表,从单个问题到相关问题),除一站式检索外,对原始研究的质量和可靠性进行严格评价。

(2)结构化的临床问题,结构化的电子病历库。

(3)多层次结构,针对临床问题,既有直接答案或推荐方案,也有推荐强度及相应的临床研究证据总结,还有单个临床研究。

(4)根据特定患者的患病特征自动链接到相关临床证据及推荐意见。

(5)采用网络版形式推出的适用于移动设备的整合型证据资源 APP,检索简单,操作方便,更新及时。

综合上述特点来看,这类整合型的证据知识库比书目数据库 PubMed 更能解决临床医生在日常医疗中遇到的问题,它将传统的"问题、检索、整合和评价"的循证模式转化为"问题 - 搜索 - 答案 / 推荐方案"的整合循证模式。欧美国家循证知识库已成为重要的床旁循证临床实践工具,如 UpToDate、Best Practice 等。其中 UpToDate 已被 190 多个国家 38 500 多家医疗机构作为临床决策支持系统,数百万医务人员每天都在使用 UpToDate。

上述循证医学知识库虽具有高质量的证据和相对权威的推荐意见,且在欧美国家已被广泛用于床旁临床实践,但因其独立于医院信息系统[如电子病历系统(electronic medical record,EMR)、电子健康档案系统(electronic health records,EHR)及电子医嘱系统(computerized physician order entry,CPOE)等]以外,医生仍必须主动去查询才能实践循证医学。

在人工智能技术、数据挖掘技术等不断发展下,理想的证据资源能够基于高质量证据知识库,与医院信息系统高度整合,能够提供循证决策支持和个性化患者服务的计算机辅助决策系统(clinical decision support system,CDSS)。这套系统的功能包括:①自患者入院起,根据其主诉,给予医生相应的重点问诊、查体和实验室检查的提示(这些提示都基于当前最佳证据),并随着信息的进一步收集而不断更新,对医生录入的检查清单,能自动识别是否有重复和不需要检查的项目(部分具有类似功能的系统,如 AgileMD);②信息收集完整后,能按概率给出患者可能的鉴别诊断及鉴别要点供医生参考(如 GIDEON);③诊断确立后,能根据当前最佳证据,给出最佳的推荐处理方案、推荐强度和证据级别(如 UpToDate);④医生录入医嘱时,能提示药物用法,能自动识别是否存在药物相互作用、药物过敏或其他禁忌证等重要提示及相应证据(如 MicroMedex);⑤能自动提示最好的护理方案及相应证据。这类系统能规范医疗流程,督促医生使用基于当前最佳证据的最安全有效的处理方案,减少重复检查的可能和人为因素导致的医疗差错,提高医疗质量。

目前,这类理想的计算机辅助决策系统还很少见,如 ZynxCare(整合 ZynxEvidence 的证据)、Provation Medical(整合 UpToDate 的资源)在这方面做了初步的尝试。但研究显示,现有系统还有很大的改进空间。国内也有一些医院将 EMR 系统和循证医学知识库进行了整合,但与国外类似系统比较,仍存在差距。

二、证据资源级别及特点

遵循科学的标准对临床证据进行严格评价后再做分级,是筛选和甄别海量临床科研信息的重要方法。证据分级评价标准是按照论证强度将证据定性评价为若干级别,然后用定量方法评价利弊关系的系列方法,其中证据论证强度是指证据的支撑力度和应用可靠性。随着证据分级评价标准在实践中广泛应用,证据评价系统也日趋优化和完善,现以 Brain Haynes 等学者提出的证据资源金字塔模型对证据资源的级别及其特点进行介绍。

Brain Haynes 等学者于 2001 年、2007 年、2009 年和 2016 年分别提出了循证医学证据"4S""5S""6S""5S"模型,其中 S 是每一级资源的首字母(图 8-1),通过金字塔结构形象地体现出证据产生的过程及其易用性和可靠性级别。证据级别从低到高依次为:原始研究、系统评价、证据摘要、循证知识库、计算机辅助决策系统。

1. **原始研究**　主要指研究人员对在临床工作、试验观察中收集的信息进行加工形成的观点和结论的原始文献,主要通过 PubMed、EMBASE、Cochrane Library-Central 等文献数据库获取,此类资源数量庞大,但易用性偏低,需进一步严格评价和甄别。

2. **系统评价**　以原始文献为基础,通过对原始文献某一专题内容进行质性分析或 meta 分析等形成的系统评价,如 Cochrane Library-CDSR、Cochrane Library-DARE、发表在医学期刊上的系统评价等。该类资源数量较多,报告冗长,质量参差不齐,且更新难以保障,因此在临床问题的证据应用上也存在易用性不佳的特点,需使用者判断其质量。

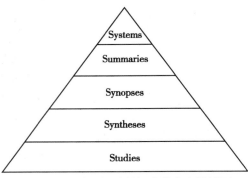

图 8-1　"5S"证据分级标准的金字塔模型

3. **证据摘要**　即对系统评价的简要总结和原始研究证据的简要总结,专家对证据质量、证据结论的简要点评和推荐意见。通常表现形式是循证期刊论文、临床实践指南等,如 *ACP Journal Club*、*EBM* 系列期刊。该类资源具有较易用的特点,但分布较零散,更新机制欠缺。

4. **循证知识库**　针对临床问题,整合单项证据综述或若干项原始研究的分析研判证据,通过结构化的显示方式给使用者提供直观、清晰的临床概要信息的阅读体验,提供相关背景知识、专家推荐意见、推荐强度和证据级别,如 ACP PIER、Best Practice、Essential Evidence Plus、First Consult、GIDEON、NGC、UpToDate 等。此类证据资源获取方便快捷,更新及时,但主题领域覆盖范围较狭窄,费用高。

5. **计算机辅助决策系统**　整合医学信息系统与循证知识库资源,主动为临床医生提供循证诊断、治疗、护理、药物以及其他与患者健康相关的重要信息。该系统将电子病历中的临床特征与当前获取的最佳证据相融合、匹配,并提醒或告知医护人员治疗的关键信息。此类证据资源高度整合,主动推送信息,但是目前该系统仍不够完善,需要结合循证医学发展趋势进一步优化升级。

三、证据资源选择的原则

(一)循证方法学的严谨性

循证医学是结合证据、医生的经验和患者意愿的临床模式,因此证据资源的选择需要考虑循证资源的严谨性。判别循证方法学的严谨性可以从以下方面入手:①支持内容本身的证据强度如何(即证据是否为当前最佳)? ②给出推荐意见时,是否给出支持该结论的相应证据强度? ③是否给出相应的适用条件? ④是否链接到具体临床证据(证据总结或单个临床研究)?

(二)证据资源内容覆盖面

证据资源内容覆盖面主要从是否覆盖了相应学科或专业领域、是否包含医生需要解决的问题类型、能否满足医生的特定要求(因人而异)三方面考虑。

(三)易用性和更新周期

证据的易用性主要考虑能否让医生快速找到其想要的答案、是否使用医生的母语和有无详细的帮助信息等三方面。证据的更新周期决定了使用者能否找到最新的参考信息,因此需要考虑该资源是否有更新的机制及其更新频率。

(四)可及性

可及性反映了证据是否能够在医生需要的工作场所提供便捷的使用,包括是否支持移动设备,是否支持私人订阅,价格如何?

Brain Haynes 按照类似的标准从内容覆盖面、质量、更新周期 3 方面比较了 10 种常用的循证医学知识库,UpToDate、Best Practice、DynaMed、MicroMedex 等综合评价较高。

第二节 循证证据检索

针对临床工作中遇到的问题,医务工作者需要根据用证和创证的需求,选择相应的证据资源进行循证证据检索,以有效地收集能够解决问题的证据。本节从证据检索步骤、文献检索技术、常用数据库概况及检索功能、证据检索案例分析等方面进行介绍。

一、证据检索的步骤

证据检索的步骤可以概括为五步法,主要包含了分析问题、选择资源、确定检索词、制订检索式和调整检索策略、检索结果的组织管理和应用(图 8-2)。在证据检索中选择数据库、确定检索词和制订检索策略可能需要重复多次才能找到适合解决临床问题的证据,对于这三步核心环节,在证据检索时需要熟悉证据资源的检索功能,临床问题根据 PICOS 原则做好检索词的确定,并根据所选数据库拟定检索策略。

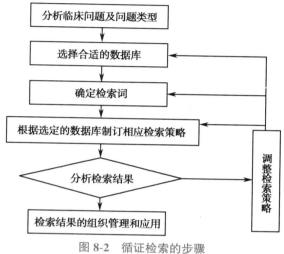

图 8-2 循证检索的步骤

(一)分析临床问题及类型

作为证据检索的第一步,需要明确检索目的,依据 PICOS 原则明确临床问题,为确定检索词做好准备。

(二)选择合适的数据库

数据库的选择需要考虑证据资源的严谨性、覆盖面、更新周期、易用性和可及性等。

(三)确定检索词

通常选择 PICOS 中的重要特征词作为检索词,尤其是 P、I 和 S 作为初步检索,若检索结果过多,再考虑加 C、O 缩小检索范围。

根据 PICOS 确定检索词的主题概念后,可采用 MeSH、EMBASE 使用的 EMTREE 主题词表收集特定主题概念的主题词、款目词、自由词及下位词;也可采用百度百科、维基百科等在线百科收集具体专业名词的简称、缩写、俗语等。

主题词和自由词作为检索语言中表示文献主题概念的检索语言,是检索中的主流检索语言。其中,主题词作为一种规范化的检索语言,通过主题词标引可将同一主题概念的同义词、近义词、全称和缩写统一,以规范的主题词存储在主题词字段,而检索时则可通过主题词检索完成包含同义词、全称和缩写等相关词汇文献的检出,可提高查全率和查准率。检索式中出现"/"表示该检索词进行了主题词检索;"exp/ 扩展"表明该主题词进行了扩展下位词的检索。而自由词是主题词外的其他非规范的自然语言的统称,对于大多数不支持主题词检索的数据库,在使用自由词进行检索时,需要将其同义词、全称、简称、俗语、下位词等作为检索语言。撰写系统评价时文献检索强调查全率,需同时使用主题词检索和自由词检索。

词组检索是将一个词组或短语(甚至句子)作为独立的检索单元严格匹配,以提高查准率,通常需用双引号将整个词组括起来。

(四)编制检索策略

检索策略由检索词和检索运算符构成,根据数据库支持的检索技术,按照逻辑关系、位置将确定好的检索词通过布尔逻辑运算符、位置符和字段限定符等进行连接。在实施检索后,根据检索结果是否能满足检索需求,分别从选择数据库、确定检索词和检索方法的使用等方面进行检索策略的制订和调整。

(五)检索结果的组织管理和应用

根据检索结果和个人需求,对检索结果进行组织管理和应用,主要分为两种情况:一种是在循证知识库、证据摘要等二级文献中找到解决问题的证据,根据专家推荐意见或证据分级应用于临床;另一种是没有找到能够应用于临床的证据,根据自己是否有证据制作的科研需求,选择相应的文献管理软件对原始文献数据库中检索到的证据资源进行组织管理,为后续的证据制作收集可纳入分析的原始文献。

二、文献检索技术

(一)布尔逻辑检索

布尔逻辑检索是文献检索中最常用的检索技术,通过"AND""OR""NOT"等逻辑运算符的使用,表示多个检索条件之间的逻辑关系。其中"AND"表示逻辑"与",要求"AND"前后的检索条件必须同时满足;"OR"表示逻辑"或",常用来扩大检索结果;逻辑非(NOT)常用来缩小检索结果。如图8-3所示的阴影部分,检索式"A AND B"指的是A和B交叉的部分;"A OR B"指的是有A或者有B的两个集合都符合检索要求;"A NOT B"指的是从A的文献集合中去掉含B的部分。

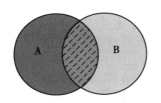 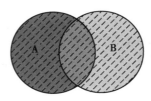 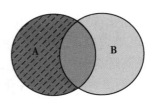

逻辑与(A AND B)　　　　逻辑或(A OR B)　　　　逻辑非(A NOT B)

图 8-3　布尔逻辑运算符

(二)截词检索

截词检索是利用截词符替代检索词的一部分进行的检索,可自动对同一概念不同词尾或词根变化及不同拼写方式进行检索,从而提高查全率。根据数据库的不同用截词符号(?、*、%)加在检索词的前、后或中间。使用截词检索在增加检索结果的同时,会出现误检,一般在初次检索时不使用截词符,根据检索结果的具体情况采用该检索技术。具体使用情况见表8-1。

表 8-1　常用数据库支持的截词符

数据库	PubMed	OVID	WOS	CBM	Cochrane library
截词符	*	$	*	?、%	*
实例	Cell*	Cell$	Cell*	拉?夫定、急性%胰腺炎	Cell*

(三)位置检索

位置检索又称邻近检索,用于表示检索词之间位置关系的检索技术,通过采用位置运算符(如 near、with、within、pre、sen)来实现,不同数据库采用的邻近检索符不尽相同。

邻近检索符通常情况下分为两种:①表示检索词位置相邻,前后检索词顺序不定,可前可后,如 Cochrane library 中查找 gene near apoptosis,表示 gene 和 apoptosis 在同一句中,两个词的顺序不受限制;②表示检索词位置相邻,且两词出现的顺序与输入顺序一致。邻近词后面可跟数字,表示两检索词之间间隔的单词数不超过此数字。如"pain W/3 cancer"可查找到"pain"与"cancer"之间相隔不超过3个单词的文献。两个词在同一个短语中一般采用 W/2、W/3、或 W/4。如在 CNKI 的专业检索中查找"急性 / PREV 5 胰腺炎",表示某个句子中同时出现"急性"和"胰腺炎"的文献,"急性"出现在"胰腺炎"前,且间隔不超过5个字词。

(四)字段限定检索

字段限定检索又称限定字段检索,是将检索词限定在特定字段的检索方式。常用的文献检索系统均支持限定检索,通过指定检索具体特定字段或多个字段的组合使得检索结果相关度更高,减少误检。字段限定检索有2种方法,一种是在检索界面的字段框中选中所需字段并输入检索词;另一种是在检索词前后添加字段名或缩写,用数据库支持的字段限定符进行连接。常用数据库支持的字段限定符如表8-2所示。

表 8-2　常用数据库支持的字段限定符

字段	PubMed	OVID	WOS	CBM	CNKI
题名	［ti］	.ti.	TI=	［标题］	TI=
关键词	［KW］	.kw.	AK=/KP=	［关键词］	KY=
摘要	［AB］	.ab.	TS=	［摘要］	AB=
作者	［AU］	.au.	AU=	［作者］	AU=
出版类型	［PT］	.pt.	－	［文献类型］	－

检索系统的限定检索会采用缩写形式的字段标识符(如 TI 表示 Title,AU 表示 Author 等)和字段限定符(如 in,=)连接,如在 CBM 的快速检索中检索"篇名中含有冠心病的文献",需输入:冠心病［标题］。

三、常用数据库概况及其检索功能

循证医学证据检索的资源主要有循证医学数据库、临床实践指南数据库、临床试验数据库、生物医学数据库、循证医学期刊及其他相关资源。循证医学实践模式包括有证、查证、用证及无证、创证、用证两个方面,因此相应的证据检索也包括使用证据检索(以检索出最佳证据用于指导临床)以及制作证据检索(以检索出全部相关研究)。使用证据检索时首选循证知识库类数据库,然后根据 5S 模型依次选择证据摘要、系统评价和原始研究,在模型上层找到证据后,便不再继续检索下一层数据库。制作系统评价证据检索要求全面收集相关的原始研究,尽可能查全。两种检索有相通之处,需要注意的是在检索时要清楚自己的目的,才能正确、有效检索。

（一）Summaries

1. UpToDate

(1)概况:UpToDate 基于循证医学原则,持续不断地将现有的医学证据与专家的临床经验相结合,经过多层多轮的筛选、消化、吸收,原创性地向用户展现高水平的实用医学信息。UpToDate 在综合性地整合研究证据的基础上,根据循证医学的 GRADE 原则给出了分级诊疗推荐意见,并且这些意见能够运用于临床实践。截至 2020 年 4 月,UpToDate 内容覆盖 25 个专题的 12 100 多篇临床专题、9 300 多条分级推荐意见、35 000 多张图像资料、6 900 多篇英文药物专论等循证医学资源。除了核心的临床专题外,UpToDate 还提供了多平台访问、智能搜索、图表搜索、重要更新、诊疗实践更新、患者教育、计算器、药物专论和药物相互作用等特色功能。网址:https://www.uptodate.cn/home。

(2)检索功能:UpToDate 支持自由词检索,可实现中文、英语、法语、德语、意大利语、日语、葡萄牙语、西班牙语等语言的智能搜索。UpToDate 不支持复杂检索式的查找,检索结果以主流搜索引擎显示搜索结果的形式,显示与用户搜索关键词最相关的内容。

2. BMJ Best Practice

(1)概况:BMJ Best Practice 是循证医学即时诊疗临床决策支持知识库。BMJ Best Practice 基于循证方法学、全球最佳证据(高质量研究成果、指南和专家共识等)和同行评级,并提供可追溯的参考文献等证据源。BMJ Best Practice 除提供覆盖超过 30 个医学专科(如麻醉学、心胸外科、急诊医学等)的最新诊疗信息外,支持患者合并症的即时诊疗,还提供医学图像、医学计算器、药物监测等特色功能。

(2)检索功能:BMJ Best Practice 提供根据医学专科进行具体疾病的浏览定位,也支持自由词检索,能够识别中文、英文等语种的检索词,如图 8-4 所示。

3. **循证临床指南**

(1)英国国家卫生与临床优化研究院(NICE):网址为 https://www.nice.org.uk/。目前,NICE 有 1 496 份指南、300 多份 NICE 建议、近 30 万份循证相关资源,其自制的指南每 4 年更新一次(数据截至 2019 年 4 月)。

NICE 的首页上提供基本检索,支持布尔逻辑运算符 AND、OR 的检索,可通过( )改变运算顺序;在检索框下方提供按 Conditions and diseases(疾病)、Health and social care delivery(健康和社会服务)、Health protection(保健)、Lifestyle and wellbeing(生活方式和福利)、Population groups(人群)、Settings(设备仪器)等浏览的链接。

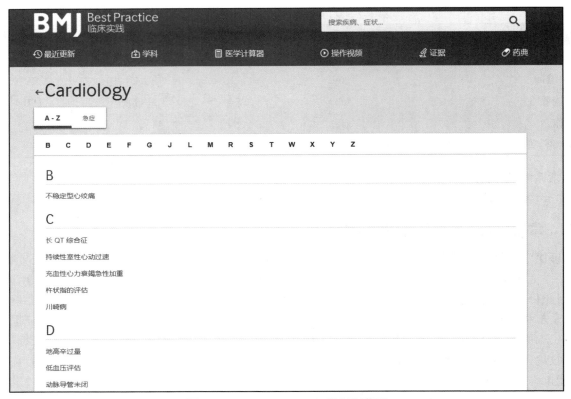

图 8-4　BMJ Best Practice 学科浏览页

(2) 苏格兰校际指南网络:网址为 https://www. sign. ac. uk/。自建立指南库以来,SIGN 共自制指南 157 份,并对其自制指南每 3 年更新 1 次。SIGN 的 157 份指南可通过点击首页的"我们的指南"(Our guidelines)直接查看,SIGN 的指南支持全文下载和浏览。

(二)Cochrane 系统评价

1. **概况**　由 Cochrane 协作网制作的 Cochrane Library 旨在为临床实践和医疗决策提供真实可靠的科学依据和最新证据。作为循证医学证据的主要来源,Cochrane Library 包含系统评价、对照试验、卫生技术评估、疗效评价等循证资源。其网址为 https://www. cochranelibrary. com。Cochrane Library 由系统评价数据库(Cochrane Database of Systematic Reviews,CDSR)、Cochrane 临床对照试验数据库(Cochrane Central Register of Controlled Trials,CENTRAL)、疗效评价文摘数据库(Database of Abstracts of Reviews of Effectiveness,DARE)等 6 个数据库组成。

其中,CDSR 是 Cochrane Library 的系统评价数据库,截至 2021 年 4 月,Cochrane Library 的 CDSR 收录了 8 500 多份系统综述和 2 000 多份研究方案。

2. **检索途径与方法**　Cochrane Library 首页上提供了快速检索,在快速检索框下方分别有浏览(browse)和高级检索(advanced search)两种检索方式的跳转按钮,读者可根据需求选择适合的检索方式完成证据检索。

(1) 快速检索:首页的快速检索能够识别布尔逻辑算符(AND、OR、NOT)、截词符(*)等运算符,默认在 Title、Abstract、Keyword 三个字段的组合检索项中进行查找,如需提高检索结果的相关性,可将鼠标移动到检索框前的字段选择处进行特定字段的选择,如 Record Title、Abstract、Keyword、Author、All Text、Publication Type、Source、DOI、Accession Number、Trial Registry Number、Cochrane Group、Cochrane Topic 等。

(2) 浏览:在 Cochrane Library 的浏览页(图 8-5)中为读者提供了主题浏览和评价组浏览两种方式。其中,主题浏览提供了按字顺排序的 36 个主题的分级浏览,评价组浏览是按字顺的 54 个 Cochrane 专业评价组的系统综述的浏览。

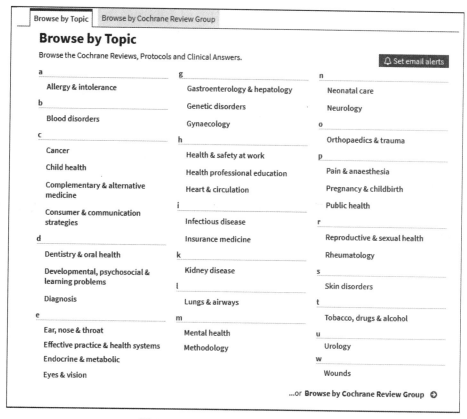

图 8-5　Cochrane Library 的浏览页

（3）高级检索：高级检索页中的 Search 通过 + 增加检索行，可进行多个检索框逻辑关系组配的检索（图 8-6），同时在 Search 旁还提供检索历史管理区（Search manager）、主题词检索区（Medical terms）的切换，实现主题词表扩展检索和检索式的逻辑组配的综合检索。点击检索框右下角的 Search limits，可分别从文献类型（Content type）、时间（Cochrane Library publication date/CENTRAL Trials only Original publication year）、系统评价小组（Cochrane Group）等方面进行选择和设定。其中，文献类型可从 Cochrane 综述、Cochrane 研究方案（Cochrane Protocols）、试验（Trials）、临床答案（Clinical Answers）、评论（Editorials）、特辑（Special collections）中进行选择。

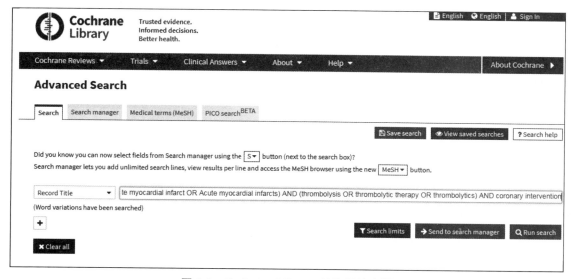

图 8-6　Cochrane Library 的高级检索页

（4）主题词检索：通过医学主题词表规范的主题词和副主题词的选择完成检索策略的制订。在图 8-7 所示的左侧检索框内输入检索词，点击查找（Look up）找到规范的主题词后，根据主题词树状结构（MeSH Trees）显示的该词的下位词信息，如需要将其下位词纳入检索范围，选择扩展（Explode），并根据检索需要在右侧检索框内选择该主题词对应的副主题词（Subheadings/Qualifier），点击添加到检索管理图标 Add to search manager ，将该检索策略添加至检索历史管理区，也可以点击查看检索结果图标 View results 完成主题词检索。

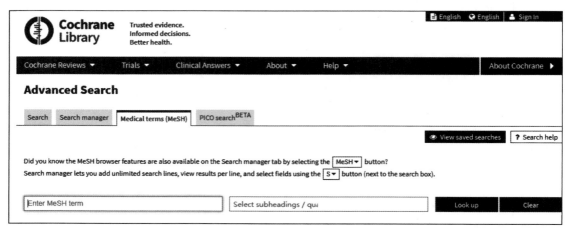

图 8-7　Cochrane Library 的主题检索页

（5）检索历史综合检索：进入检索历史管理页面（图 8-8），将高级检索、主题词检索等多种检索方式的检索策略进行逻辑组配，以进一步调整检索范围。

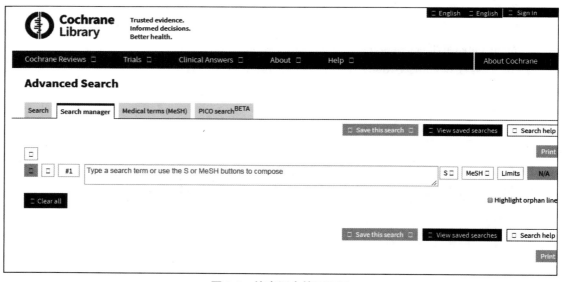

图 8-8　检索历史管理页面

（三）原始文献数据库

1. PubMed

（1）概况：网址为 http://www. ncbi. nlm. nih. gov/pubmed，互联网上使用最广泛的医学文献免费检索系统，是美国国家医学图书馆（NLM）所属的国家生物技术信息中心（NCBI）于 2000 年 4 月开发的基于 WEB 的生物医学信息检索系统。数据库主要来源为 MEDLINE，核心主题为医学，亦包括其他与医学相关的领域。截至 2021 年 4 月,收录文献资源超过 3 200 万条记录。

(2)检索途径与方法:数据库中循证医学文献的检索策略有以下两种。

1)查找有关某一临床问题的系统综述或实践指南:先在 PubMed 首页中通过检索标识检索该主题内容的文献,然后通过 Publication Types 将检索结果限定于 Meta-Analysis 或 Practice Guideline,从而检索出该主题视阈下循证医学系统综述或实践指南。

2)检索符合循证医学系统综述要求的有关诊断、治疗、病因和预后方面的文献:PubMed 设有 Clinical Queries(临床问题)专栏,方便查找循证医学资源。

Clinical Queries 是 PubMed 专为临床医生制作的搜索工具,便于临床医生快速找到相关的临床证据,见图 8-9。Clinical Queries 针对临床医学问题通过内置的检索"过滤器"提供具体疾病的治疗、诊断、病因、预后和临床预测指南等不同问题的筛选。

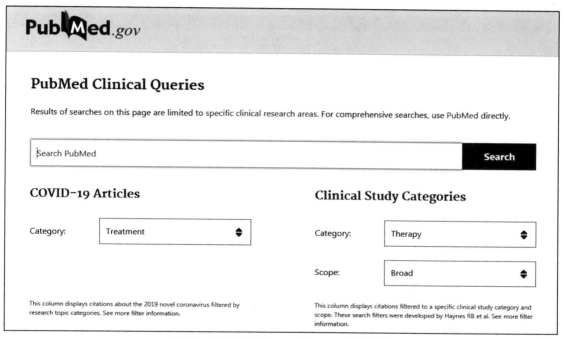

图 8-9　PubMed Clinical Queries 检索页面

PubMed 首页检索区域和 Clinical Queries 的检索均可支持智能检索、布尔逻辑算符、截词符和字段限定符的使用。Clinical Queries 检索页面中"Clinical Study Categories"还可以根据临床研究问题,在检索结果页中进一步通过 Category 的下拉菜单筛选出治疗、诊断、病因、预后和临床预测指南等文献,并可进一步选择 Scope 下拉列表中的 Broad 和 Narrow 调整检索范围。Broad 是敏感性检索,保证查全率,检索结果较全面,但部分检索结果相关度不高;Narrow 为特异性检索,保证查准率,检索结果较少,可能漏检,但相关度较高。

2. Cochrane 临床对照试验数据库

(1)概况:Cochrane 临床对照试验数据库(Cochrane Central Register of Controlled Trials,CENTRAL)收录协作网各系统评价小组和其他组织的专业临床试验资料,以及来自 MEDLINE 和 EMBASE 书目数据库中的对照试验文章,截至 2021 年 4 月,收录文献量超过 175 万篇。

(2)检索功能:CENTRAL 的检索通过 Cochrane Library 实现,提供基本检索、高级检索、主题词检索、主题浏览和检索历史综合检索等方式,支持布尔逻辑检索技术、截词检索技术、位置检索技术、词表扩展检索技术等。

3. Web of Science

（1）概况：Web of Science 核心合集是获取全球学术信息的重要数据库，它收录了全球 2 万多种权威的、高影响力的学术期刊，超过 20 万份会议录以及 10 万多种科技图书的题录摘要，内容涵盖自然科学、工程技术、生物医学、社会科学、艺术与人文等领域。核心合集中的 Science Citation Index-ExpandedTM，即科学引文索引，是一个聚焦自然科学领域的多学科综合数据库，共收录 9 000 多种自然科学领域的世界权威期刊，覆盖了 178 个学科领域，总记录数超过 5 200 万条。

（2）检索功能：Web of Science 提供基本检索、高级检索等检索方式。其中，基本检索支持布尔逻辑检索、短语检索，提供主题、标题、作者等检索入口，如图 8-10 所示。高级检索支持布尔逻辑检索、截词检索、字段限定检索和短语检索等，如图 8-11 所示。

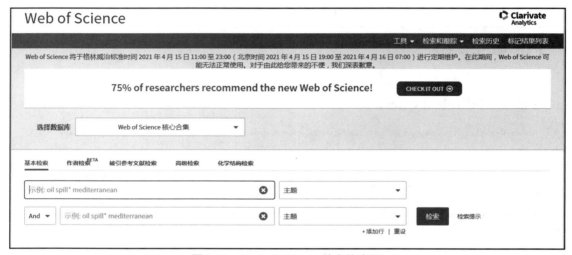

图 8-10　Web of Science 基本检索页

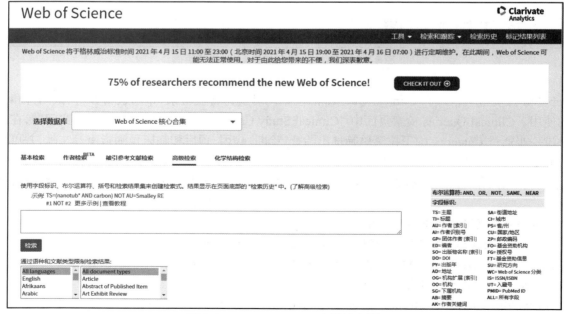

图 8-11　Web of Science 高级检索页

4. 中国生物医学文献数据库

（1）概况：中国生物医学文献数据库（CBM）收录 1978 年至今国内出版的生物医学学术期刊 2 900 余

种,在版期刊 9 000 种左右,文献题录总量 1 080 余万篇。

(2)检索功能:CBM 提供了快速检索、高级检索、主题检索、分类检索、检索历史综合检索等检索方式(图 8-12),支持智能检索、布尔逻辑检索、截词检索、短语检索、字段限定检索、主题词扩展检索等检索功能。

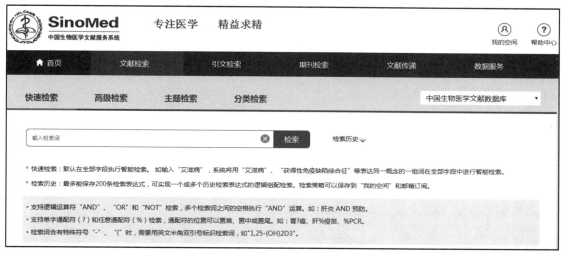

图 8-12　CBM 快速检索页

5. 中国知识基础设施工程

(1)概况:中国知识基础设施工程(China National Knowledge Infrastructure,CNKI)是国内三大全文检索系统之一,CNKI 提供期刊论文、博士论文、硕士论文、会议论文、报纸、工具书、年鉴、专利、标准文献等多种文献的检索。其中,学术期刊库收录中文学术期刊 8 730 余种,最早可回溯至 1915 年,共计 5 710 余万篇全文文献。学位论文库收录博士学位论文 40 余万篇、硕士学位论文 440 余万篇,最早可回溯至 1984年,覆盖基础科学、工程技术、农业、医学、哲学、人文、社会科学等各个领域。

(2)检索功能:CNKI 提供快速检索(首页检索或一框式检索)、高级检索、专业检索、句子检索等多种检索方式,支持布尔逻辑检索、短语检索、字段限定检索、位置检索、分类导航定位检索等。其中,中国医院知识仓库(CHKD)还能够支持主题词词表检索。

(四)证据搜索引擎

1. TRIP

(1)概况:TRIP(Turning Research into Practice)创建于 1997 年,是循证医学证据搜索引擎,网址为 https://www. tripdatabase. com/,涵盖了 100 余个高质量医学信息网站,如 Cochrane Library、PubMed 等。TRIP 旨在整合 Internet 上的循证医学证据,为用户快速有效地找到高质量的研究证据来支持他们的临床实践工作。TRIP 整合了证据精要、系统评价、临床实践指南、原始研究、医学影像、电子图书、患者信息档案、期刊等,主要的高质量信息源有 CDSR、DARE、PubMed、JAMA、Lancet、NEJM 等。

TRIP 的高级版本 TRIP Pro 具有更多的内容和功能,如 100 000 多个额外的系统评论、医学图像和视频、数百万篇全文文章的链接等。

(2)检索功能:TRIP 提供基本检索、PICO 检索、高级检索等检索方式。基本检索支持布尔逻辑算符,可使用 AND、OR 和( )完成检索式的连接。TRIP 的 PICO 检索指导用户分别从这四个方面输入检索提问词,完成循证医学证据的检索。高级检索仅对 TRIP Pro 用户开放。

2. Sumsearch 2　网址为 http://sumsearch. org/,Sumsearch 2 支持 AND 连接多个检索词,检索界面中可通过对 Intervention(干预 / 治疗)、Diagnosis(诊断)、Adult(成人)、Pediatrics(儿科)的选择对检索范围进行限定。

（五）临床试验注册库

1. Clinical trial

（1）概况：Clinical trial 网址为 https://clinicaltrials.gov/，是美国国立医学图书馆（NML）、美国食品与药物管理局（FDA）共同开发的试验注册库和资料库，目前是全球最大的临床试验注册库。该库收录了全球由国家拨款或私募经费资助的各项试验目录，涵盖了世界范围内 220 个国家 380 342 项研究（数据截至 2021 年 6 月）。

（2）检索功能：Clinical trial 有基本检索和高级检索两种检索方式。其中，高级检索（图 8-13）提供 Condition or disease（症状 / 疾病）、Other terms（其他术语）、Intervention/treatment（干预 / 治疗）、Age（年龄）等选择，还提供 Status（招募状态）、Age group（年龄段）、Sex（性别）、Country（国家）等选择；支持 AND、OR、NOT 等运算符检索和短语检索。

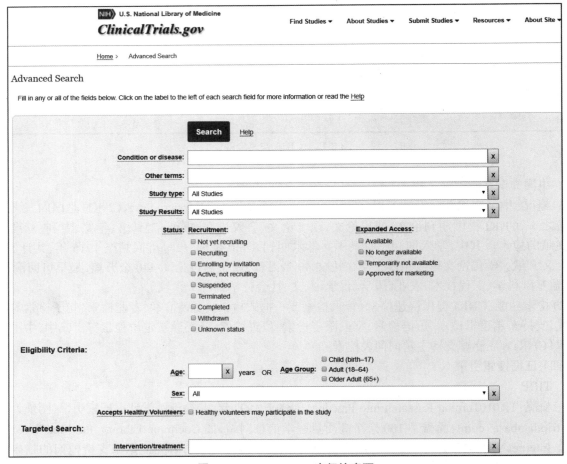

图 8-13　Clinical trial 高级检索页

2. 中国临床试验注册中心

（1）概况：中国临床试验注册中心（ChiCTR）是代表我国参加世界卫生组织国际临床试验注册平台的国家临床试验注册中心，并被认证为世界卫生组织国际临床试验注册平台的一级注册机构。ChiCTR 接受在全世界实施的临床试验注册，现有已完成注册 46 384 项研究，预注册 38 995 项研究，网址：http://www.chictr.org.cn/index.aspx。

（2）检索功能：ChiCTR 的检索入口提供了检索试验、浏览（按疾病代码统计、按试验实施单位 / 主办单位统计、按经费或物资来源统计、按征募研究对象情况统计、按注册状态统计、按干预措施统计、按研究类型统计）的检索方式。其中，检索试验提供了注册题目、研究课题代号（代码）、研究疾病名称等多个检索字段，如图 8-14 所示。

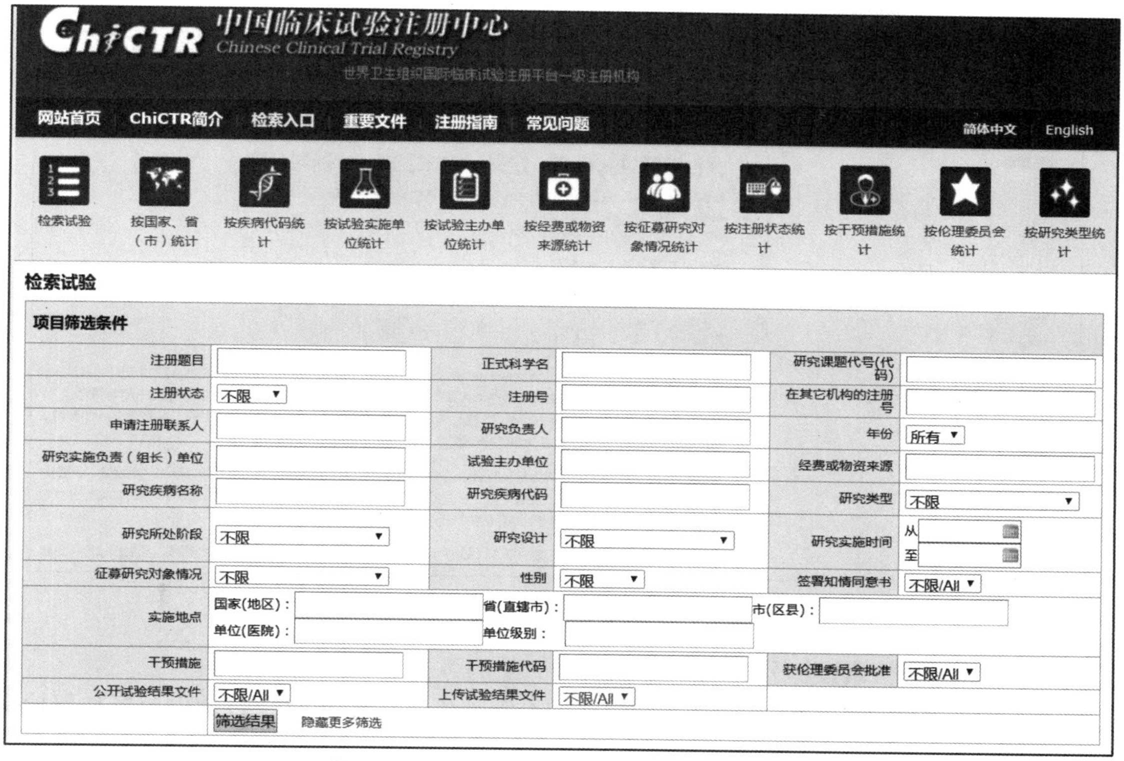

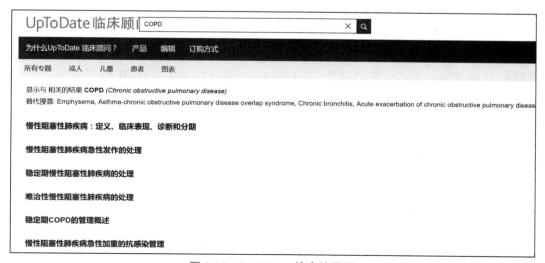

图 8-14　中国临床试验注册中心检索试验页

四、证据检索案例分析

（一）临床用证证据检索案例分析

实例：查找有关 COPD 的临床特征的循证证据。

第一步：根据 PICOS 对问题进行解析，明确检索要求，P 为 COPD。

第二步：根据循证证据资源的特点，使用循证知识库（Summaries）进行查找。

第三步：确定检索词（COPD）。

第四步：在 UpToDate 的检索框内输入 COPD 进行检索，检索结果页如图 8-15 所示。

第五步：检索结果利用，在图 8-16 中浏览 COPD 临床特征信息，并进一步应用于临床。

图 8-15　UpToDate 检索结果页

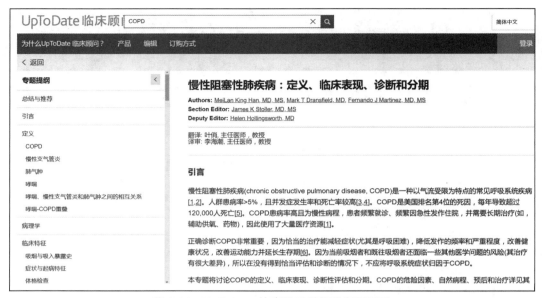

图 8-16　UpToDate 检索结果详细信息显示页

（二）证据制作循证检索案例分析

实例：以"无创通气对 COPD 患者肺功能影响的系统评价"为例（此处仅以此例分析如何检索，不关注选题是否恰当）。

第一步：分析课题，明确检索要求。

（1）根据 PICOS，分析该课题核心概念。

P（患者）：COPD 患者。

I（干预）：无创通气。

C（对照）：未采用无创通气。

O（结局）：肺功能。

（S）研究类型：随机对照试验。

（2）研究地点和时间：不限。

第二步：选择数据库，确定检索途径。

为收集全面的文献，中文数据库选择 CBM、CNKI、VIP、万方，英文数据库选择 Cochrane Library 的 CENTRAL、PubMed、EMBASE。根据数据库支持的检索功能确定检索途径，如在支持主题检索的数据库 CBM、CENTRAL、PubMed、EMBASE 中使用主题词加自由词的检索方式。

第三步：收集关键词。

确定检索词。根据 PICOS 原则，该题的检索主要涉及 4 个检索条件，即 P（患者）、I（干预）、O（结局）、S（研究类型）。检索策略一般包括三个部分（P、I 和 S），三部分取交集，当结果偏多时，可调整检索策略，加入 O（结局）。因此该实例中检索词分别为 COPD、无创通气、肺功能、随机对照试验。可利用多种检索系统提供的主题词表、同义词提示功能收集 COPD、无创通气的全称、简称、下位词、同义词等。具体情况如下。

（1）使用医学相关词典，初步收集检索词的中英文，如表 8-3 所示。

表 8-3　根据 PICOS 确定检索词

P	I	C	O	S
COPD	无创通气	常规治疗	肺功能	随机对照试验
Chronic Obstructive Pulmonary Disease，COPD	Noninvasive Ventilation，NIV	—	Lung Function	Randomized Controlled Trial，RCT

（2）通过 CBM 数据库"主题检索"对《医学主题词表》中译本、《中国中医药学主题词表》进行查找，收集疾病、干预措施、药物的主题词和款目词。在 CBM 的主题词表检索中查找到 COPD 的规范的主题词为"慢性阻塞性肺疾病"，相同概念的款目词有"慢性气道阻塞""慢性气道阻塞性疾病""COAD"等，在其主题树中找到"慢性阻塞性肺疾病"的下位词有"肺气肿""慢性支气管炎"，如图 8-17 所示。

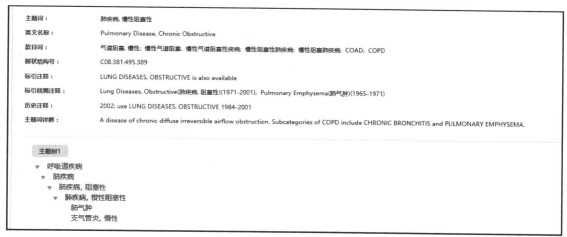

图 8-17　CBM 主题检索中 COPD 的款目词、下位词信息

（3）通过维普数据库的"同义词扩展"收集到 COPD 的同义词："慢性阻塞性肺疾病""慢阻肺"，如图 8-18 所示。

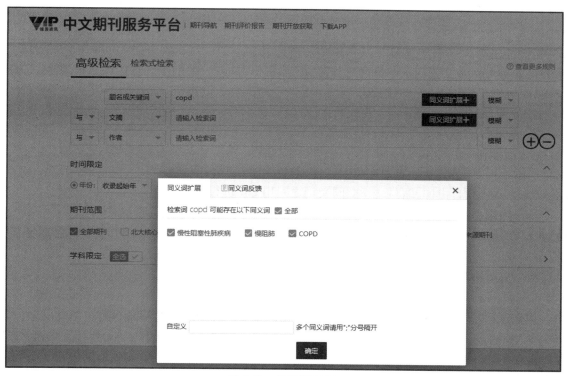

图 8-18　同义词扩展

（4）通过在 PubMed 的 MeSH 检索到 COPD 的主题词（Pulmonary Disease、Chronic Obstructive）以及款目词（Chronic Obstructive Lung Disease、Chronic Obstructive Pulmonary Diseases、COAD、COPD、Chronic Obstructive Airway Disease、Chronic Obstructive Pulmonary Disease、Airflow Obstruction、Chronic、Airflow

Obstructions、Chronic、Chronic Airflow Obstructions、Chronic Airflow Obstruction)；在其 MeSH Category 中找到其下位词：Asthma-Chronic Obstructive Pulmonary Disease Overlap Syndrome、Chronic Bronchitis、Pulmonary Emphysema，如图 8-19 所示。

Tree Number(s): C08.381.495.389
MeSH Unique ID: D029424
Entry Terms:

- Chronic Obstructive Lung Disease
- Chronic Obstructive Pulmonary Diseases
- COAD
- **COPD**
- Chronic Obstructive Airway Disease
- Chronic Obstructive Pulmonary Disease
- Airflow Obstruction, Chronic
- Airflow Obstructions, Chronic
- Chronic Airflow Obstructions
- Chronic Airflow Obstruction

Previous Indexing:

- Lung Diseases, Obstructive (1971-2001)
- Pulmonary Emphysema (1965-1971)

All MeSH Categories
  Diseases Category
    Respiratory Tract Diseases
      Lung Diseases
        Lung Diseases, Obstructive
          Pulmonary Disease, Chronic Obstructive
            Asthma-Chronic Obstructive Pulmonary Disease Overlap Syndrome
            Bronchitis, Chronic
            Pulmonary Emphysema

图 8-19 MeSH 中 COPD 的款目词、下位词信息

(5) 阅读综述文献，从参考文献中发现检索词的同义词。如通过查阅有关无创通气的综述文献，从参考文献中收集与无创通气相同主题概念的检索词：无创机械通气、无创序贯性机械通气、无创双水平正压通气、BiPAP、无创正压通气、无创呼吸机等。

(6) 使用事实性数据库或工具书，查找药典、百度百科中有关疾病、药物的别称、商品名及其他近义词。如拉米夫定，通过百度百科找到该词的其他名称如 8-TC、拉美呋定等。

第四步：制订和调整检索式。

制订检索式：根据检索要求 P、I、C、O、S 之间需要 AND 连接，即 P AND I AND C AND O AND S，同一个主题概念的主题词、自由词、缩写、全称、同义词之间用 OR 进行连接。

根据所选检索系统支持的检索功能，制订和调整检索式，如在能够支持布尔逻辑算符、截词符、短语检索等检索技巧的检索系统（如 PubMed、Cochrane Library、TRIP、Web of Science)，可使用检索式一步完成检索；如在能够执行主题词表检索的检索系统（如 PubMed、Cochrane Library)，可通过主题检索分步完成后，再通过检索历史逻辑组合检索的方式完成。

(1) PubMed：包括一步检索和分步检索。

1) 一步检索：检索式为（Chronic Obstructive Lung Disease OR Chronic Obstructive Pulmonary Diseases OR Chronic Obstructive Pulmonary Disease OR COPD OR Chronic Obstructive Airway Disease OR COAD OR Chronic Airflow Obstruction OR Chronic Airflow Obstructions OR Asthma-Chronic Obstructive Pulmonary Disease Overlap Syndrome OR Chronic Bronchitis OR Pulmonary Emphysema) AND (Noninvasive Ventilation OR NIV OR Non-invasive assisted ventilation OR Nasal continuous positive airway pressure OR NPPV OR NIPPV OR Noninvasive sequential mechanical ventilation OR Non-invasive positive pressure ventilation OR Non-invasive mechanical ventilation OR Noninvasive sequential ventilation OR Non-invasive ventilator OR Non-invasive breathing ventilation OR non-invasive high-frequency oscillatory ventilation OR non-invasive

high-frequency ventilation OR Non-invasive intermittent nasal ventilation OR Bilevel continuous positive airway pressure OR BiPAP OR CPAP OR High-frequency shock ventilator OR High frequency oscillatory ventilation OR HFOV OR Non-invasive high frequency oscillatory ventilation OR NHFOV）AND（Respiratory Function OR Lung Function OR Lung volume OR Pulmonary ventilation OR Vital capacity）AND（Randomized Controlled Trial OR RCT OR Single blind OR Double blind）。

2）分步检索（// 后为说明）

#1（Chronic Obstructive Lung Disease OR Chronic Obstructive Pulmonary Diseases OR Chronic Obstructive Pulmonary Disease OR COPD OR Chronic Obstructive Airway Disease OR COAD OR Chronic Airflow Obstruction OR Chronic Airflow Obstructions OR Asthma-Chronic Obstructive Pulmonary Disease Overlap Syndrome OR Chronic Bronchitis OR Pulmonary Emphysema） //COPD 的检索式检索；

#2 "Pulmonary Disease, Chronic Obstructive"［MeSH］ //COPD 的主题检索；

#3 #1 OR #2 //COPD 多种检索方式的逻辑或组合；

#4（Noninvasive Ventilation OR NIV OR Non-invasive assisted ventilation OR Nasal continuous positive airway pressure OR NPPV OR NIPPV OR Noninvasive sequential mechanical ventilation OR Non-invasive positive pressure ventilation OR Non-invasive mechanical ventilation OR Noninvasive sequential ventilation OR Non-invasive ventilator OR Non-invasive breathing ventilation OR non-invasive high-frequency oscillatory ventilation OR non-invasive high-frequency ventilation OR Non-invasive intermittent nasal ventilation OR Bilevel continuous positive airway pressure OR BiPAP OR CPAP OR High-frequency shock ventilator OR High frequency oscillatory ventilation OR HFOV OR Non-invasive high frequency oscillatory ventilation OR NHFOV） // 无创通气的检索式检索；

#5 "Noninvasive Ventilation"［MeSH］ // 无创通气的主题检索；

#6 #4 OR #5 // 无创通气多种检索方式的逻辑或组合；

#7 Respiratory Function OR Lung Function OR Lung volume OR Pulmonary ventilation OR Vital capacity // 肺功能的检索式检索；

#8 "Respiratory Function Tests"［MeSH］ // 呼吸功能试验的检索式检索；

#9 #7 OR #8 // 呼吸功能试验多种检索方式的逻辑或组合；

#10 Randomized Controlled Trial OR RCT OR Single blind OR Double blind // 随机对照试验的检索式检索；

#11 "Randomized Controlled Trial"［Publication Type］ // 随机对照试验的主题检索；

#12 "Single-Blind Method"［MeSH］ // 单盲法的主题检索；

#13 "Double-Blind Method"［MeSH］ // 双盲法的主题检索；

#14 #10 OR #11 OR #12 OR // 随机对照试验的多种检索方式的组合；

#15 #3 AND #6 AND #9 AND #14。

（2）Cochrane Library 的检索：包括一步检索和分步检索。

1）一步检索：考虑 Cochrane Library 可支持布尔逻辑检索、截词检索和位置检索等功能,将检索式调整为:（Chronic Obstructive Lung Disease OR Chronic Obstructive Pulmonary Diseases OR Chronic Obstructive Pulmonary Disease OR COPD OR Chronic Obstructive Airway Disease OR COAD OR Chronic Airflow Obstruction OR Chronic Airflow Obstructions OR Asthma-Chronic Obstructive Pulmonary Disease Overlap Syndrome OR Chronic Bronchitis OR Pulmonary Emphysema）AND（Noninvasive Ventilation OR NIV OR Non-invasive NEAR3 ventilation OR Nasal continuous positive airway pressure OR NPPV OR NIPPV OR Noninvasive NEAR3 ventilation OR Non-invasive ventilator OR Bilevel continuous positive airway pressure OR BiPAP OR CPAP OR High-frequency shock ventilator OR High frequency oscillatory ventilation OR HFOV OR NHFOV）AND（Respiratory Function OR Lung Function OR Lung volume OR Pulmonary ventilation OR Vital capacity）AND（Randomized Controlled Trial OR RCT OR Single blind OR Double blind）,具体情况如

图 8-20 中 #1 所示。

2）分步检索：Cochrane Library 支持主题检索，将 COPD、无创通气、呼吸功能试验三个主题概念的主题词通过 Medical terms（MeSH）分别检索后，与其同义词的关键词检索逻辑或组合后，再按照 PICOS 的逻辑关系连接检索式，完成检索，具体情况见图 8-20 中 #2 至 #9。最后将 #1 OR #9，进一步完成多种检索方法的逻辑或组合，扩大检索范围，具体情况见图 8-20 中 #10。

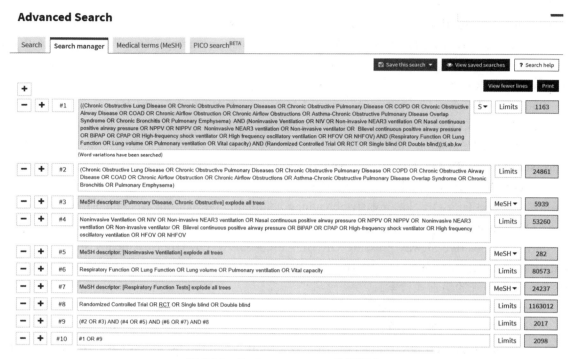

图 8-20　Cochrane Library 检索历史

（3）CBM 的快速检索：检索式为（慢性阻塞性肺疾病 OR COPD OR 慢性气道阻塞 OR 慢性气道阻塞性疾病 OR COAD OR 肺气肿 OR 慢性支气管炎 OR 慢阻肺 OR 慢支炎）AND（无创通气 OR NIV OR 无创辅助通气 OR 鼻持续气道正压通气 OR NPPV OR NIPPV OR 无创序贯机械通气 OR 无创正压通气 OR 无创机械通气 OR 无创序贯通气 OR 无创呼吸机 OR 无创呼吸通气 OR 无创高频通气 OR 无创经鼻间歇通气 OR 双水平持续气道正压通气 OR BiPAP OR CPAP OR 高频震荡呼吸机 OR 高频振荡通气 OR HFOV OR 无创高频震荡通气 OR 无创高频振荡通气 OR NHFOV）AND（肺功能 OR 呼吸功能试验 OR 肺通气 OR 肺容积 OR 肺活量）AND（随机对照试验 OR RCT OR 单盲法 OR 双盲法），检索结果见图 8-21。

（4）CNKI 专业检索：由于 CNKI 的总库检索不支持"随机对照试验"的主题词扩展检索功能，故在 CBM 检索式的基础上加上"对照组"的检索词。检索式为（SU＝慢性阻塞性肺疾病 OR SU＝COPD OR SU＝慢性气道阻塞 OR SU＝慢性气道阻塞性疾病 OR SU＝COAD OR SU＝肺气肿 OR SU＝慢性支气管炎 OR SU＝慢阻肺 OR SU＝慢支炎）AND（SU＝无创通气 OR SU＝NIV OR SU＝无创辅助通气 OR SU＝鼻持续气道正压通气 OR SU＝NPPV OR SU＝NIPPV OR SU＝无创序贯机械通气 OR SU＝无创正压通气 OR SU＝无创机械通气 OR SU＝无创序贯通气 OR SU＝无创呼吸机 OR SU＝无创呼吸通气 OR SU＝无创高频通气 OR SU＝无创经鼻间歇通气 OR SU＝双水平持续气道正压通气 OR SU＝BiPAP OR SU＝CPAP OR SU＝高频震荡呼吸机 OR SU＝高频振荡通气 OR SU＝HFOV OR SU＝无创高频震荡通气 OR SU＝无创高频振荡通气 OR SU＝NHFOV）AND（SU＝肺功能 OR SU＝呼吸功能试验 OR SU＝肺通气 OR SU＝肺容积 OR SU＝肺活量）AND（SU＝对照组 OR SU＝RCT OR SU＝单盲法 OR SU＝双盲法）。检索结果如图 8-22 所示。

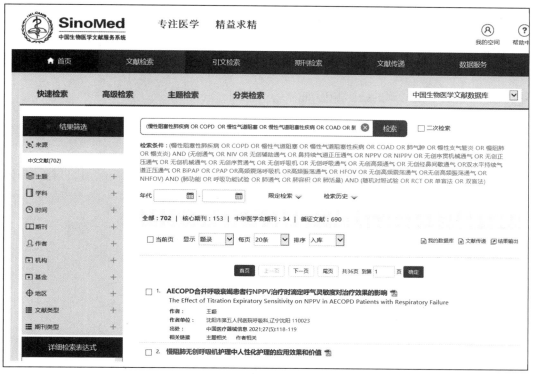

图 8-21 CBM 检索结果页

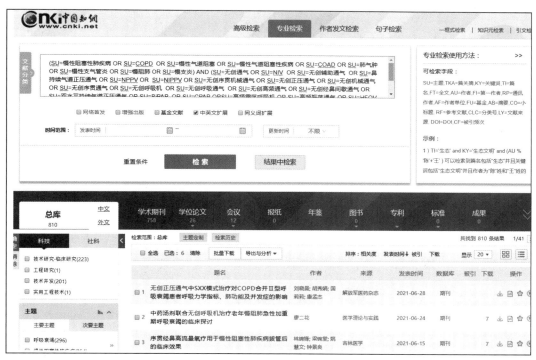

图 8-22 CNKI 检索结果页

第五步：检索结果组织管理。

将从数据库中检索的结果导入 EndNote 或者 NoteExpress 等文献管理软件中进行去重及筛选等。

复习题

1. 不同级别的循证证据资源的检索顺序如何？
2. 在循证证据检索时，可以通过哪些方法扩大检索范围？
3. 循证证据检索时，如何根据 PCIOS 确定检索词？
4. 临床用证的证据检索与系统评价制作的证据检索区别有哪些？

（马 佳 何淑兰）

第九章　证据质量评价工具

学习目标

【知识目标】掌握证据质量评价工具的分类及依据；熟悉常用的方法学及质量报告评价工具；了解不同的方法学及质量报告评价工具各自的适用范围。

【能力目标】具备使用常用的原始研究证据质量评价工具与二次研究证据质量评价工具的能力。

【素质目标】培养学生严谨求真的科学精神。

在进行临床循证实践时，需要对证据本身的质量进行评价。对研究证据质量进行评价的目的在于：确定一个最低质量阈值或研究设计阈值用于选择原始研究；探讨质量差异从而解释研究结果的异质性；赋予 meta 分析研究结果质量不同权重；为临床决策做出指导；为进一步研究提出推荐意见。因此，相应的证据质量评价工具应运而生。证据质量评价工具目前有两种分类方式：一种是按照研究类型划分，分为针对原始研究的评价工具和针对系统评价 /meta 分析的评价工具；另一种是按照评价的内容划分，分为针对研究方法学质量的评价工具和针对研究报告质量的评价工具。报告质量和方法学质量共同构成研究质量：报告质量高的研究，其方法学设计不一定合适，而报告质量低的研究，其可能会有较好的方法学质量。方法学质量高的研究，可重复性越好，结果越经得起考验。本章主要介绍原始研究证据质量评价工具和二次研究证据质量评价工具。

第一节　原始研究证据质量评价工具

原始研究证据即研究者直接收集和分析来自患者的一手数据所获得的证据，其研究方法包括试验性研究和观察性研究。常见的方法包括随机对照试验、非随机对照试验、队列研究、病例对照研究、横断面研究等。本节将针对不同的研究方法所开发的方法学质量评价工具和报告质量评价工具进行简要介绍。

一、方法学质量评价工具

（一）随机对照试验方法学质量评价工具

随机对照试验是采用随机分配方法将合格的研究对象分配到试验组和对照组，然后接受不同的干预措施，在一致的条件下或环境中，同步进行研究和观测试验的效应，并采用客观的效应指标对试验结果进行科学的测量和评价。

1. 乔安娜·布里格斯研究所质量清单　该清单由乔安娜·布里格斯研究所（Joanna Briggs Institute，JBI）开发，共包括 10 个质量条目，每个条目回答为"是""否""不清楚"或"未应用"。

2. **文献严格评价项目(CASP)** CASP 质量评价清单共包括 3 个部分 11 个问题,分为筛查性问题和详细性问题,其中需要首先对筛查性问题进行评判。若结果为"是"则再完成后续质量条目评估,若结果为"否"则停止质量评价。

3. **Jadad 质量评分表** 是由 Jadad 及其同事开发的用于疼痛研究的质量评分表,其总评分 1~2 分为低质量,3~5 分为高质量。尽管目前许多研究机构如 Cochrane 协作网不鼓励使用该量表,但该量表质量评分方法操作简单、评价结果一目了然。然而该评分量表没有覆盖到随机试验中最重要的潜在偏倚之一,即分配隐藏。针对 Jadad 量表在隐蔽分组上的不足,许多学者将 Jadad 量表与 Schula 的隐蔽分组评价方法结合起来应用。

4. **整群随机试验与随机交叉试验质量评估** 在随机交叉研究中,需要考虑的主要偏倚包括:交叉设计是否适用于研究的问题,是否存在残留效应,是否收集了第一阶段数据。值得注意的是,交叉设计不适用于疾病的研究。在整群随机研究中,需要考虑的特殊偏倚包括:补充偏倚、基线不均衡、整群丢失、错误分析方法,以及与个体随机研究的可比性问题。评估这类随机研究质量时,除了一般 RCTs 质量评估标准外,有两个因素应当考量:一个因素主要评判是否采用恰当的随机隐藏;另一个因素是设计选择偏倚。

(二) 非随机研究方法学质量评价工具

目前,已有多个非随机研究(包括非随机试验研究与观察性研究)质量评估工具。美国学者 S. Zaza 等代表社区预防工作组制订的评估有效性证据体质量工具,包括 6 类质量条目、16 个问题,大部分需做出"是""否""未应用"的评判。在应用该评估工具时,需注意对评估结果做出简要解释,同时对存在的质量局限做出评论,并估计质量局限对结果的影响。韩国学者 S. Y. Kim 等发布了非随机研究偏倚风险评估工具,该工具包括 6 个质量域:受试者选择、混杂变量、暴露测量、盲法结局评估、不完全结局数据及选择性结局报告,针对每项质量条目判为偏倚低、高、不确定风险。国内学者刘建平提出一份非随机研究质量评分表,包括 6 个质量条目,针对每个条目的情况评分为 0 分、1 分、2 分,总计 0~12 分,但未确定高、低质量研究的阈值。

(三) 队列研究方法学质量评价工具

队列研究为检验疾病病因假设的重要方法,较病例对照研究更能直接检验病因假设。

1. **纽卡斯尔 - 渥太华(Newcastle-Ottawa Scale,NOS)队列研究质量评价清单** NOS 质量评价清单包括 3 个类别 8 个条目(表 9-1)。值得说明的是,在对"研究人群选择"与"结果测量"这两个类别进行评价过程中,每一个条目最多给一个"*"号,对于"组间可比性"类别,最多给两个"*"号。

表 9-1　队列研究 NOS 质量评价清单

类别	条目	评价标准
研究人群选择	暴露组代表性如何	1. 真正代表人群中暴露组的特征 2. 一定程度上代表了暴露组的特征 3. 只是选择某类特定代表性人群 4. 未描述暴露组来源
组间可比性	研究过程考虑暴露组和未暴露组的可比性	1. 控制了最重要的混杂因素 2. 研究控制了其他的混杂因素(非最重要)
结果测量	研究对于结果的评价是否充分	1. 盲法独立评价 2. 有档案记录 3. 自我报告 4. 未描述
	随访是否足够长 (结果发生后)	1. 是 2. 否
	随访是否充分	1. 完整 2. 少量研究对象失访(描述详细) 3. 有失访,但未描述 4. 未描述随访情况

2. CASP 队列研究质量评价清单 CASP 队列研究质量评价清单包括 3 部分 12 个问题,其中第 1、2 个问题为筛查性问题,应快速评判,若结果为"是"则完成后续质量条目评估,"否"则停止质量评价,第 3~12 个问题为详细性问题。问题之间可能存在某种程度的重叠,大多数质量条目评判为"是""否"或"不确定",每个问题均有提示,用于提醒使用者该问题为什么重要,同时应在每个问题对应空白处简要记录评判结果的理由。

3. JBI 队列研究质量评价清单 JBI 通过其开发的定量 meta 分析评估与综述工具实施队列研究、时间序列和描述性研究的 meta 分析,《JBI 综述作者手册》推荐的队列研究质量评估方法共包括 9 个质量条目,每一个条目回答为"是""否""不清楚"或"未应用",并对该条目做出评论。

（四）病例对照研究方法学质量评价工具

病例对照研究是比较患某病者与未患某病的对照者暴露于某可能危险因素的百分比差异,从而分析这些因素是否与该病存在联系,是一种回顾性的、由结果探索病因的研究方法。病例对照研究常见偏倚包括选择偏倚、信息偏倚、错误分类偏倚及混杂偏倚。

1. Downs-Black 病例对照研究质量评估清单 Downs-Black 评估研究质量清单又称质量指数（quality index）,可用于评价原始研究证据与二次研究证据。

2. NOS 病例对照研究质量评价表 NOS 病例对照研究质量评价表共包括 3 个类别 8 个条目（表9-2）。在对"选择"与"暴露"这两个类别的评价过程中,某项研究的一个质量条目最多给一个"*"号,对于"可比性"类别,最多给两个"*"号。

表 9-2 病例对照研究 NOS 质量评价表

类别	条目	评价标准
研究人群选择	病例选择是否恰当	1. 恰当,有独立的确定方法 2. 恰当,基于记录或自我报告 3. 未描述
	病例的代表性	1. 代表性良好 2. 存在选择偏倚或未描述
	对照的选择	1. 与病例同一人群的内部对照 2. 与病例同一人群的住院人员为对照 3. 未描述
	对照的确定	1. 无相关疾病（研究目标）史 2. 未描述
组间可比性	研究过程考虑病例和对照的可比性	1. 控制了最重要的混杂因素 2. 研究控制了其他的混杂因素（非最重要）
暴露因素的测量	暴露因素的确定	1. 固定的档案记录 2. 结构式访谈（盲法） 3. 访谈（未采用盲法） 4. 未描述
	是否采用相同的方法确定暴露因素	1. 是 2. 否
	无应答率	1. 无应答率相同 2. 描述了无应答者的情况 3. 无应答率不同但未描述

3. 苏格兰校际指南网络病例对照研究方法学清单 苏格兰校际指南网络病例对照研究质量评估清单共包括 3 部分 16 个质量条目。该质量清单用以回答"导致这些事件的原因是什么？"这类问题,就某项结局来说,对来源相同人群中具有和不具有该结局的两组研究对象进行对比。这类研究开始于事件结

局发生之后,用于评估某单个事件的多重原因。

（五）横断面研究方法学质量评价工具

横断面研究是在某一特定时间对某一特定范围内人群,以个体为单位收集和描述人群特征以及疾病或健康状况,JBI 质量评价清单可用于该类研究方法学的质量评价(表 9-3)。

表 9-3　横断面研究 JBI 质量评价清单

序号	条目	评价标准
1	研究目的是否明确,立题依据是否充分	0 分:不符合要求
2	研究人群的选择是否客观合理(如是否随机抽样)	1 分:提及但未详细描述
3	样本的纳入及排除标准是否明确并描述清晰	2 分:详细、全面、准确描述
4	样本特征是否清晰地被描述	
5	资料收集的工具信效度如何(调查结果的可重复性如何)	
6	核实资料真实性的措施是什么	
7	是否考虑到伦理问题	
8	所选择的统计方法是否准确	
9	对研究结果的描述是否精准(结果是否忠实于数据而不是推论)	
10	研究价值是否被阐述清晰	

（六）个案报道与病例系列方法学质量评价工具

个案报道是对特殊、罕见、少见或疑难重症的病情、诊断或治疗方法书面报告的论文。个案报道有从未被人认识的临床表现或发病过程,有特殊的鉴别诊断,或有不同于过去的治疗经验,处理不当易造成误诊、误治,因此个案报道价值不能忽视。然而如何对这一类研究的质量进行评估,目前并没有非常明确的标准。

1. JBI 叙述性 / 病例系列研究质量评价清单　即使是叙述性 / 病例系列研究,专家个人观点均可提供最佳证据。《JBI 综述作者手册》推荐的叙述性 / 病例系列研究质量评估方法共包括 9 个质量条目,针对每项问题评判为"是""否""不清楚"或"未应用",同时做出该条目的评论。

2. 英国国家卫生和临床优化研究所病例系列研究质量评分　英国国家卫生和临床优化研究所(NICE)确保为患者提供高标准的临床治疗服务,同时向政府和公众提供具有临床效果和成本效果的卫生服务信息,其评分系统被用于病例系列研究质量评价。

（七）卫生经济学研究方法学质量评价工具

卫生经济学是经济学的一门分支学科,是卫生服务领域中的经济学。卫生经济学研究的内容是揭示经济活动与经济关系的规律,达到最优地筹集、开发、配置和利用卫生资源,提高卫生服务的社会效益和经济效益的目的。严格评价卫生经济学研究的目的在于评估这类研究是否以透明的方式阐述其方法、假说、模型及可能的偏倚。

1. Drummond 卫生经济学研究质量清单系列　1995 年,M. F. Drummond 与 T. O. Jefferson 制订了一份质量清单给作者、编辑及读者参考,该质量清单得到了 Cochrane 协作网、AHRQ 及 NCCMT 推荐。

2. Silvia Evers 卫生经济学研究质量量表　2005 年,Silvia Evers 等召集 23 名国际专家组成工作组,采用 Delphi 共识法,基于有效性研究相关质量条目,制订了评估系统综述中经济学研究方法学质量的清单。

3. 其他卫生经济学研究质量评估工具　2001 年发布的基于 Drummond 卫生经济学研究质量清单,涵盖研究选择、综述有效性、结论真实性及外推性 4 个质量域。JBI 成本、技术及效用评估与综述工具共包括 11 个质量条目及最终决定条目。Delfini 数据库卫生经济学研究质量评估工具共包括 20 个质量条目(包括经济模型研究及证据总质量评估要素)。

（八）动物实验方法学质量评价工具

在开展临床试验之前,通常在动物模型中测试新药的安全性和有效性,因此动物研究被视为临床前研究,具有重要意义。将动物研究结果转化至临床存在 5 个挑战:动物品系与人类种属之间的生物学差异;动物实验方法学质量较低;动物实验与人体试验存在差别;动物实验的方法、材料报告不充分以及发表偏倚问题。因此,动物研究的方法学质量需要评估。

1. 转化、伦理与医学研究协作组体内功效研究质量清单　为了分享研究临床转化目标与方法的共同原则,成立了转化、伦理与医学研究协作组,该协作组总结了 26 个临床前研究指南、55 个推荐意见,他们从中提取共有质量标准,制订了体内功效研究质量清单,共包括 3 个部分 28 个质量条目。值得注意的是,该质量清单尚未得到效度验证,有待进一步研究证实。

2. 动物实验研究数据 meta 分析与综述协作方法协作组质量清单　动物实验研究数据 meta 分析与综述协作方法旨在提供支持框架,用以帮助动物实验研究综述者实施相关研究、提供证据以促进转化医学发展,其工作包括鉴定动物研究中潜在偏倚来源、制订动物研究设计与报告质量推荐意见等。

3. 卒中模型动物有效性研究质量评估清单　CAMARADES（collaborative approach to meta analysis and review of animal data from experimental stroke）清单是目前缺血性卒中动物实验中最常用的质量评价清单,评价内容包括 10 条(表 9-4)。

表 9-4　CAMARADES 清单

序号	条目
1	样本量计算
2	随机序列的产生
3*	盲法缺血诱导
4	结果的盲法评估
5	适当的动物模型
6*	应用无明显内在神经保护活性的麻醉药
7*	有温度控制的说明
8	遵守动物保护法
9	论文经同行评审后发表
10	声明潜在利益冲突

*表示此条目在其他动物实验质量评价中可根据需要进行相应的调整。

4. 动物实验研究质量管理规范质量清单　2009 年,M. R. Macleod 等基于前期研究结果,再次对卒中动物研究质量评估方法进行总结,以降低动物实验设计、实施及报告偏倚,形成动物实验研究质量管理规范,共包括 8 个质量条目。

（九）定性研究方法学质量评价工具

定性研究质量评估大体可分为两大类,一类为依据质量标准的清单或量表等相对客观的工具进行评估;另一类为依据较为主观的方法(如专家评判)进行评估。

1. 英国教育研究院政策及实践信息证据与协调中心定性研究质量清单　共包括 3 个部分 12 个质量条目,针对每个条目评为"是"或"否"。

2. 英国国家社会科学研究中心质量框架　2003 年,Liz Spencer 等制订了定性研究质量评估框架,共包括 18 个质量条目。

3. 严格评价技能项目国际网络定性研究质量评价清单　共包括 3 个部分 10 个问题,其中第 1、2 个问题为筛查性问题,应快速评判,若结果为"是"则完成后续质量条目评估,"否"则停止质量评价。

二、报告质量评价工具

（一）随机对照研究报告质量评价工具

为了提高随机对照试验的报告质量，20 世纪 90 年代初，由医学期刊编辑、临床试验研究人员、流行病学家和方法学家组成的两个独立的工作组各自发表了如何报告临床试验的建议。

临床试验报告的统一标准（consolidated standards of reporting trials，CONSORT）声明由一份报告 RCT 的清单和流程组成，提供了如何报告临床试验的建议。它为作者撰写临床试验提供必须报告的项目清单，以提高临床试验报告的质量，其条目重点关注临床试验的内部真实性和外部有效性。目前拥有针对 CONSORT 的不同扩展版：非药物干预临床试验的报告规范、中医药临床随机对照试验报告规范和灸法干预性临床试验报告标准等。

（二）非随机试验性研究报告质量评价工具

美国疾病预防控制中心 HIV/AIDS 综合防治研究小组于 2003 年提出非随机对照设计透明报告规范（transparent reporting of evaluations with nonrandomized designs，TREND）。虽然在各大杂志的投稿说明中未对 TREND 声明做硬性要求，但是仍建议参考 TREND 声明进行文章的撰写，以保证研究报告的质量和规范性。TREND 声明共包含 22 个条目，旨在规范非随机对照试验研究的报告内容，提高其报告质量，帮助读者了解研究的设计和结果。

（三）队列研究报告质量评价工具

加强流行病学中观察性研究报告质量（strengthening the reporting of observational studies in epidemiology，STROBE）声明可以规范观察性报告研究，包括队列研究、病例对照研究和横断面研究，所涉及的条目分为题目和摘要、前言、方法、结果和讨论 5 个部分，共计 23 个条目。其中题目和摘要 1 个条目；前言部分包括背景原理和目标 2 个条目；方法部分包括研究设计、研究现场、研究对象、研究变量、测量、偏倚、样本大小、统计方法、计量变量和资助情况 10 个条目；结果部分包括研究对象、描述性资料、结局资料、主要结果和其他分析 5 个条目；讨论部分包括重要结果、局限性、可推广性和解释 4 个条目。

（四）病例对照研究报告质量评价工具

建议采用 STROBE 声明中病例对照研究报告规范报告病例对照研究。

（五）横断面研究报告质量评价工具

建议采用 STROBE 声明中横断面研究报告规范报告横断面研究。

（六）诊断准确性研究报告质量评价工具

为了提高诊断性试验研究报告的质量，需要对诊断准确性研究报告质量进行评价。英国 Penny Whiting 等遵照 Delphi 法制订评价和验证的诊断性研究质量评价工具（quality assessment of diagnostic accuracy studies，QUADAS），见表 9-5。

表 9-5　QUADAS 量表

序号	条目	是	否	不确定
1	疾病谱是否包含了所有病例（包括易混淆的病例）	患者病例能代表临床实践中接受该检查的全部患者群	研究人群不符合评价方案中事先界定的可接受标准	无法确定
2	研究对象的选择标准是否明确	如何选择受试者的所有相关信息均已提供	没有明确报告	无法确定
3	金标准的选择是否正确（即能否准确区分患者与非患者）	能够准确区分	不能够准确区分	依据不足
4	同步性如何，即金标准和待评价试验间隔时间是否针对疾病同一病程	间隔时间处于同一病程	间隔时间处于不同病程	信息不足

续表

序号	条目	是	否	不确定
5	参照偏倚,如是否所有样本均接受了金标准试验	是	部分	未报告相关信息
6	是否存在多重参照偏倚,如存在不同的金标准试验	所有参照均为同一金标准	存在部分患者选用不同的金标准	未报告相关信息
7	金标准试验是否独立于待评价试验	待评价试验不是金标准的组成部分	待评价试验是金标准的组成部分	未报告相关信息
8	待评价试验的操作是否描述足够清楚且可进行重复	研究报告保证了待评价试验的重复性	未有重复性验证操作	未报告相关信息
9	金标准试验的操作是否描述足够清楚且可重复	研究保证了金标准的重复性	未有重复性验证操作	未报告相关信息
10	待评价试验结果判读是否是在不知晓金标准试验结果的情况下进行的	研究明确指出待评价试验结果的判读是在不知道金标准试验结果下进行的	未采用盲法	未报告相关信息
11	金标准试验结果判读是否是在不知晓待评价试验结果的情况下进行的	研究明确指出金标准试验结果的判读是在不知道待评价试验结果下进行的	未采用盲法	未报告相关信息
12	临床适用性如何	完全符合	不完全符合	未报告相关信息
13	是否报告了难以解释/中间试验结果	从研究报告中可清楚地判断所有试验结果均已报告	部分研究结果没有被报告	无法确定是否所有的试验结果均已报告
14	对退出研究的病例是否进行解释	进入研究的所有患者的情况均已报告	研究报告没有对未完成研究的受试者做出说明	无法确定

（七）卫生经济学研究报告质量评价工具

卫生经济学评价报告标准共识(consolidated health economic evaluation reporting standards,CHEERS)共包括6个部分,涵盖了标题和摘要、前言、方法、结果、讨论和其他,共计24条,适合原始研究和经济模型的报告。

（八）动物实验报告质量评价工具

国际实验动物3Rs中心对其所资助的动物实验的报告进行回顾性分析后发现,许多被资助的动物实验都缺乏对实验设计、实施和分析等一些重要信息的报告。因此,需要建立和实施规范的动物实验报告质量评价工具。

1. ARRIVE 指南　ARRIVE(animals in research:reporting in vivo experiments,ARRIVE)指南由国际实验动物3Rs中心资助研发。该指南不仅旨在提高动物实验的报告质量,更是作为动物实验在设计、实施阶段的参考依据,以此提高其方法学质量。ARRIVE指南包括题目、摘要、引言、结果和讨论等6部分,共20个条目,评估内容包括动物的数量和特点、饲养场所、采用的实验方法、统计方法和分析方法等。

2. GSPC 清单　GSPC(gold standard publication checklist)清单是国际实验动物3Rs中心在ARRIVE指南的基础上,联合荷兰Radboud大学和Nijmegen医学中心共同研制。GSPC清单包括引言、方法、结果和讨论4部分。ARRIVE指南和GSPC清单在评价条目上有较大的差别,但其核心评估内容大同小异,均包括动物实验的报告要点。虽然两者目前均非官方强制性的研究报告标准,但大多数学者都将其作为撰写和发表动物实验的有效参考清单和写作指南,以确保动物实验所提供的信息被充分地评估和利用,促进基础研究评审过程的完整性和透明化。

（九）定性研究

COREQ（consolidated criteria for reporting qualitative research）报告清单是在综合参考之前已发表的定性研究报告规范基础上制订的，包括研究团队和过程反映、研究设计及资料分析与报告 3 部分。

第二节　二次研究证据质量评价工具

二次研究证据即回顾分析已发表文献中的信息或数据所得的证据，此类证据较原始研究证据数量少，更新速度也较慢。常见的二次研究证据包括叙述性综述、系统评价 /meta 分析、系统评价再评价、临床实践指南、卫生技术评估等。

一、方法学质量评价工具

（一）系统综述方法学质量评价工具

循证医学常常将综述类研究分为两类：传统的叙述性文献综述与采用严格的系统评价方法获得的系统评价，后者可分为定性证据合成与定量系统评价。

1. **AMSTAR 方法学质量工具**　AMSTAR（a measurement tool for the assessment of multiple systematic reviews）量表是用于评价 SR/MA 文献方法学质量的一种公认的量表，包括 11 个条目，目前已被一些组织机构推荐为评价方法学质量的首选工具。

2. **Cochrane 公共卫生组健康促进与公共卫生干预系统综述指南推荐质量工具**　一是 CASP 系统综述质量评价清单，共包括 3 部分 10 个问题，其中第 1、2 个问题为筛查性问题，应快速评判，若结果为"是"则完成后续质量条目评估，"否"则停止质量评价。二是 McMaster 大学综述研究质量评分，共 10 个质量条目，可用于评估定量综述和定性综述。

3. **苏格兰校际指南网络系统综述方法学质量评估清单**　共包括 3 个部分（初筛评估、内容真实性、总体质量）14 个质量条目，该工具以 AMSTAR 为基础改良而来。

（二）卫生技术评估方法学质量评价工具

1993 年，国际卫生技术评估机构网（International Network of Agencies for Health Technology Assessment，INAHTA）成立，其主要功能是制作卫生技术评估，促进卫生技术评估机构之间的合作交流，促进信息的共享与比较，以及避免不必要的重复性研究。目前，我国共有 4 家相关的卫生技术评估机构，分别是医学技术评估中心、生物工程技术评估中心、医学伦理学研究中心和中国循证医学中心。在世界卫生组织的资助下，世界卫生组织技术评估与管理合作中心牵头，中国循证医学中心等国内多家卫生技术评估机构参与成立了中国卫生技术评估协作网络。该协作网络旨在促进国内各卫生技术评估机构之间的交流合作、信息共享，并为临床医生、卫生决策人员、相关科研人员提供信息共享。卫生技术评估所提供的科学依据已成为卫生决策者和临床决策者进行循证决策的工具之一。

（三）临床实践指南方法学质量评价工具

临床实践指南（clinical practical guideline，CPG）为针对特定临床情况，系统性制订可以帮助医生和患者做出恰当选择的指导意见。实践指南针对具体临床问题，分析评价已有研究证据，提出具体推荐意见指导临床实践，从这个意义上讲，临床实践指南是连接证据与实践的桥梁。AGREE（appraisal of guidelines research and evaluation in Europe）工具由 AGREE 协作组开发，包括 23 个条目，涵盖 6 个质量评估领域。AGREE 协作组定义指南质量为"充分考虑指南制订的潜在偏倚，具有内部真实性、外部真实性及实施可行性的信息"。自 AGREE Ⅰ版发布以来，已被翻译成多种语言并被多种出版物引用，并得到卫生健康组织的支持和认同。为进一步提高 AGREE 的科学性与可行性，2009 年发布 AGREE Ⅱ，包括 6 个领域（范围和目的、参与人员、严谨性、清晰性、应用性、独立性）23 个主要条目，以及 2 个总体评估条目，每个领域针对指南质量评价的一个特定问题。AGREE Ⅱ可为下列问题提供框架：评估指南的质量；为新指南的开发提供方法学策略；明确什么信息应当在指南中加以报告及如何报告。

二、报告质量评价工具

（一）系统评价/meta分析报告质量评价工具

1. 系统评价/meta分析优先报告条目（PRISMA声明）　1996年,由30位临床流行病学专家、临床专家、统计学专家和医学编辑成立了meta分析的报告规范（quality of reporting of meta-analyses,QUOROM）制订委员会,从证据的检索、原始研究特征的描述、定量数据的合并、可靠性、内在真实性相关的问题等6个方面来规范meta分析的报告标准。最终发表了QUOROM标准。

2. 系统评价/meta分析摘要的优先报告条目（PRISMA-Abstracts）　系统评价meta分析的摘要应该能让读者识别其是系统评价或meta分析,且能对干预的有效性和适用性做出快速判断。Beller等于2013年发表了针对系统评价/meta分析摘要的PRISMA扩展版,旨在规范摘要的报告。该报告清单建议采用结构式摘要进行报告,主要包括题目、背景（目的）、方法（纳入标准、信息来源及风险偏倚）、结果（纳入的研究、结果合并、疗效评价）、讨论（证据的优势和局限性、结果解释）、其他（基金和注册）6个方面。

3. 系统评价/meta分析研究方案的优先报告条目（PRISMA-Protocol）　为了规范系统评价/meta分析研究方案的报告,Moher等于2015年发表了PRISMA-Protocol。PRISMA-Protocol的报告条目共26条,涉及管理信息、介绍以及方法3个方面的内容。具体为题目（识别、更新）、注册、作者（联系方式、贡献）、修正、资助（来源、资助者以及两者的角色）、介绍（理论基础、目的）、方法（纳入标准、信息来源、检索策略、研究记录、数据条目、结局和优先次序、单个研究偏倚风险、数据合成）。为帮助读者更好地了解清单条目,Shamseer等同时发表了PRISMA-Protocol的解释说明性文件。

4. 公平性系统评价/meta分析的优先报告条目（PRISMA-Equity）　对于公平性系统评价/meta分析的报告同样需要指南来进行规范,以Welch Vivian为代表的小组在PRISMA声明的基础上编制了PRISMA-Equity。与PRISMA声明相比,PRISMA-Equity补充了20条与公平性问题有关的条目,涉及清单的各个方面。

5. 单病例数据系统评价/meta分析的优先报告条目（PRISMA-IPD）　对于IPD系统评价/meta分析的报告,标准的PRISMA声明并没有涵盖到其重要的方面,如IPD的获取、核查、合成以及如何处理没有提供IPD的研究。为解决这些问题,PRISMA-IPD于2015年被发表在JAMA杂志上。与PRISMA声明相比,PRISMA-IPD修订了23条与IPD有关的条目,并且增加了4个新的条目。

6. 网状meta分析的优先报告条目（PRISMA-NMA）　2015年,Hutton等发表了针对NMA的PRISMA扩展声明,用于指导NMA的撰写和报告。PRISMA-NMA在PRISMA声明的基础上修订了11条与NMA有关的条目,并增加了5个新的条目。

7. MOOSE（meta-analysis of observational studies in epidemiology）清单　2000年,MOOSE声明发布,包括研究背景、文献检索策略、研究方法、研究结果、讨论和研究结论6个部分的35个条目,主要用于观察性研究系统评价/meta分析报告的评价。目前,MOOSE声明已被国际医学期刊编辑委员会和EQUATE网络组认可并推荐,同时被许多医学期刊接受并在其稿约中推荐使用。

8. ENTREQ指南　ENTREQ（Enhancing transparency in reporting the synthesis of qualitative research）指南于2012年正式发布,ENTREQ指南主要针对定性卫生研究的合成,可作为其他类型定性研究合成报告的基础规范,尤其是对干预措施进行评价的定性研究。同时,ENTREQ指南还适用于已发表的定性研究合成的严格评价。ENTREQ指南为研究人员和评价者提供标准,以提高定性研究合成的报告质量。

9. 动物实验系统评价/meta分析的报告　标准动物实验是连接基础研究和临床试验的桥梁,动物和人体的生物相似性是开展动物实验的理论基础。在临床,新的干预措施需要不断地被引进,论证干预措施的有效性并将其引入临床试验阶段,都是以动物实验结果为基础的。因此,开展动物实验的系统评价/meta分析被认为是探索动物实验对临床研究指导价值的有效途径。基于此,2007年由荷兰Vrije Universitet大学医学研究中心和加拿大渥太华大学的临床流行病学专家联合开发出AMASTA量表,如表9-6所示。

表 9-6 AMASTA 量表

序号	条目	是	否	不清楚
1	是否提供了前期方案			
2	纳入研究的选择和资料提取是否具有可重复性			
3	是否进行了全面的文献检索			
4	发表状态是否已考虑在纳入标准中,如灰色文献			
5	是否提供了纳入和排除的研究清单			
6	是否描述纳入研究的基本特征			
7	是否评价和报道了纳入研究的科学性			
8	是否恰当地运用纳入研究的科学性推导结论			
9	合成纳入研究结果的方法是否恰当			
10	是否评估了发表偏倚的可能性			
11	是否报告了利益冲突			

（二）卫生技术评估报告质量评价工具

HTA 的报告清单是由国际卫生技术评估机构协作网制订的,该清单不但可以评价 HTA 报告的质量,还可以作为撰写 HTA 的依据。内容包括：基本信息部分、实施 HTA 的原因、如何实施 HTA、影响评估的结果和结论。

（三）临床实践指南报告质量评价工具

为了规范临床实践指南报告方式,提高其质量,由来自美国、英国和加拿大等国家的 23 名不同领域的指南专家召开了指南标准会议（conference on guideline standardization,COGS）,旨在制订标准的指南报告规范和标准,以提高指南的质量和促进其实践转化。COGS 的指南报告规范包含 18 项条目。2013 年,由来自中国、美国、加拿大、英国、德国等 11 个国家以及来自世界卫生组织、EQUATOR、GIN、COCHRANE、GRADE、AGREE 7 个国际组织的 20 余名专家,共同成立了国际实践指南报告标准（reporting items for practice guidelines in healthcare,RIGHT）工作组。该工作组历时 3 年,完成了包含 7 大领域、22 个条目的报告清单,是当前全球唯一一个适用于指导卫生政策与体系、公共卫生和临床医学指南的报告标准。

复习题

1. 证据质量评估工具通常分为几类? 其分类的依据是什么?
2. 原始研究证据中方法学质量评价工具是如何划分的?
3. 二次研究证据质量评价工具中报告质量评价工具有哪些? 列举 1~2 种。

（李吉达 高玉敏）

第十章 循证医学中常用统计和流行病学方法

在循证医学实践中,需要应用最佳证据。对于所收集的"证据",都要应用系列统计学和流行病学方法与标准进行科学的分析、评价。

临床研究所获得的资料、数据及其所得出的分析结论,都需要判定真假及确定精确度的允许范围。而用于指导临床实践的"证据",应是真实、可靠、重要且又具有实用价值的最佳证据。为此,进行循证医学实践时,除了应具有临床专业知识、经验和技能之外,还应具备分析和评价临床研究证据必需的医学统计学知识和方法。

本章将从循证医学实践的角度,对所涉及的统计学和流行病学知识与方法做简要阐述,以利于对证据质量的分析与评价。

第一节 循证医学中常用的统计指标

临床研究和实践所用证据的数据类型表达形式多样,从不同的角度描述了各种临床现象的特征和本质。循证医学中常用的统计指标按照临床证据的数据资料基本特征,可大致归类如下。

一、分类资料的统计指标

分类变量(categorical variable)是以个体为基本观察单位,按照研究对象的某种属性分为两类或者多个类别。若只有两个互不相容的分类,则称为二分类变量资料,如性别分为男性与女性、疗效分为有效和无效、并发症分为有或无等;若分类超过两个,称为多分类变量资料。

按照类别间是否存在等级上的差别,又可细分为有序多分类资料(等级变量资料)以及无序多分类变量资料。等级变量资料比较特殊,既可以在临床研究中预先设置,也可以结合临床实际由数值变量资料转化而来。例如:按照收缩压与舒张压水平可将高血压分为一级、二级、三级。可以看出,将数值变量资料转化为等级资料,对临床病情诊断、治疗及预后的分析评价等有着重要的实用价值。然而,对这种转换一定要慎重。这是因为当数值变量转化为等级变量资料时,会不同程度地失去量化的统计信息,对真实性有所影响。而诸如种族、ABO 血型等指标,分类间无等级之分,属于无序多分类变量资料。由此可见,这类数据资料定性描述了研究对象的某种属性,本身并不是精确定量的,只是按照所隶属的类别进行计数,所以,这种资料又被称为计数资料。

分类变量资料在临床研究的数据资料中占了相当大的比例,可以采用率和比的形式。例如,在治疗性研究中,描述试验组和对照组中事件发生率的大小,可用有效率、治愈率、病死率、复发率等。在此基础上,又可进一步衍生出相对危险度(率比)、绝对危险度(率差)、比值比(OR)等二级指标。

(一)率

率(rate)又称频率指标,是指在一定时间内发生某现象的观察单位数与可能发生该现象的总观察单位数之比。它说明某现象发生的频率或强度。

$$率 = \left(\frac{发生某现象的观察单位数}{可能发生该现象的观察单位总数}\right) \times K$$

K为比例基数,可以是百分率(%)、千分率(‰)、万分率(1/万)或十万分率(1/10万)等,根据习惯用法,一般取1~2位整数。

(二)构成比

1. **定义**　构成比(proportion)又称构成指标,是指某一事物内部某一组成部分的观察单位数与该事物观察单位总数之比,即比例。说明某一事物内部各组成部分所占的比重,也叫百分比。

$$构成比 = \left(\frac{事物内部某组成部分的观察单位数}{该事物各组成部分的观察单位总数}\right) \times 100\%$$

2. **特点**　各组成部分的构成比之和为100%。某一部分所占比重的增(减),其他部分会相应地减(增),此消彼长。

率与构成比的区别见表10-1。

表10-1　率与构成比的区别

区别点	率	构成比
概念	发生的频率或强度	各组成部分所占的比重
资料获得	较难	容易
分母	观察单位总数	各部分之和
特点	合计不一定为100%,互相独立	合计为100%,相互影响

(三)相对比

1. **定义**　相对比(relative ratio)简称比,是指两个有关的指标之比,说明甲是乙的若干倍或百分之几,通常用倍数或分数表示。

$$相对比 = \left(\frac{甲指标}{乙指标}\right)(或 \times 100\%)$$

2. **特点**

(1)甲、乙两个指标可以是相对数,也可以是绝对数,性质可相同也可不同。

(2)根据分子、分母的关系,相对数可分为以下两种。

关系指标:指两个有关系的非同类事物的比,如医护人员数与病床数之比。

对比指标:指同类事物的两个指标之比,如甲乙两地恶性肿瘤发病率之比。

(3)相对比的分子和分母不一定有相同的量纲,如体质指数 = 体重 /身高^2(kg/m^2)。

3. **应用相对比的注意事项**

(1)计算相对比的分母不宜过小。

(2)不能以构成比代替率。

(3)正确计算合计率和平均率。

例：若 $P_1 = \dfrac{X_1}{N_1}$　$P_2 = \dfrac{X_2}{N_2}$　$P_3 = \dfrac{X_3}{N_3}$

$$P = \frac{(X_1 + X_2 + X_3)}{(N_1 + N_2 + N_3)}（正确）$$

$$P = \frac{(P_1 + P_2 + P_3)}{3}（错误）$$

（4）比较相对数时，相对数应具有可比性。

（5）比较样本率时应做假设检验。

分类变量资料的常用统计指标见表 10-2。

表 10-2　分类变量资料的常用统计指标

指标	表达方式	意义
率	事件发生例数 / 观察总例数	分析事件发生的强度和频率
构成比	单个事件发生例数 / 多个事件发生例数的总和	总事件数中各个事件所占的比重
相对比	甲事件发生率与乙事件发生率的比值	发生甲事件与乙事件相比的倍数值

二、数值资料的统计指标

数值变量（numerical variable）是临床研究中能被准确测量的各种指标，所测得的数值是可以衡量的，因此又称之为计量资料或连续型变量资料。例如，临床研究中的体温、身高、体重、血压、血细胞计数、血脂、血糖等指标。这类资料的数值大小及其分布都有一定的规律，如有的服从正态分布，有些则呈偏态分布。分布类型不同也决定了统计描述形式的不同。若数据资料本身服从正态或近似正态分布，则选用均数 ± 标准差描述该组数据资料的集中趋势及离散趋势；反之，要么通过变量变换，使其满足正态分布的条件，要么直接采用中位数和四分位数间距描述。如果研究涉及不同组别间有关数值变量的相互比较，则以均数差值为效应量，应用相应的统计分析方法，进一步判断差别是否具有统计学意义及临床意义。

数值变量资料较分类变量资料更能准确描述事物的变化本质，清晰地反映出从量变到质变的界值、不确定的范围及程度，可为疾病早期诊断或防治提供较为准确可靠的信息。

（一）集中趋势的描述

集中趋势（central tendency）反映的是同质群体中数据向其中心值靠拢的倾向和程度。测量集中趋势就是寻找数据水平的代表值或中心值，该值通常称为平均数。平均数指标有算数平均数、几何均数、中位数。不同分布类型（对称或不对称）的数据应使用不同的集中趋势指标。

1. 算数平均数　算数平均数（arithmetic mean）简称均数。总体均数表示为 μ，样本均数表示为 $\overline{X}$。在已知各观察单位具体变量值时，可以采用直接法计算，公式如下：

$$\overline{X} = \frac{X_1 + X_2 + \cdots + X_n}{n} = \frac{\sum X_i}{n}$$

算数平均数特点：

（1）它是一组数据的均衡点所在。

（2）易受极端值的影响。

（3）用于定量数据，不能用于分类数据和等级数据。

（4）适用于服从对称分布的计量资料（正态或近似正态分布）的集中趋势描述。

2. 几何平均数

（1）几何平均数（geometricmean, G）：n 个数值的乘积开 n 次方，即为这 n 个数的几何均数。

（2）应用：适用于原始数据分布不对称，经对数转换后呈对称分布的资料，如抗体滴度。

计算：

$$G = \sqrt[n]{X_1 X_2 \cdots X_n}$$

$$G = \lg^{-1} \left(\frac{\lg X_1 + \lg X_2 + \cdots + \lg X_n}{n} \right) = \lg^{-1} \left(\frac{\sum \lg X}{n} \right)$$

$x > 0$，为正值。从上述公式中可见，几何平均数的对数值相当于原观察值对数转化后所求得的算术平均数。

算术平均数的使用条件是数据满足对称或近似对称分布；如果数据在经对数转换后满足对称分布，就可以求其几何平均数。

（3）几何平均数特点

1）适用于具有等比或近似等比关系的数据，如抗体滴度、人口变化速度、细菌增长率、药物效价等。

2）常用于表示呈正偏态，但是经过对数转换后可以满足对称（正态）分布的数据的平均水平。

3）数据中不可以有 0，不可同时有正负数。

4）在医学之外，它常用于计算事物变化的平均速度。

3. **中位数** 中位数（median, M）是指观察值排序后，处于中间位置上的值。

对于有奇数位数的数据：

$$M = X_{\frac{n+1}{2}}$$

对于有偶数位数的数据：

$$M = \left[X_{(n/2)} + X_{(n/2+1)} \right] / 2$$

数值变量资料的集中趋势指标见表 10-3。

表 10-3 数值变量资料的集中趋势指标

指标	作用	适用条件
均数	描述一组资料的平均水平或集中趋势	正态或近似正态分布
中位数	与均数意义相似	偏态分布、分布未知或两端无界限
几何平均数	与均数意义相似	对数正态分布、等比资料

4. **三种平均数的特点**

（1）算数平均数：通常被认为是评价集中趋势最佳的度量值。如果资料观察值含有少数极端数值或资料呈偏态分布，算数平均数就变得不稳定而失去代表性。

（2）几何平均数：一般只适用于具有等比或近似等比关系的数据。对于这类资料，用几何平均数反映集中趋势比算数平均数或中位数更合适。

（3）中位数：不受其前后其他数值（特别是极端值）的影响。但如果数据明显不同且极差很大，这时中位数就不适宜作为集中趋势的度量值。

（二）离散趋势的描述

离散趋势（disperse tendency）反映的是各变量值远离其中心值的程度，体现了同质群体内部个体间的变异大小。用以描述一组数值变量资料观察值之间参差不齐的程度，即离散程度或变异度的指标，称为离散指标或变异指标。不同离散指标的作用和适用条件不同，见表 10-4。

表 10-4 数值变量资料的离散趋势指标

指标	作用	适用条件
极差	描述一组资料最大值和最小值的离散程度	任何分布资料
四分位数间距	描述一组资料中间一半数据的离散程度	有极端值和不确切数据的资料
标准差	描述一组资料所有观察值与均数的平均离散程度	正态及近似正态分布
变异系数	描述资料变异大小相对于其均数的百分比，反映相对离散程度	量纲不同和（或）平均数相差大的两个或多个资料变异程度的比较

1. **极差**　极差（range，R）反映一组数据的变化范围。极差适用于任何分布资料。

$$R = X_{max} - X_{min}$$

（1）优点：简便。

（2）缺点：只利用了两个极端值；易受极端值影响；未考虑数据的分布。

2. **四分位数间距**　四分位数间距（quartile range，Q）是位于中间一半数据的极差。

$$Q = P_{75} - P_{25}$$

P_{75}、P_{25} 分别为第 75 和第 25 百分位数。P_{25}、P_{50}（中位数）、P_{75} 将数据进行了四等分，每一等分各占四分之一，因此这三个百分位数又称四分位数（quartile），可分别记为 Q_1、Q_2、Q_3，Q_1 和 Q_3 又分别称为上四分位数（upperquartile，Q_L）、下四分位数（lowerquartile，Q_U）。

四分位数间距反映数据的变异程度比极差稳定。四分位数间距适用于任何分布资料。

3. **方差和标准差**　方差（variance）是描述所有观测值与均数的平均偏离程度。标准差（standard deviation）是方差的平方根。

方差、标准差适用于对称分布的资料，尤其是正态分布资料。

$$总体方差\ \delta^2 = \frac{(X-\mu)^2}{N}$$

$$样本方差\ S^2 = \frac{\sum(X-\overline{X})^2}{n-1}$$

方差只能取正值；方差越大，意味着个体间变异越大；反之亦然。

$$总体标准差\ \delta = \sqrt{\frac{(X-\mu)^2}{N}}$$

$$样本标准差\ S = \sqrt{\frac{\sum(X-\overline{X})^2}{n-1}}$$

标准差只能取正值；标准差越大，意味着个体间变异越大；反之亦然。

因标准差的单位与原始观察值的单位一致，因此实际应用中更多使用标准差而非方差反映数据的离散程度。

4. **变异系数**　当需要比较两组数据离散程度大小的时候，如果两组数据的测量尺度相差太大，或者数据量纲不同，直接使用标准差来进行比较是不合适的，此时就应当消除测量尺度和量纲的影响，而变异系数可以做到这一点。变异系数（coefficient of variation，CV）是原始数据标准差与原始数据平均数的比。CV 没有量纲，这样就可以进行客观比较了。事实上，可以认为变异系数和极差、标准差、方差一样，都是反映数据离散程度的绝对值。其数据大小不仅受变量值离散程度的影响，而且受变量值平均水平的影响。

第二节　meta 分析中常用效应指标

可用于 meta 分析的数据主要包括以下 5 类：①二分类变量资料，按照某种属性分为互不相容的两类，如描述临床结局时，选用存活、死亡、复发或不复发等。②数值变量 / 连续型变量资料，如血压值、尿糖值、CD4 计数、CD8 计数等，这类资料往往有度量衡单位，且能够精确测量。③等级资料 / 有序多分类变量资料，按照某种属性分为多类，类与类之间有程度或等级上差异，如疗效判定用痊愈、显效、有效、无效等表示。以上三类数据类型比较常见。④计数资料，即以个体为基本观察单位，按照研究对象的某种属性分为两类或者多个类别。⑤生存资料，同时观察两类数据，即是否发生不良事件以及发生不良事件的时间。数据类型不同决定了效应量的表达方式有所不同。效应量（effect size）常被定义为临床上有意义的值或改变量。当结局观察指标为二分类变量资料时，常用的效应量有相对危险度（relative risk，RR）、比值比（odds ratio，OR）、绝对危险度（absolute risk，AR）或需治数（number needed to treat，NTT）等；当结局观察指标为定量变量资料或连续型变量资料时,效应量采用均数差值(mean difference,MD)或标准化均数差值(standardized mean difference,SMD)等。对于等级资料或计数资料,可根据实际情况转化为二分类变量资料或当作连续型变量资料进行处理,选用相应的效应量。对于生存资料,效应量可用风险比(hazard ratio,HR)。

在此基础上,按照统一的表格形式,将纳入研究的重要信息进行汇总,如样本量、分析方法、主要结果变量、设计方案、发表年份、具体实施时间及地点、质量控制措施等。

一、分类资料的效应指标

利用公式分别计算不同形式的效应量(OR、RR、ARR)及其95%可信区间。以常见四格表为例(表10-5)。

表10-5　常见四格表

组别	发生事件人数	未发生事件人数	合计
治疗组	a	b	n_{r1}
对照组	c	d	n_{r2}
合计	n_{c1}	n_{c2}	n

(一)比值比及其95%可信区间

比值比(odds ratio,OR)又称优势比,是测量疾病与暴露联系强度的一个重要指标,是某组内某事件的比值与另一组内该事件的比值之比。OR = 1,表示比较组间没有差异。OR>1,表示暴露因素是患病的危险因素。OR<1,表示暴露因素是患病的保护因素。

$$OR = \frac{ad}{bc}$$

$$Var(\ln OR) = \frac{1}{a} + \frac{1}{b} + \frac{1}{c} + \frac{1}{d}$$

利用 OR 对数值服从正态分布的特点,可采用 Woolf 法计算 OR 的95%可信区间:

$$exp\left[\ln OR \pm 1.96 \sqrt{Var(\ln OR)}\right]$$

也可以采用 Miettinen 法估计 OR 的95%可信区间:

$$OR^{(1 \pm 1.96/\sqrt{\chi^2})}$$

式中一般用不校正的 χ^2 值。

(二)相对危险度及其95%可信区间

相对危险度(relative risk,RR)是暴露组的危险度与对照组的危险度之比。RR 是反映暴露与事件关联强度最有用的指标。RR=1 时,可以认为暴露因素与疾病无关联;RR<1 时,可以认为暴露因素是疾病的保护因素;RR>1 时,可以认为暴露因素是疾病的危险因素。

$$RR = \frac{a/n_{r1}}{c/n_{r2}}$$

$$Var(\ln RR) = \frac{b}{an_{r1}} + \frac{d}{cn_{r2}}$$

同样利用 RR 对数值服从正态分布的特点,计算 RR 的95%可信区间:

$$exp\left[\ln RR \pm 1.96 \sqrt{Var(\ln RR)}\right]$$

也可采用 Miettinen 法估计 RR 的95%可信区间:

$$RR^{(1 \pm 1.96/\sqrt{\chi^2})}$$

式中一般用不校正的 χ^2 值。

（三）绝对危险降低率及其 95% 可信区间

绝对危险降低率（absolute risk reduction, ARR）是指试验组和对照组结局事件发生概率的绝对差值。ARR 反映了试验组中由干预因素所致的发病水平。ARR = 0，表示比较组间没有差异。ARR > 0，表示暴露因素是患病的危险因素。ARR < 0，表示暴露因素是患病的保护因素。

$$ARR = \frac{a}{n_{r1}} - \frac{c}{n_{r2}}$$

$$Var(ARR) = \frac{ab}{n_{r1}^3} + \frac{cd}{n_{r2}^3}$$

ARR 的 95% 可信区间：

$$ARR \pm 1.96 \sqrt{Var(ARR)}$$

二、数值资料的效应指标

数值变量资料（连续型变量资料）的效应量及其 95% 可信区间：根据比较的各组样本含量均数、标准差，计算效应量，效应量为试验组与对照组的均数之差；在临床试验中，有两种形式：①终点观察指标的均数之差；②干预前后变化值均数间的差值。以数值变量资料基本格式为例（表 10-6）。

表 10-6　数值变量资料基本格式

组别	列数	治疗前	治疗后	前后差值
治疗组	n_t	$\bar{x}_{(b)t} \pm S_{(b)t}$	$\bar{x}_{(a)t} \pm S_{(a)t}$	$\bar{x}_t \pm S_t$
对照组	n_c	$\bar{x}_{(b)c} \pm S_{(b)c}$	$\bar{x}_{(a)c} \pm S_{(a)c}$	$\bar{x}_c \pm S_c$
合计	$n_t + n_c$	$\bar{x}_{(b)} \pm S_{(b)}$	$\bar{x}_{(a)} \pm S_{(a)}$	$\bar{x} \pm S$

（一）均数差值标准化值及其 95% 可信区间

均数差值标准化值（standardized mean difference, SMD）即标准化均数差，是两组估计均数差值除以平均标准差。由于其消除了量纲的影响，因而结果可以合并。

$$d = (\bar{x}_t - \bar{x}_c) / S^*$$

$$S^* = \sqrt[2]{\frac{(n_t-1)(S_t)^2 + (n_c-1)(S_c)^2}{n_t + n_c - 2}}, S^* \text{ 为合并标准差}$$

标准化差值的方差为：

$$v_{(d)} = \frac{n_t + n_c}{n_t n_c} + \frac{d^2}{2(n_t + n_c)}$$

均数差值标准化值（SMD）的 95% 可信区间：$d \pm 1.96 \sqrt{v_{(d)}}$。

（二）加权均数差及其 95% 可信区间

加权均数差（weighted mean difference, WMD）用于 meta 分析中具有相同的连续性结局变量（如体重）和测量单位的研究。计算 WMD 时需要知道每个原始研究的均数、标准差和样本量。每个原始研究均数差的权重（如每个研究对 meta 分析合并统计量的影响大小）由其效应估计的精确性决定。Cochrane 协作网的 RevMan 统计软件设定计算 WMD 的权重为方差的倒数。

三、meta 分析中效应指标选择需要考虑的因素

（一）流行病学研究设计类型

不同类型的流行病学研究设计选择的效应指标不同，如前瞻性研究（队列研究和随机对照试验）可以计算相对危险度和发病比值比；病例对照研究不能直接获取相对危险度，只能计算暴露比值比；横断面研究可以计算患病比值比。

（二）数据类型与效应尺度指标

meta 分析中的数据类型有以下几类：①二分类变量，可计算相对危险度、风险差或比值比。②连续型变量，可以计算加权均数差或标准化均数差。③等级变量，由于方法学上的某些局限性，该类资料在等级较少时一般转化为二分类变量，在等级较多时可以视为连续型变量处理。④计算个体事件（重复）发生的次数而获得的计数和率，当获得小概率事件时，类似 Poisson 数据，此时如果有详细的人时记录，可以获得发病密度（率），可计算 RR 或 RD；当频数为非小概率事件时，可将计数当作连续型变量处理。⑤时间事件（生存）数据（time-to-event/survival data），最适合的方法是通过危险比（hazard ratio，HR）来表示干预效应的生存分析。Hazard 和 Risk 在概念上相似，细微的差别在于 Hazard 表述的是瞬时风险而且可能随时间不断变化。HR 的解释也与 RR 类似。

总之，多数情况下，不同类型的数据最终都转化为二分类变量或连续型变量进行 meta 分析。

（三）效应尺度指标的特性

1. **一致性**　一致性（consistency）主要是指合并统计量值与所有纳入原始研究或亚组人群效应值的相似性。关注一致性主要是因为各个原始研究纳入人群的基线风险常常存在差异，选择一致性较好的合并统计量有利于 meta 分析结果的推广。

通常相对效应指标比绝对效应指标的一致性好。因此可以认为 SMD 的一致性比 WMD 好，OR 和 RR 的一致性比 RD 好，而且 OR 和 RR 在一致性方面差别不大。一般不推荐使用基于特定情况下才具有一致性的效应尺度指标。

2. **数学特性**　数学特性（mathematical properties）是指可靠方差估计值的可得性。研究表明常用的分类变量效应尺度指标中 OR 的数学特性最好。连续型变量一般都能对方差进行较好的估计，故 WMD 与 SMD 的数学特性相近。

（四）专业相关因素

专业相关因素包括从专业角度分析临床异质性大小、基线风险差异大小和数据表述在不同研究间有无差异等，这些因素也可能影响合并统计量的选择。

四、meta 分析中效应指标选择需注意的问题

（一）相对效应尺度指标的误导

相对指标（RR、OR、SMD）不受基线风险的影响，具有较好的一致性。但某些情况下相对指标并不能反映关注事件的真实风险情况，容易夸大效应。因此，无论原始研究还是 meta 分析，在选取相对效应指标时，应同时报告基线情况，结合专业知识进行分析。

（二）绝对效应尺度指标的缺陷

绝对效应尺度指标（RD、WMD）结果很容易被医生和患者所理解。但其临床重要性取决于观察事件发生风险的高低。绝对效应尺度指标的临床适用性也常常因为患者基线风险的差异而受限，即很难将结果应用于其他患者和医疗环境。因此，只有当患者基线风险与研究人群的基线风险相近时，绝对效应尺度指标的应用才有意义。

（三）合并统计量的正确解释

在 meta 分析中选择正确的合并统计量固然重要，但统计结果的正确解释对其应用更为关键。其中，最常见的是对 OR 和 RR 的解释。对 OR 和 RR 而言，关键的问题不在于选择何种指标，而是对指标进行正确的解释。

实施 meta 分析的研究者应该站在用户的立场，尽可能选取便于理解的效应尺度指标。

第三节　循证医学中常用的流行病学方法

临床流行病学的基本理论和临床研究的方法学是实践循证医学的基础。要筛选最佳的证据，必然要

看其研究的设计是否科学合理;要严格地评价文献的质量,务必要掌握临床流行病学对研究质量的评价标准;要分析医学文献所报道的研究结果的真实性,就务必要分析在研究中和文献里是否存在有关偏倚(bias)和混杂因素(confounder)的影响及其可被接受的程度;要想评价医学文献的临床重要意义,也必然会涉及其终点指标的意义。此外,还会涉及研究证据(成果)卫生经济学的分析与评价,以及被采用或推广的实用价值。上述诸方面因素是临床流行病学研究的核心内容,自然也是循证医学所必备的基本理论、基本知识和基本方法。

根据是否由研究者控制研究的条件,或者说是否有人为的干预,流行病学研究方法可以分为两大类,即观察性研究(或观察流行病学)、试验性研究(或试验流行病学)。在观察性研究中,研究者客观地收集人群相关暴露与疾病的资料,评价暴露与疾病的联系。根据研究开始时是否设置对照组,可将观察性研究进一步区分为描述性研究(主要包括现况调查和生态学研究)和分析性研究(主要包括队列研究和病例对照研究等)。描述性研究主要关心的是疾病在不同人群、不同时间和不同地区的分布规律。描述性研究的资料可以提供有关疾病病因的线索,提出系列与疾病的病因有关的问题,即提出和形成病因学假说。分析性研究的任务主要是检验描述流行病学提出的假说,回答描述流行病学提出的问题,找出与疾病发病有关的危险因素,即检验病因假说。然而在实际工作中,描述流行病学与分析流行病学的界限有时并不清晰,经过细致设计而获得的描述流行病学研究资料,可能会回答有关病因学方面的问题;而在分析流行病学的研究中,也可能会提出新的假说。事实上,各种流行病学研究方法在认识疾病病因的过程中,是互相联系和补充的,不能过于机械地理解为"描述性研究提出假设,分析性研究检验假设,试验性研究验证假设"。

试验性研究与观察性研究的根本区别在于所研究的因素是否是人为施加的。试验流行病学研究中,研究者控制试验的条件,然后评价干预的效果。试验性研究根据其目的和内容,一般分为临床试验、现场试验和社区干预试验;根据是否随机分配研究对象,试验性研究又可分为随机对照试验和非随机对照试验。

一、病例对照研究

病例对照研究是分析流行病学最基本、最重要的研究类型之一,主要用于探索疾病相关因素和检验病因假设,在病因研究中发挥着越来越重要的作用。19世纪40年代Louis首先提出了病例对照研究的概念,20世纪中叶以来病例对照研究的理论与方法日臻完善,应用领域更加广泛。随着流行病学研究方法的深入,病例对照研究的内容不断丰富,在经典的病例对照研究基础上衍生出若干新的方法,弥补了传统病例对照研究方法本身的局限性,使其更加完善和成熟,在病因及流行因素的探索、临床疗效评价、疾病预后研究以及干预措施与效果评价等方面得到更加广泛的应用。近年来,病例对照研究从疾病和健康状态相关因素的筛选到病因假设的验证,从宏观的暴露与结局关系的分析到微观的生物标志与疾病和健康状态机制的探讨,越来越显示出其独特的优势,成为流行病学病因研究的有力工具。

(一)基本原理

病例对照研究的基本原理是按照设计要求,根据研究对象是否患有所要研究的某种疾病或出现研究者所感兴趣的卫生事件,将研究对象分为病例组和对照组,通过询问、实验室检查或复查病史等方法,收集两组人群过去某些因素的暴露情况和/或暴露程度,测量并比较病例组与对照组中各因素的暴露比例之间的差别是否有统计学意义(图10-1)。如果病例组的暴露比例[$a/(a+c)$]与对照组的暴露比例[$b/(b+d)$]差别有统计学意义,则认为这种暴露与所研究疾病存在统计学关联,进而在估计各种偏倚对研究结果影响的基础上,分析暴露与疾病的关联强度。

病例对照研究中的所谓"病例"可以是某疾病的患者,或某种病原体的感染者,或具有某特征事件(如健康、有效、痊愈、死亡、药物副作用等)的人,对照可以是未患该病的其他患者,或不具有所感兴趣事件的个体,或健康人。病例对照研究中的暴露因素,既可以是增加疾病等事件发生概率的各种危险因素,也可以是降低疾病等事件发生概率的保护因素。

(二)病例对照研究的特点

1. 属于观察性研究　病例对照研究中各种因素是否暴露是自然存在而非人为控制,研究者通过客观地收集研究对象各种因素的暴露情况,进而分析暴露因素与疾病或其他卫生事件的关系,具备了观察性研究的共性特征。

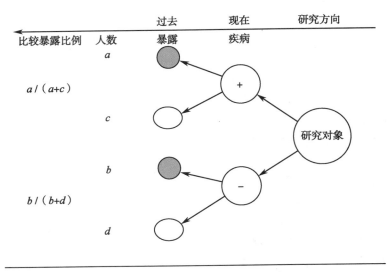

图 10-1 病例对照研究基本原理示意图

2. **设立对照** 病例对照研究必须设立具有可比性的对照,目的是为病例组的暴露比例提供参比。该特点体现了分析性研究的基本特征。

3. **由果推因** 病例对照研究开始时已有确定的结果(患病或未患病,出现或未出现感兴趣的事件),进而追溯可能与疾病或事件有关的因素,即从所研究疾病(果)与过去的暴露因素(因)的关联性来推断因素与疾病发生的关系,以寻找病因线索。此特点与队列研究"由因推果"的特征明显不同。

4. **论证强度** 病例对照研究不能观察到由因到果的发展过程,一般而言不能证实暴露因素与疾病之间的因果联系,但可为队列研究及试验性研究提供病因研究的线索和方向。

(三)病例对照研究目的

1. **广泛探索和深入研究疾病发生的危险因素** 从众多与疾病发生相关的可疑因素中筛选相关因素,可对病因不明疾病进行可疑因素的广泛探索。

2. **研究健康状态等事件发生的影响因素** 将研究扩大到与疾病和健康状态相关的医学事件或公共卫生事件,如进行意外伤害研究。

3. **疾病预后因素的研究** 同一疾病可有不同的结局。将发生某种临床结局者作为病例组,未发生该结局者作为对照组,进行病例对照研究,分析产生不同结局的有关因素。

4. **临床疗效影响因素的研究** 同样的治疗方法对同一疾病有不同的疗效反应,将发生和未发生某种临床疗效者分别作为病例组和对照组进行病例对照研究,分析不同疗效的影响因素。

(四)研究类型

病例对照研究可以按照研究目的、研究特点、研究设计等分类,在此重点介绍按照研究设计的分类方法。

按照研究设计可将病例对照研究分为非匹配病例对照研究和匹配病例对照研究两大类型。

1. **非匹配病例对照研究** 非匹配病例对照研究对病例和对照之间的关系不做限制和规定。在设计所规定的病例和对照人群中,分别抽取一定数量的研究对象,一般对照人数应等于或多于病例人数。例如,欲探讨某社区40岁以上人群糖尿病发生的危险因素,可选择该社区40岁以上的全部糖尿病患者作为病例组,未患糖尿病者或其随机样本作为对照组进行研究。

2. **匹配病例对照研究** 匹配(matching)又称配比,是指所选择的对照在某些因素或特征上与病例保持一致。这些因素或特征被称为匹配因素或匹配变量,如年龄、性别、居住地等。匹配的目的是去除这些因素或特征对研究结果的干扰,从而更准确地说明所研究因素与疾病的关系,提高研究的效率。

匹配因素应当根据所研究的疾病而定,并不是越多越好。欲作为病因探索的因素不可作为匹配因素。匹配的特征或变量必须是已知的混杂因素,或至少有充分理由怀疑是混杂因素,否则不应匹配。如果将不起混杂作用的因素作为匹配变量进行匹配,企图使病例与对照尽可能一致,这样不仅会增加选择对照的难度和工作量,而且可能将与结局事件有关的因素匹配掉而丢失某些重要信息,这种情况称为匹配过头(over-matching),如在研究吸烟与心血管疾病关系时,将血脂水平这一研究因素(吸烟)与疾病(心血管疾病)因果链上的中间环节进行匹配,将低估吸烟与心血管疾病的关联性。总之,不符合混杂因素特征的变量不应用来匹配。

根据匹配的方式不同,可将匹配分为成组匹配和个体匹配两种形式。

(1)成组匹配病例对照研究:成组匹配(category matching)又称频数匹配(frequency matching),是指对照组具有某种或某些因素或特征者所占的比例与病例组一致或相近,即病例组与对照组之间某些因素和特征的分布一致或接近。如病例组男女各半,60岁以上者占1/3,则对照组的性别与年龄分布应与病例组一致,差别无统计学意义。

(2)个体匹配病例对照研究:个体匹配(individual matching)是指以个体为单位使病例和对照在某种(或某些)因素或特征方面相同或接近。1个病例可以匹配1个对照,这种情况称为配对(pair matching),如一个60岁的男性病例,按照性别相同且年龄相差不超过3岁的配对原则,只能配一个年龄在57~63岁的男性对照。如果对照易得而病例罕见时,也可以1个病例匹配多个对照,如1∶2、1∶3、……1∶R。由Pitman效率递增公式$2R/(R+1)$可知,随着R值的增加效率也在增加,但增加的幅度越来越小。由于超过1∶4匹配时研究效率增加缓慢且增加工作量,故不建议采用。

(五)资料分析

在对所收集到的资料进行全面检查与核实,保证资料完整和正确的基础上,对原始资料进行分组、归纳或编码输入计算机,建立数据库。

1. 描述性分析

(1)研究对象的一般特征描述:对病例组和对照组的一般特征进行描述,如性别、年龄、职业、居住地、疾病临床类型等特征在两组的分布情况,一般以均数或构成比表示。

(2)均衡性检验:对病例组和对照组的某些基本特征进行均衡性检验。常采用t检验、χ^2检验等,以评价两组的可比性。对两组间差异确有统计学意义的因素,在后续分析时应考虑其对研究结果可能的影响并加以控制。

2. 推断性分析

(1)非匹配或成组匹配设计资料的分析:将病例组和对照组按某个因素暴露史的有无整理成四格表的形式(表10-7),进行该暴露因素与疾病之间关联性及其关联强度分析。

表10-7　非匹配或成组匹配病例对照研究资料分析表

暴露因素	病例组	对照组	合计
有	a	b	m_1
无	c	d	m_0
合计	n_1	n_0	N

1)暴露与疾病关联性分析:检验病例组某因素的暴露率或暴露比例(a/n_1)与对照组(b/n_0)之间的差异是否具有统计学意义,如果两组某因素暴露率差异有统计学意义,说明该暴露与疾病存在统计学关联。检验此假设一般采用四格表χ^2检验。

$$\chi^2 = \frac{(ad-bc)^2 T}{m_1 m_0 n_1 n_0}$$

当四格表中一个格子的理论数>1但<5,总例数>40时,用校正χ^2检验:

$$\chi_{校}^2 = \frac{(|ad-bc|-T/2)^2 T}{m_1 m_0 n_1 n_0}$$

2）关联强度分析：关联强度（strength of association）分析的目的是推断暴露因素与疾病关联的密切程度，是病因学研究中资料分析的核心内容。相对危险度（RR）为表示关联强度最常用的指标，是暴露队列的发病率或死亡率与非暴露队列发病率或死亡率之比。因病例对照研究中无暴露和非暴露人群的观察人数，故不能计算发病率或死亡率，因而不能求得 RR，但可通过计算比值比（OR）来近似估计 RR。

比值比（OR）是指病例组某因素的暴露比值与对照组该因素的暴露比值之比，反映了病例组某因素的暴露比值为对照组的若干倍。

从表 10-7 可见，病例组暴露的概率为 a/n_1，无暴露的概率为 c/n_1，两者的比值（odds）$=(a/n_1)/(c/n_1)=a/c$。同理，对照组暴露的概率为 b/n_0，无暴露的概率为 d/n_0，两者的比值（odds）$=(b/n_0)/(d/n_0)=b/d$。则：

$$OR = \frac{a/c}{b/d} = \frac{ad}{bc}$$

在不同患病率和发病率的情况下，OR 与 RR 是有差别的。一般而言，如果疾病的发病率较低，所选择的病例和对照代表性好，则 OR 接近于 RR。有资料报道，当发病率低于 5% 时，OR 可以较好地反映 RR。

OR 的含义与 RR 相同，指暴露者疾病危险性为非暴露者的多少倍。OR 的数值范围为从 0 到无限大的正数，其数值大小的意义与 RR 相同。OR=1，表明研究因素与疾病之间无关联；OR>1，表明研究因素与研究的疾病呈"正"联系，数值越大，该因素为危险因素的可能性越大；OR<1，表明研究因素与研究的疾病呈"负"联系，数值越小，该因素为保护因素的可能性越大。

3）OR 可信区间的计算：OR 值是一个样本的点估计值，它不能反映总体的 OR 值，故需用样本 OR 推测总体 OR 的所在范围。通常可按一定的概率（通常为 95%）来估计总体 OR 的范围，称为可信度，即可信区间（confidence interval，CI），其上下限数值称可信限（confidence limit，CL）。

目前常用 Miettinen 卡方值法和 Woolf 自然对数转换法计算 OR 的 95% CI。两种方法计算结果基本一致，Miettinen 法较 Woolf 法计算的可信区间范围窄，且计算方法简单，较常用。

OR 可信区间计算的意义：95% CI 表示有 95% 把握说明总体 OR 所在的范围。根据可信区间是否包括 1 来推断暴露因素与疾病间关联强度的可靠性。如果 95% CI 不包括 1（OR>1 或 OR<1），说明如果进行多次病例对照研究，有 95% 的可能 OR 不等于 1，该项研究 OR 不等于 1 并非抽样误差所致，有理由认为研究因素是研究疾病的危险因素或保护因素；如果 95% CI 包括 1，说明如果进行多次病例对照研究，可能有 95% 的研究其 OR 值等于 1 或接近 1，即研究因素与研究疾病无关。

（2）个体匹配设计资料的分析：以 1:1 个体配对的病例对照研究为例，根据每一个病例与其对照构成的每个对子的暴露情况，将资料整理为表 10-8 的形式。

表 10-8　个体配对病例对照研究资料整理

对照	病例		合计
	有暴露史	无暴露史	
有暴露史	a	b	$a+b$
无暴露史	c	d	$c+d$
合计	$a+c$	$b+d$	N

1）暴露与疾病有无关联用 McNemar χ^2 检验公式计算：

$$\chi^2 = \frac{(b-c)^2}{b+c}$$

当 $b+c<40$ 或有理论数小于 5 但大于 1 时用校正公式：

$$\chi^2 = \frac{(|b-c|-1)^2}{b+c}$$

2）计算 OR 及其 95% CI

$$OR = \frac{c}{b}$$

OR95% CI 的具体计算公式参见相关章节。

（六）病例对照研究中的偏倚及其控制

偏倚（bias）指事物某一特征的度量值偏离真实值的部分，即测定值与真实值之差。偏倚是指在流行病学研究的各个环节，包括研究设计、实施、分析和推断过程中，由于研究方法的缺陷或错误，造成对暴露因素与疾病关系的错误估计。偏倚的种类很多，一般将其分为选择偏倚（selection bias）、信息偏倚（information bias）和混杂偏倚（confounding bias）。病例对照研究中偏倚包括以下几种。

1. **选择偏倚**　由于选入的研究对象与未选入的研究对象在某些特征上存在差异而引起的误差。常发生于设计阶段。

（1）入院率偏倚（admission rate bias）：也叫伯克森偏倚（Berkson's bias），在以医院为基础的病例对照研究中常发生这种偏倚。当选用医院患者作为病例和对照时，由于所选的对照仅是某种或某些疾病患者中的一部分，而不是目标人群的随机样本，病例也只是该医院或某些医院的特定病例，而且由于医院的医疗条件、患者的居住地区及社会经济文化等多方面因素的影响，患者对医院以及医院对患者都有一定的选择性，因此作为病例组的病例也不是全体患者的随机样本。尤其是因为各种疾病的入院率不同极易导致病例组与对照组在某些特征上产生系统误差。

（2）现患病例 - 新发病例偏倚（prevalence-incidence bias）：又称奈曼偏倚（Neyman bias）。调查对象选自现患病例，可能得到很多信息只与存活有关，而未必与该病发病有关，或者是由于疾病而改变了原有的一些暴露特征（如生活习惯），与新发病例所提供的暴露信息有所不同，其结果可能将存活因素等作为疾病发生的影响因素，夸大或缩小了研究因素与研究疾病的真实关系。

（3）检出征候偏倚（detection signal bias）：也称暴露偏倚（unmasking bias）。某因素虽不是病因，但其存在有利于某些症状或体征出现，患者常因这些与疾病无关的症状而就医，从而提高了早期病例的检出率，致使过高地估计了暴露程度，而产生系统误差。

（4）时间效应偏倚（time effect bias）：慢性疾病从开始暴露于危险因素到出现病变往往需要一个较长的时间过程。那些暴露后即将发生病变的人，已发生早期病变而不能检出的人，或在调查中已有病变但因缺乏早期检测手段而被错误地认为是非病例的人，都可能被选入对照组，由此产生误差。在调查中尽量采用敏感的疾病早期检查技术，开展观察期充分长的纵向调查。

（5）选择偏倚的控制：减少选择偏倚，关键在于进行严密科学的设计。制订严格的研究对象选择条件，研究时尽可能选人群病例和人群对照。如进行以医院为基础的病例对照研究，最好能在多个医院选择一定时间段内连续观察的某种疾病的全部病例或其随机样本，在与病例相同的多个医院选择多病种对照，有条件时在人群中再选择一组对照；尽可能选新发病例。

2. **信息偏倚**　又称观察偏倚（observation bias）或测量偏倚（measurement bias），是在收集整理信息过程中由于测量暴露与结局的方法有缺陷而造成的系统误差。

（1）回忆偏倚（recall bias）：是由于被调查者记忆失真或不完整造成结论的系统误差。选择不易被人们所忘记的重要指标做调查，并重视问卷的提问方式和调查技术，将有助于减少回忆偏倚。

（2）调查偏倚（investigation bias）：可能来自调查对象及调查者双方。病例与对照的调查环境与条件不同，或者调查技术、调查质量不高或差错以及仪器设备的问题等均可产生调查偏倚。采用客观指征、合适的人选参加调查、调查技术培训、复查等方法做好质量控制，检查条件尽量一致、检查仪器应精良、严格掌握试剂的要求等，均可减少调查偏倚。

（3）信息偏倚的控制：信息偏倚的控制应提高测量的准确性和可靠性。严格定义诊断标准及暴露，并规范执行；严格培训调查员，最好采用盲法调查，尽量采用客观的方法来获取信息。调查项目繁简得当、问题明确、指标客观，调查者询问方式适当、态度认真，气氛融洽以及被调查者心态平和等都是减少或避免信息偏倚的有效方法。通过随机抽取一定比例的研究对象重复调查而进行质量控制，也是减少信息偏倚的方法。

3. 混杂偏倚　当研究某个因素与某种疾病的关联时,由于某个既与疾病有制约关系,又与所研究的暴露因素有联系的外来因素的影响,掩盖或夸大了所研究暴露因素与疾病的联系,这种现象或影响称为混杂或混杂偏倚,该外来因素称为混杂因素。混杂偏倚的控制措施有以下几点。

(1)限制:针对某一或某些可能的混杂因素,在设计时对研究对象的入选条件予以限制。可以控制已知的混杂因素,不能控制未知的混杂因素。

(2)匹配:在为研究对象选择对照时,使其针对一个或多个潜在的混杂因素与研究对象相同或接近,从而消除混杂因素对研究结果的影响。

(3)随机化:指以随机化原则使研究对象以等同的概率被分配到各处理组中,从而使潜在的混杂因素在各组间分布均衡。

(4)统计处理:混杂偏倚在资料分析阶段也可以通过一定的统计处理方法予以控制,如分层分析、使用回归模型等。

(七)病例对照研究方法的优点与局限性

1. 优点

(1)特别适用于罕见病的研究。

(2)相对省力、省钱、省时间,并且较易于组织实施。

(3)不仅应用于病因的探讨,而且广泛应用于其他方面。

(4)可以同时研究多个因素与疾病的联系,适用于探索性病因研究。

2. 局限性

(1)不适用于研究人群中暴露比例很低的因素。

(2)选择研究对象时,难以避免选择偏倚。

(3)暴露与疾病的时间先后常难以判断。

(4)获取既往信息时,难以避免回忆偏倚。

二、队列研究

队列研究和病例对照研究均属于分析流行病学研究方法,是探讨和检验病因假设的重要工具。与病例对照研究不同,队列研究是通过随访观察并比较暴露和不暴露于某个因素的人群在特定时间内结局(如疾病发生率)的差异来判断暴露因素与疾病有无因果关联及其关联的程度,以达到检验病因假设的目的。

(一)基本概念

队列研究(cohort study)是将研究人群按照是否暴露于某个因素分为暴露组和非暴露组,追踪观察并比较两组成员在特定时间内与暴露因素相关结局(如疾病发生率)的差异,从而判定暴露因素与结局之间有无因果关联及关联程度的一种观察性研究方法。

在流行病学研究中,暴露(exposure)泛指能影响结局的各种因素,即研究对象所具有的与结局有关的特征或状态(如年龄、性别、职业、遗传行为、生活方式等)或曾接触与结局有关的某因素(如 X 线照射、重金属、环境因素等),这些特征、状态或因素即为暴露因素,也称为研究因素或研究变量。因此,暴露在不同的研究中有不同的含义,暴露可以是有害的,也可以是有益的,但都是研究者感兴趣的因素。

(二)基本原理与特点

队列研究的基本原理是在某一特定人群中,根据目前或过去某个时期是否暴露于某个/某些待研究的因素将研究对象分为暴露组和非暴露组,或按不同的暴露水平将研究对象分成不同的亚组,如低水平暴露组、中等水平暴露组和高水平暴露组,随访观察各组人群待研究结局(如疾病、死亡或其他健康事件)的发生情况,比较各组结局的发生率,从而判定暴露因素与结局的因果关系。如果暴露组与非暴露组之间某结局发生率的差异有统计学意义,研究中又不存在明显的偏倚,则可推测暴露与结局之间存在因果关系,再进一步估计暴露与结局之间关联的强度。其基本原理见图 10-2。

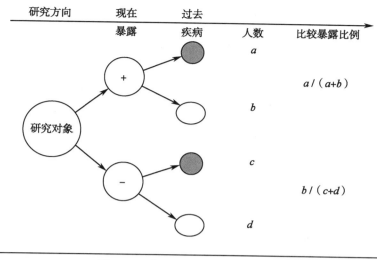

图 10-2　队列研究基本原理示意图

根据队列研究的基本原理,可以归纳出队列研究的四个特点。

1. 属于前瞻性研究。队列研究是在疾病发生前进行的,要随访一段时间才能发现病例。

2. 属于观察性研究。暴露与否是客观、自然存在于研究人群的,而不是人为给予的,这一点可以与试验性研究相区别。

3. 研究对象按暴露与否进行分组。队列研究是按研究对象的暴露与否分组,而不是按是否发病进行分组,这一点与病例对照研究正好相反;队列研究也不是随机分组的,这与试验性研究不同。

4. 从病因链的角度来看,队列研究是从"因"到"果"的研究,在病因推断上合乎逻辑推理的顺序,其结果的可靠性强。

(三)队列研究的类型

依据研究对象进入队列及终止观察的时间不同,队列研究可分为前瞻性队列研究、历史性队列研究和历史前瞻性队列研究三种类型。

1. **前瞻性队列研究**　前瞻性队列研究(prospective cohort study)是队列研究的基本形式,即在研究开始时,根据每个研究对象的暴露情况对研究对象进行分组,此时研究结局还没有出现,需要随访观察一段时间,收集每个研究对象研究结局发生情况的信息。其最大优点是研究者可以直接获取关于暴露与结局的第一手资料,因而资料的偏倚较小,结果可信;但缺点是随访观察的时间往往较长,所需观察的人群样本大,花费较大,研究对象容易失访,因而影响其可行性。

2. **历史性队列研究**　历史性队列研究(historical cohort study)也称回顾性队列研究(retrospective cohort study),是根据研究开始时研究者已掌握的有关研究对象在过去某个时点暴露状况的历史资料进行分组,研究的结局在研究开始时已经发生,不需要前瞻性观察。在这种队列研究中,暴露与结局均来源于有关的历史记录或档案材料,如医院的病历、个人的医疗档案、工厂和车间的各种记录等,可以在较短时期内完成资料搜集,不需要进行随访观察,但其性质仍属前瞻性(从过去的暴露到现在的结局),是从"因"到"果"的研究。历史性队列研究的优点是省时、省力、出结果快,适用于长诱导期和长潜伏期疾病的研究。但是,仅在具备详细、准确历史资料的条件下才适用,故多用于具有特殊暴露的职业人群的职业病研究。这种类型的研究依赖于历史记录,而这些记录可能有缺失或有误,容易发生选择偏倚和信息偏倚;记录中也常常缺乏影响暴露与结局关系的混杂因素的资料,故难以控制混杂因素的干扰。因此,历史资料的完整性和真实性将直接影响这种类型研究的可行性和研究结果的真实性。

3. **历史前瞻性队列研究**　历史性队列研究常常因为追踪的历史太短,结局还没有充分显现,需要继续对研究对象随访观察一段时间,即在历史性队列研究的基础上继续进行前瞻性队列研究,此即历史前瞻性队列研究(historical prospective cohort study),也称双向性队列研究(ambispective cohort study)。这种研究类型适用于评价对人体健康同时具有短期和长期作用的暴露因素的效应,一般应用于研究开始时某种暴露因素引起的短期效应(如肝功能损害)已经发生,而与暴露有关的长期影响(如肿瘤)尚未出现,需要进一步观察的情况。

(四)队列研究的应用范围

1. 验证病因假设　确定某个暴露因素与疾病的因果联系及其联系强度,验证病因假设。由于它是一种从"因"观"果"的研究方法,符合病因链的实际顺序,故在病因学研究上的价值高于现况研究和病例对照研究,但由于其分组不是随机的,故其效力不如试验性研究。

2. 评价疾病的防治效果　如评价疫苗预防效果,可以将接种过疫苗的人群作为一组,未接种人群作为另一组,比较两组发病率的差异。

3. 研究疾病自然史　队列研究不但可了解队列成员个体疾病的自然史,而且可全面了解疾病在人群中的发生、发展直至转归的全过程,为制订预防策略和措施提供依据。

4. 预后因素研究和新药上市后监测　队列研究是临床流行病学中预后研究最常用的研究方法,可用于研究疾病预后的预测因素或影响因素,也可以研究不同的治疗及护理措施等因素对疾病转归的影响,以及药物上市后使用效果与副作用的监测与评估。

(五)质量控制

队列研究的一般质量控制措施包括下列几点。

1. 调查员的选择　调查员应有严谨的工作作风和科学的态度,应具备诚实可靠的基本品质,一般应具有高中或大学文化水平。另外,调查员的年龄、性别、种族、语言、社会经济地位等最好与研究对象相匹配,应具有调查所需的专业知识。

2. 调查员培训　在资料收集前,应对所有调查者进行严格的培训,使其掌握统一的调查方法和技巧,并要进行考核。

3. 制订详细的调查员手册　由于队列研究所涉及的调查员多,跨时长,因此编一本详细的调查员手册(内列全部操作程序、注意事项及调查问卷的完整说明等)是十分必要的。

4. 监督　常规的监督措施包括:①由另一名调查员做抽样重复调查;②人工或用计算机及时进行数值检查或逻辑检错;③定期观察每个调查员的工作;④对不同调查员所收集的变量分布进行比较;⑤对变量的时间趋势进行分析;⑥在访谈时使用录音机录音等。应注意将监督结果及时反馈给调查员。

(六)资料整理及分析

与其他研究方法相同,队列研究在资料分析前,应对原始资料进行审查,了解资料的正确性与完整性。对有明显错误的资料应进行重新调查、修正或剔除;对不完整的资料要设法补齐。在此基础上,通过计算机软件将原始资料录入计算机,建立数据库进行分析。

队列研究资料的整理与分析思路:先对资料做描述性统计,即确定研究对象的暴露状态与暴露人数或人时数,确定结局事件发生人数及失访情况等,描述研究对象的人口学特征,分析两组的可比性及资料的可靠性;然后再进行推断性分析,即计算并比较两组或多组结局发生率的差异,分析暴露的效应,即暴露与结局是否有关联及其关联强度。

1. 结局发生率的计算与比较　计算结局事件的发生率是队列研究资料分析的关键,根据观察队列的特点,可选择计算不同的指标。队列研究结局发生率即为发病率,下面以队列研究结局发生率为例介绍其计算方法。固定队列和动态队列的研究资料可分别整理成表 10-9、表 10-10 的形式。

表 10-9　固定队列研究资料归纳整理表

组别	发病人数	未发病人数	合计	累积发病率
暴露组	a	b	n_1	a/n_1
非暴露组	c	d	n_0	c/n_0
合计	m_1	m_0	n	m_1/n

表 10-10　动态队列研究资料归纳整理表

组别	发病人数	人时数	发病密度
暴露组	A_1	P_1T_1	A_1/P_1T_1
非暴露组	A_0	P_0T_0	A_0/P_0T_0
合计	A	PT	A/PT

注:A 表示发病人数,P 表示观察人数,T 表示观察时间。

(1)结局发生率的计算

1)累积发病率(cumulative incidence,CI):当研究人群的数量比较多,人口比较稳定(即固定队列)时,无论发病强度大小和观察时间长短,均可计算研究疾病的累积发病率,即以整个观察期内的发病人数除以观察开始时的人口数。同样的方法可用于计算累积死亡率。可见,观察时间越长,则病例发生越多,所以本指标表示发病率的累积情况。因此,报告累积发病率时必须说明累积时间的长短,否则,其流行病学意义不明确。

$$累积发病率 = \frac{观察期内发病人数}{观察开始时的人口数} \times k$$

2)发病密度(incidence density,ID):观察时间比较长的队列研究,很难做到研究人口的稳定。当观察的人口不稳定,观察对象进入研究的时间先后不一,以及各种原因造成研究对象在不同时间失访时,每个研究对象被观察的时间不一样,这样的队列即为动态队列。此时以总人数为单位计算发病率是不合理的,因为提早退出的研究者若能坚持到随访期结束,仍有发病的可能。这时需以观察人时(即观察人数与观察时间的乘积)为分母计算发病率。以人时为单位计算出来的发病率带有瞬时频率性质,即表示在一定时间内发生某病新病例的速率,称为发病密度。最常用的人时单位是人年,如 10 个人年是指 10 个研究对象被观察 1 年或者 1 个研究对象被观察 10 年。以人年为基础计算的发病密度,又称为人年发病率。如果研究是以死亡事件为结局,则可计算死亡密度或称人年死亡率。

$$发病密度 = \frac{观察期内的发病人数}{观察人年数} \times k$$

3)标化比:当研究对象数量较少,结局事件发生率比较低时,无论观察时间长短,都不宜直接计算率。此时可以全人口的发病(或死亡)率作为标准,计算出观察人群的预期发病(或死亡)人数,再求得观察人群中实际发病(或死亡)人数与预期发病(或死亡)人数之比,即标化发病(或死亡)比(standardized morbidity/mortality ratio,SMR)。这一指标在职业病流行病学研究中常用。虽然标化比是在特殊情况下用来替代率的指标,但实际上不是率。

$$SMR = \frac{观察发病(或死亡)人数}{预期发病(或死亡)人数} = \frac{观察发病(或死亡)人数}{全人口发病(或死亡)率 \times 观察人数}$$

如果不能得到某单位的历年人口资料,而仅有死亡人数原因、日期和年龄,则可计算标化比例死亡比(standardized proportional mortality ratio,SPMR)。其计算方法是以全人口中某病因死亡占全部死亡的比例乘以该单位实际死亡人数得出某病因的预期死亡人数,然后计算实际死亡人数与预期死亡人数之比,此即 SPMR。

(2)显著性检验:队列研究中暴露组与非暴露组发病(或死亡)率的比较需做统计学显著性检验。当研究样本量较大,P 和 $1-P$ 都不太小,如 nP 和 $n(1-P)$ 均大于 5 时,样本率的频数分布近似正态分布,此时可应用正态分布的原理来检验率的差异是否具有统计学意义,即用 Z 检验法来检验暴露组与非暴露组之间率的差异。如果发病(或死亡)率比较低,样本量较小时,可用直接概率法、二项分布检验或 Poisson 分布检验。对 SMR 或 SPMR 的检验,实际上是对所得结果值偏离 1 的检验,可用 χ^2 检验。

2. 关联强度的估计　若暴露组与非暴露组发病(或死亡)率的差异有统计学意义,说明暴露与疾病发病(或死亡)有关联,可进一步估计暴露与发病(或死亡)之间的关联强度,即评价暴露的效应。常用的效应测量指标如下。

（1）相对危险度（relative risk，RR）：相对危险度是反映暴露与发病（或死亡）关联强度的最常用指标，又称率比（rate ratio，RR）或危险度比（risk ratio，RR），是暴露组和非暴露组的发病（或死亡）率之比。

$$RR = \frac{I_e}{I_0}$$

式中，I_e 和 I_0 分别代表暴露组和非暴露组的发病（或死亡）率。RR 表示暴露组发病（或死亡）的危险是非暴露组的多少倍。RR=1 表示两组的发病率或死亡率没有差别；RR>1 表示暴露组的发病（或死亡）率高于非暴露组，暴露可增加发病（或死亡）的危险性，暴露因素是疾病的危险因素；RR<1 表示暴露组的发病（或死亡）率低于非暴露组，暴露可减少发病（或死亡）的危险性，暴露因素是疾病的保护因素。表 10-11 提供了相对危险度大小与关联强度关系常用的判断标准。可见，RR 值离 1 越远，表明暴露的效应越大，暴露与结局关联的强度越大。

表 10-11　相对危险度与关联强度

RR		关联强度
0.9~1.0	1.0~1.1	无关联
0.7~0.8	1.2~1.4	弱
0.4~0.6	1.5~2.9	中
0.1~0.3	3.0~9.9	强
<0.1	10~	很强

由样本资料计算出的 RR 是一个点估计值，常采用 Woolf 法计算 RR 的 95% CI 估计其总体范围。RR 的 95% CI 不包括 1 时，说明暴露与疾病的关联有统计学意义。

（2）归因危险度（attributable risk，AR）：又称特异危险度、率差（rate difference，RD）、超额危险度（excess risk），是暴露组发病（或死亡）率与非暴露组发病（或死亡）率相差的绝对值，说明发病（或死亡）危险特异地归因于暴露因素的程度，即由于暴露因素的存在使暴露人群发病（或死亡）率增加或减少的程度。

$$AR = I_e - I_0$$

因为

$$RR = \frac{I_e}{I_0}, \ I_e = RR \times I_0$$

所以

$$AR = RR \times I_0 - I_0 = I_0(RR-1)$$

同样，归因危险度也是一个样本的点估计值，可以计算 AR 的 95% CI。

$$AR\ 95\%\ CI = AR \pm 1.96 \sqrt{\frac{a}{n_1^2} + \frac{c}{n_0^2}}$$

RR 和 AR 都说明暴露的生物学效应，即暴露的致病作用有多大，但其意义却不同。RR 是暴露者与非暴露者比较发生相应疾病危险的倍数，具有病因学的意义；AR 则是暴露人群与非暴露人群比较，所增加的疾病发生率，在疾病预防和公共卫生学上的意义更大。

（3）归因危险度百分比（attributable risk percent，ARP，AR%）：又称为病因分值（etiologic fraction，EF），是指暴露人群中归因于暴露的那部分发病（或死亡）率占全部发病（或死亡）率的百分比。AR% 主要与 RR 的高低有关。

$$AR\% = \frac{I_e - I_0}{I_e} \times 100\%$$

或

$$AR\% = \frac{RR-1}{RR} \times 100\%$$

应用上述公式时,不需要暴露组和非暴露组的发病率资料,仅知道 RR 就可计算 AR%,因此,在某些情况下可以用病例对照研究资料估计 AR%。

(4)人群归因危险度(population attributable risk,PAR):是指总人群发病(或死亡)率中归因于暴露的部分。PAR 的计算公式如下:

$$PAR = I_t - I_0$$

其中,I_t 代表全人群的发病(或死亡)率,I_0 为非暴露组的发病(或死亡)率。

(5)人群归因危险度百分比(population attributable risk percent,PARP,PAR%):又称人群病因分值(population etiologic fraction,PEF),是指总人群发病(或死亡)率中归因于暴露的部分占全部发病(或死亡)率的百分比。PAR% 的计算公式如下:

$$PAR\% = \frac{I_t - I_0}{I_t} \times 100\%$$

或

$$PAR\% = \frac{P_e(RR-1)}{P_e(RR-1)+1} \times 100\%$$

公式中,P_e 表示人群中具有某种暴露因素者的比例。从该式可看出 PAR% 既与反映暴露致病作用的 RR 有关,又与人群中暴露者的比例有关,说明暴露对全人群的危害程度。如果某种暴露是某疾病的一个重要病因,即 RR 较大,但在人群中的暴露率很小,则 PAR% 也会较小。

(七)常见偏倚及其控制

队列研究和其他流行病学研究方法一样,在设计、实施和资料分析等各个环节都可能产生偏倚。常见的偏倚种类包括选择偏倚、信息偏倚和混杂偏倚。

1. 选择偏倚及其控制 如果研究人群在一些重要因素方面与一般人群或待研究的目标人群存在差异,即目标人群(总体)中抽样的研究人群(样本)的代表性差,将会引起选择偏倚。在队列研究中,如果暴露组和非暴露组在一些影响研究结果的主要特征上不一致,就会产生选择偏倚。虽然在队列研究设计阶段会采取各种措施以保证暴露组和非暴露组的均衡性,但由于最初选定参加研究的对象中有人拒绝参加、另选他人代替,或在进行历史性队列研究时,有些人的档案丢失了或记录不全等,就会破坏暴露组和非暴露组之间原有的均衡性,从而造成选择偏倚。避免和减少这类选择偏倚的方法就是尽量提高研究对象的应答率和依从性;在进行历史性队列研究时,要求目标人群的档案资料齐全,丢失或不全的记录必须在一定的限度之内,否则应谨慎选用。

2. 信息偏倚及其控制 队列研究中的信息偏倚常由于使用的仪器不精确、询问技巧不佳、检验技术不熟练、对暴露组和非暴露组成员随访方法不一致、诊断标准不明确或不统一等造成的暴露错分、疾病错分以及暴露与疾病的联合错分所致。

选择精确稳定的测量方法、调准仪器、严格遵守实验操作规程、同等地对待暴露组和非暴露组成员(或采取盲法随访)、提高临床诊断技术、明确各项标准并严格执行是防止信息偏倚的重要措施。此外,还应认真做好调查员培训,提高询问调查技巧,统一标准,并要求调查员有一定的责任心。

3. 混杂偏倚及其控制 在队列研究中,如果暴露组和非暴露组在一些影响研究结果的主要特征(如性别、年龄等)上不一致,就会产生混杂偏倚。可通过在研究设计阶段对研究对象的条件做某种限制,以获得同质的研究样本,或者采用匹配的方法选择对照,以保证暴露组和非暴露组在一些重要变量上的可比性;在资料分析阶段采用标准化率分析、分层分析和多变量分析等方法来控制混杂偏倚。

(八)优点与局限性

1. 优点

(1)由于研究对象的暴露资料是在结局发生之前收集的,并且都是由研究者亲自观察得到的,因此资料可靠,一般不存在回忆偏倚。

(2)可以直接获得暴露组和非暴露组人群的发病率或死亡率,可直接计算出 RR 和 AR 等反映疾病危险强度的指标,可以充分而直接地分析暴露因素的病因作用。

(3)由于病因发生在前,疾病发生在后,因果现象发生的时间顺序是合理的,加之偏倚较少,又可直接计算各项测量疾病危险强度的指标,故其检验病因假设的能力较强,一般可证实病因联系。

(4)有助于了解人群疾病的自然史,有时还可能获得多种预期以外的疾病的结局资料,可分析一因与多种疾病的关系。

2. 局限性

(1)不适用于发病率很低的疾病的病因研究,因为在这种情况下需要的研究对象数量太大,一般难以达到。

(2)由于随访时间较长,研究对象不易保持依从性,容易产生失访偏倚。同时由于跨时太长,研究对象也容易在半途改变态度。因此,应尽量缩短随访期。

(3)研究耗费的人力、物力、财力和时间较多,其组织与后勤工作亦相当艰巨。

(4)在随访过程中,未知变量引入人群,或人群中已知变量的变化等,都可使结局受到影响,使分析复杂化。

三、随机对照试验

随机对照试验(randomized controlled trial,RCT)是流行病学重要的研究方法之一,它是指以人群为研究对象的试验研究,主要由研究者对研究对象实施干预,然后评价干预措施对疾病或健康的影响。随机对照试验的基本特点是随机、对照、干预和前瞻性观察。它既可以对病因研究中的假设进行验证,也可以用于评价预防和治疗性措施对疾病或健康的效果。

(一)基本概念

随机对照试验是以健康人体或特定的患者为研究对象按照试验制订纳入与排除标准,选择一定数量的合格的研究对象,并随机暴露于病因/危险因素,然后观察一段时间,分别测量两组研究对象目标疾病的发生率,以探求该致病因素与发病的因果效应,并予以分析评价(图 10-3)。随机对照试验的证据是最可靠的证据。

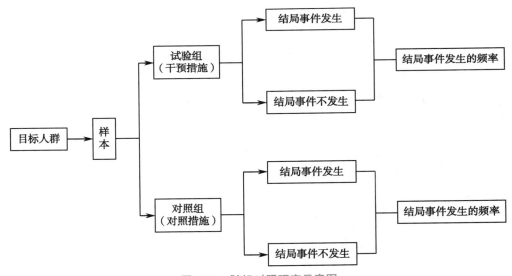

图 10-3　随机对照研究示意图

随机对照试验是将来自同一总体的研究人群随机分为试验组和对照组,研究者对试验组人群施加某种干预措施后,随访并比较两组人群的发病(死亡)情况或健康状况有无差别及差别大小,从而判断干预措施效果的一种前瞻性、试验性研究方法。

(二)基本原则

随机对照试验应遵循随机、对照、盲法和重复 4 项基本原则。

1. 对照原则　随机对照试验必须设立对照,设立对照的目的是排除非研究因素的干扰。因此要求两组的研究对象必须具有可比性,即除了给予不同干预措施外,其他基本特征(如性别、年龄、居住环境、身体状况、疾病严重程度等)应尽可能一致。这样试验结果的组间差别才能归因于干预措施的效应。

2. 随机化原则　随机化包括随机抽样和随机分组。临床试验中很难做到随机抽样,为了保证样本具有一定的代表性,临床试验一般是在不同地区的多家临床研究机构同时招募患者。随机对照试验中的随机化主要指随机分组,即样本中的每个研究对象有同等的机会被分配到试验组或对照组,从而保证两组的可比性或均衡性。

3. 盲法原则　在从事临床试验研究工作的过程中,由于研究对象和研究者的主观心理因素影响,在临床观察、资料收集或分析阶段容易出现信息偏倚。为避免这种偏倚,在设计和实施时可采用盲法,研究者或研究对象预先不知道干预措施的分配,从而使研究结果更加可靠、真实。

4. 重复原则　要获得处理因素的真实效应,除用随机分组方法提高两组的可比性外,重复是消除非处理因素影响的又一重要手段。重复是指在相同的条件下重复试验的过程。临床试验的可重复性要求试验必须有一定的样本含量,并且符合统计学要求。

(三) 基本特点

在随机对照研究中,研究对象被分为两组或多组,分别接受不同的干预(处理或对照)措施,随访观察一段时间,然后比较各组的某个(些)结局(outcome)或效应(effect)。因此,随机对照研究具有以下基本特点。

1. 属于前瞻性研究　随机对照研究必须是干预在前,效应在后,所以是前瞻性研究。

2. 随机分组　严格的随机对照研究应采用随机方法把研究对象分配到试验组或对照组,以控制研究中的偏倚和混杂。如果因条件受限不能采用随机分组方法,试验组和对照组的基本特征应该均衡可比。

3. 设立均衡可比的对照组　试验流行病学研究中的对象均来自同一总体的样本人群,其基本特征、自然暴露因素和预后因素应相似,这点与观察性研究不同。

4. 有干预措施　这是与观察性研究的一个根本的不同点。由于试验流行病学研究的干预措施是研究者为了达到研究目的而施加于研究对象的,因此试验流行病学研究容易产生医学伦理学问题。

(四) 主要类型

关于随机对照研究的类型,尚没有统一的分类方法。一般来说,根据不同的研究目的和研究对象等,可把随机对照研究分为临床试验、现场试验和社区试验三类。也有人仅分为临床试验和社区试验两类,前者指以个体为干预单位的试验,后者指以群组为干预单位的试验;也有人将其分为临床试验和现场试验,前者指以患者为研究对象的试验,后者指对一般人群开展的试验。

1. 临床试验　临床试验是以患者为研究对象的试验研究,常用于评价药物或治疗方法的效果。

2. 现场试验　现场试验是在实地环境下进行,以自然人群作为研究对象的试验研究。常用于评价疾病预防措施的效果。

临床试验和现场试验的干预单位都是个体,即干预措施是具体分配到每个个体的。

3. 社区试验　社区试验又称社区干预项目(community intervention program, CIP),是以社区人群整体作为干预单位的试验研究,常用于评价某种预防措施的效果。如评价食盐加碘预防地方性甲状腺肿的效果,将碘统一加入当地食盐中,使整个研究地区的人群食用,而不是分别给予每一个体。如果某种疾病的危险因素分布广泛,不易确定高危人群时,须采用社区试验,如评价戒烟对降低心血管病发病率和死亡率的效果。

有时干预的对象不是整个社区而是比较小的群组,如饮食的干预可以家庭或家族为单位,环境的干预可以办公室、工厂或居民楼等为单位,这种试验称为群组试验(cluster group trial)。

(五) 资料分析

1. 收集资料　收集资料前,应该根据研究目的设计不同的病例报告表(case report form, CRF),在实施过程中仔细记录调查表中的各项内容。病例报告表中的数据来自原始文件并与原始文件一致,试验中的任何观察、检查结果均应及时、准确、完整、规范、真实地填写至病例报告表中,不得随意更改,确因填写错误需要更正时应保持原记录清晰可辨,由更正者签署姓名和时间。

2. **分析资料** 资料收集后首先要对资料进行仔细核对,然后按照统计分析计划进行统计分析,并给出统计分析报告。统计分析包括统计描述和统计推断。常用的指标包括有效率、治愈率、病死率、不良事件发生率、生存率、相对危险度降低、绝对危险度降低和需治疗人数等。此外,现场试验和社区干预试验常用于评价干预措施对一般人群疾病预防和控制的效果,常用的指标有保护率、效果指数和抗体阳转率等。

(1)有效率(effective rate):

$$有效率 = \frac{治疗有效例数}{治疗的总例数} \times 100\%$$

(2)治愈率(cure rate):

$$治愈率 = \frac{治愈例数}{治疗总人数} \times 100\%$$

(3)病死率(case fatality rate):

$$病死率 = \frac{一定期间内因某病死亡人数}{同期患某病的人数} \times 100\%$$

(4)不良事件发生率(adverse event rate):

$$不良事件发生率 = \frac{发生不良事件病例数}{可供评价不良事件的总病例数} \times 100\%$$

(5)生存率(survival rate):

$$n\ 年生存率 = \frac{随访满\ n\ 年尚存活的病例数}{开始随访的病例数} \times 100\%$$

(6)相对危险降低率(relative risk reduction,RRR):

$$RRR = \frac{对照组事件发生率 - 试验组事件发生率}{对照组事件发生率} \times 100\%$$

(7)绝对危险降低率(absolute risk reduction,ARR):

$$ARR = 对照组事件发生率 - 试验组事件发生率$$

(8)需治疗人数(number needed to treat,NNT):

$$NNT = \frac{1}{ARR}$$

(9)保护率(protection rate,PR):

$$保护率 = \frac{对照组发病(或死亡)率 - 试验组发病(或死亡)率}{对照组发病(或死亡)率} \times 100\%$$

(10)效果指数(index of effectiveness):

$$效果指数 = \frac{对照组发病率}{试验组发病率}$$

(11)抗体阳转率(antibody positive conversion rate):

$$抗体阳转率 = \frac{抗体阳性人数}{疫苗接种人数} \times 100\%$$

(六)偏倚及其控制

1. **常见偏倚**

(1)失访(loss of follow up):是指研究对象因迁移或其他疾病死亡等而造成失访,从而破坏了原有样本的代表性。

(2)干扰(co-intervention):是指试验组额外接受了与试验效应一致的其他处理措施,从而造成人为夸大疗效的假象。

(3)沾染(contamination):是指对照组患者额外地接受了试验组药物,造成人为夸大对照组疗效,从而低估效应的现象。

控制干扰和沾染的办法就是使用盲法,并严格按治疗方案进行,不要随意增加或减少药物种类。

2. **偏倚的控制** 为了达到临床试验研究的预期目的,在研究过程中要注意防止偏倚的产生。防止偏倚产生的方法主要有以下几种。

(1)排除(exclusion):在随机分配研究对象之前,应进一步筛查研究对象,凡是属于治疗或干预措施的禁忌证者、无法追踪者、可能失访者、拒绝参加者以及不符合标准的研究对象,均应予以排除。经过排除后,其结果可减少偏倚,但可能影响研究结果的外推,被排除的研究对象愈多,结果外推的范围越小。此外,如果在随机分配后发现不符合标准者,可根据入选标准将研究对象分为合格者和不合格者两个亚组分别进行分析。如果两者的结论不一致,则在下结论时应慎重。

(2)提高试验对象的依从性(compliance):临床依从性是指患者在临床试验中执行医嘱的程度。完全执行医嘱者为依从性好,反之为不依从或依从性不好。试验组患者不遵守试验规程,相当于退出试验组;而对照组患者不遵守对照规程私下接受干预措施,相当于加入试验组。在临床试验中,试验对象的依从性好,其结果就比较真实可靠,代表性就好。提高试验对象的依从性是保证临床试验获得有价值的科学结论的重要条件之一。

试验对象不依从或依从性不好的原因一般有以下几种:①试验或对照措施有副作用;②研究对象对试验不感兴趣;③研究对象的某些情况发生改变,如病情加重等。为了防止和减少不依从者的出现,最好选择医疗水平较高的医院开展临床试验研究,同时在试验开始前对研究对象进行宣传教育,讲清试验的目的、意义及研究对象遵守试验规程的重要性;要注意设计的合理性,试验期限不要太长,要充分考虑治疗或干预措施的可操作性和研究对象的易接受性等,以便取得研究对象的支持与合作。

(3)降低试验对象的失访率:在临床试验研究中尽量减少失访,一般要求失访率不超过 10%。试验中出现失访时,应尽量采取相应的措施加以弥补,如通过电话、信函或专门访视等进行调查。在资料分析时,应对两组失访情况做出详细分析,应考虑两组失访率的差异,若失访率不同,则资料的分析结果可能产生偏倚。即使两组失访率相同,但失访原因或失访者的特征不同,对两组的结果也可能产生影响,所以应当详细分析两组失访的原因和失访者特征,并做出详尽的个案报告。在统计分析计划中需要事先确定对缺失数据、截尾数据的处理方法。

四、现况研究

描述性研究是指利用已有的资料或通过专题调查获得的资料(包括实验室检查结果),描述疾病或健康状况的三间分布特征,进而获得病因线索,提出病因假设。描述性研究是揭示暴露和疾病因果关系过程中最基础的步骤,主要包括现况研究、病例报告、病例分析、生态学分析等。最常用的是现况研究。

(一)基本概念

现况研究(prevalence survey)是指按照事先设计的要求,在某一特定人群中,应用普查或抽样调查等方法收集特定时间内某种疾病或健康状况及有关因素的资料,以描述资料的分布特征。从时间上说,现况研究是在特定时间内进行的,一般不是指过去的暴露史或疾病情况,也不是追踪观察将来的暴露与疾病情况,故又称为横断面研究(cross-sectional study)。从观察分析指标来说,现况研究所得到的频率指标一般为特定时间内调查群体的患病率,所以现况研究又称为患病率研究或现患研究(prevalence study)。

现况研究并非只对现象做静态分析,也可以通过对多个断面的现况研究做动态分析,了解疾病或健康状况的地区分布和人群分布等在多次调查期间的变化趋势,发现疾病或健康状况的发生规律,并有可能对将来的变化趋势做出预测。

(二)特点

现况研究具有不同于其他研究的显著特点。一项良好的现况研究不仅可以精确描述疾病或健康状况在某一人群中的分布,还可以同时探讨多个暴露因素与多种疾病之间的关系。

1. **在设计阶段一般不设立对照组** 在现况研究开始时,根据研究目的确定研究对象,然后调查研究对象在某一特定时点上的暴露和疾病状态,然后收集研究对象的资料。但是在资料处理与分析时,则可根据暴露的状态或患病的状态进行分组比较。

2. **特定时间**　现况研究关注的是某一特定时点上或某一特定时期内某一群体暴露与疾病的状况或联系。对于特定的时点来说，并不强调必须是某年某月的某一特定时间，对于该群体中的每一个个体，时点所指的具体时间可能不同。例如，在一个人群中调查高血压的患病情况，对于每个个体来说，特定时点是指测量血压、诊断是否为高血压的时间。同样，特定时点也可以是患者入院的时间、出院的时间等。如果这些时间持续的太久，将会对调查结果产生影响；或者所调查的疾病是急性的，且随着时间变化其发病率也有不同，则结果就很难解释。理论上，这个时间应该越集中越好，如人口普查的时间点定在 11 月 1 日零点。一般来讲，时点患病率较期间患病率更为准确。

3. **确定因果关系时受到限制**　由于所调查的疾病或健康状况与某些特征或因素是同时存在的，即在调查时因与果并存，不能确定疾病或健康状况与某些特征或因素的时间顺序，故在现况研究中常进行相关性分析，只能为病因研究提供线索。

4. **对研究对象固有的暴露因素可以做因果推断**　诸如性别、血型、基因型等因素，在疾病发生之前就存在，且不会因是否患病而发生改变，在排除和控制了可能存在的偏倚的情况下，现况研究可以提供相对真实的暴露（特征）与疾病的时间先后顺序的联系，从而进行因果推断。

5. **用现在的暴露（特征）来代替或估计过去情况的条件**　在解释现况研究的结果时，常常会以研究对象目前的暴露状态或特征来替代或估计过去的暴露情况，以便对研究结果做出更有意义的推论。对此，需符合如下前提条件：①现在的暴露或暴露水平与过去的情况存在良好的相关关系，或已经证明变化不大；②已知研究因素的暴露水平的变化趋势或规律，以此趋势或规律来估计过去的暴露水平；③回忆过去的暴露或暴露水平极不可靠，而现在的暴露水平可以用来估计过去的暴露情况。

6. **现况研究定期重复进行可以获得发病率资料**　两次现况研究的现患率之差除以两次现况研究的时间间隔，即是该时期的发病率。采用这种计算方法的要求是两次现况研究之间的时间间隔不能太长，在该时间范围内发病率的变化不大，且疾病的病程稳定。这种计算方法弥补了需要长期随访监测研究对象来获得发病率资料的不足。

7. **一般不用于病程较短的疾病**　因为现况研究是在短时间内完成的，如果所调查疾病的病程过短，在调查期间有许多人可能已经痊愈或死亡，这样的研究纳入的对象往往是存活期长的患者，这种情况下，经研究发现与疾病有统计学关联的因素可能是影响存活的因素，而不是影响发病的因素。

（三）用途

1. **描述特定时间疾病或健康状况的三间分布**　通过现况研究可以了解某一时刻某地区某人群中某一疾病的存在情况和分布特征。例如，通过我国 1979—1980 年进行的全国高血压抽样调查，可以了解我国高血压的总患病率，以及高血压在各地区的分布情况。

2. **发现病因线索**　描述某些因素或特征与疾病或健康状况的联系以便形成病因假设，为流行病学研究提供线索。例如，在对肝硬化的现况研究中发现肝硬化人群中饮酒的比例明显高于非肝硬化人群，从而提出酗酒可能与肝硬化有关的病因假设。

3. **适用于疾病的二级预防**　利用普查或筛检等手段，可实现"早发现、早诊断、早治疗"的目的。例如，北京市肿瘤研究所于 1986—1990 年对北京的 106 385 例女性进行了乳腺癌的普查，检出乳腺癌 87 例，后来在全国各地相继开展了乳腺癌的普查，发现了大量的早期患者，这样就可以对患者进行早期治疗，降低疾病的负担。

4. **评价疾病的防治效果**　描述性研究可以评价防治措施的效果。如定期在某一人群中进行横断面研究，收集有关暴露与疾病的资料，通过这种动态调查所获得的结果可评价某些疾病防治措施的效果。例如，对某地区儿童进行乙肝疫苗接种前后的乙肝患病率调查，通过比较可以评价接种效果。

5. **用于疾病监测**　在某一特定的人群中利用描述性研究进行疾病监测，可以对所监测疾病的分布规律和长期变化趋势有深刻的认识。

6. **为研究和决策提供基础性资料**　描述性研究可用于衡量一个国家或地区的卫生水平和健康状况、研究卫生服务的需求、制订与评估社区卫生规划、制订有关卫生或检验的标准以及为卫生行政部门的科学决策提供依据等。

（四）研究类型

1. 普查

（1）概念：普查（census）即全面调查，是指在特定时间内对特定范围内（某一地区或具有某种特征）人群中的每一成员所做的调查或检查。"特定时间"应该较短，有时甚至指某个时点，如时间太长，人群中某种疾病的患病率或健康状况会发生变化，影响普查质量。一般小规模普查可在几天或几周内完成，大规模普查可在几个月内完成。"特定范围"既可以是某个单位或某个居民点，也可以指某个地区，甚至全国。

（2）目的：①早期发现、早期诊断和早期治疗某些疾病。如对 35 岁以上已婚妇女开展阴道涂片检查，以期早期发现宫颈癌。②了解疾病和健康状况的分布。如对儿童身高、体重、发育状况的调查。③了解当地居民健康水平。如对居民膳食和营养状况的调查。④了解人体各类生化指标的正常值范围。如人体中微量元素的测定等。

（3）适用条件：①有足够的人力、物力用于发现疾病和及时治疗疾病；②所普查的疾病患病率较高；③疾病的检验方法较简单易行，试验的敏感性和特异性较高。

（4）优缺点

1）优点：①能发现人群中的全部病例，早发现、早诊断疾病，全面描述疾病的分布与特征，并可以普及医学卫生知识；②可以同时调查目标人群中多种疾病或多种健康状况的分布情况；③比较容易被公众所接受；④不存在抽样误差。

2）缺点：①工作量大，费用较高，组织工作复杂，参加普查的工作人员多，调查质量不易控制；②调查内容有限，不适用于患病率很低和现场诊断技术比较复杂的疾病；③由于普查对象多，调查时间短，难免重复和遗漏，无应答率较高。

2. 抽样调查

（1）概念：抽样调查（sampling survey）是指在特定时点特定范围内的某人群总体中，按照一定的方法抽取一部分有代表性的个体组成样本进行调查分析，以此推论该人群总体某种疾病的患病率及某些特征的一种调查。

（2）目的：主要是以样本统计量估计总体参数所在范围，描述某种疾病或健康状况于特定时间、特定范围内的分布特征及影响其分布的因素；衡量人群总体的健康水平；评价防治效果；检查与衡量资料的质量，即抽样调查常可作为其他调查研究方法中的质量控制方法。

（3）基本原理：抽样必须遵循随机化的原则和样本大小适当的原则，这样才能获得有代表性的样本并通过样本信息推断总体的特征。随机化原则是指研究总体中每个个体均有同等的机会被抽到并组成样本。样本大小适当的原则是指样本应达到一定的数量，过大或过小都有其弊端。

（4）优、缺点：与普查相比，抽样调查具有节省人力、物力和时间，调查精度较高的优点，在流行病学调查中占有很重要的地位，是最常用的方法。但是抽样调查的设计、实施与资料分析均比普查复杂，重复和遗漏不易被发现；不适用于变异较大的资料和需要普查普治的情况；不适用于患病率较低的疾病。

（5）抽样方法：目前在流行病学调查中使用的随机抽样方法可分为单纯随机抽样、系统抽样、分层抽样、整群抽样和多级抽样。在现况研究中，后三种方法较常用。

（五）偏倚及其控制

现况研究中主要存在选择偏倚和信息偏倚。

1. 选择偏倚　现况研究中可能发生的选择偏倚有：①无应答偏倚（non-response bias）。调查对象不合作或因种种原因不能或不愿意参加，由于这些人的身体素质、暴露状况、患病情况、嗜好等可能与应答者不同，由此产生的偏倚称为无应答偏倚。如应答率低于 80% 就较难通过调查结果来估计整个研究对象群体的现况。②选择性偏倚（selection bias）。在调查过程中，没有严格按照随机化原则抽样或主观选择研究对象，从而导致样本偏离总体的情况。如被抽中的调查对象没有找到，而随便找其他人代替，从而破坏了调查对象的同质性。③幸存者偏倚（survivor bias）。在现况研究中，调查对象均为幸存者，无法调查死亡的对象，因此不能全面反映实际情况，带有一定的局限性和片面性。

2. 信息偏倚　主要发生在观察、收集资料及测量等实施阶段。

现况研究中可能发生的信息偏倚有：①调查对象引起的偏倚。询问调查对象有关问题时,由于种种原因回答不准确从而引起偏倚(报告偏倚或说谎偏倚);调查对象对过去的暴露史等回忆不清,导致回忆偏倚。②调查员偏倚。调查员有意识地调查具有某些特征的对象,而不重视或马虎调查其他不具备某些特征的对象,而导致调查偏倚。如对患者再三询问其吸烟史,对健康者则不然。③测量偏倚。测量工具、检验方法不准确,检验技术操作不规范等,或工作粗心而导致测量偏倚。

为了保证现况研究的质量,防止偏倚的产生,必须在调查实施过程中进行质量控制,主要的质量控制措施有：

(1)严格遵照抽样方法的要求,确保抽样过程中随机化原则的完全实施。

(2)提高研究对象的依从性和受检率。

(3)正确选择测量工具和监测方法,包括调查表的编制等。

(4)组织好研究工作,调查员要经过统一培训,统一标准和认识。

(5)做好资料的复查、复核等工作。

(6)选择正确的统计分析方法,注意辨析混杂因素及其影响。

(六) 现况研究的优缺点

1. 优点

(1)常用抽样调查,结果有较强推广意义。

(2)有来自同一群体的自然形成的同期对照组,结果具有可比性。

(3)可同时观察多种因素。

2. 缺点

(1)难以确定先因后果的时相关系。

(2)不能获得发病率资料。

(3)研究对象可能处于临床前期而被误定为正常人。

复习题

1. 循证医学中常用的统计指标和 meta 分析的效应指标有哪些?

2. meta 分析中效应指标的选择需注意哪些问题?

3. 循证医学中常用的流行病学方法有哪些?

4. 病例对照研究和队列研究的异同点有哪些?

5. 随机对照试验有哪些优缺点?

（陶　宁　高玉敏）

第十一章　meta 分析

　　meta 分析作为系统评价数据合并的方法,是循证医学证据产生的重要基础。随着统计学方法的发展,根据临床实践和各种卫生决策的需求,meta 分析的分类方法多种多样。不同类型 meta 分析的分类并不完全独立,不同分类方法之间存在交叉关系。按数据的来源可分为个体患者数据、处理数据;按数据的类型可分为二分类数据、有序数据、连续型数据等;按证据获取方式分为直接比较、间接比较、网状比较等;按研究设计类型分为随机对照试验、非随机对照试验、观察性研究(observational study)、队列研究、病例对照研究、横断面研究等。

　　作为医学生,在医疗卫生决策过程中,要做到有证查证而用证、无证创证而用证。针对某一具体问题,如果我们能找到最新的系统评价或 meta 分析的证据,评估后直接使用即可。但若我们找到的证据较多,且结论不一致时,我们就需用 meta 分析的相关方法进行证据的合并,做出最新的系统综述或 meta 分析的证据以指导实践,从而做出科学的决策,这就需要用到 meta 分析的基本原理和方法。

　　本章主要介绍 meta 分析的统计模型选择、累积 meta 分析、网络 meta 分析、剂量 - 反应数据的 meta 分析、合并效应量、报告偏倚、敏感性分析及 meta 分析的注意事项,为进一步进行系统评价或 meta 分析证据的制作奠定基础。

第一节　meta 分析的统计模型

一、meta 分析的统计模型

　　meta 分析的统计过程是分析研究之间的差异特征,计算合并效应量(加权平均值),即用某个合并统计量估算多个独立研究的综合效应。通过全面、系统的定量分析,meta 分析可以实现增大样本量,提升统计检验效能,提高对效应量的估计。根据研究类型和数据类型,有多种合并效应量可供选择。二分类变量,可选择比值比(OR)、相对危险度(RR)或率差(RD)作为合并统计量;连续型变量,可选择加权均数差(WMD)或标准化均数差(SMD)作为合并统计量。总体来说,meta 分析分为两步:第一,计算纳入的每个研究的统计量,用相同方法描述每个研究的观测效应量;第二,对每个研究的观测效应量进行加权取平均数,以此计算总的合并效应量。其公式为: $\overline{Y} = \dfrac{\sum W_i Y_i}{\sum W_i}$。

其中, Y_i 是第 i 个研究中的效应量(OR、RR、RD、WMD 和 SMD 等), W_i 是第 i 个研究的权重,这个权重的不同算法就是 meta 分析的不同统计模型。对于选择何种统计分析模型来计算合并效应量,不仅要根据异质性检验的结果,还要结合资料的类型、meta 分析背后的假设来确定。常见 meta 分析统计模型可以分为两类:固定效应模型(fixed effect model,FE)和随机效应模型(random effect model,RE),具体见表 11-1。

表 11-1 常用 meta 分析的统计模型选择

资料类型	效应量	固定效应模型	随机效应模型
二分类变量	OR	Mantel-Haenszel	DerSimonian-Laird
		Inverse Variance	
		Peto	
	RR、RD	Mantel-Haenszel	DerSimonian-Laird
		Inverse Variance	
连续型变量	WMD、SMD	Inverse Variance	DerSimonian-Laird

固定效应模型假设各研究间的真实值是同一的、唯一的、固定的,纳入的研究来自同一总体,研究结果之间的差异是抽样误差,合并得到的结果就是对该真实值的估计。

随机效应模型假设各研究间的真实值有多个,纳入的研究来自不同总体,研究结果之间的差异除抽样误差,还有真实值之间的差异。通常,假设真实值的分布服从正态分布,合并结果是对该分布均值的估计。在计算上,随机效应模型的权重 W_i 是经过修饰的,往往比修饰前的权重更小,权重之和也会更小。因此,随机效应模型的结论更加保守,可信区间较大,更难以发现差异,做出结论时就需更加慎重。

(一)固定效应模型

采用固定效应模型时,可用倒方差法进行权重的计算,即每个研究所对应的权重是该研究方差的倒数。

$W_i = \dfrac{1}{V_i}$, W_i 是第 i 个研究对应的权重, V_i 是第 i 个研究对应的方差。从这个公式中可以看出,如果一项研究精确度越高,方差越小,给予的权重就会越大,对最终结果的影响也就越大。

对于不同的数据类型,有不同的 V_i 计算公式,可参阅相关统计学书籍。

$\overline{Y} = \dfrac{\sum W_i Y_i}{\sum W_i}$,其中, $\overline{Y}$ 是要计算的合并后的效应值,可以看到它是一个加权平均数。

因为 $\overline{Y}$ 是对真实值的估计值,我们还需要求它的可信区间。在求可信区间之前需求标准误,标准误用合并值的方差来估计。

$$V_{\overline{Y}} = \frac{1}{\sum W_i}$$
$$SE_{\overline{Y}} = \sqrt{V_{\overline{Y}}}$$

$\overline{Y}$ 的 95% 可信区间(confidence interval,CI)如下:

$$LL_{\overline{Y}} = \overline{Y} - 1.96 \times SE_{\overline{Y}}$$
$$UL_{\overline{Y}} = \overline{Y} + 1.96 \times SE_{\overline{Y}}$$

最后,我们需要对" $H_0 : \overline{Y} = 0$ "进行假设检验。检验值如下:

$$Z = \frac{\overline{Y}}{SE_{\overline{Y}}}$$

除了采用倒方差法,还可用 Mantel-Haenszel 法(MH 法)、Peto 法、Fleiss 法。MH 法是利用分层分析的原理,将纳入的每个研究视为一层,计算合并值。MH 法可用于二分类变量固定模型。其效应指标可以是 OR、RR 及 RD。和倒方差法不同,MH 计算合并值所用的 W_i 不同于计算 Q 值时的 W_i'。Peto 法又称改进的 MH 法,其效应值为 OR。Fleiss 法是用频率估计 OR,适用于完整资料无法获取,只能获得发病率或死亡率的模型。

(二)随机效应模型

目前,随机效应模型一般是用 DerSimonian-Laird 法(D-L 法)。该模型的关键是对每个研究的权重进行修饰。用什么修饰权重呢? T^2,即真实值间方差的估计值,可以用它来描述真实值之间的离散程度。因此,先求 T^2,其计算公式为

$$Q = \sum_{i=1}^{k} W_i (Y_i - \overline{Y})^2 = \sum_{i=1}^{k} W_i Y_i^2 - \frac{\left(\sum_{i=1}^{k} W_i Y_i\right)^2}{\sum_{i=1}^{k} W_i}$$

$$T^2 = \frac{Q - df}{C}$$

其中,k 表示研究总数,W_i 表示第 i 个研究的权重,Y_i 表示第 i 个研究的效应量;$df = k - 1$,$C = \sum W_i - \frac{\sum W_i^2}{\sum W_i}$。

$$V_i^* = V_i + T^2$$

在公式里,可以理解"随机模型"的含义:加上 T^2,承认多个真实值,承认真实值之间的差异。

$$W_i^* = \frac{1}{V_i^*}$$

V_i^* 变大,W_i^* 变小,每个研究对应的权重也都变小。

$\overline{Y}^* = \frac{\sum W_i^* Y_i}{\sum W_i^*}$,$\overline{Y}^*$ 就是随机模型下的合并值。

同样,$\overline{Y}^*$ 也有可信区间。

$$V_{\overline{Y}}^* = \frac{1}{\sum W_i^*}$$

$$SE_{\overline{Y}}^* = \sqrt{V_{\overline{Y}}^*}$$

$$LL_{\overline{Y}}^* = \overline{Y}^* - 1.96 \times SE_{\overline{Y}}^*$$

$$UL_{\overline{Y}}^* = \overline{Y}^* + 1.96 \times SE_{\overline{Y}}^*$$

因为 V_i^* 变大,W_i^* 变小,$V_{\overline{Y}}^*$ 变大,$SE_{\overline{Y}}^*$ 也变大,$\overline{Y}^*$ 有更大的可信区间,其结果就更为保守。

同样,可以计算 Z 值。

$$Z^* = \frac{\overline{Y}^*}{SE_{\overline{Y}}^*}$$

无论是固定效应模型还是随机效应模型,其最终的合并效应量都需要进行假设检验,以判断多个独立研究合并的总效应量是否有统计学意义,其原理与常规的统计学假设检验是完全相同的,主要有 Z 检验和 χ^2 检验。根据 Z 值和 χ^2 值确定 P 值,如果 P 值小于等于检验水准 α 值(0.05 或 0.01),则认为多个研究的合并效应量具有统计学意义;否则,多个研究的合并效应量无统计学意义。

可信区间是按照一定概率估计总体参数(总体均数、总体率等)所在的范围(区间)。同样,可以计算 meta 分析合并的效应值的可信区间,进行总体参数估计和假设检验。95% 的可信区间与 α 为 0.05 的假设检验是等价的。

当选择 OR 或者 RR 作为合并统计量时,其 95% 可信区间与假设检验的关系为:95% 可信区间包含 1,等价于 $P > 0.05$,即合并效应量无统计学意义;95% 可信区间均大于 1 或者均小于 1,等价于 $P < 0.05$,

即合并效应量有统计学意义。当选择 WMD 或 SMD 作为合并统计量时,95% 可信区间包含 0,等价于 $P > 0.05$,即合并效应量无统计学意义;95% 可信区间均大于 0 或者均小于 0,等价于 $P < 0.05$,即合并效应量有统计学意义。

二、meta 分析模型的选择原则

在 meta 分析中常常困扰研究者的是选用哪个 meta 分析模型进行统计合并,这个问题一直存在争议。不同的统计学家和临床研究人员可能偏爱不同的统计模型。理论上,随机效应模型和固定效应模型的区别在于对"观察值是否来自同一整体"有不同的回答。当各研究在作用上相同,并且探究的结论应用于相同的人群而不迁移到其他群体时,采用固定效应模型是合理的。相反,当各研究受到某些因素影响,以至于不能认为其有相同的效应值时,采用随机效应模型是合理的。在实践中,有学者认为若各研究间无统计学异质性,可采用固定效应模型;若存在异质性,并且合并仍然有意义时,可考虑随机效应模型;若存在严重异质性,建议不要进行 meta 分析。基于异质性大小进行 meta 分析模型选择,是目前较多研究者的选择方法。也有学者认为应从统计模型假说、meta 分析目的、纳入 meta 分析的研究数量与样本量、研究间异质性、抽样框架等方面综合考虑来选择恰当的统计模型。

(一) 基于异质性大小的 meta 分析模型选择

导致 meta 分析观察值之间存在变异的因素有两类:一类是各独立研究所代表的真实值之间的变异;另一类是研究内的误差。异质性(heterogeneity)指的是真实值之间的变异。异质性来源包括研究的质量、干预措施、结果的测量时间与测量方式、统计模型与分析方法、效应量评价、纳入和排除标准等的差异。在进行 meta 分析之前,有必要对原始文献做文献质量评价,确保纳入的研究是高质量的研究。但有时获得的资料不全,不足以对文献进行全面质量评价。更加适合的方式是进行 IPD meta 分析,即获得个体资料(individual patient data, IPD),对各个研究的原始数据进行合并。IPD meta 分析可以避开由于数学模型不同、统计方式不同带来的异质性,但是极少研究能拿到个体资料进行 IPD meta 分析。

meta 分析的异质性常用统计量 Q、T^2、I^2 来描述。

$$*Q = \sum_{i=1}^{k} W_i (Y_i - \overline{Y})^2 = \sum_{i=1}^{k} W_i Y_i^2 - \frac{\left(\sum_{i=1}^{k} W_i Y_i\right)^2}{\sum_{i=1}^{k} W_i}$$

$$*T^2 = \frac{Q - df}{C}$$

$$*I^2 = \left(\frac{Q - df}{Q}\right) \times 100\%$$

其中,k 表示研究总数,W_i 表示第 i 个研究的权重,Y_i 表示第 i 个研究的效应量;$df = k - 1$,$C = \sum W_i - \frac{\sum W_i^2}{\sum W_i}$。

Q 反映的是总的变异(包括研究间的和研究内的变异);从公式上看,Q 是有权重的离均差平方和(weighted sum of squares, WSS),其数值大小在一定程度上取决于研究数目的多少。df 反映的是变异的期望,$Q - df$ 是额外的变异,反映真实值之间的差异。T^2 是真实值间方差的估计值,可以用它来描述真实值之间的离散情况。I^2 代表的是真实值之间的变异占总变异的百分比。在森林图绘制时,I^2 可以通过可信区间的重叠程度来反映。重叠程度越高,I^2 越小;重叠程度越低,I^2 则越大。若 I^2 接近 0,那么几乎所有的变异都来自研究内的随机误差;若 I^2 远离 0,那么组间变异是真实存在的,而不仅仅是由于随机误差引起的。

meta 分析是假定各个独立的研究都是检验同一研究目的,在此基础上进行统计效应量的合并。合并假设的前提是多个独立研究相互之间变异程度不大,有同质基础。因此,异质性检验是 meta 分析的必要工作,也是判断合并结果是否有意义的重要一步。异质性检验的方法通常有 Q 统计量检验法、H 统计量检验法和 I^2 统计量。

1. Q 统计量检验法　Q 服从自由度为 $k-1$ 的卡方分布,Q 值越大,其对应的 P 值就越小。

H_0:各纳入研究的效应的真实值相等;

H_1:真实值之间至少有两个不完全相等。

若 $Q \geq \chi^2_{a,k-1}$,$P \leq \alpha$,则拒绝 H_0,表明各个研究间的效应量存在差异,其效应指标不能认为是同质,存在异质性。若 $Q < \chi^2_{a,k-1}$,$P > \alpha$,则认为研究间的效应量是同质的。

2. H 统计量检验法

公式为:$H = \sqrt{\dfrac{Q}{k-1}}$

其中,H 的 95% 可信区间为 $e^{\ln H \pm Z_\alpha \times SE[\ln H]}$,$SE[\ln H] = \dfrac{1}{2} \times \dfrac{\ln Q - \ln(k-1)}{\sqrt{2Q} - \sqrt{2k-3}}$。

若 $H=1$,提示研究间无异质性;若 $H<1.2$,提示研究间同质。若 H 在 1.2 和 1.5 之间,且可信区间包含 1,则在 0.05 的检验水平下无法确定是否存在异质性;若可信区间没有包含 1,则认为存在异质性;$H>1.5$,提示研究间存在异质性。

3. I^2 统计量　I^2 表示研究间变异占总变异的百分比。

若 $Q < df$,$I^2 = 0\%$;否则,$I^2 = \left(\dfrac{Q-df}{Q}\right) \times 100\%$。$I^2$ 大到多少才算有异质性呢? Higgins 提出了三个节点,即 25%、50%、75%,分别表示轻度异质性、中度异质性、高度异质性。

基于异质性大小的 meta 分析模型的选择过程如图 11-1 所示,通过 Q 统计量检验法的 P 值和 I^2 的大小进行判断。当统计学异质性显著($P<0.10$ 或 $I^2>50\%$)时,选择随机效应模型;当统计学异质性不显著($P \geq 0.10$ 或 $I^2 \leq 50\%$)时,选择固定效应模型,在已发表的研究中这是最常见的选择方法。有少部分研究者在任何情况下都使用随机效应模型,因为如果异质性很小,随机效应模型和固定效应模型最终合并结果不会有很大差别,当异质性很大时,就只能使用随机效应模型,所以说,在任何情况下都可使用随机效应模型。

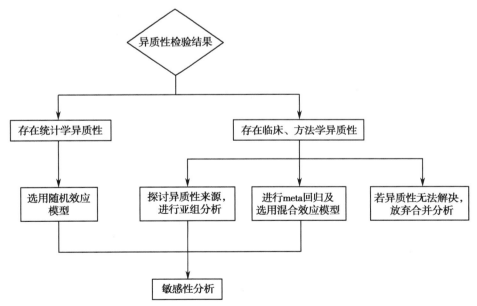

图 11-1　基于异质性大小的 meta 分析模型的选择过程

(二)异质性较大时的处理方法

当异质性较大时,需要考虑是否进行以及怎样进行 meta 分析。如果异质性较大时,应该尝试探究异质性的来源。异质性可为发现新的研究结论提供思路。在解释和探究异质性来源时,有以下几种思路可供参考:①亚组分析,按设计方案、研究质量、发表年份等因素进行分组分析。②敏感性分析,在排除异常结果的研究后,重新对剩余研究进行 meta 分析,将其结果与未排除异常结果研究的 meta 分析结果进行比较,探讨异常结果研究对合并效应的影响程度。③采用随机效应模型的统计方法,估计合并效应量,对权重进行部分校正。若异质性过大,则应放弃 meta 分析,只做一般描述,即定性系统评价。④采用 meta 回归,利用回归模型分析混杂因素,以减少异质性及探求可能的异质性来源。

1. **亚组分析**　亚组分析(subgroup analysis)是按性别、年龄、人群其他基本特征、疾病亚型等因素,将所有纳入的研究分为多个亚组,分别进行分析,并比较不同亚组的平均效应。亚组分析的目的在于探讨异质性来源。需要注意的是,即使其中某一个亚组有明显异质性,而另一个亚组没有明显异质性,也不能说分组因素解释了异质性。因为不同亚组包含了不同信息,单纯比较这些结果的统计学意义有一定的误导性。

2. **敏感性分析**　敏感性分析(sensitivity analysis)是检验一定假设条件下所获结果的稳定性的方法。敏感性分析方法有逐篇剔除、改变纳入(排除)标准、排除未发表的研究、排除研究质量低的研究、采用不同的统计分析方法重新分析资料等。敏感性分析是在排除某些异常结果的研究或剔除某些特定条件的研究后,再进行 meta 分析。然后,将结果与未剔除某些研究前的 meta 分析结果进行比较。敏感性分析是评价 meta 分析真实性与稳定性的指标之一。若敏感性分析未从实质上改变结果(将阳性结果标成阴性或将阴性结果标成阳性),则说明结论稳定性好、正确的可能性大,真实性好,即应用范围广、有较高的参考价值。反之,如果敏感性分析得到不同结论,在解释结果和下结论的时候就需要谨慎对待。同时,这也是一个发现新研究结论的机会,提示有潜在的重要因素影响干预效果,需要继续探究变异来源。

3. **meta 回归**　在探索一个变量如何随另一些变量变化而改变时,回归分析是一种重要的方法。该方法也可以用于 meta 分析,结果变量由一个或多个解释变量来预测,以探索异质性来源。它们的区别在于:meta 回归要为各个研究分配权重,并且要选择一个合适的模型。在 meta 分析中,结果变量可以是均值差、风险差等;解释变量可以是影响研究效应的特征因素(如性别、年龄、人群其他基本特征、疾病亚型等)。

(三) 基于模型假设和研究目的的 meta 分析模型选择

张天嵩等于 2020 年在《中国循证医学杂志》发表的"经典 meta 分析统计模型的合理选择"一文中,以一篇 Cochrane 系统评价为例说明了 meta 分析模型选择不应该根据异质性统计检验决定,而应该根据模型假设和研究目的进行选择。该文以镁离子对心肌梗死患者死亡率影响的二分类数据为例(森林图如图 11-2 所示),结果显示,异质性大小为 $I^2=64\%$、$P<0.01$,提示异质性大,根据异质性大小选择随机效应模型,合并 OR 及 95% 可信区间为 0.66(0.53,0.82),结论为使用镁离子可以降低心肌梗死患者死亡率。然而,在 22 项研究中,大多数研究样本量较少,但显示静脉注射镁离子可以降低死亡率,其中 2 项大样本研究(尤其是 ISIS-4 1995 研究的样本量占到整个系统评价样本量的 80%)结果却显示静脉注射镁离子无益。该系统评价员更倾向于相信大样本研究的结果,选择了固定效应模型的结果,因为固定效应模型赋予大样本研究的权重明显大于随机效应模型(74.9% *vs* 18.4%)。最终该系统评价的合并 OR 及 95% 可信区间为 0.99(0.94,1.05),结论为静脉注射镁离子与心肌梗死患者死亡率无相关性,结果与随机效应模型完全不同。

三、高级 meta 分析方法

(一) 累积 meta 分析

在传统 meta 分析基础上,Thomas 等提出了累积 meta 分析的方法。从方法学来看,该方法与传统的统计分析方法相比,并没有实质性的不同,仅仅是将一系列独立的结果在一张表或图中进行展示,但是在实际应用中却解决了一些重要问题。

累积 meta 分析是把各个原始研究按照某个变量的变化依次纳入 meta 分析过程的一种独特的结果展示方法。累积变量最常见的是按照年代顺序排列,该结果会显示证据随时间累积而变化。当然,单个原始研究也可以按照其他变量(如研究质量、样本量大小等)进行排序,逐步纳入 meta 分析。如果采用研究质量进行累积 meta 分析,结果将会显示效应随着低质量研究增加而变化;同理,如果按照样本量大小排序进行累积 meta 分析,潜在的发表偏倚将会被显示。

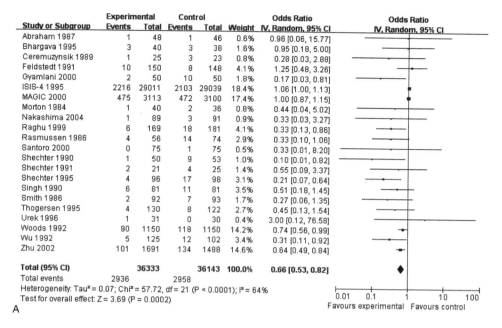

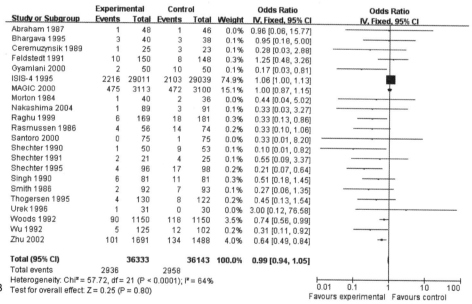

图 11-2　镁离子对心肌梗死患者死亡率影响的森林图(A:随机效应模型　B:固定效应模型)

(二)网络 meta 分析

在疗效评价中,传统的 meta 分析只能对两种治疗方法的疗效或者安全性进行直接比较。然而,在实践中,常常应用多种药物治疗同一种疾病。医务人员和患者在做决策的时候需要在多种治疗方法中选择最佳的方法,网络 meta 分析应运而生,可以用于同时比较任何数量的治疗。

网络 meta 分析指利用包含 3 种及 3 种以上治疗方法构成的证据体里的所有原始研究,通过直接比较和间接比较,基于 meta 分析的技术进行加权合并分析。其基本思想是:假设证据网中总共含有 S 个研究,T 个干预措施,N 对直接比较,干预措施 k 对干预措施 c(其中 k,c=1,2,…,T)的相对效应为 μ_{kc},在进行网络 meta 分析时不需要计算所有 μ_{kc},只需要计算基本参数 μ_t(t=1,2,…,T-1),它表示(T-1)个干预措施与另一个共同参照措施之间比较的效应。具体做法为:选择 T 个干预措施中的某一个作为参照(如 A),则

每个 μ_t 代表干预措施 t 相对于措施 A 的效应（t=1,2,…,T;t≠A），所以 $\mu_t = \mu_t A$，网络 meta 分析需要根据 S 个研究估计所有的 $\mu_k A$。不含有参照 A 的其他干预措施两两比较（功能参数）的合并效应就可以通过一致性等式得到：$\mu_{kc} = \mu_k A - \mu_c A = \mu_c - \mu_c$。要使该等式成立，需要证据网中的研究满足同质性（不同研究间具有相似的临床和方法学特点，不同研究间的效应估计值在统计学上没有系统性差异）、相似性（包括临床和方法学相似性，临床相似性是指研究对象、干预措施和结局测量方法的相似性;方法学相似性是指两组试验质量的相似性）和一致性（直接比较与间接比较结果的相似度，包括方向一致性与大小一致性）这三个前提假设。

网络 meta 分析可以同时对治疗某类疾病的多个干预措施之间的效果进行量化，并按照结局指标效果优劣进行排序，进而为决策者制订临床指南提供重要参考依据。

（三）剂量 - 反应关系 meta 分析

剂量 - 反应关系是病因因果推断的重要标准之一，描述的是某种暴露或者干预水平的变化与结局指标发生风险之间的潜在关系。剂量 - 反应关系分析多见于观察性研究，如现况调查、病例对照研究、队列研究等。

从本质上讲，剂量 - 反应关系 meta 分析是一种 meta 回归模型，该模型可采用线性模型，也可采用非线性模型。线性关系主要反映的是暴露或干预水平变化与结局指标发生风险之间的整体趋势变化，可以理解为该线条的直线斜率;非线性关系则更关注暴露或者干预水平对应的结局指标发生的风险，以横坐标为暴露或者干预水平，纵坐标为发生风险的对数（或其他的转换方式），可以理解为该条逼近的曲线上横坐标任意一点对应的纵坐标值。剂量 - 反应关系 meta 分析数据合并的模型比较多，有分层模型、线性模型和非线性模型，具体公式可参考相关循证医学或统计学书籍。

剂量 - 反应关系也是影响循证实践证据质量等级的重要因素之一，在 GRADE 证据评价中，对于存在优质剂量 - 反应关系的证据会给予相应加分。随着方法和技术的不断改进，大型的队列研究和病例对照研究都给出了剂量 - 反应关系的数据，剂量 - 反应关系 meta 分析将会受到研究者的青睐。

第二节　报告偏倚的识别与控制

一、合并效应量的概念

效应量（effect size）是指临床上有意义、有实际价值的数据或观察指标的改变量。合并效应量实际上是根据临床问题、资料类型及评价目的，选择多个原始研究效应量合并或汇总成某个单一效应量或效应尺度，即用某个合并统计量反映多个同类研究的综合效应。

二、森林图

（一）森林图概述

森林图（forest plot）是 meta 分析中最常用的合并效应表达形式，由多个原始研究的效应量及其 95% 的可信区间绘制而成。它以一条垂直的无效线为中心，横坐标为效应量尺度，用平行于横轴的多条线段表示每个被纳入研究的效应量和可信区间;纵坐标为原始研究编号，按照顺序将原始研究排序，最后用一个菱形描述多个原始研究合并的效应量及其可信区间。以两组为例，森林图的标题栏一般包括单个研究的命名、组间情况、每个研究的权重、效应量及其可信区间。森林图可以描述每个原始研究的效应量分布及其特征，同时展示各研究间结果的差异情况。

（二）森林图统计学指标选择

meta 分析研究中常用的效应尺度包括：结局为分类变量时的 OR、RR 和 RD;结局为连续型变量时的 WMD 和 SMD。

1. OR　即比值比或优势比，是测量疾病与暴露联系强度的一个重要指标，是某组中某事件的比值与另一组内该事件的比值之比。OR=1 表示比较组间没有差异；当研究结局为不利事件时，OR<1 表示暴露可能会降低结局风险，为保护因素，OR>1 表示暴露可能会增加结局风险，为危险因素；当研究结局为有利事件时，OR<1 表示暴露可能会降低有利事件的发生，为危险因素，OR>1 表示暴露可能会增加有利事件的发生，为保护因素。

2. RR　是相对危险度，为两组事件率之比。RR 是反映暴露（干预）与事件关联强度的指标。RR=1 表示比较组间没有差异。需要注意的是，只有队列研究和随机对照试验研究可以直接获得相对危险度。

3. RD　即危险差，又称为归因危险度、绝对风险差（absolute risk difference，ARD）和绝对危险降低率（absolute risk reduction，ARR），是指干预（暴露）组和对照组结局事件发生概率的绝对差值。RD 反映了暴露（干预）组中净由暴露（干预）因素所致的发病水平（从暴露组角度考虑）。RD＝0 表示比较组间没有差异。通常只有队列研究和随机对照试验研究可以计算 RD。

4. WMD　即加权均数差，用于 meta 分析中所有研究具有相同连续性结局变量（如体重）和测量单位时。计算 WMD 时，需要知道每个原始研究的均数、标准差和样本量。每个原始研究均数差的权重（如每个研究对 meta 分析合并统计量的影响大小）由其效应估计的精确性决定。

5. SMD　即标准化均数差，为两组估计均数差值除以平均标准差。由于 SMD 消除了量纲的影响，因而结果可以被合并。

（三）森林图解读

图 11-3 中，中间的竖线为无效线，即 OR=1，表示所研究因素和结局无统计学关联；每条横线为该研究的 95% 可信区间，横线中央的小方块为 OR 值的点估计，小方块的大小反映了该研究的权重大小。若某个研究 95% 可信区间的横线与无效竖线有交叉，可认为所研究因素和结局无统计学关联；若该横线落在无效竖线的左侧，可认为所研究因素有利于结局的发生，为保护因素；若该横线落在无效竖线的右侧，可认为所研究因素不利于结局的发生，为危险因素。total 对应的为合并结果，菱形块表示合并的效应量，菱形的中心表示合并 OR 值的点估计，菱形越大，表示可信区间越大。森林图除了显示上述结果，还有一些统计检验结果和 P 值，其中 Heterogeneity χ^2、I^2 为异质性检验结果，test for overall effect 为效应检验结果。Heterogeneity χ^2=6.36，P=0.70（>0.05），I^2=0%，认为研究间无异质性，可采用固定效应模型；反之，则采用随机效应模型。关于合并效应量，总的 OR 值为 1.54，95% 可信区间为（1.19，2.00），test for overall effect 的 z=3.30，P=0.001 0（<0.05），认为合并后有统计学意义。关于效应量为 RR、MD 和 SMD 的森林图的解读，可参看效应量为 OR 的森林图。需要注意的是，对于连续型变量，效应量为 MD 和 SMD 时，无效线为 0（图 11-4）。

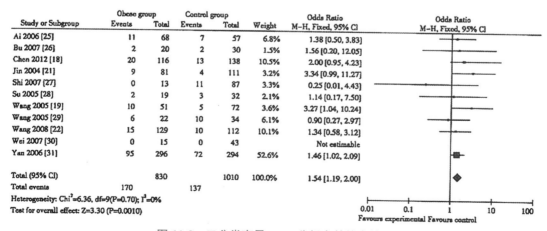

图 11-3　二分类变量 meta 分析合并的森林图

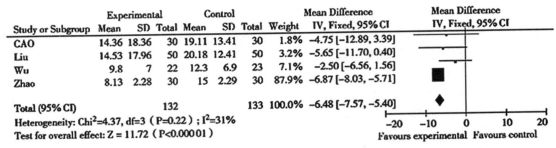

Study or Subgroup	Experimental			Control			Weight	Mean Difference IV, Fixed, 95% CI	Mean Difference IV, Fixed, 95% CI
	Mean	SD	Total	Mean	SD	Total			
CAO	14.36	18.36	30	19.11	13.41	30	1.8%	−4.75 [−12.89, 3.39]	
Liu	14.53	17.96	50	20.18	12.41	50	3.2%	−5.65 [−11.70, 0.40]	
Wu	9.8	7	22	12.3	6.9	23	7.1%	−2.50 [−6.56, 1.56]	
Zhao	8.13	2.28	30	15	2.29	30	87.9%	−6.87 [−8.03, −5.71]	
Total (95% CI)			132			133	100.0%	−6.48 [−7.57, −5.40]	

Heterogeneity: Chi^2=4.37, df=3（P=0.22）; I^2=31%
Test for overall effect: Z = 11.72（P<0.00001）

图 11-4　连续型变量资料 meta 分析合并的森林图

三、发表偏倚的识别与检验

（一）meta 分析的偏倚

meta 分析中的偏倚是指在资料收集、分析、解释和发表时任何可能导致结论系统地偏离真实结果的情况,其大致可分为抽样偏倚(sampling bias)、选择偏倚(selection bias)和研究内偏倚(within study biases)。抽样偏倚是 meta 分析中搜集相关文献阶段产生的各种偏倚。选择偏倚是指根据制订的纳入和排除标准选择符合的文献时产生的各种偏倚,主要有纳入标准偏倚(inclusion criteria bias)和筛选者偏倚(selector bias)。研究内偏倚是从纳入研究中提取用于 meta 分析的数据信息阶段产生的各种偏倚,其中包含了多种偏倚情况。在上述众多的偏倚中,发表偏倚是 meta 分析最常见的偏倚。

发表偏倚(publication bias)又称出版性偏倚,是指在同类研究中,有统计学意义的研究结果比无统计学意义的研究更容易被投稿和被发表。产生发表偏倚的原因主要有以下几点。①作者:是产生发表偏倚的主要因素。作者投稿时,多数情况下,愿意将阳性结果的研究投稿于英文杂志,而对阴性结果的研究,研究者可能认为意义不大,缺乏撰写论文的兴趣或将研究结果投到一些不被数据库收录、不知名的地方性杂志,有的甚至放弃发表。②杂志编辑:编辑认为阴性研究结果无价值,则有可能对阴性结果的论文退稿,或即使认为有价值,但推迟发表。③文化因素:某些地区的研究者或编辑从不报道阴性结果的研究。④研究资金来源的影响:相对来说,来源于政府机构和公共卫生部门提供资金的项目比来源于制药公司资助的研究项目更能接受阴性结果,因此,资金的来源也影响了研究结果是否会被发表。⑤多中心临床试验比一般临床试验更易发表。⑥同一阳性研究结果反复被多次发表,可导致进行系统评价时过高估计干预的疗效。⑦各国文献收录标准的差异:当前尚未有一个数据库能全面收录所有已发表的医学文献。在常用的数据库中,如 EMBASE、MEDLINE 和 SCI,大部分收录的杂志来源于发达国家,仅有少数杂志来源于发展中国家及欠发达地区。

目前,发表偏倚的识别方法有漏斗图法、线性回归法(Egger's test)、秩相关检验(Begg's test)、剪补法、失安全系数(fail-safe number,Nfs)法等,而最常见的方法是漏斗图法。

（二）漏斗图法

1. **漏斗图概述**　漏斗图(funnel plot)是以样本含量(或效应量标准误的倒数)与效应量(或效应量对数)做的散点图,效应量可以为 RR、OR、RD、死亡比或其对数值等。漏斗图所基于的假设是效应量估计值的精度随着样本量的增加而增加,其宽度随精度的增加而变窄,最后趋近于点状,其形状类似一个对称倒置的漏斗,故称为漏斗图。样本量小的研究,数量多、精度低,分布在漏斗图的底部呈左右对称排列;样本量大的研究,精度高,分布在漏斗图的顶部,且向中间集中。利用漏斗图可以直接观察原始研究的效应量估计值是否与其样本含量有关。当存在发表偏倚时,漏斗图出现不对称,呈偏态分布。绘制漏斗图时,需要纳入较多的原始研究,原则上需纳入 10 篇以上的研究。若研究少于 10 篇,检验效能不足,难以评价漏斗图的对称性。

2. **漏斗图解读**　在图 11-5 中各个小方块代表纳入的各个研究,横轴是效应量,图 11-5 里对应的是各个研究的 OR 值,OR 越小,小方块越向左,反之则向右;中间的竖线是合并的 OR 值,理想条件下,各个研究平均分布在竖线的左右两侧；纵轴是标准误,样本量越大的研究,标准误越小,分布越向上,反之则越向下；研究的准确性随着样本量的增加而增大,所以代表大样本研究的小方块应集中分布在图形的中部和顶部,而代表小样本研究的小方块分布于图形的下方。呈漏斗状的两条斜线是漏斗图的 95% 可信区间。如果所有的小方块都落在这个区间内,提示可能不存在异质性；如果有较多的小方块落在外面,则提示可能存在异质性。

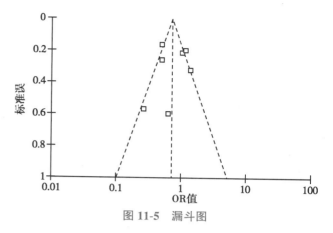

图 11-5　漏斗图

图 11-6 表示两种不同情况的漏斗图,左图所示没有发表偏倚,所有研究围绕中线对称分布,空心圆点代表结果无效的小样本研究；如果存在发表偏倚(如一些阴性结果不能发表),漏斗图就会出现图 11-6 右图所示的右下角缺角,整个漏斗图呈不对称分布。

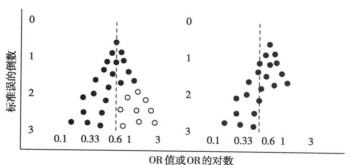

图 11-6　存在异质性的漏斗图

(三) 不对称检验

漏斗图可以用来识别发表偏倚和其他偏倚,其优点是直观,缺点是主观,不能对发表偏倚进行量化,易导致不同的人判读结果可能不同。当漏斗图无法直观判断出是否存在不对称性时,可采用定量统计方法来检测漏斗图的对称性。秩相关检验(Begg's 检验)、线性回归法(Egger's 检验)和剪补法(trim and filling method)是漏斗图的定量统计方法。

1. 秩相关检验　即检验标准化效应值(t_i^*)与其效应方差(v_i)的相关关系,假设 t_i^* 和 v_i 是纳入 meta 分析的第 i 个研究的效应和方差,每个研究先根据 t_i^* 和 v_i 分别排序,按照 t_i^* 的值给对子(t_i^*, v_i)排序,则 t_i^* 定义为

$$t_i^* = (t_i - \bar{t})/\sqrt{t_i^*}$$

其中,$\bar{t} = (\sum t_j/v_j)/\sum(1/v_j)$

$$V_i^* = v_i - (\sum 1 - v_j)^{-1}$$

然后比较所有可能的 $k(k-1)/2$ 对子 v_i 和 v_j($i \neq j$)秩次,计算这两组秩的相关性。P 表示 t_i^* 和 v_i 的秩次相同顺序的对子数,Q 表示相反顺序的对子数,那么计算正态统计量的公式为:

$$z = (P - Q)/\sqrt{k(k-1)(2k+5)/18}$$

如果 $z > 1.96$,$P < 0.05$ 提示可能存在发表偏倚；$z < 1.96$,$P > 0.05$ 则认为没有发表偏倚。Begg's 的秩相关检验被认为是漏斗图的直接统计学模拟,对该检验效能的模拟研究结果表明,检验效能的变异性大。

2. 线性回归法　Egger's 检验方法是效应量与其对应标准误的线性加权回归分析,相对来说,回归分析的敏感性要高一些。具体算法为先计算纳入 meta 分析的每个研究的标准正态离差(standard normal deviate, SND) 和精度 (precision), 假设有 k 个研究纳入, t_i 和 v_i 为第 i 个研究的效应值和方差, $SND = t_i/\sqrt{v_i}$, 精度 $= 1/\sqrt{v_i}$, 以精度为自变量, SND 为因变量建立回归方程, 即 $SND = a + b*$ 精度。精度是由样本量决定的, 样本量趋近 0 时, 精度也接近 0, SND 也趋近 0。因而小样本研究代表的散点在回归直线中接近原点。理论上, 如果 meta 分析的研究同质性较好, 不存在发表偏倚, 那么散点的分布能形成一条通过原点的直线, 回归直线的截距 $a=0$, 即该回归直线经过原点, 而回归系数 b 则代表了效应的大小和方向, 这与对称的漏斗图相对应。斜率 b 表示效应值的大小, 这与对称的漏斗图相对应。如果回归直线不经过原点, a 的大小用于评价不对称性, a 的绝对值越大, 表示越有可能有偏倚。

Egger 的线性回归法简单易懂, 容易计算。其缺点在于自变量的标准差估计来自纳入研究的数据, 存在抽样误差, 在研究个数比较少或者每个研究的样本量较小的情况下, 线性回归法探测发表偏倚的能力会受到一定的限制。另外, 线性回归法也不能解释漏斗图不对称的原因。

3. **剪补法**　剪补法由 Taylor 和 Tweedie 提出, 该法是一种非参数统计方法, 旨在识别和校正由发表偏倚引起的漏斗图不对称。其基本做法是先去掉初估后漏斗图中不对称的小样本研究, 用剩余的对称部分估计漏斗图的中心值, 然后沿中心两侧粘贴上被去掉部分以及相应的遗漏部分, 重新估算其中心值, 直至结果平稳。主要步骤如下: 计算每个研究与平均效应值的距离并进行排秩, $r_i^* = rank(|d_i - \bar{d_i}|)$, 如果研究的效应值小于平均效应值, 则 r_i^* 赋为负值, 上述得出的秩值可以用于估计由于发表偏倚而遗漏的研究个数。主要公式有:

$$R_0 = r* - 1$$
$$L_0 = \frac{4Tn - n(n-1)}{2n-1}$$
$$Q_0 = n - 1/2 - \sqrt{2n^2 - 4Tn + 1/4}$$

其中, $r^* = n - r_h^*$, r_h^* 是最大的负秩次的绝对值, Tn 是所有的正秩次总和。当知道总体的效应值时, 在平均效应值一侧贴上缺失的研究部分即可; 但大多数情况下总体效应值是未知的, 此时需要用到迭代的方法进行计算。经模拟研究确定, 当 $R_0 < 3$ 时, 无法证明发表偏倚的存在。

该法既可以估计缺失研究的数目, 也可将缺失研究纳入, 重新进行 meta 分析, 校正干预的合并效应量。当 meta 分析纳入的研究间异质性较大时, 不适合用剪补法来检测及纠正发表偏倚。同时, 剪补法易受极端值的影响, 因此, 严格意义上讲剪补法更应该是一种敏感性分析方法。

（四）失安全系数

失安全系数 (number of fail-safe, Nfs) 是由 Rosenthal 在 1979 年提出的一种敏感性分析方法, 用来说明 meta 分析中发表偏倚的大小, 失安全系数越大说明发表偏倚越小, meta 分析结果越稳定。其基本理论是: 当 meta 分析的结果有统计学意义时, 为排除发表偏倚的可能或者估计发表偏倚的程度, 可推算最少需要多少个未发表的研究 (一般为无统计学差异的阴性结果) 才能使 meta 分析的结论逆转。当 $P=0.05$ 或 $P=0.01$ 时, 失安全系数可分别用如下公式进行估计:

$$Nfs0.05 = (\sum Z/1.64)^2 - K$$
$$Nfs0.01 = (\sum Z/2.33)^2 - K$$

其中, 公式中 Z 为各独立研究的 Z 值, K 是纳入研究的个数。Nfs 越大, 说明 meta 分析结果的可靠性较好, 被推翻的可能性越小, 结论受发表偏倚的影响不大。

Nfs 方法是在假定所有发表和未发表研究的样本量相似的情况下得到的, 但其假定所有未发表研究的平均效应方向与已发表研究的效应方向相反并不具有充分性, 而且该法不适于无统计意义的合并效应量的情形。因此, 在做 meta 分析时评估发表偏倚大小固然重要, 但如果发现不满足计算 Nfs 的假设, 应该放弃用这种方法去评价发表偏倚。同时, 由于 Nfs 与 K 呈正相关, 即便 meta 分析不存在发表偏倚, 纳入的研究个数较少, Nfs 也会很小; 当 meta 分析存在发表偏倚, 但只要纳入研究的个数较多, Nfs 也会很大。因此, 应用 Nfs 时纳入 meta 分析的研究不宜过少或过多 (少于 5 篇视为过少, 大于 50 篇可视为过多), 否则 Nfs 的结果对发表偏倚大小的提示效果大大降低。

综合上述几种发表偏倚检测方法的优缺点后,在具体实践中,判断发表偏倚时,应尽量组合发表偏倚的评估方法,共同做出评判,这样就能尽可能地扬长避短,避免单一方法评价的偏性了。

第三节　敏感性分析

敏感性分析(sensitivity analysis)是指改变某个或某些影响 meta 分析结果的重要因素,如纳入标准、研究质量的高低、随访时间、不同统计方法 / 模型等,观察合并指标(如 OR 值、RR 值)的变化情况,若排除某篇文献后合并指标受到显著影响,则认为该文献对合并指标敏感,反之则视为不敏感,如果文献来自同一个总体,即不存在异质性,那么文献的敏感性就低。由此可见,敏感性是衡量文献质量和异质性的重要指标。进行敏感性分析的目的是检测一定假设条件下所获结果的稳定性,了解 meta 分析的结果是否可靠,从而查找产生分歧的原因,推测影响结果的重要因素以便于进一步的研究。常用的方法有以下几种。①调整文献纳入标准:根据研究的类型、研究对象、干预措施或结局指标的测量方式等来调整。②针对一些含糊不清的研究,不管是否符合纳入或者排除标准,可尝试先纳入或者排除。③对于某些研究的结果不太确定、数据缺失等情况,可对研究数据进行估计后重新进行分析(如对研究结果报道意见不一致且无法联系作者时,或对研究结果界定、测量存在不同意见时)。④采用不同统计方法模型重新进行数据分析,如随机效应模型和固定效应模型之间的替换。⑤剔除文献质量相对较低的研究后重新进行数据分析,比较剔除前后合并结果之间有无差异。⑥按不同的研究特征,如样本量大小、发病时间窗、发病年龄等,对所纳入的研究进行分层分析,比较合并结果之间是否存在差异。

以 Liang 等发表的文献 "The A640G polymorphism in the NAD(P)H oxidase p22phox gene(CYBA)is associated with risk reduction of coronary heart disease:a meta-analysis" 中的 meta 分析数据为例,演示敏感性分析的操作过程。

1. 打开 Stata 软件(图 11-7)。

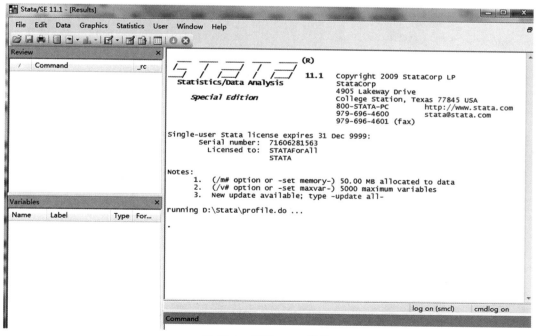

图 11-7　打开 Stata 软件

2. 点击"Data Editor（Edit）"新建表格（图 11-8）。

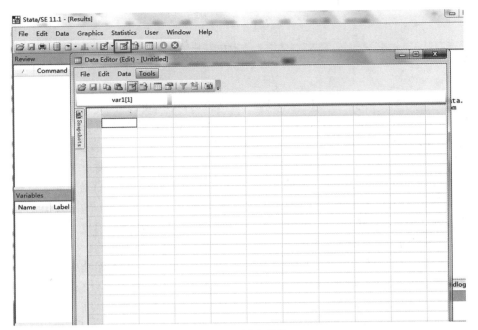

图 11-8　新建表格

3. 把数据整理好，将数据从 Excel 表格中复制粘贴至新建的 Stata 表格（图 11-9）。

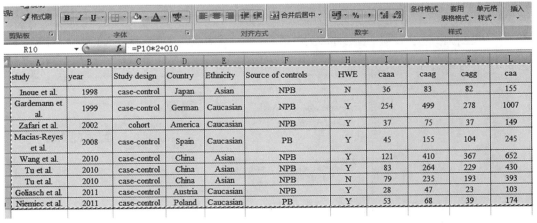

图 11-9　整理数据

4. 粘贴数据时选择 "Treat first row as variable names" 这个选项（图 11-10）。

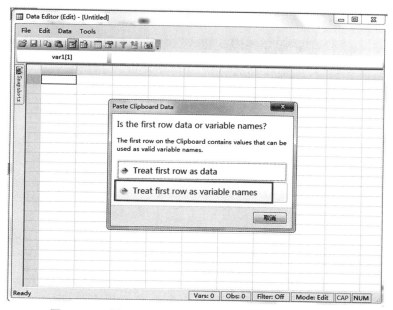

图 11-10　选择 "**Treat first row as variable names**" 选项

5. 数据成功粘贴到 Stata 软件（图 11-11）。

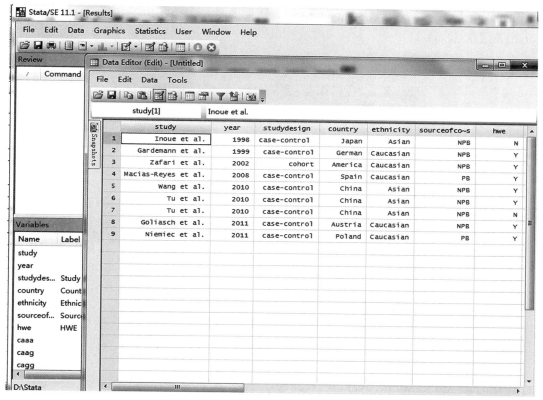

图 11-11　数据成功粘贴到 **Stata** 软件

6. 数据录入做完森林图后,点击"Meta-Analysis"条目,然后点选"Influence Analysis,metan-based (metaninf)"子条目(图11-12)。

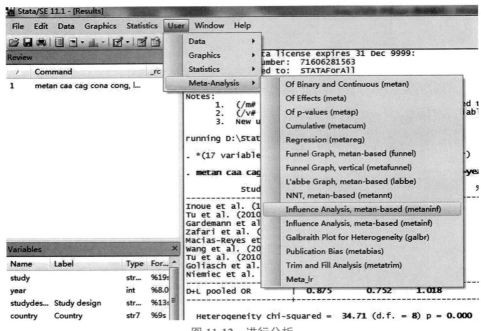

图11-12 进行分析

7. 勾选处理变量数据的类型(Binary Count 二分类变量),选择各组基因型(等位基因模型),勾选 Name/Year 相关信息(图11-13)。

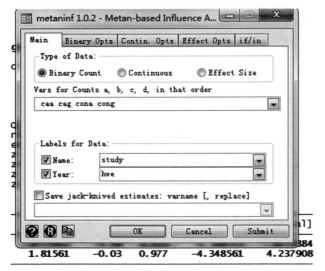

图11-13 勾选相关信息

8. 选择统计模型(Random,Mantel Haenzel),选择观察合并指标(OR),点击"OK"完成分析 (图11-14)。

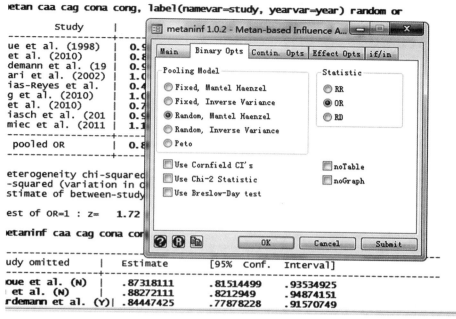

```
2.  (/v# option or -set maxvar-) 5000 maximum variables
3.  New update available; type -update all-

ning D:\Stata\profile.do ...

(17 variables, 9 observations pasted into data editor)
```

```
etan caa cag cona cong, label(namevar=study, yearvar=year) random or

        Study    |   0.9
-----------------+-----
ue et al. (1998) |   0.9
et al. (2010)    |   0.8
demann et al. (19|   0.9
ari et al. (2002)|   1.0
ias-Reyes et al. |   0.4
g et al. (2010)  |   1.0
et al. (2010)    |   0.7
iasch et al. (201|   0.9
miec et al. (2011|   1.1
-----------------+-----
        pooled OR|   0.8
-----------------+-----

eterogeneity chi-squared
-squared (variation in c
stimate of between-study

est of OR=1 : z=   1.72

etaninf caa cag cona cor
```

```
udy omitted      |   Estimate    [95%  Conf.  Interval]
-----------------+----
oue et al. (N)   | .87318111    .81514499    .93534925
 et al. (N)      | .88272111    .8212949     .94874151
rdemann et al. (Y)| .84447425    .77878228    .91570749
```

图 11-14　选择统计模型和观察合并指标

结果演示 1：针对基因多态性关联研究方面的 meta 分析，更改纳入标准为"剔除哈温不平衡"的文献后再进行合并分析，比较新合并结果与原合并结果的差异，若进行敏感性分析后未从实质上改变合并的结果，则说明结果较为可靠，纳入标准制订时是否纳入哈温不平衡的文献对 meta 分析总体效果影响不大（图 11-15）。

```
. metaninf caa cag cona cong, label(namevar=study, yearvar=hwe) random or

-------------------------------------------------------------
Study omitted        |   Estimate    [95%  Conf.  Interval]
---------------------+---------------------------------------
Inoue et al. (N)     |  .87106395    .73726858    1.0291398
Tu et al. (N)        |  .88305035    .74025902    1.0533852
Gardemann et al. (Y) |  .86684888    .72134923    1.0416965
Zafari et al. (Y)    |  .86484936    .73731291    1.0144464
Macias-Reyes et al. (Y)| .92608757   .85510422    1.0029633
Wang et al. (Y)      |  .85245428    .72257591    1.0056774
Tu et al. (Y)        |  .88935205    .74650786    1.0595295
Goliasch et al. (Y)  |  .86562843    .73543845    1.0188651
Niemiec et al. (Y)   |  .85297412    .72707729    1.0006706
---------------------+---------------------------------------
Combined             |  .87524872    .75221837    1.0184015
-------------------------------------------------------------
.
```

图 11-15　合并 OR 值及其 95% 可信区间（结果演示 1）

剔除哈温不平衡的文献后再进行合并分析，meta 结果的 OR 值 95% 可信区间没有逆转，说明结果稳定（图 11-16）。

结果演示 2：以基因多态性关联研究方面的 meta 分析为例，通过敏感性分析来检验剔除每项研究对合并效应结果的影响（图 11-17）。

剔除每一篇研究后 meta 的 OR 值 95% 可信区间是否有逆转，如果无逆转，说明结果稳定；如果有逆转，说明该研究可能是异质性的来源（图 11-18）。

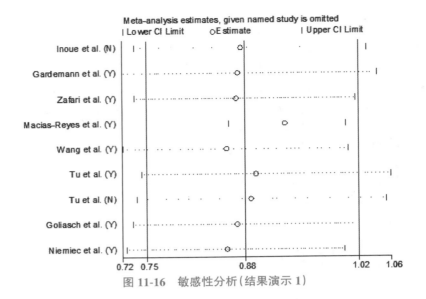

图 11-16　敏感性分析（结果演示 1）

```
. metaninf caa cag cona cong, label(namevar=study, yearvar=year) random or

----------------------------------------------------------------------
Study omitted      | Estimate      [95% Conf. Interval]
-------------------+--------------------------------------------------
Nakata et al. (1997)| 1.4701609    1.2182675    1.7741368
Guan et al.(a) (2000)|1.4351328    1.1912803    1.7289013
Guan et al.(b) (2000)|1.4613719    1.209022     1.7663927
Sethi et al. (2001) | 1.5055928    1.2568095    1.8036222
Zhang et al. (2001) | 1.4133343    1.1775199    1.6963738
Zhang et al. (2002) | 1.457777     1.2060135    1.7620978
Joshua et al. (2003)| 1.4733713    1.2132811    1.7892168
Brenner et al. (2005)|1.5009811    1.230583     1.8307942
Zhang et al. (2005) | 1.4233898    1.182831     1.7128723
Niu et al. (2006)   | 1.4482171    1.2011896    1.7460464
Lalouschek et al. (2007)|1.5026138 1.2285473    1.8378195
Cui et al. (2008)   | 1.4301671    1.1875146    1.7224025
He et al. (2008)    | 1.4015092    1.1707814    1.6777068
Saidi et al. (2009) | 1.4205935    1.1844975    1.7037486
Du et al. (2010)    | 1.4286875    1.1866394    1.720108
Sun et al. (2010)   | 1.3877762    1.1660627    1.6516459
Zhang et al. (2010) | 1.448519     1.197955     1.7514909
-------------------+--------------------------------------------------
Combined           | 1.4472852    1.206952     1.7354745
----------------------------------------------------------------------
```

图 11-17　合并 OR 值及其 95% 可信区间（结果演示 2）

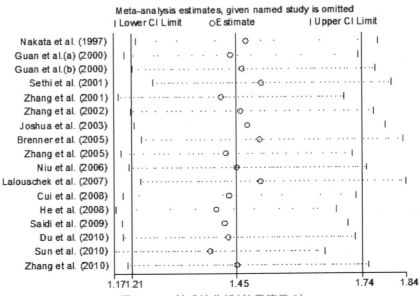

图 11-18　敏感性分析（结果演示 2）

剔除每一篇研究后 meta 的 OR 值,如果该数值不超过原 OR 值的上、下 95% 可信区间,则说明结果稳定。

若敏感性分析结果与原 meta 分析结果没有冲突,则说明分析结果较为可靠,敏感性分析加强了原 meta 分析结果的可信度;反之,敏感性分析结果与合并效应量间差异显著,得出了不同的结论,则提示该研究有潜在的重要影响因素,解释结果或下结论时必须谨慎。敏感性分析最常用的方法是分层分析,如按不同研究特征、不同的统计方法、研究质量高低、样本量大小、是否有未发表的文献等划分为不同亚组,各自进行合并分析,再比较各组及其与合并效应量之间的差异是否显著。在 meta 分析过程中,很多敏感性分析涉及亚组的比较,meta 分析制作者有时会对亚组分析和敏感性分析两种常用的统计学分析方法产生混淆。

亚组分析是探索异质性来源的一种方法,它将纳入的各项研究按照不同的影响因素分为多个亚组,进而对每个独立亚组进行 meta 分析,比较不同亚组之间合并效应大小,观察其合并效应量之间是否存在差异,由此分析判断某个亚组是否为各项研究结果异质性的来源。

敏感性分析也是探讨异质性的一种间接的方法,但敏感性分析与亚组分析的目的完全不同,亚组分析关注的是各亚组之间的不同结局指标之间的比较,如不同干预措施、不同疗效的比较等。而敏感性分析则是根据不同研究的特征(如采用不同的统计方法、研究质量高低、样本量大小、是否有未发表的文献等)划分为不同亚组,比较新的合并效应量与原合并效应量之间的差异是否显著,用于评估 meta 分析结果的稳定性和可靠性。简而言之,亚组分析是根据研究分组的特征进行分层,而敏感性分析则是根据文献的质量特征来进行归类。

第四节 meta 分析的注意事项

本节内容将结合 Taulant Muka 等发表的指南 A 24-step guide on how to design, conduct, and successfully publish a systematic review and Meta-analysis in medical research,从分析前、分析中、分析后三个部分来对 meta 分析关键步骤的注意事项进行归纳总结。

一、分析前

(一)选题

选题即确定研究议题,需要基于广泛的文献检索和数据库查询。在确定研究议题的过程中,需注意该项议题至少有 3 篇及以上原始研究可供使用,待研究的议题在科学研究领域尚存在争议,且尚未见同议题已发表的 meta 分析或尚未在 PROSPERO 注册中心、Cochrane 图书馆注册该议题。同时,当我们发现目前已发表的 meta 分析未能全面纳入原始研究时(如近一两年原始研究陆续出现而已发表的 meta 分析未完全涵盖),可做更新 meta 分析,利用循证医学手段帮助专业人士及时掌握当前研究动态。我们在选题过程中常会出现选题范围过大、结局效应指标不明确、纳入排除标准不清晰、临床实用性不强等问题,因此确定研究议题前需大量阅读该研究领域相关文献后提出假说,以问题为导向探寻证据。

(二)建立团队

建立一个可靠的 meta 分析团队,由团队负责人统筹安排,带领研究人员分工合作,进行平行检索、纳入排除标准制订、meta 分析及其相关分析、文章撰写和发表等工作,可使整个研究过程更为高效,亦能互相监督以避免出错。团队人员还需要保证在专业知识上的综合性与互补性,如团队包括医学信息专家、临床医学专家、流行病学专家等,力求使研究的全面性、专业性、准确性得到保证。

(三)确定检索策略和纳入、排除标准,拟定数据提取表

为保证文献检索的全面性,同时兼顾查全率和查准率,可从键入初拟检索词查到的原始研究入手,进一步扩大检索范围、修改检索式、调整检索策略,使用的检索词为文献中常用的专业词汇及其同义词、近义词。纳入标准和排除标准是平行的,即当一条标准已作为纳入标准时,在排除标准中则无须赘述。当既往

已发表过同议题研究时,可适当参考其他同类型研究设计所使用的纳入标准和排除标准,使得相同议题的 meta 分析结果更具延续性和可比性。基于至少 5 项原始研究文献来设计数据提取表格,数据提取表的设计应简洁明了,需注意作者、题目、年份、地域、种族、评价标准、测量工具、干预措施、样本含量、统计方法、拟合并效应量、分层分析结局指标、文献质量评分等内容尽可能详尽。

（四）撰写研究方案并注册

在 PROSPERO 国际前瞻性系统评价注册中心或 Cochrane 图书馆注册 meta 分析选题,需注意网站注册流程。分析前注册选题研究计划可有效避免重复研究,这是 meta 分析的操作规范。尽管以上两个数据库未经注册也能检索已有系统评价证据,但仍鼓励研究团队注册即将进行或正在进行的 meta 分析选题研究计划,并及时更新 meta 分析报告（Cochrane 图书馆对此有所要求）,以保证 meta 分析研究的良好延续性。

二、分析中

meta 分析过程包括原始研究的获取（检索、筛选、下载）、文献数据提取、软件统计分析、结果质量控制等。

（一）检索、筛选、下载

该步骤需要至少两位研究者进行平行操作,保证原始研究数据的全面、客观、准确,当出现异议时需引入第三位资质更高的专业人士共同判断原始研究的纳入和排除。检索必须在尽可能全面的数据库中进行,如中文数据库至少涵盖中国知网、中国生物医学、万方数据、维普数据,英文数据库有 MEDLINE、PubMed、EMBASE、Web of Science 等。原始研究文献的检索可参照《医学文献检索》进行,而在具体检索过程中,我们可能会为了加快进度而忽略了检索关键词的同义词或近义词。文献检索时需注意逻辑符号的使用,如 *、AND、+、OR,括号内的检索式优先执行。在各个数据库的检索式应保持一致,中英文基本上做到一一对应,检索词优先选用 MeSH 主题词表中给出的专业名词和文献中的常用词汇。一般来说,采用摘要关键词检索或主题检索可提高查准率,采用全文检索可提高查全率,如未使用全文检索,可能存在遗漏,在后续的补充检索中必须仔细查阅相关研究的参考文献列表比对纳入原始研究是否存在缺漏。补充检索可从原始研究的参考文献列表入手,也可从类似选题 meta 分析的参考文献入手,以及在图书馆查阅年代较久远未能全文编入电子数据库的纸质版杂志文献。补充检索不可忽略,它保证了 meta 分析纳入研究的完整性。

根据拟定的纳入、排除标准进行筛选,一般先浏览题目和摘要过滤一遍,再阅读全文过滤第二遍。此时引入 EndNote、NoteExpress 之类的文献管理工具辅助浏览题目、摘要和剔除数据库间的重复文献。需要注意应从数据库勾选检索结果,将这些文献直接导出题录格式,再导入文献管理工具,该过程可初步排除重复文献,这样可避免因手工复制粘贴而造成的遗漏和格式错误。当然,导出含摘要的题录格式后直接用 word 软件打开浏览和添加批注也是可以的,但排除数据库间的重复文献一定要借助文献管理工具以避免出错。全文浏览需下载原始研究全文,建议根据地域、种族、疾病、年份等创建不同的文件夹分门别类存放全文文档。还需注意的是,在同一地域由不同研究团队进行的原始研究,很可能出现大范围和小范围的相似研究,这在流行病学调查研究中常常出现,如省级流行病学调查综合分析了各种常见慢性病的流行病学分布情况,而各地市级研究针对某类慢性病进行具体详细的统计分析。若大范围研究如省级患病率数据所纳入人群已涵盖市、县级患病率数据纳入的人群,则市、县级的小范围研究有时会被算作重复而排除。

以上步骤完成后即可绘制检索流程图,常为 meta 分析报告的第一张插图,规范格式可参考 PRISMA Flow Diagram,这在许多杂志的作者须知中均给出了明确要求和指导。

（二）整理数据、质量评价、合并分析

1. **整理数据**　在浏览纳入的原始研究并将相应信息整理数据提取表时,需注意转换效应量至同一计量单位,有时可能还需根据文章提供的原始数据做进一步换算才能获取拟合并效应量,如进行预后评价生存分析的部分原始研究可能仅提供 Kaplan-Meier 生存曲线,需要我们进一步使用图形截取分析工具或自制分析程序来重新计算风险比及其 95% 可信区间。

2. **质量评价**　根据不同研究类型,对原始研究进行文献质量评价,观察性研究常采用 NOS 和 STROBE 声明,随机对照试验主要采用 Cochrane 风险偏倚评估工具和 Jadad 量表,诊断性研究常用

QUADAS 工具,动物实验研究常用 STAIR 清单、ARRIV 指南等。文献质量评价中需要注意,先正确判断纳入原始研究的类型再选用相对应的文献质量评价工具,选择的工具应尽可能全面地覆盖原始研究的内容,以期综合全面地评价文献质量。若以 10 分为满分,那么当文献质量在 6 分以下时,就应当慎用该原始研究并建议排除,这类研究可能存在较大的研究设计缺陷或数据报告不完全,很容易对 meta 分析结果造成偏倚风险。纳入高质量的文献可以使 meta 分析结果更接近真实情况,评价过程中我们需要通读全文比对清单来判断文献质量总得分,有时候研究人员可能会带有一定的主观判断,因此文献质量评价同样需要双人平行进行,当存在异议时还需引入第三位高资质的研究者来共同判断最终文献质量评分。

3. **合并分析**　从提取数据表格中选取统计分析所需的内容,如作者、分层指标、样本量、结局指标(待合并效应量)等,根据 I^2 所反映的异质性大小来选择固定效应模型或随机效应模型。一般来说,当 $I^2 > 50\%$ 时提示异质性较大,建议采用随机效应模型;当 $I^2 < 50\%$ 时提示异质性相对较小,可以选用固定效应模型;同时还根据异质性检验的统计学效应指标 P 值判断,当 $P < 0.05$ 时选用随机效应模型。合并分析可采用 Stata、Reviewer Manager、R、SAS 等软件进行,前两者适于习惯用菜单操作的研究人员,后两者需要编辑代码调整统计方法和编辑图形。

4. **敏感性分析、发表偏倚、异质性探索**　我们在许多 meta 分析类型研究的结果后半部分常常见到这些内容。敏感性分析的原理是每次剔除一项研究再对其余研究进行合并,用 Stata 软件分析出的图形中可直观展示剔除不同研究后剩余研究的合并结果。当剔除某项研究后所得结果偏离平均范围,则考虑本次剔除的研究与其余研究存在差异,需回原文找寻差异所在。发表偏倚的分析常用 Egger 检验和 Kendall's 方法,注意谨慎判断是否排除造成发表偏倚的原始研究,同样需回原文找寻与其他研究的差异所在。meta 回归用于探索异质性来源,在进行 meta 回归时,需全面考虑人口统计学差异、分层指标、文献质量得分等,只有全面探索才能更好地探明异质性来源。

5. **从头检查 meta 分析流程的完整性和规范性**　PRISMA 和 MOOSE 是最常用的指南,大多数杂志要求作者在投稿 meta 分析时附上清单比对结果,在一一比对清单条目后,确定该 meta 分析内容是否详尽,如有缺漏要及时在 meta 分析流程中弥补。

三、分析后

(一) 撰写报告并投稿发表

meta 分析报告的撰写格式可参照 Cochrane 手册、PRISMA statement 要求,新手可直接使用 Reviewer Manager 分析并按软件给出的框架完成 meta 分析报告撰写。投稿时需注意 meta 分析在一些杂志的投稿系统中是被单独列出的,若无则根据作者须知,在稿件类型选择 review、systematic review、other 等。目前许多杂志对 meta 分析的格式规范有严格要求,在前述步骤中完成的清单比对结果需作为附件上传投稿系统以供编辑和审稿人了解该 meta 分析报告的完成情况。

(二) 定期检索,及时更新

根据 Cochrane 要求,已注册的 meta 分析研究需要及时更新补充新近文献并重新进行 meta 分析,以辅助临床医生根据循证医学证据制订治疗方案,还可辅助卫生部门根据最新循证医学证据及时修订政策法规以适用当前环境。此时需注意研究团队要安排专人进行更新检索,研究人员更换时需完整对接数据,保证更新 meta 分析的资料准确。

复习题

1. 找一篇 meta 分析的文献,对其森林图结果进行解读。
2. 在 meta 分析统计处理过程中,异质性较大时应当如何处理?

(苏　莉　谢　艳)

第十二章　循证医学中的常用软件

学习目标

【知识目标】掌握基于软件进行系统评价的文献管理,数据录入,meta 分析的操作原则与流程;熟悉文献管理、数据录入和 meta 分析的软件操作技巧;了解不同文献管理软件、数据录入软件、meta 分析软件的特征。

【能力目标】能够使用 NoteExpress 等文献管理软件管理文献;使用 EpiData 软件进行数据录入和数据库管理;使用 R、OpenMeta、Review Manager 等软件开展 meta 分析。

【素质目标】培养学生一丝不苟、严谨求真的科学精神。

和传统叙述性综述不同,系统评价要全面系统地检索文献、筛选并纳入所有符合要求的文献,在全面文献检索和管理的基础上,定量的系统评价(meta 分析)还需要构建统计模型定量汇总文献的研究数据,产生合并统计量,而剂量 - 反应关系的 meta 分析和网状 meta 分析则会涉及更复杂的统计分析,这些均需统计软件方可高效完成。本章将基于案例从实践层面介绍系统评价的常用软件。

第一节　文献管理软件

一、常用文献管理软件概述

常用文献管理软件包括 NoteExpress、Notefirst、医学文献王、EndNote、Mendeley 等。尽管软件之间的功能有所差异,但依托软件进行 meta 分析文献管理的操作流程基本相似,步骤为文献数据库建立、检索文献、文献导出与导入、文献查重、双人独立文献筛选、文献库比对、入选文献的标识与入选数据库建立、文献的引用。

在系统评价工作中使用软件管理文献的重要性包括以下几方面。

1. 文献管理流程清晰,利于溯源　使用文献管理软件,按照文献管理的步骤,设置不同层级的文件夹(文件夹的排序应按步骤体现流程),有序推进和回溯系统评价工作。

2. 方便快捷　相对于手工管理文献而言,借助软件进行文献导入、导出等管理工作,更简洁、高效。

3. 减少错误　文献导入和导出、文献查重、文献筛选等工作如采用人工操作,极易出错,且效率低下。

二、文献管理常用操作(以 NoteExpress 为例)

NoteExpress 软件是一款中文文献管理软件,有适用于 Windows、IOS、Android 操作系统的不同版本,主要分为个人标准版、集团版两类,其下载网址为 http://www.inoteexpress.com/aegean/。

NoteExpress 软件安装较为简单,现仅介绍 NoteExpress 软件关于文献管理的常用操作。

(一) 建立文献数据库

系统评价项目启动后,依据研究方案,首先需要进行系统全面的文献检索,并建立一个文献数据库。

操作:菜单栏→主菜单→文件→新建数据库→确定保存路径和文件名称。或点击菜单栏"数据库"按钮，选择"新建数据库",然后确定保存路径和文件名称(图 12-1)。

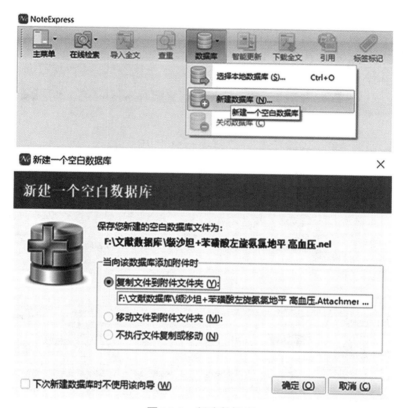

图 12-1　新建数据库

文献数据库建立完成后,需进一步依据系统评价的文献检索、筛选过程等有序、逐级建立文件夹、子文件。

操作:打开文献数据库→题录→建立子文件夹(图 12-2)。建议在"题录"下按照系统评价文献管理的具体流程建立第一级子文件(查重前、查重后、文献筛选与比对、文献质量评价、文献最终入选)。

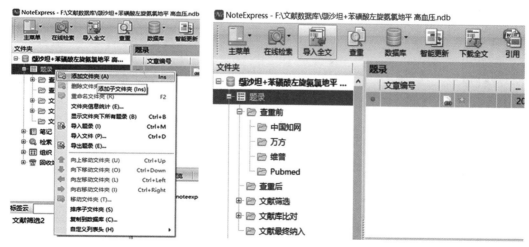

图 12-2　建立子文件夹

（二）检索文献

文献检索时可以直接通过计算机浏览器进入中国知网、万方数据库、维普数据库、PubMed 等文献数据库，也可以从 NoteExpress 软件"在浏览器中检索"进行在线检索（注意：NoteExpress 软件"在线检索"功能不适用于全面系统地检索文献）。

操作：主菜单→检索→在浏览器中检索→选择数据库，即按照正常的专业检索方式开展文献检索（图 12-3）。

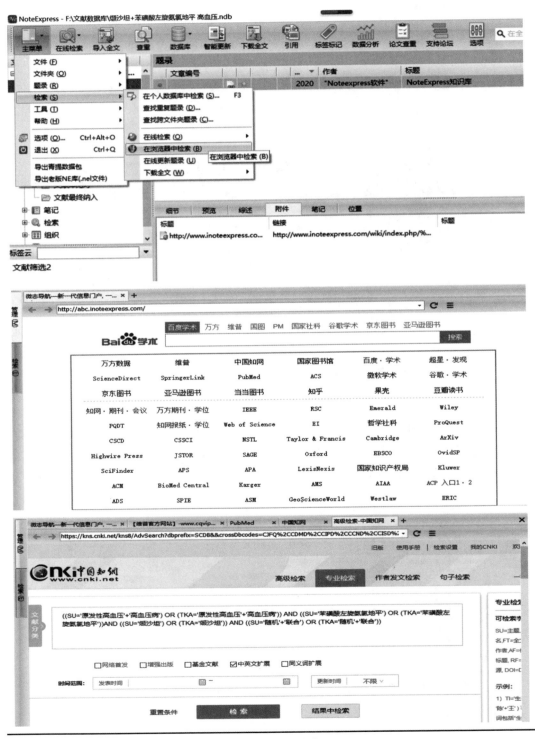

图 12-3　文献检索

（三）从文献数据库导出文献

文献检索完成后,需将检索到的文献导出,具体操作一般为选择文献→点击导出→选择导出格式→导出文献。

1. 万方数据库

（1）选择文献:在检索界面勾选要导出的文献,点击"导出"键。

（2）导出:在万方数据库导出界面,选择适宜的导出格式(可选择 NoteExpress 格式导出),将文献信息导出到具体的文件(图 12-4)。

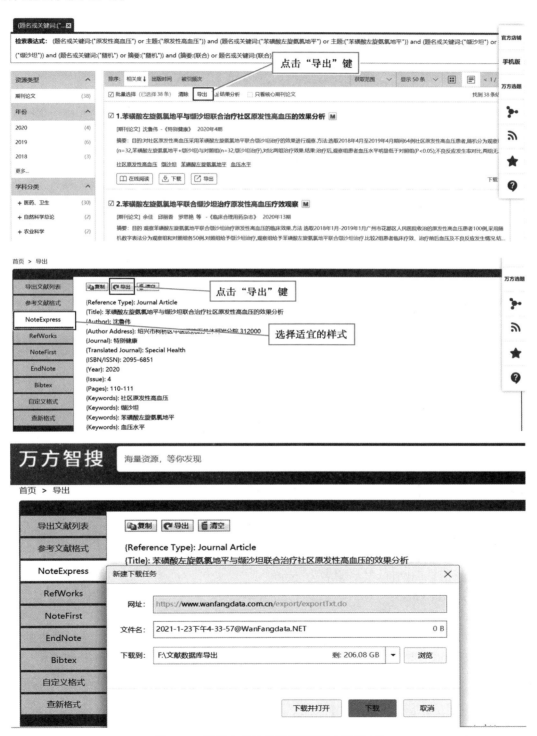

图 12-4　检索文献的导出(基于万方数据库)

2. **中国知网（CNKI）** 与万方数据库的操作流程类似,中国知网的文献管理遵循文献导出、文献导入等步骤,同样可以导出"NoteExpress"格式文件(图 12-5)。

(1)选中文献→点击"导出与分析"→选择"导出文献"→选择输出格式(如 NoteExpress)。

(2)导出界面→点击"导出"→保存含有文献信息的文件(后缀名为 .net)。

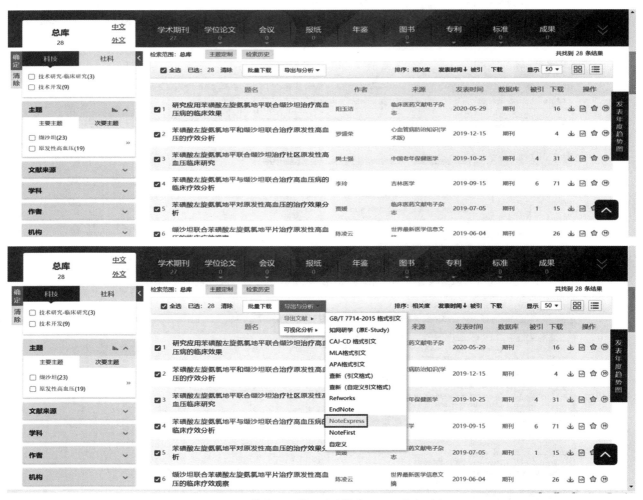

图 12-5 检索文献的导出(基于 CNKI 数据库)

3. **维普数据库** 选择文献,选择输出格式(如 NoteExpress),导出文献(图 12-6)。

4. **PubMed**

(1)选择文献导出:点击"Send to",弹出界面窗口,选择"Citation manager"。点击"Create file"(图 12-7)。

(2)导出含有文献信息的文件,其后缀名为 .nbib。

（四）文献导入 NoteExpress

文献信息从文献检索平台导出后,应将其数据库子文件夹导入文献管理软件。

操作:选择正确的文件夹,点击右键→导入题录→选择含有文献信息的文件,选择适宜的文献过滤器(一般直接选择 NoteExpress 格式,从 PubMed 数据库导出的文件应下拉菜单选择"PubMed"过滤器)→开始导入(图 12-8)。

（五）文献查重

从万方数据库、维普数据库、中国知网、PubMed、EMBASE 等文献检索平台导入的文献,应首先剔除各文献检索平台获得的相同文献信息,即为文献查重(相同文献信息仅保留一条)。

操作：在 NoteExpress 软件将各检索平台得到的文献信息汇总在同一文件夹，选择该文件夹，点击菜单栏→点击查重图标→设置查重条件→进行查重。设置查重字段，条件越复杂，重复筛查越精准（图 12-9）。

注意：少数文献由于标题或作者等信息中标点符号不一致等问题，可能导致漏过查重。

（六）文献筛选

为保障文献筛选过程可溯源，方便后期绘制文献筛选流程图，研究者应依据系统评价流程，建立文献筛选文件夹（如命名为文献筛选）；将去除重复文献的文献/题录信息复制到"文献筛选"子文件。随后严格按照文献纳入排除标准，认真阅读文献的题目、摘要等题录信息，逐一筛选文献（图 12-10）。

笔记功能：选择题录→题录信息栏→点击笔记窗口，直接编写笔记，或在笔记窗口批注文献阅读中剔除和保留的依据（图 12-11）。

（七）双人独立筛选文献并比对

为保障文献筛选的准确性，应设置两名文献筛选人员，独立筛选文献，并将文献筛选的结果进行比对，对于不一致的筛选结果，进行小组讨论或由有经验的研究人员裁定，保留经比对一致的文献。

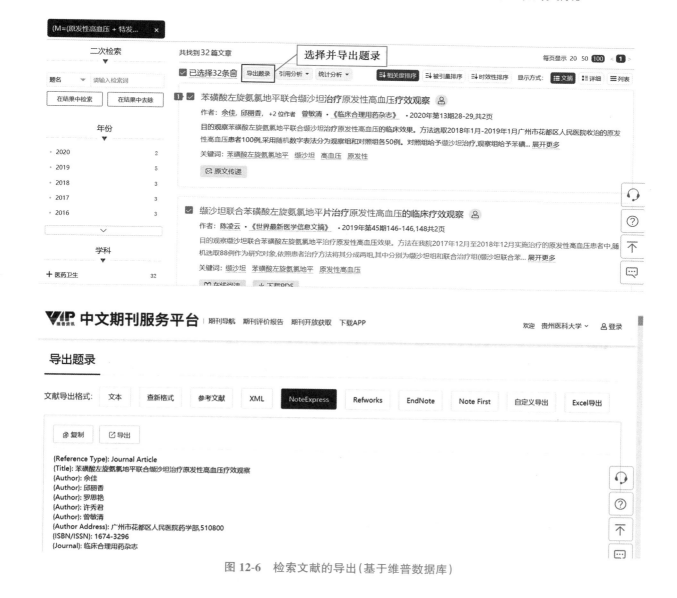

图 12-6　检索文献的导出（基于维普数据库）

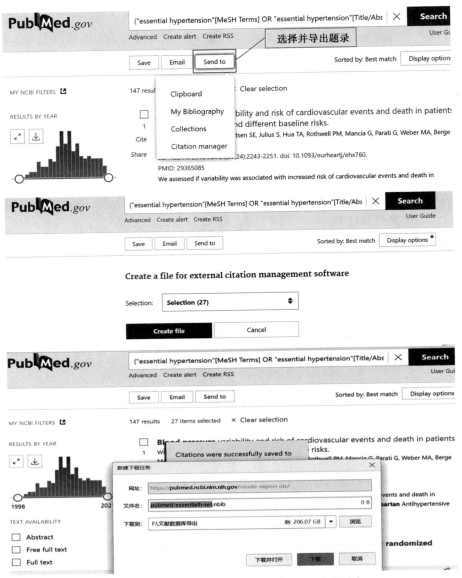

图 12-7　检索文献的导出（基于 PubMed 数据库）

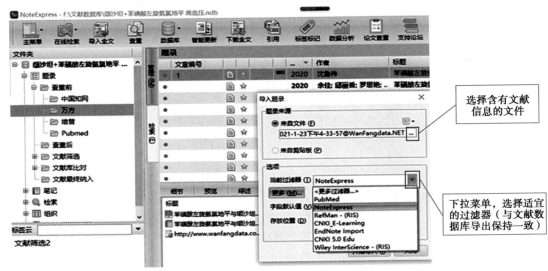

图 12-8　检索好的文献导入 NoteExpress 软件

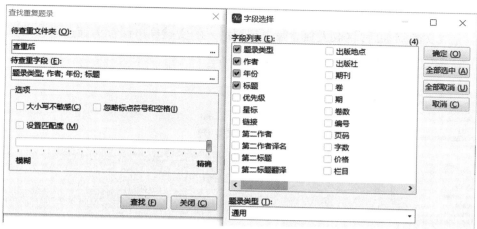

图 12-9　基于 NoteExpress 软件进行文献查重

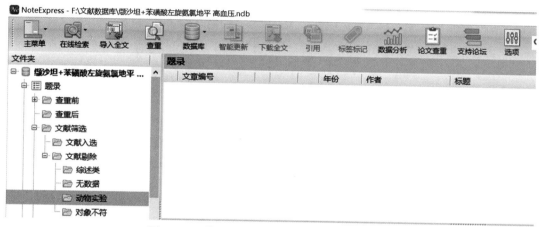

图 12-10　基于 NoteExpress 软件进行文献筛选

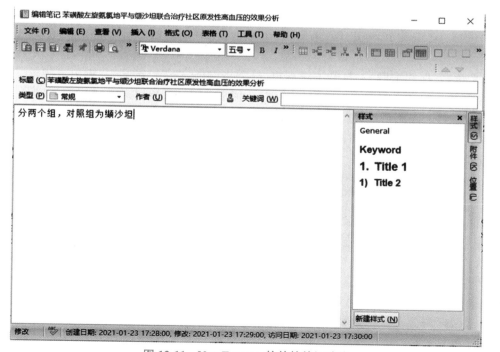

图 12-11　NoteExpress 软件的笔记功能

操作：建立文献库比对文件夹，将双人独立筛选的文献分别放入筛选 1 和筛选 2 子文件夹。

题录导出：完成文献筛选后，将双人独立筛选后拟纳入的文献导出保存为筛选 1 和筛选 2 两个 txt 文件，再分别导入筛选 1 和筛选 2 两个文件夹（图 12-12）。

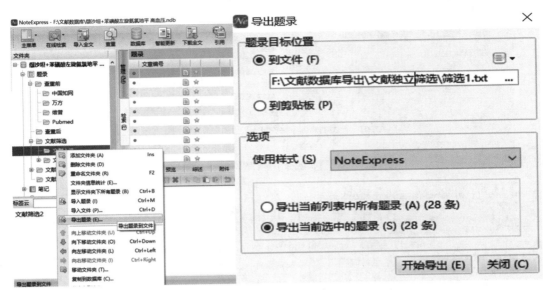

图 12-12　文献导出

在双人独立筛选完成后，可以通过自定义字段标识文献筛选人员或利用两种"星标和优先级"标识同一篇文献，然后开展文献查重；也可以将查询结果导出，使用 Excel 软件进行查重筛选。

（八）入选文献的标识与编辑

经双人独立筛选比对完成后，需对最终纳入的文献进行统一编号，建立文献入选库，以备后用。

操作：在文献入选库中，需增加文献筛选的标识与编号，新增文献 ID 字段，文献筛选人员需录入文献 ID 号（注意每篇文献 ID 号不能重复）；在"文献入选"的文件夹窗口表头点击右键，选择自定义（C）。从"显示的字段"中选择"自定义 1"→点击"添加（A）"→将"自定义 1"添加至"显示的列（S）"→在"显示的列（S）"中选择"自定义 1"→点击"重命名"（修改选中列的标题）→修改"自定义 1"为"文章编号"（图 12-13）。

逐一选择文章题录，双击题录，打开编辑窗口，拖动进度条，在"自定义 1"中填写题录编号，点击右上角保存按钮，保存题录信息。回到文件夹窗口，可以看到文献编号显示出来了，如图 12-14 所示。

NoteExpress 软件具备附件功能，可将下载的文献插入题录信息中去，方便阅读和数据提取。

操作：选择题录→附件窗口→右键添加文件，此时即可在附件窗口中看到。

（九）文献插入与引用

NoteExpress 软件在进行文献引用前需先安装 word 和 WPS 软件插件（如打开 word 和 WPS 软件未发现该插件，则可以在关闭 word 和 WPS 软件后点击 NoteExpress 软件菜单栏→工具→选项→扩展→按照软件选择适宜的插件安装）。

使用软件进行文献引用时，先在 word 或 WPS 文字中点击需要插入参考文献的位置，然后在 NoteExpress 软件中选中待插入的文献（一次可选择一篇或同时选中多篇文献），回到 word 软件，在 NoteExpress 插件中点击"插入引文"按钮，即可插入所选参考文献（图 12-15）。

在文章成稿时，注意使用格式化对文章中引用的文献进行最终更新，其中更换文献引用样式需点击插件格式化模块，点击"样式"，选择期刊等要求的适宜样式，如图 12-16 所示，即可按照新选择的文献样式更新文中引用文献和文末的题录样式。

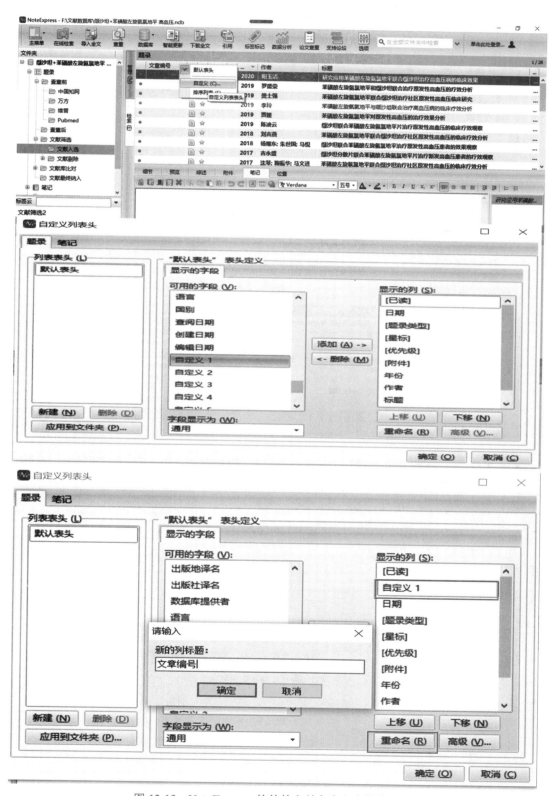

图 12-13　NoteExpress 软件的文献自定义字段的设置

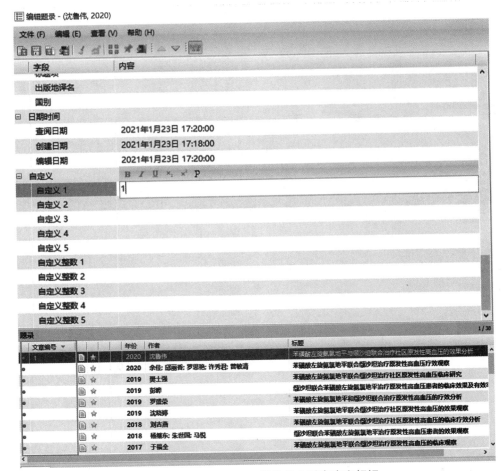

图 12-14 NoteExpress 软件的文献自定义标识

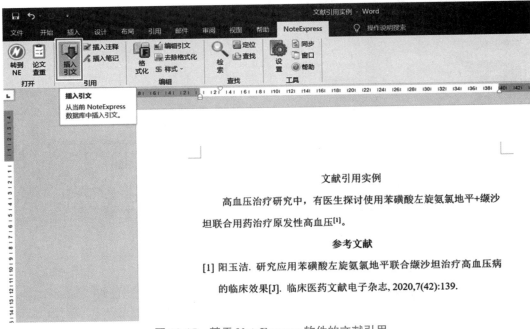

图 12-15 基于 NoteExpress 软件的文献引用

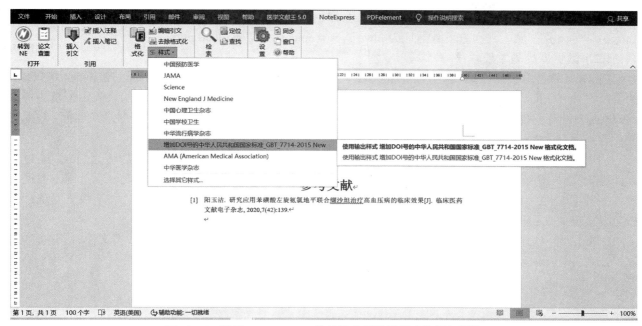

图 12-16　基于 NoteExpress 软件的文献引用样式选择与更换

三、其他常用文献管理软件简介

（一）医学文献王

医学文献王适用于 Windows7~Windows11 系统，其最新版本支持 WPS、Office 软件，提供了文献数据库网络云同步功能。医学文献王具备文献管理、文献检索、论文写作、文献分析等模块，文献检索模块支持在线检索、浏览器检索，相比 NoteExpress 软件还提供了 MeSH 检索、期刊检索两个功能。

（二）EndNote

目前，EndNote 软件最新版本为 EndNote20.0，支持 Windows 和 Mac 两个系统。EndNote20.0 软件可根据 DOI 和 PMCID 号进行精准查重、文献库在线分享协作，且优化了内置的 PDF 阅读体验，方便进行批注和搜索。

医学文献王、EndNote、Notefirst、Mendeley 等具体的操作方法和 NoteExpress 相似，由于篇幅有限，在此不做详细介绍。

第二节　文献信息提取软件

一、常用数据录入软件概述

在制作系统评价时，我们可以利用纸制表格或电子文档提取所需数据。现有许多软件可实现电子文档的数据提取。利用这些软件提取数据可减少录入程序；便于将数据导入统计软件；方便不同数据提取员的协作。一些软件还可实现对不同提取者提取的数据的核对。常用的软件有 Excel、Access、Distiller-SR、EpiData、Epi Info、FoxPro 等。其中，EpiData、Epi Info 是两款简单实用的免费软件。

二、文献信息提取常用操作（基于 EpiData）

（一）数据库的基本知识

EpiData 是一组既可以用于创建数据结构文档，也可以用于数据定量分析的应用工具的集合。它具有空间小、界面友好、操作方便、便于学习等特点,能与主流统计分析软件交换数据,广泛应用于公共卫生和临床医学等研究领域。其官方下载网址为 http://www.epidata.dk/download.php。

（二）数据库的基本模块

EpiData 软件分为两个模块:①EpiData Entry 用于数据录入与数据管理;②EpiData Analysis 用于基本的统计描述/分析与制图。制作系统评价时可利用 EpiData Entry 模块进行提取资料的录入。该模块特点是:调查表设计便捷;数据核查功能强大且实现简便;有与调查表形式一致的可视数据录入界面;数据转换功能强大;可导入多种统计软件;能实现对不同提取者提取的数据的核对。

用 EpiData 软件进行数据录入和管理,将产生三种基本的文件。①调查表文件:后缀为 .qes。通过建立调查表文件,系统根据特定规则自动定义数据文件的结构,包括变量名、变量类型和长度等,用于数据录入。②数据文件:后缀为 .rec。数据文件包含录入的数据信息以及已经定义好的编码,用于数据的统计分析。③核查文件:后缀为 .chk。通过建立核对文件,系统将定义数据录入的有效性规则。

数据录入和管理流程如图 12-17 所示:①建立/修改调查表文件;②建立/修改数据文件;③建立/修改核查文件;④录入数据;⑤双录入比较数据;⑥导入/导出数据。

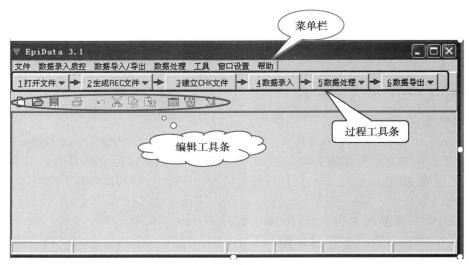

图 12-17　EpiData 软件的操作界面

（三）文献信息库建立

第一步:建立调查表文件。EpiData 建立调查表文件有以下三种方法:①在菜单中,点击"文件"→"生成调查表文件";②在工作栏的工作流程中,点击"打开文件"→"建立新文件";③在按钮栏中,点击 📄。执行以上操作后窗口中会在工作区显示一个空白的文档,此时可以在此文档中键入调查表(数据提取表)的内容和框架,也可以把 word 中建立的数据提取表复制、粘贴过来再进行编辑。编辑完成后,将调查表文件保存,文件的扩展名统一为 .qes(图 12-18)。

第二步:定义变量名和标签。建好新调查表文件,就可在该文件中建立文献数据库。EpiData 中命名变量的方式有两种:①将第一个单词作为变量名;②根据规则自动定义变量名。可选中"使用 {} 内的内容自动添加字段名"使 {} 内的文字自动生成变量名。请注意,变量名需为英文打头,后面可添加阿拉伯数字(如 id2、author),且变量名不得重复。变量标签用于解释变量的具体含义(可以是英文,也可以是中文),一般写在 {} 前面(图 12-19)。

第三步:定义变量类型。根据数据提取表定义的变量名,按不同变量类型对应的编码规则(表 12-1)进行定义。操作:"编辑"→"字段编辑器";或者在编辑器工具栏单击字段编辑器按钮 🔲,打开变量类型选择对话框,从中选择适当的变量类型单击"插入"按钮即可(图 12-20)。

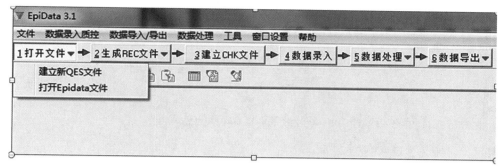

图 12-18　基于 EpiData 软件新建文献数据库

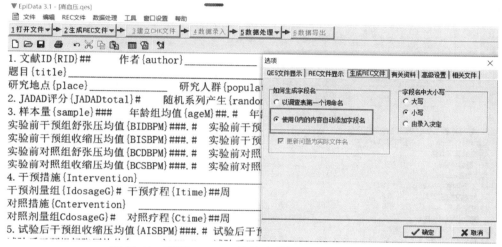

图 12-19　基于 EpiData 软件文献数据库的变量名设置

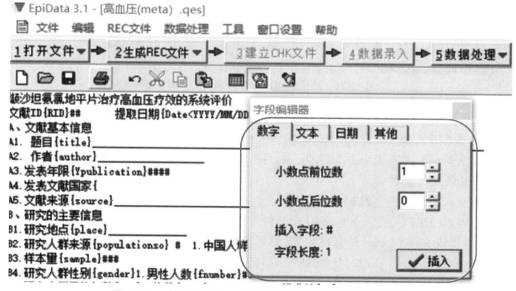

图 12-20　基于 EpiData 软件文献数据库的变量类型设置

表 12-1 **EpiData** 变量编码规则

变量类型	变量编码
数值型	一个或多个 # 号，可以包含小数点。如 ### 或者 ###.##
字符型	一个或多个下划线，1 个中文 = 2 个字符。如 ____
布尔逻辑型	〈Y〉
日期型	〈yyyy/mm/yy〉或者〈mm/dd/yyyy〉或者〈dd/mm/yyyy〉
其他类型	其他不常用的变量类型

第四步：预览数据录入表格。我们可以在尚未建立数据库文件的情况下，先预览数据录入时的调查表布局。预览的操作：在 REC 文件菜单中点击数据表预览；或在编辑器工具栏→REC 文件→数据表预览；或在工作流程栏→生成 REC 文件→数据表预览。关闭预览窗口的操作：文件→关闭数据表（图 12-21）。

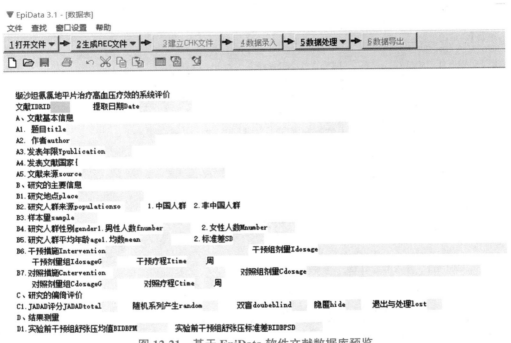

图 12-21 基于 **EpiData** 软件文献数据库预览

我们可根据自己的需求对 REC 文件的显示进行调整。操作：文件→选项→REC 文件显示。

第五步：保存数据库结构（调查表）文件。执行文件菜单中保存命令或单击工具栏上的保存按钮可将数据库结构（调查表）文件保存，默认扩展名为 .qes（图 12-22）。

（四）文献信息录入与核对

1. **创建信息录入文件** 创建数据库结构（调查表）文件后，可在此基础上创建数据库。操作：①在工作流程栏上单击"生成 REC 文件"→生成 REC 文件。数据库文件的扩展名统一为 .rec。程序默认数据库（*.rec）的名称与调查表文件（*.qes）的名称相同，只是扩展名不同。②在有激活窗口的情况下，从 REC 文件的菜单→生成 REC 文件。③在没有任何激活窗口的情况下，从数据导入/导出菜单→根据 QES 文件生成 REC 文件（图 12-23）。

2. **创建核查文件** 为提高录入的效率，保障数据录入的准确性，EpiData 软件提供了核查文件，在数据的录入过程中，程序会自动根据设置的条件，实时检查录入数据的合理性、正确性。在创建完数据库

（*.rec）后再创建核查文件。操作有两种方式：①菜单→数据录入质控→添加/修改质控程序；②工作流程栏→建立 CHK 文件。核查文件（*.chk）的文件名必须与数据库（*.rec）的文件名一致，唯一不同的就是扩展名。核查文件（*.chk）必须与数据库文件（*.rec）在同一个文件夹下。

激活核查文件设置窗口时，通过鼠标选择 5 个基本的设置（图 12-24），即"Range，Legal"（设置当前变量的允许范围）、"Jumps"（设置跳转功能）、"Must enter"（将当前变量设置为"Yes"，即必须录入；默认状态"No"）、"Repeat"（"Yes"，即重复输入，默认"No"）、"Value label"（添加当前变量的数值标签）。设置完成后单击核查文件设置窗。

（五）原始文献中提取数据的录入

调查表文件、数据库文件和核查文件建立后，就可录入提取数据。如无核查要求，则在调查表文件、数据库文件建立后即可录入。操作：①工作流程栏→录入数据→选择要打开的数据库（*.rec）→打开数据库录入窗口，录入数据。②文件→打开 EpiData 文件→选择要打开的数据库（*.rec）→打开数据库录入窗口，录入数据。③菜单栏→数据录入/导出→数据录入编辑→选择要打开的数据库（*.rec）→打开数据库录入窗口，录入数据。

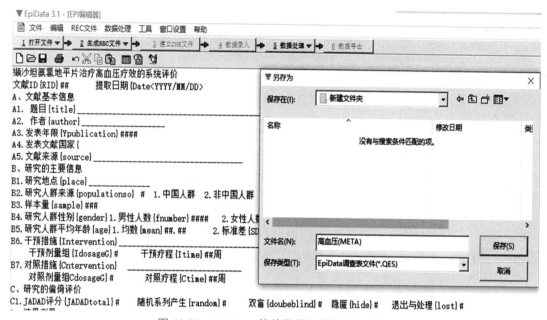

图 12-22　EpiData 软件数据库结构文件保存

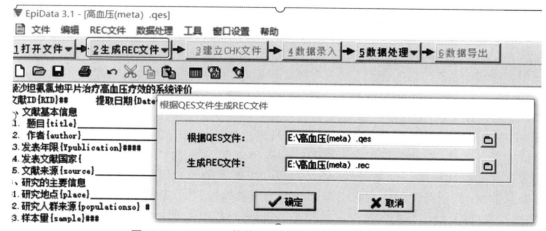

图 12-23　EpiData 软件文献数据库录入文件（.rec）生成

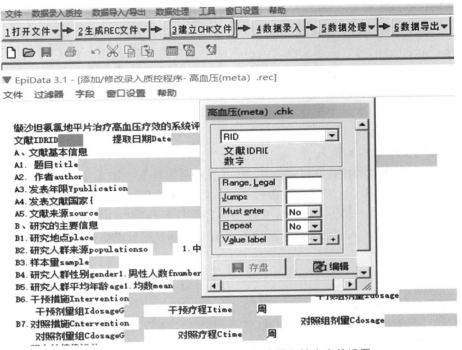

图 12-24　EpiData 软件文献数据库录入核查文件设置

（六）双录入核查

将提取的资料双录入完成后，可以通过 EpiData 的双录入核查功能进行比较，以发现不一致的地方。操作：①工作流程栏→数据处理→一致性检验→选择需要进行双录入核对的数据文件→确定→选择匹配字段→确定；②数据处理菜单→一致性检验→选择需要进行双录入核对的数据文件→确定→选择匹配字段→确定（图 12-25）。

（七）文献信息和数据导出

数据库文件可以导出多种格式的数据文件以满足常见统计软件数据分析需要，如 SPSS（.sav）、SAS（.sas+.txt）、Excel 软件（.xls）、Stata 软件（.dta）。如将数据提取表 REC 文件导出成 Excel 文件，操作：数据导入 / 导出→数据导出→选择导出为 Excel 文件→选择导出的记录范围及字段→确定（图 12-26）。

三、其他常用录入软件简介

（一）Epi Info

Epi Info 是美国疾病控制与预防中心和 WHO 联合研制的流行病学工作专用软件包，主要应用于流行病学领域中的数据录入和管理工作。该软件容量大、体积小，对硬件环境要求低。早期的版本能够便捷地制作适用于公共卫生和临床医学研究的各种调查表、定制数据输入文件、分析数据、疾病监测等。特点是数据录入直观，操作方便，并有一定的统计功能。2000 年开发出了 Epi Info2000（Epi Info3），引入了 Cox 比例风险模型、多元 Logistic 回归等多种计算模块，并增加了绘图功能，提高了数据分析方面的能力。

（二）Distiller-SR

Distiller-SR 是目前较受欢迎的在线系统综述软件。该软件可开展全面、自动化的文献检索；能快速有效地筛选参考文献；自动识别审阅者之间的冲突和分歧，对所做的排除决定进行核验，直接链接到全文数据源确保文献回顾始终保持最新；通过模板和可配置的形式简化数据提取，通过表单内验证和计算轻松提取数据；利用可配置的报告引擎和全面的审核轨迹，加快研究并通过审核，立即生成参考列表、结果和摘要表，以及每组数据的出处。在整个系统评价过程中，通过实时用户和项目监控，促进项目管理。

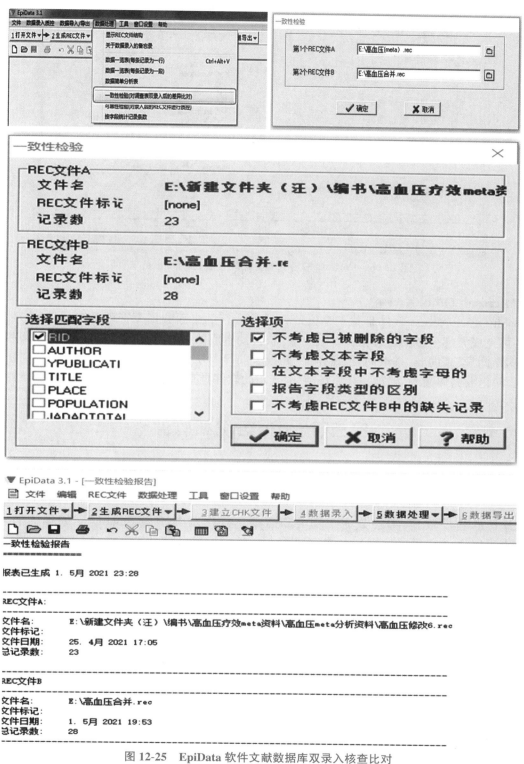

图 12-25　EpiData 软件文献数据库双录入核查比对

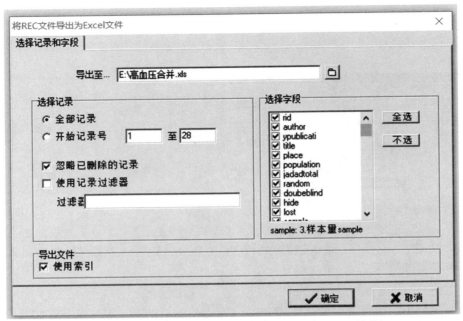

图 12-26　EpiData 软件文献数据库导出（基于 Excel 软件）

（三）Microsoft Office Access

Microsoft Office Access 软件是基于 Windows 环境运行的桌面数据库管理系统,通过直观、形象的可视化操作,可完成大部分数据管理任务。表生成器、查询生成器、报表设计器等许多便捷的可视化操作工具以及数据库向导、表向导、查询向导、窗体向导、报表向导等众多向导,构成了一个功能完善的数据管理系统,方便、简化数据的输入、浏览、编辑、查询、筛选。此软件具有界面友好、实用、易操作等优点。

第三节　meta 分析软件

一、其他常用 meta 分析软件概述

meta 分析的软件较多,主要分为编程类和点菜单操作两类,R 和 Stata 属于编程类的软件(当然 Stata 软件也可以通过点菜单的操作方式完成部分简单的 meta 分析);而 OpenMeta、Review Manager 则属于点菜单操作软件。Meta-DiSc、Metawin 等软件也可用于 meta 分析,但目前已停止更新。此外,Comprehensive Meta-Analys(CMA)软件的 meta 分析功能也比较齐全,SPSS、SAS、Excel 等软件也能通过编程或安装相关插件完成基本的 meta 分析。本节重点介绍 Review Manager、OpenMeta、R 三款软件,对 Stata 软件也做简要介绍。常用的 meta 分析软件功能比较见表 12-2。

表 12-2　常用 meta 分析软件功能比较

	Stata	R	OpenMeta	Review Manager
语法编程	√	√	×	×
免费	×	√	√	√
亚组分析	自动	自动	自动,不能进行亚组间比较	手动
敏感性分析	自动	自动	自动	手动

续表

	Stata	**R**	**OpenMeta**	**Review Manager**
发表偏倚识别	漏斗图√ 对称性检验√	漏斗图√ 对称性检验√	无	漏斗图√ 对称性检验 ×
meta 回归	√	√	√	×
累积 meta 回归	√	√	√	×
剂量 - 反应关系	√	√	×	×
网络 meta	√	√	√	×

meta 分析软件操作流程为：①依据 meta 分析的要求，录入或导入并整理数据；②根据研究目的和原始研究类型、数据特点，选择参数（效应量选择），建立模型；③异质性评价（I^2 和异质性检验）、修正模型（是否需要选择随机效应模型）；④绘制森林图；⑤异质性识别与控制（亚组分析、meta 回归）；⑥结果稳定性评价（敏感性分析）；⑦偏倚识别（绘制漏斗图，评价漏斗图的对称性）。

二、Review Manager 软件 meta 分析常用操作

Review Manager（RevMan）软件是由国际 Cochrane 协作网用于制作和保存 Cochrane 系统评价而开发的一个免费软件，是初学者系统学习 meta 分析和系统综述的工具。该软件的主要特点是：①可以方便地制作和保存 Cochrane 系统评价的计划书和全文；②可对录入的数据进行 meta 分析，并以森林图的形式展示分析结果；③可对 Cochrane 系统评价进行更新；④操作简单、结果直观，但缺乏 meta 回归和发表偏倚的检验等功能。

（一）meta 分析文件的建立

下面以缬沙坦 + 苯磺酸左旋氨氯地平联合用药和单一使用缬沙坦治疗高血压患者疗效比较的文献（本文纳入随机分组设计的临床试验研究，这一案例数据仅用于 meta 分析软件操作示意）为例，对两组治疗的无效率进行合并，演示 RevMan 软件系统评价的数据分析过程。

新建系统评价文件操作：

第一步，单击 "File" 菜单→新建 "New"；或者点击快捷工具栏中的文件按钮，弹出窗口中点击 "Next"。

第二步，选择系统评价的研究类型，软件提供了 Intervention review（干预研究系统评价）、Diagnostic test accuracy review（诊断性试验系统评价）、Methodology review（方法学系统评价）、Overview of reviews（系统评价再评价）、Flexible review（自定义评价）等类型。本案例选择 Intervention review（图 12-27）。

第三步，系统评价文件命名。RevMan 软件命名有四种形式：①一种干预措施用于治疗某病；②干预措施 A 和干预措施 B 用于治疗某病；③某种干预措施用于治疗某一大类人群中的某病；④自定义输入标题。本案例选择第二种命名方式，点击 "Next"（图 12-28）。

第四步，选择新建的文件类型。RevMan 软件提供 "Protocol"（研究方案）和 "Full review"（研究全文）两种类型，"Protocol" 用于制作 Cochrane review，一般情况选用 "Full review"，然后点击 "Finish" 即完成系统评价的创建（图 12-29）。

（二）研究的导入

操作：单击 "Studies and references" 左侧的钥匙样按钮，展开下拉选项。选中 References to studies，单击右键→"Add study" → "New study wizard" → "Study ID" 填入研究名称→"Next" → "Year" 填入研究时间→"Next" →选择 "Add another study in the same section" → "Continue" 完成研究的添加。重复该过程，添加其他研究，所有研究添加后选择 "Nothing" → "Finish"。

研究全部添加后，所添加结果显示如图 12-30 所示，此时右键点击左侧目录树研究名称或右键点击 "Empty" 对研究进行编辑。

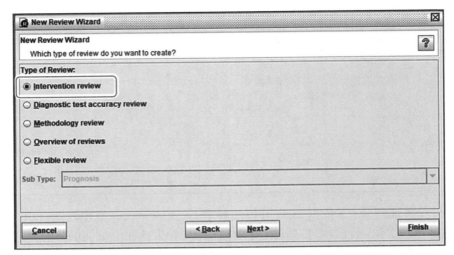

图 12-27　基于 RevMan 软件新文件的创立（1）: 选择研究类型

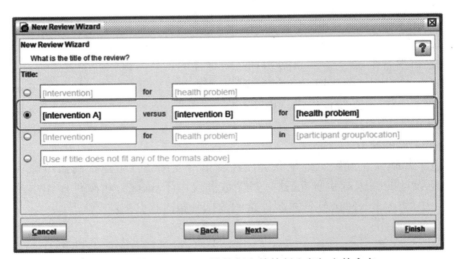

图 12-28　基于 RevMan 软件新文件的创立（2）: 文件命名

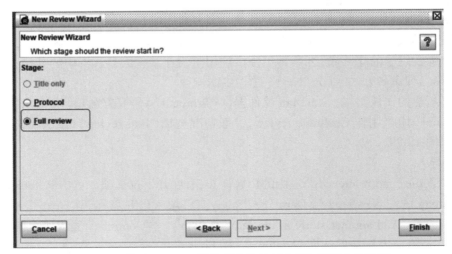

图 12-29　基于 RevMan 软件新文件的创立（3）: 设置文件类型

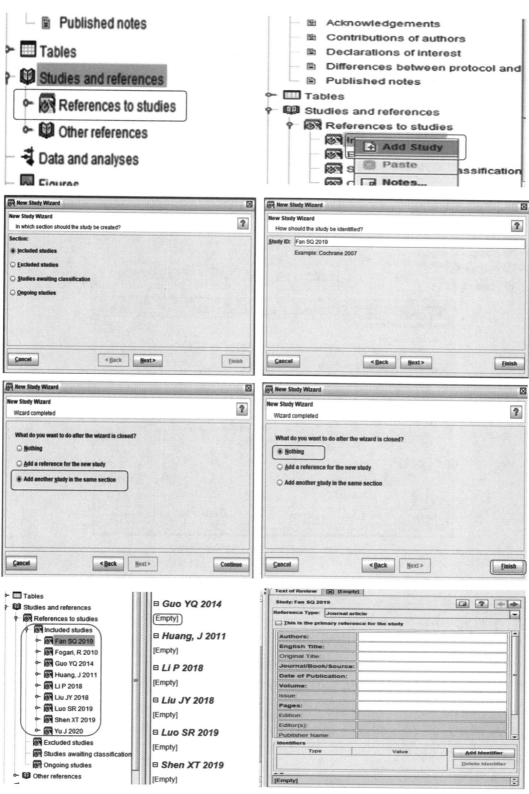

图 12-30　基于 RevMan 软件原始研究的导入

（三）数据录入

添加比较：右键单击"Data and analyses"，在弹出的菜单中选择"Add comparison"。在弹出的"New Comparison Wizard"页面，对两组进行命名，如"Experimental *vs* Control"或者"试验组 *vs* 对照组"等。点击"Finish"完成添加比较（图 12-31）。

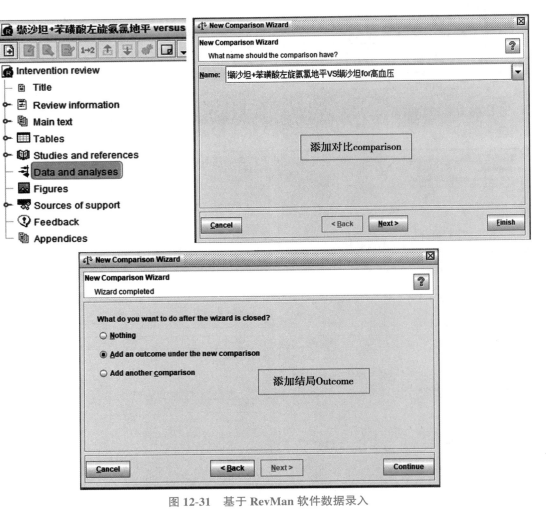

图 12-31　基于 RevMan 软件数据录入

添加结局指标：右键单击添加"缬沙坦＋苯磺酸左旋氨氯地平 *vs* 缬沙坦 for 高血压"→"Add outcome"选项→"New Outcome Wizard"。在弹出的 New Outcome Wizard 页面选择数据类型→命名结局→"Finish"。数据类型包括二分类变量、连续型变量、O-E 和方差、一般倒方差、其他数据类型等，本案例选择"Dichotomous"（二分类变量）（图 12-32）。

选择效应量和统计模型：本研究中合并效应指标选择 RR 值。继续点击"Next"设置可信区间、试验组和对照组的标签、森林图的尺度（默认 100）、研究排序等。设置完毕，选择"Nothing"，点击"Finish"。

添加结局指标数据：点击图 12-33 所示的图标 ⬀ →添加报告有结局指标的研究→在弹出"New Study Data Wizard 页面，选择进行 meta 分析的研究→录入或粘贴每个研究试验组和对照组的无效人数和总人数。数据录入如图 12-33 所示。

（四）meta 分析

以二分类变量的 meta 分析为例。

1. 效应值及其区间的计算　RevMan 将自动计算所有研究的合并效应值及每个研究的相对危险度、95% 的可信区间。点击表格右上方按钮 **RR** ，可以在 OR、RR 和 RD 之间切换效应指标，本案例选择 RR；

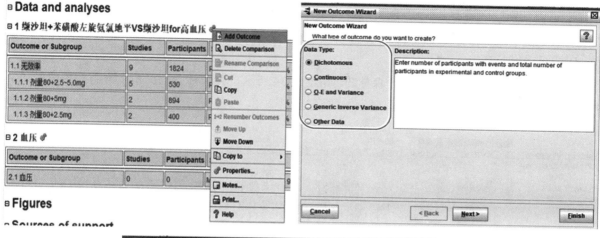

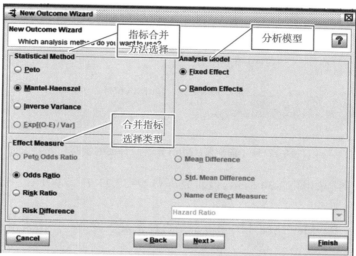

图 12-32 基于 RevMan 软件结局指标数据设置

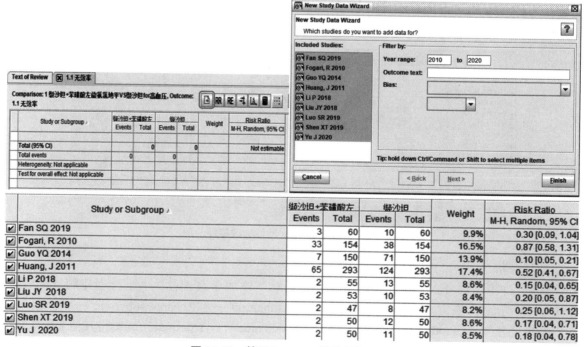

图 12-33 基于 RevMan 软件数据录入

点击 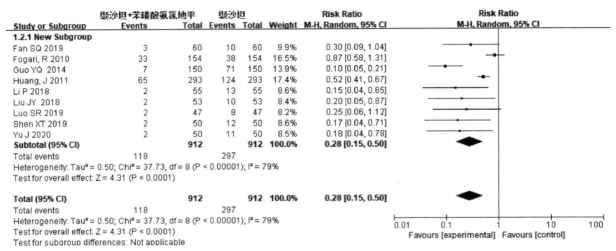（此处示意切换按钮），可以切换效应模型，即 RE（随机效应模型）、FE（固定效应模型），由于 $I^2=79\%$，本案例选择随机效应模型。本案例 RR 的合并值为 0.28（95%CI 0.15~0.50），$P<0.001$，提示联合用药组高血压治疗无效率低于单一用药（缬沙坦）组。

2. **森林图的绘制** 点击 可打开森林图，如图 12-34 所示。在森林图的屏幕下方有规模滑动条。点击拖动这个白色滑动条就可改变森林图显示的数据范围。

图 12-34 基于 RevMan 软件森林图的绘制

3. **异质性检验和识别** 如图 12-34 所示，该研究汇总 $Q=37.73$，$P<0.001$；$I^2=79\%$，提示各研究结果间异质性显著。

4. **发表偏倚的评价** RevMan 用漏斗图来考察是否存在发表偏倚。点击表格右方按钮，即可显示漏斗图。

（五）敏感性分析

RevMan 进行敏感性分析需要手动操作，将尚有争议的研究或低质量的研究排除，可将需要去除的文献逐篇勾选，结果会自动产生（图 12-35）。

图 12-35 基于 RevMan 软件的敏感性分析

（六）亚组分析

RevMan 允许将结局分入亚组。可以在创建结局时就添加亚组或者在一个已创建的结局后添加亚组。操作：在大纲面板，右键点击结局无效率→"Add subgroup"→"Rename subgroup"→"Next"→选择添加一个新的亚组"Add another subgroup for the same outcome"→"Continue"，继续将其他亚组添加完毕。点击亚组名称，然后点击右上角的按钮，选择添加研究（图 12-36）。

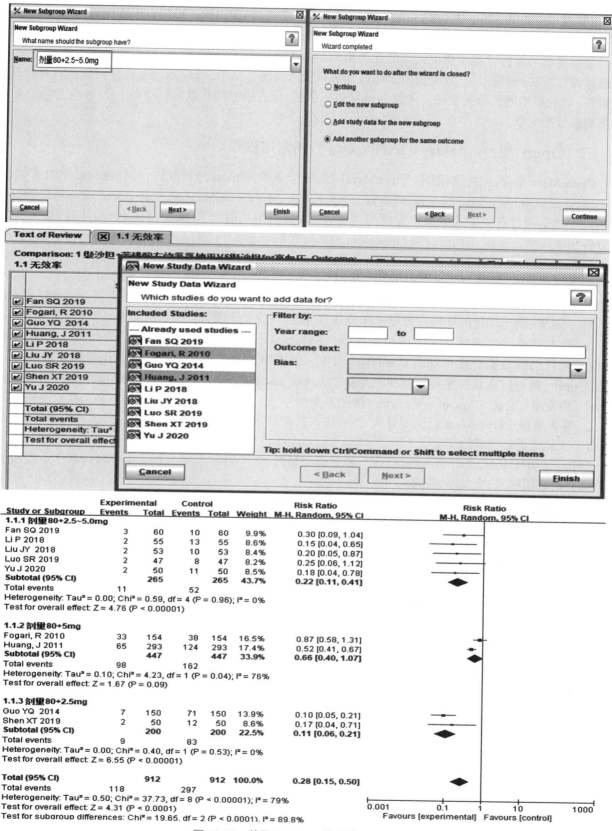

图 12-36 基于 RevMan 软件的亚组分析

结果显示干预剂量三组间 RR 值存在一定差异,80mg 缬沙坦 +(2.5~5.0)mg 氨氯地平组、80mg 缬沙坦 +5.0mg 氨氯地平组、80mg 缬沙坦 +2.5mg 氨氯地平组的 RR 值分别为 0.22、0.66、0.11,80mg 缬沙坦 +

2.5mg 氨氯地平组和 80mg 缬沙坦 +(2.5~5.0)mg 氨氯地平组研究间异质性较低(I^2=0%)。

对于连续型变量,至少要收集每组的参与者数目、结局的平均值和标准差。操作:①添加研究,步骤同前。②添加结局指标。此步骤不同点是在弹出的 New Outcome Wizard 页面,数据类型选择连续型变量。③选择统计方法、效应指标、效应模型。统计方法只能选择倒方差法;效应指标可选择均数差或者标准化均数差;效应模型同二分类变量。④添加结局指标数据,录入研究的均数和标准差。⑤ meta 分析其余步骤参照二分类变量。

三、Open Meta-Analyst 软件 meta 分析常用操作

Open Meta-Analyst 软件(简称"OpenMeta")是一个免费的 meta 分析软件,其功能包括单组参数、两组比较、诊断试验评价等多种类型研究数据的合并汇总。与 Review Manager 类似,OpenMeta 软件的 meta 分析过程也是通过点菜单式的操作完成的,但其 meta 分析的功能比 Review Manager 要丰富(如 meta 回归分析和敏感性分析)。下面仅介绍 OpenMeta 的部分操作功能。

(一) meta 分析文件的建立

启动该程序后,单击"Create a new project"创建一个系统评价文件,结合研究目的和设计、结局指标的类型(如均值、率、回归系数等)设置 metric(研究指标的详细含义)。如两组率的比较需要进一步选择 OR、RD、RR、AS 等,两组均值的比较则需要选择 MD 或 SMD。建立完成后可保存该文件(后缀名为 .oma)。

1. 录入数据　在选择适宜的指标类型后,在 OpenMeta 软件界面直接录入研究数据;或从 Excel、SPSS 等软件选择数据直接粘贴到 OpenMeta 软件。如需增加混杂因素或亚组变量作为协变量,以便进行亚组分析,则可以在软件主界面菜单栏点击"Dataset add covariate"(数据库和协变量)命名"Covariate name"(协变量),定义"Type of covariate"(协变量类型)。

2. 导入数据　OpenMeta 提供了导入 CSV 格式数据的功能。为顺利导入数据,需注意数据的格式要求,将多余的变量处理成协变量。

操作:启动程序后,点击"Import CSV",根据研究目的,在"What type of data do you have?"界面下,选择适宜的数据格式,定义结局指标。

(二) meta 分析

1. 两组率的比较　下面仍以缬沙坦 + 苯磺酸左旋氨氯地平联合用药和单一使用缬沙坦治疗高血压患者疗效比较为例,原始数据录入操作:

选择两组间比较的 $\frac{x_1}{N_1}$ vs $\frac{x_2}{N_2}$ proportion 图标→选择效应指标→命名文件名→录入或粘贴数据(也可直接导入),本研究效应指标选择 RR 值(图 12-37)。

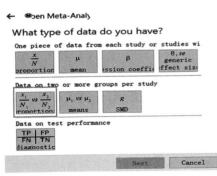

	include	study name	year	Grp A #evts	Grp A #total	Grp B #evts	Grp B #total	RR	lower	upper
1	☑	Guo YQ	2014	7	150	71	150	0.099	0.047	0.207
2	☑	Huang, J	2011	65	293	124	293	0.524	0.407	0.675
3	☑	Fogari, R	2010	33	154	38	154	0.868	0.577	1.308
4	☑	Yu J	2020	2	50	11	50	0.182	0.042	0.779
5	☑	Fan SQ	2019	3	60	10	60	0.300	0.087	1.036
6	☑	Shen XT	2019	2	50	12	50	0.167	0.039	0.707
7	☑	Luo SR	2019	2	47	8	47	0.250	0.056	1.116
8	☑	Liu JY	2018	2	53	10	53	0.200	0.046	0.870
9	☑	Li P	2018	2	55	13	55	0.154	0.036	0.650

图 12-37　基于 OpenMeta 软件文件数据录入

注:OpenMeta 中的 "study name"(研究名称)不允许重复,且 OpenMeta 软件对中文研究名称支持不佳,建议录入为英文。

(1)生成森林图:选择结局指标→激活菜单栏→点击菜单栏 "Analysis"→点击 "Meta-analysis" 按钮(或直接点击菜单栏 meta 分析的按钮)→点击 meta 分析 "Method & Parameters"(方法和参数)设置框(图 12-38)。

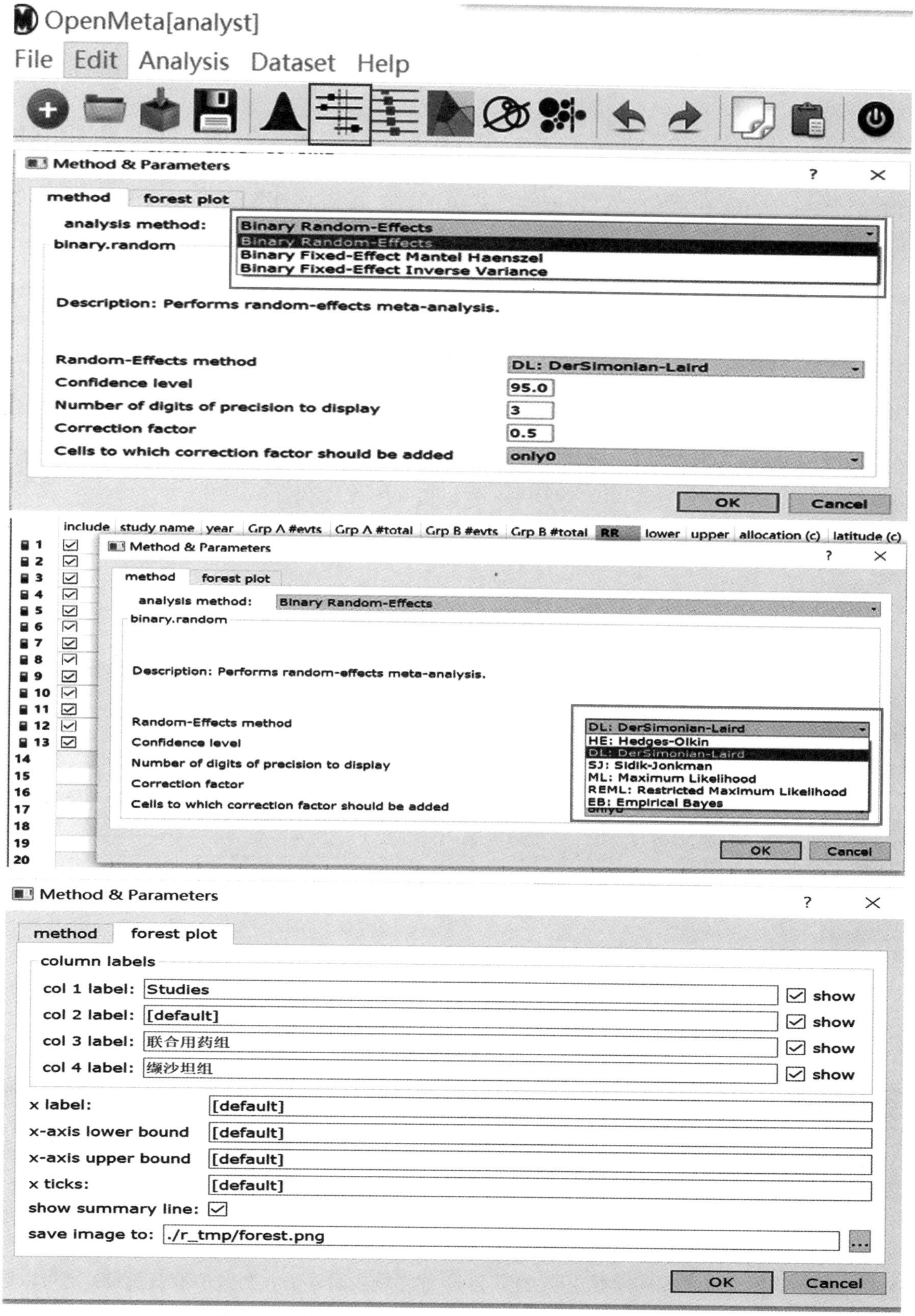

图 12-38　基于 OpenMeta 软件 meta 分析模型选择与设定

　　选择固定效应模型或随机效应模型,固定效应模型进一步选择 Mantel Haenszel、Inverse Variance、Peto (用于 OR 值合并)方法,随机效应模型则提供了"HE：Hedges-Olkin""DL：DerSimonian-Laird""SJ：Sidik-Jonkman""ML：Maximum Likelihood""REML：Restricted Maximum Likelihood""EB：Empirical Bayes"6 种效应量合并方法。此外,方法设置界面还需要设置置信水平、校正因子(对于分子为 0 的研究,可在分子增加 0.5)、结果数位显示。

　　设置森林图:在"col3 label"和"col4 label"中设置试验组和对照组的名称,并设置森林图保存位置等。设置完 meta 分析的方法后,即弹出"Results/Analysis"(meta 分析结果框),在其中的"Summary"框中看出,RR 的合并值为 0.279(95%CI 0.159~0.491),$P<0.001$,这提示联合用药组高血压治疗无效率低于单一用药(缬沙坦)组,见图 12-39。

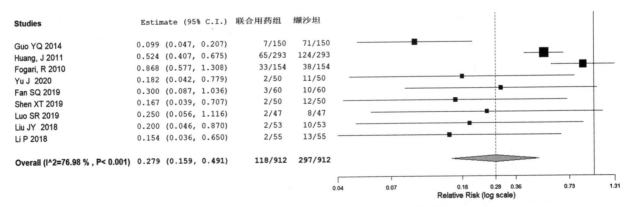

图 12-39　基于 OpenMeta 软件 meta 分析结果

　　(2)异质性检验和识别:该研究汇总异质性显著,$Q=34.747$,$P<0.001$;$I^2=76.977$ 也提示了明显的异质性。

　　(3)发表偏倚识别:当前 OpenMeta 软件并不支持绘制漏斗图,如需绘制,请使用 Review Manager、R、Stata 或 Open MEE 软件。

　　(4)亚组分析:菜单栏→ Data set → Add covariate →输入变量名和选择变量类型。本案例中增加一个干预组的剂量分类作为亚组分析因素,如图 12-40 所示。

　　亚组分析变量必须为 factor(分类变量,符号为 f),如在输入时误输入为数值型变量(c),则可以选中该亚组变量,点击右键选择"Create a*factor*copy of",则将该亚组变量转化为分类变量。

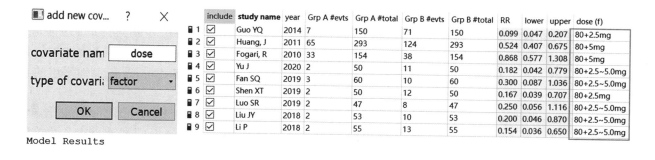

include	study name	year	Grp A #evts	Grp A #total	Grp B #evts	Grp B #total	RR	lower	upper	dose (f)
☑ 1 ☑	Guo YQ	2014	7	150	71	150	0.099	0.047	0.207	80+2.5mg
☑ 2 ☑	Huang, J	2011	65	293	124	293	0.524	0.407	0.675	80+5mg
☑ 3 ☑	Fogari, R	2010	33	154	38	154	0.868	0.577	1.308	80+5mg
☑ 4 ☑	Yu J	2020	2	50	11	50	0.182	0.042	0.779	80+2.5~5.0mg
☑ 5 ☑	Fan SQ	2019	3	60	10	60	0.300	0.087	1.036	80+2.5~5.0mg
☑ 6 ☑	Shen XT	2019	2	50	12	50	0.167	0.039	0.707	80+2.5mg
☑ 7 ☑	Luo SR	2019	2	47	8	47	0.250	0.056	1.116	80+2.5~5.0mg
☑ 8 ☑	Liu JY	2018	2	53	10	53	0.200	0.046	0.870	80+2.5~5.0mg
☑ 9 ☑	Li P	2018	2	55	13	55	0.154	0.036	0.650	80+2.5~5.0mg

add new cov... ? ✕

covariate name: dose

type of covari: factor ▾

OK　　Cancel

Model Results

Subgroups	Studies	Estimate	Lower bound	Upper bound	Std. error	p-Val	z-Val
Subgroup 80+2.5mg	2	0.110	0.057	0.213	0.337	< 0.001	-6.549
Subgroup 80+5mg	2	0.657	0.402	1.074	0.251	0.094	-1.674
Subgroup 80+2.5~5.0mg	5	0.216	0.115	0.406	0.322	< 0.001	-4.765
Overall	9	0.279	0.159	0.491	0.288	< 0.001	-4.433

Studies	Q (df)	Het. p-Val	I^2
Subgroup 80+2.5mg	0.401 (1)	0.526	0 %
Subgroup 80+5mg	4.229 (1)	0.040	76.36 %
Subgroup 80+2.5~5.0mg	0.584 (4)	0.965	0 %
Overall	34.747 (8)	< 0.001	76.98 %

Studies	Estimate (95% C.I.)	Ev/Trt	Ev/Ctrl
Guo YQ	0.099 (0.047, 0.207)	7/150	71/150
Shen XT	0.167 (0.039, 0.707)	2/50	12/50
Subgroup 80+2.5mg (I^2=0 % , P=0.526)	0.110 (0.057, 0.213)	9/200	83/200
Huang, J	0.524 (0.407, 0.675)	65/293	124/293
Fogari, R	0.868 (0.577, 1.308)	33/154	38/154
Subgroup 80+5mg (I^2=76.36 % , P=0.040)	0.657 (0.402, 1.074)	98/447	162/447
Yu J	0.182 (0.042, 0.779)	2/50	11/50
Fan SQ	0.300 (0.087, 1.036)	3/60	10/60
Luo SR	0.250 (0.056, 1.116)	2/47	8/47
Liu JY	0.200 (0.046, 0.870)	2/53	10/53
Li P	0.154 (0.036, 0.650)	2/55	13/55
Subgroup 80+2.5~5.0mg (I^2=0 % , P=0.965)	0.216 (0.115, 0.406)	11/265	52/265
Overall (I^2=76.98 % , P=0.000)	0.279 (0.159, 0.491)	118/912	297/912

Relative Risk (log scale)

图 12-40　基于 OpenMeta 软件 meta 分析——亚组分析

亚组分析操作：点击菜单栏 "Analysis" →选择 "Subgroup meta-analysis"，或直接点击菜单栏 "Subgroup meta-analysis" 按钮 →选择 "Covariate for subgroups"，随即弹出 meta 分析 "Method & Parameters" 设置框

（设置方法同前）。

各亚组的合并效应量及其检验结果见图 12-40，干预剂量三组间 RR 值存在一定差异，80mg 缬沙坦 + 2.5mg 氨氯地平组、80mg 缬沙坦 +5.0mg 氨氯地平组、80mg 缬沙坦 +（2.5~5.0）mg 氨氯地平组的 RR 值分别为 0.110、0.657、0.216，80mg 缬沙坦 +2.5mg 氨氯地平组和 80mg 缬沙坦 +（2.5~5.0）mg 氨氯地平组的异质性较低（I^2=0%）。

注：OpenMeta 软件的亚组分析能呈现各亚组的合并效应量及其检验，但尚不能实现亚组间差异的比较。

（5）meta 回归：点击分析指标列→激活菜单栏"Analysis"→点击"Meta-regression"或直接点击菜单栏 按钮→弹出"Meta-regression"设置框，在设置框中选择协变量，设置 meta 回归模型（随机效应模型、固定效应模型）。

（6）敏感性分析：点击分析指标列→激活菜单栏"Analysis"→点击"Leave-one-out meta-analysis"（或直接点击菜单栏 图标），设置敏感性分析的参数。设置完毕即弹出敏感性分析结果框，见图 12-41。

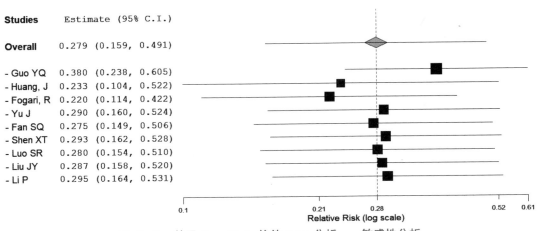

图 12-41　基于 OpenMeta 软件 meta 分析——敏感性分析

（7）累积性分析：点击分析指标列→直接点击菜单栏中"Cumulative analysis"图标 （或在"Analysis"中点击"Cumulative analysis"）。如按照发表年份、样本量等排序（如点击发表年份变量栏，右键点击"Sort studies by"），则可制订按时间顺序、样本量的累积 meta 分析。如本案例中按照干预组的样本量排序后，进行累积 meta 回归，显示结果见图 12-42：随着研究的累加，可信区间不断缩窄，逐渐达到稳定。

2. 单样本率　单样本率的 meta 分析和两样本率的比较基本相同。

（1）数据录入：先选择数据类型"One piece of data"（单样本数据 ），选择 Metric 类型，设置"Outcome"名称，录入原始数据（图 12-43）。

（2）数据转换：为保证原始数据的正态性，需进行数据转换（菜单"Analysis"→"Metric"→"One-arm"→选择适宜的转换方法）。OpenMeta 软件中提供了 4 种正态性转换方法，即自然对数转换（PLN）、logit 转换（PLO）、反正弦转换（PAS）、Freeman-Tukey 转换（PFT）。一般选择其中正态性较好的转换方法。

（3）效应量合并：点击菜单栏 meta 分析按钮 →设置 meta 分析的参数（包括模型的选择、置信水平 1-α、合并结果数位、事件数为 0 的校正因子）。点击"OK"键后，弹出 meta 分析结果（率的合并结果及其 95%CI、不同研究间结果异质性检验）。

3. 诊断试验数据

（1）数据录入：数据包括 TP（真阳性病例数）、FN（假阴性病例数）、FP（假阳性人数）、TN（真阴性人数），

选择 依次录入。

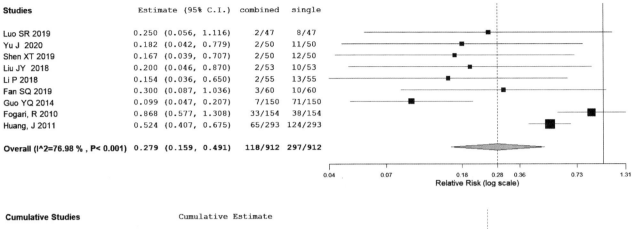

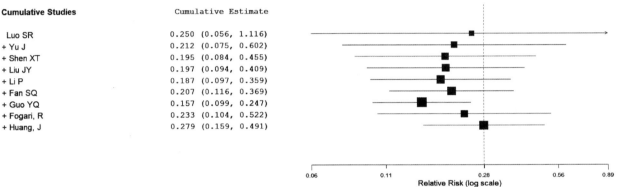

图 12-42　基于 OpenMeta 软件 meta 分析——累积性分析

（2）效应量合并：点击菜单栏 meta 分析按钮 。

1）选择诊断试验需要合并的参数：可以选择灵敏度、特异度、似然比和诊断比值比。

2）设置 meta 分析选项（选择效应的合并方法）。OpenMeta 软件可提供最大似然法、诊断试验随机效应模型、诊断固定效应倒方差模型（图 12-44）。

四、R 软件 meta 分析常用操作

R 软件是一款免费的编程类型的统计分析软件，启动、运算速度均较快，支持在 UNIX、Linux、Windows 和 Mac 等多系统上运行。

部分初学者会感觉 R 软件入门略难。事实上，R 语言编程可看作是一个填空题，即首先查询到通用语法，然后在固定位置中填写上本研究特色的变量和数据库、选择适宜的分析指标等，即可完成统计分析。R 语言可以灵活定制、调整分析参数和方法，而且分析方法相对于 Review Manager 和 OpenMeta 而言，其分析过程可以回溯，且对于多个类型相似的指标可在完成一个指标的分析后，使用当前的语法进行修改调整，分析更迅捷。

基于 R 软件的 meta 分析基本流程如图 12-45 所示。

（一）meta 分析概述

R 软件中能够完成 meta 分析的扩展包很多，如 meta、metafor 等包，常见 meta 分析包的功能如表 12-3 所示。

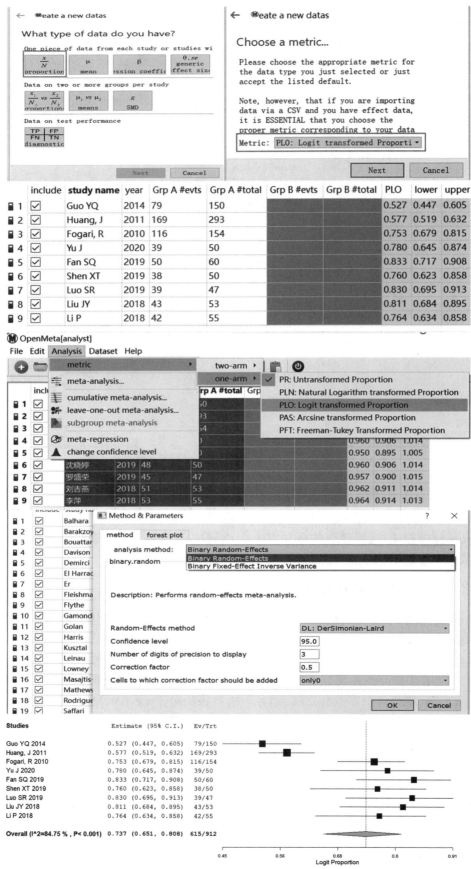

图 12-43　基于 OpenMeta 软件 meta 分析——单样本率分析文件建立

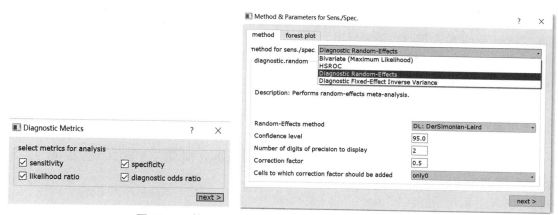

图 12-44 基于 OpenMeta 软件诊断试验 meta 分析设置

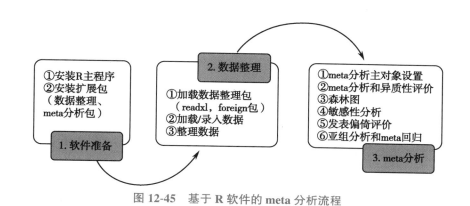

图 12-45 基于 R 软件的 meta 分析流程

表 12-3 R 软件 meta 分析统计包功能

功能	常用扩展包
两组比较（二分类数据、连续型数据）meta 分析	meta、metafor、rmeta
单组率和均值	meta、metafor
相关系数	meta、metafor、metacor
效应量和可信区间的 meta 分析	meta、metafor、rmeta
累积 meta 分析	meta、metafor、rmeta
meta 回归	meta、metafor
亚组分析、敏感性分析	meta、metafor
剂量 - 反应关系	dosresmeta
单组中位数和两组中位数比较	metamedian
诊断或筛检实验 meta 分析	metamisc、bamdit、HSROC、metatron、mada、meta4diag
网络 meta 分析	netmeta、nlme、pcnetmeta、gemtc、network

meta 拓展包功能较为齐全，由 Guido Schwarzer 等开发，目前最新版本为 6.0 版（从 5.0 版本后，"Fixed effect model" 修改为 "Common effect model"，为与其他软件输出相一致，本书使用 4.18-2 版本），能够完成单臂研究、双臂研究的效应量合并。

1. **数据录入和导入** R 软件进行分析时，数据可以直接录入，但数据量不能大，而且容易出错。一般而言，使用 EpiData、Epi Info 等数据录入软件录入数据后导入 R，然后开展分析。实际应用中，读者使用 EpiData 软件录入 meta 分析数据后，需要先将数据导出成通用格式。一般来说，meta 分析中数据建议导出

成通用数据库 .sav（SPSS 软件）和 .dta 数据（Stata 软件），这些数据库较好地保存了数据信息的完整性。当然，数据库变量不多，赋值简单时也可以导出为 Excel 格式数据。

R 软件导入数据需要借助扩展包，而导入数据的扩展包较多，常用 foreign 包导入 SAV 和 DTA 两种类型数据，用 readxl、openxlsx 包导入 Excel 格式数据。

2. **效应量合并——基于 meta 包** 应用 R 软件进行 meta 分析时，依据数据类型不同，选择不同的合并主函数，主函数间所需的参数虽略有差异，但核心模块和编写模式却基本相同。

语法基本格式：

M1<-meta 函数（数据参数模块，数据来源模块，method 模块，研究标识，模型选择，byvar，backtransf，……）

参数说明：

（1）M1: 分析结果的保存对象。

（2）meta 函数：R 软件 meta 包进行 meta 分析函数的选择如图 12-46 所示。

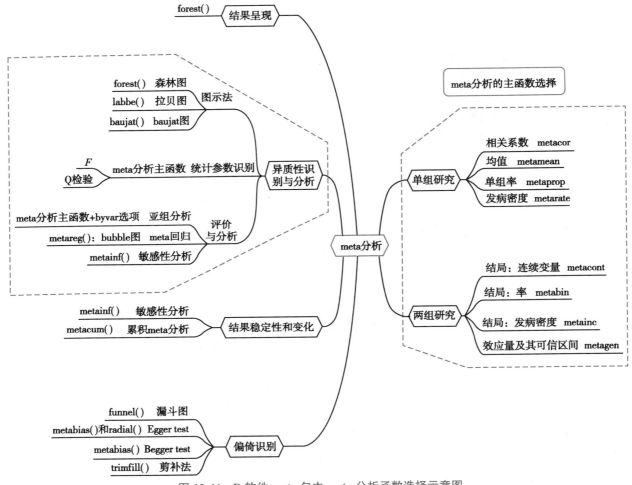

图 12-46 R 软件 meta 包中 meta 分析函数选择示意图

（3）数据参数模块：依据合并的结局指标不同，设置不同的数据参数，如各组发病率的分子（event.e 和 event.c）和分母（n.e 和 n.c）、均数（mean.e 和 mean.c）和标准差（sd.e 和 sd.c）。

（4）数据来源模块：设置分析数据来源，如 data=d1.1（meta 分析的数据库名称）；还可以用 subset 设置数据库子集。

（5）method 模块：用于设置合并计算效应量的方法，包括 method =，sm =，incr =，allincr =，method.sd， method.mean 等选项。level 和 level.comb 用于设置单个研究和合并效应量的可信区间水平（如 0.95 和 0.99）。

（6）研究标识模块：作者（author）、发表时间（pyear）、调查地点（location）等。本函数中使用 studlab 设置研究的标签，一般使用 paste 函数整合作者、发表时间作为研究标签，标签函数 studlab=paste（author，pyear，sep=" "）。

（7）模型选择：comb.fixed=T/F 和 comb.random=T/F 则设置固定效应模型和随机效应模型。

（8）byvar：用于设置亚组分析的分组变量，如年龄、性别、地区等。

（9）backtransf=T/F，用于选择输出的数据是原始数据，还是最终所需的转化数据，尤其是在 RR、OR、相关系数的合并中，一般需要设置 backtransf=T，将结果转换为 OR 或 RR。

（10）title=" "，双引号内填写 meta 分析的标题。

（11）其他参数参见 meta 包的官方帮助文件，可使用 help（meta）进入官方说明，也可以输入？？ +具体函数以直接查询函数的说明和实例，如？？ metaprop。

（二）meta 分析操作实战

1. **单臂研究——单样本率的合并**　用于合并多项研究中单一指标的发生率（如患病率）。

语法基本格式：

metaprop（event，n，studlab，data，subset=，method，sm =，incr =，allincr =，addincr =，method.ci，byvar）

参数说明：

（1）原始文献的结局信息：率 proportion 的分子（event）和分母（n）。

（2）sm：率的转换合并方法，可以选择"PLOGIT"（默认选项，logit 转换），"PAS"（反正弦变换），"PFT"（Freeman-Tukey 双反正弦变换），"PLN"（对数转换）和"PRAW"（原始率，不转换）五个方法；率的合并具体选哪一种方法，需在进行 meta 分析前将率转化后进行正态性检验［可使用 shapiro.test（）函数加以判断］，选择接近正态分布的方法。

（3）method：可以选择倒方差法（除 logit 变换外的其他变化的唯一方法）或广义线性模型（GLMM，是 logit 转换的默认方法，需安装 metafor 拓展包）。

（4）incr：设置对研究事件发生数为 0 时的校正参数（默认值为 0.5）。

（5）allincr：在有一项研究事件发生数为 0 时，是否所有研究的事件发生数都增加 incr 数值（图 12-47）。

```
> summary(m_rate)
Review:      各研究原始率汇总展示

Number of studies combined: k = 9

                        proportion           95%-CI
Fixed effect model       0.6743      [0.6432; 0.7040]
Random effects model     0.7377      [0.6598; 0.8031]

Quantifying heterogeneity:
 tau^2 = 0.2359; tau = 0.4857; I^2 = 84.8% [72.8%; 91.5%]; H = 2.56 [1.92; 3.42]

Test of heterogeneity:
    Q d.f.  p-value               Test
 52.47    8 < 0.0001         Wald-type
 55.96    8 < 0.0001 Likelihood-Ratio

Details on meta-analytical method:
- Random intercept logistic regression model
- Maximum-likelihood estimator for tau^2
- Logit transformation
```

图 12-47　R 软件单样本率 meta 分析实例

2. **单臂研究——单样本均值**　使用倒方差法合并单臂研究中的均值指标数据，也可用于合并单一组研究干预前后效应量的变化量的均值。

语法基本格式：

metamean（n，mean，sd，studlab，data =，sm，median，q1，q3，min，max，method.mean =，method.sd =）

函数参数说明：

（1）数据模块：原始文献的结局信息，包括均值（mean）和标准差（sd）。部分研究如报告的结局指标是中位数、四分位数（q1、q3）等，可通过四分位数、样本量、极差等估计均值和标准差，此时需要合理设置 method.mean 和 method.sd。

（2）sm：差值的合并方法包括"MRAW"（默认选项，未转化）和"MLN"（log 转换）。

3. **单臂研究——相关系数**　metacor（ ）函数用于合并不同研究相关系数数据。

语法基本格式：

metacor（cor，n，studlab，data =，sm =，backtransf=，title=，byvar，bylab，…）

参数说明：

（1）数据模块：每个原始研究的相关系数和样本量分别为 cor，n。

（2）sm：合并的效应量类型包括"ZCOR"（使用 Fisher's z 转换相关系数）和"COR"；一般而言，样本量不大时选择"ZCOR"更适宜。但注意，选择"ZCOR"后，应设置 backtransf=T，方可将转换过的数值回算为相关系数，否则将显示 Fisher's z 转换值。

4. **两臂研究——二分类变量**　metabin（ ）函数用于合并两组比较的研究结局指标为率的差异，如队列研究中暴露组、非暴露组的结局率的差异，也可用于合并两个干预组结局指标率的差异。

语法基本格式：

metabin（event.e，n.e，event.c，n.c，studlab，data =，method =，sm =，incr =，allincr =，addincr=，level =，level.comb=，comb.fixed =，comb.random=，backtransf =，title =""，label.e =""，label.c =""，byvar=，…）

参数说明：

（1）数据模块：组 1（干预组、暴露组、病例组）的研究结局事件的分子和分母分别为 event.e，n.e，组 2（对照组、非暴露组）的研究结局事件的分子和分母分别为 event.c，n.c。

（2）sm：依据研究类型设置效应指标，如队列研究和试验研究可设置 RR 或 RD；病例对照研究可设置 sm=OR，ASD 为 Arcsine difference，DOR 为 Diagnostic odds ratio。

（3）method 选项：可选择 Inverse，MH（默认选择），Peto，GLMM（广义线性模型，还需要设置 model.glmm），SSW（用样本量加权）五种方法。OpenMeta 使用的是 Inverse 法，而 RevMan 使用 MH 法。

（4）随机效应模型还需设置研究间方差的计算方法（method.tau），可选择 DL（DerSimonian-Laird）、PM（Paule-Mandel）、REML（Restricted maximum-likelihood，限制性最大似然法）、ML（Maximum-likelihood，最大似然法）、HS（Hunter-Schmidt）、SJ（Sidik-Jonkman）、HE（Hedges 法）、EB（Empirical Bayes）等方法，而 ML 法不仅适用于倒方差法，也适用于 GLMMs 法。

（5）结局指标的校正设置：incr，allincr，addincr 等同前，对于 Peto 法和 GLMMs 法不用校正。

（6）研究组别的标识：label.e =""和 label.c =""分别用于设置组 1（干预组、暴露组、病例组）和组 2（对照组、非暴露组）的标签，如 label.e ="联合用药组" 和 label.c ="单一用药组"。

如图 12-48 所示，联合用药组和缬沙坦组无效率差异具有统计学意义，RR=0.279 3（因异质性显著选择随机效应模型计算结果）。

5. **两臂研究——连续型变量**　metacont（ ）函数用于汇总两组间定量资料指标差异比较的结果。

语法基本格式：

metacont（n.e，mean.e，sd.e，n.c，mean.c，sd.c，studlab，data =，median.e，q1.e，

q3.e，min.e，max.e，median.c，q1.c，q3.c，min.c，max.c，method.mean=，method.sd=，sm =，level=，level.comb=，comb.fixed =，comb.random=，title =，label.e =，label.c =，backtransf=，byvar=，…）

参数说明：

（1）数据模块：组 1（干预组、暴露组、病例组）的研究结局事件的样本量、均值和标准差分别为 n.e、mean.e、sd.e；组 2（对照组、非暴露组）的研究结局事件的样本量、均值和标准差分别为 n.c、mean.c、sd.c。

```
> summary(noef1)
Number of studies combined: k = 9

                           RR          95%-CI        z   p-value
Fixed effect model    0.4716 [0.3882; 0.5728] -7.57 < 0.0001
Random effects model  0.2793 [0.1589; 0.4909] -4.43 < 0.0001

Quantifying heterogeneity:
 tau^2 = 0.4456 [0.0434; 2.3880]; tau = 0.6675 [0.2084; 1.5453]
 I^2 = 77.0% [56.1%; 87.9%]; H = 2.08 [1.51; 2.88]

Test of heterogeneity:
     Q d.f.  p-value
 34.75    8 < 0.0001

Details on meta-analytical method:
- Inverse variance method
- DerSimonian-Laird estimator for tau^2
- Jackson method for confidence interval of tau^2 and tau
```

图 12-48　R 软件两组间率的比较 meta 分析实例

（2）与单臂研究均值合并类似，当部分研究中报告的结局指标为中位数和四分位数等，同样使用暴露组和对照组的中位数、四分位数、极差等结局指标（如暴露组 median.e，q1.e，q3.e，min.e，max.e）进行估算，此时同样需要设置 method.mean 和 method.sd。

（3）sm：依据研究数据特征设置效应指标，可设置 MD（均数差）、SMD（标准化均数差）、ROM（均数比值，此时计算 TE 和 TE.fixed 或 TE.random，需设置 backtransf = TRUE）。

（4）当选择效应量为 SMD 时，需设置 method.smd，其默认选项为 Hedges 法；还可选择 Cohen 和 Glass 两个方法。

（5）随机效应模型的加权模型与 metabin 相同。

本案例中，11 篇研究报道了舒张压治疗效果的差异，分析过程如图 12-49 所示。

```
> summary(dbpm0)
Number of studies combined: k = 11

                            SMD          95%-CI         z  p-value
Fixed effect model    -0.6325 [-0.7387; -0.5263] -11.67 < 0.0001
Random effects model  -0.6637 [-1.0970; -0.2303]  -3.00   0.0027

Quantifying heterogeneity:
 tau^2 = 0.4941 [0.2759; 2.0362]; tau = 0.7029 [0.5252; 1.4269]
 I^2 = 93.6% [90.4%; 95.7%]; H = 3.95 [3.23; 4.84]

Test of heterogeneity:
     Q d.f.  p-value
 156.08   10 < 0.0001

Details on meta-analytical method:
- Inverse variance method
- DerSimonian-Laird estimator for tau^2
- Jackson method for confidence interval of tau^2 and tau
- Hedges' g (bias corrected standardised mean difference)
```

图 12-49　R 软件两组间均数比较的 meta 分析实例

初步分析结果提示，与单一使用缬沙坦组相比，干预后联合用药组血压值更低，但目前异质性较显著，需要进一步进行亚组分析等分析异质性来源。

6. **两臂研究——人时资料**　用于前瞻性队列研究（动态队列）中因观察人数不稳定，比较两组结局时指标需要考虑人时概念，如发病密度等。

语法基本格式：

metainc（event.e，time.e，event.c，time.c，studlab，……）

参数说明：

（1）数据模块：组 1（干预组、暴露组、病例组）的研究结局事件的发生数、观察人时分别为 event.e，time.e；组 2（对照组、非暴露组）的研究结局事件的发生数、观察人时分别为 n.c，time.c。

（2）效应量 sm：可选择 Incidence Rate Ratio（IRR）、Incidence Rate Difference（IRD）、Square root transformed Incidence Rate Difference（IRSD）。

（3）method：合并效应量的模型，可选择 MH、Inverse、Cochran 或 GLMM。

（4）随机效应的研究间方差的计算方法（method.tau）与 metabin 相同。

7. 两臂研究——效应量及其可信区间资料　很多时候，研究者检索到原始文献中关于疾病发生危险因素、预后影响因素等原始数据格式往往为 OR、HR、RR 及其可信区间（95% CI）。此时，研究者需要使用 metagen（ ）函数进行数据合并。

语法基本格式：

metagen（TE，seTE，studlab，data =，sm =，backtransf=）

参数说明：

（1）数据模块：原始研究中 OR、HR、RR 的自然对数及其标准误分别为 TE 和 seTE，在进行 meta 分析前需要根据 OR、HR、RR 及其可信区间计算出其自然对数 ln（OR）和 ln（OR）的标准误，然后分别定义到 TE=ln（OR），seTE 则为计算出的标准误。

（2）sm：用于明确原始研究的效应量，可选择 RD、RR、OR、ASD、HR、MD、SMD、ROM。

8. 森林图的绘制　用于形象展示各原始研究、合并总效应的效应量及其可信区间、在合并效应量中的权重、异质性等相关信息。R 软件支持个性化定制森林图，详见参数设置（图 12-50）。

语法基本格式：

forest（x，sortvar，studlab =，comb.fixed =，comb.random =，lab.e=，lab.c=，col.study =，leftlabs，col.square =，col.square.lines = col.square，col.inside =，col.diamond =，col.diamond.lines =，digits=，test.overall.random）

参数说明：

（1）数据来源 x：选择保存的 meta 分析结果。如前 a1<-metabin（a，a+b，c，c+d，sm=OR）将 meta 分析的结果保存为 a1，则此处 x 替换为 a1。

（2）森林图颜色设置：原始研究的效应量及其可信区间的颜色设置，分别定义为 col.square（效应量——正方形）、col.square.lines（效应量——正方形外框）和 col.study（原始研究的效应量可信区间）。总效应的效应量及其可信区间的颜色设置，分别为 col.diamond（总效应量——菱形）、col.diamond.lines（效应量——菱形外框）。颜色可以选择 white、gray、black、blue、red 等。

（3）标签设置：lab.e=" "，lab.c=" "，leftlabs 和 rightlabs 设置森林图的左上侧和右上侧的标签；label.left 和 label.right 设置森林图下方左右两侧的标识。

（4）结果显示：digits= 则用预设值效应量的小数数位；test.overall.fixed 和 test.overall.random 等设置效应量检验的结果是否显示。

（5）sortvar：单个研究结果的排序，sortvar= 用于研究效应排序的依据。

森林图实例

forest（noef1，lab.e=" 联合用药组 "，lab.c=" 缬沙坦组 "，layout ="RevMan5"，digits=3，comb.fixed=F）# 绘制森林图，设置输出的样式为 RevMan 软件样式，并设置合并结果数位为 3 位小数。

---

9. 发表偏倚的评价　发表偏倚的识别可以通过绘制漏斗图主观判断漏斗图的对称性，可以通过统计学检验漏斗图的对称性；剪补法计算缺失研究的数目、校正干预的合并效应量。

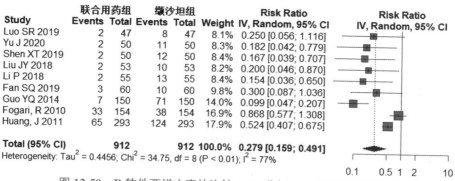

图 12-50　R 软件两样本率的比较 meta 分析——森林图绘制实例

（1）漏斗图绘制

语法基本格式：

funnel（x,xlab =,ylab =,comb.fixed =,comb.random =,col =,bg =,col.fixed =,col.random =,log,yaxis,col.ref =,……）

参数解读：

1）数据来源 x：选择保存的 meta 分析结果。

2）坐标轴标题：xlab 和 ylab。

3）研究的标识：颜色 col 和 bg 为每个研究的外圈和背景颜色。studlab = TRUE,则在漏斗图中标识每个研究的标题。

4）backtransf=T,使用 OR、RR 等原始值绘制漏斗图。

（2）漏斗图对称性检验

语法基本格式：

metabias（x,seTE,method.bias =,plotit =,k.min =,……）

参数解读：

1）数据来源 x：选择保存的 meta 分析结果。

2）发表偏倚检测方法设置：method.bias 设置漏斗图对称性检测的方法,可选择 Begg、Egger、Thompson；结局二分类还可选 Harbord、Macaskill、Peters、Deeks 等。

3）plotit：是否绘制检验图形。

4）k.min：检验漏斗图对称性最小研究数量,一般建议不小于 10。

（3）剪补法：利用 trimfill 函数通过非参数统计方法估计缺失的研究数量和校正 meta 分析结果,用 summary（）函数查看结果。

语法基本格式：

trimfill（x,comb.fixed）

本案例中,绘制漏斗图并进行对称性检验的程序和结果如下（图 12-51）：

```
funnel（noef1）
metabias（noef1,plotit=T,k.min=5,method.bias="Egger"）
# 本例中文献数较少,原则上不适宜做对称性检验。
```

如图 12-51 所示,漏斗图基本对称。本案例中文献数较少（一般需要大于 10 篇研究方可进行对称性检验）,原则上不适宜做对称性检验,本研究中的对称性检验仅用于操作演示。

10. 敏感性分析　敏感性分析的方法很多,meta 包中提供的主要是分析每个单项研究对总效应的影响（leave-one-out method）,使用 metainf 函数实现每次剔除一项研究后,合并剩余研究的总效应量。当然,研究者可以结合专业知识手动选择或剔除部分研究加以合并效应量。

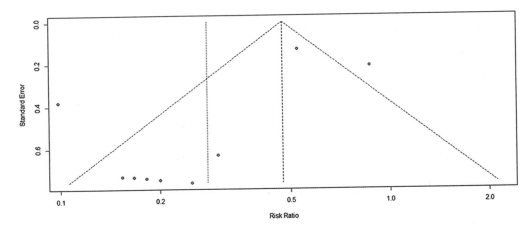

```
> metabias(noefl,plotit=T,k.min=5,method.bias="Egger")
Linear regression test of funnel plot asymmetry

Test result: t = -2.29, df = 7, p-value = 0.0557

Sample estimates:
    bias se.bias intercept se.intercept
 -2.0408  0.8909   -0.2800       0.2652

Details:
- multiplicative residual heterogeneity variance (tau^2 = 2.8371)
- predictor: standard error
- weight:    inverse variance
- reference: Egger et al. (1997), BMJ
```

图 12-51　R 软件 meta 分析漏斗图的绘制和对称性检验实例

语法基本格式：

metainf(x,pooled,sortvar)

参数设置：

(1)数据来源 x：选择保存的 meta 分析结果。

(2)pooled：设置 meta 分析效应量合并的模型，选择 fixed（固定效应模型）和 random（随机效应模型），如 pooled="random"。

(3)sortvar：可以单项研究的排序，如按照样本量大小、研究对象的年龄、干预剂量或方法学评分排序。

本案例中，对无效率的对比 meta 分析，因异质性显著，选择 pooled="random"，并依据干预组的样本量排序，结果见图 12-52。

```
> metainf(noefl,pooled="random",sortvar=itotal)
Influential analysis (Random effects model)

                      RR          95%-CI  p-value   tau^2    tau     I^2
Omitting Luo SR 2019  0.2805 [0.1541; 0.5104] < 0.0001  0.4693  0.6850  79.4%
Omitting Yu J 2020    0.2899 [0.1603; 0.5242] < 0.0001  0.4534  0.6734  78.8%
Omitting Shen XT 2019 0.2927 [0.1622; 0.5280] < 0.0001  0.4476  0.6691  78.6%
Omitting Liu JY 2018  0.2869 [0.1583; 0.5200] < 0.0001  0.4591  0.6775  79.1%
Omitting Li P 2018    0.2953 [0.1641; 0.5313] < 0.0001  0.4419  0.6647  78.4%
Omitting Fan SQ 2019  0.2748 [0.1493; 0.5056] < 0.0001  0.4814  0.6939  79.5%
Omitting Guo YQ 2014  0.3799 [0.2384; 0.6053] < 0.0001  0.1868  0.4322  57.4%
Omitting Fogari, R 2010 0.2198 [0.1145; 0.4220] < 0.0001  0.5273  0.7262  70.5%
Omitting Huang, J 2011  0.2329 [0.1039; 0.5218]   0.0004  0.9673  0.9835  78.8%

Pooled estimate       0.2793 [0.1589; 0.4909] < 0.0001  0.4456  0.6675  77.0%

Details on meta-analytical method:
- Inverse variance method
- DerSimonian-Laird estimator for tau^2
```

图 12-52　R 软件 meta 分析——敏感性分析实例

11. 异质性识别　异质性的识别可以使用参数法(I^2)定量评价,统计学检验(Q检验)和图形法(拉贝图、森林图)定性识别。

(1)参数法和统计推断法:I^2和Q检验的计算在设置好meta分析主函数后即可产生,也可以在森林图查看。

(2)图形法(图12-53)

1)拉贝图:labbe(x,studlab=T)。若研究同质,则所有研究结果呈线性分布。x为meta分析的结果。

2)baujat图:纵坐标为对研究效应合并量影响程度,可用于筛选对研究效应量影响较大的研究以识别研究间的异质性。

baujat(x,col=" ",xlab =" ",ylab =" ")

```
> summary(noefl)
Number of studies combined: k = 9

                           RR          95%-CI      z   p-value
Fixed effect model     0.4716 [0.3882; 0.5728] -7.57 < 0.0001
Random effects model   0.2793 [0.1589; 0.4909] -4.43 < 0.0001

Quantifying heterogeneity:
 tau^2 = 0.4456 [0.0434; 2.3880]; tau = 0.6675 [0.2084; 1.5453]
 I^2 = 77.0% [56.1%; 87.9%]; H = 2.08 [1.51; 2.88]

Test of heterogeneity:
     Q d.f.  p-value
 34.75    8 < 0.0001

Details on meta-analytical method:
- Inverse variance method
- DerSimonian-Laird estimator for tau^2
- Jackson method for confidence interval of tau^2 and tau
```

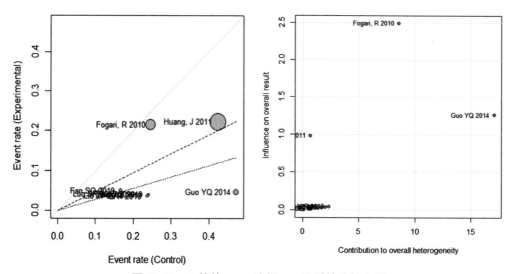

图 12-53　R 软件 meta 分析——异质性分析实例

注:左为拉贝图,右为 baujat 图。

如图 12-53 所示,各项研究结果异质性显著(I^2=77.0%,Q=34.75,P<0.000 1),通过拉贝图和 baujat 图发现 Guo YQ 等三项研究与其他研究差异较大。

12. 亚组分析　R 软件亚组分析较为简单,在 meta 分析语法函数中增加一个 byvar= 亚组分析变量名,即可实施亚组分析,同时可以更新森林图以显示亚组分析的结果(图 12-54)。

语法基本格式:

noef2 < -metabin(inoe,itotal,cnoe,ctotal,data=hyp,studlab=paste(author,ypublicati),method="Inverse",sm="RR",comb.random=T,byvar=idosageg)

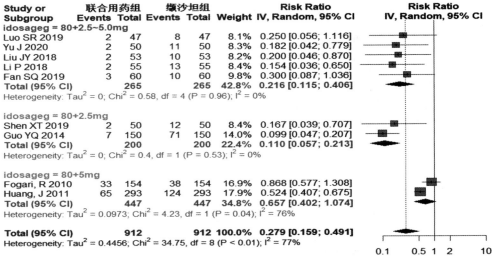

```
Results for subgroups (fixed effect model):
                        k    RR             95%-CI      Q     I^2
idosageg = 80+2.5~5.0mg 5  0.2159 [0.1149; 0.4056]   0.58   0.0%
idosageg = 80+2.5mg     2  0.1100 [0.0568; 0.2130]   0.40   0.0%
idosageg = 80+5mg       2  0.6025 [0.4859; 0.7471]   4.23  76.4%

Test for subgroup differences (fixed effect model):
                 Q    d.f.  p-value
Between groups 29.53    2   < 0.0001
Within groups   5.21    6     0.5166

Results for subgroups (random effects model):
                        k    RR             95%-CI    tau^2    tau
idosageg = 80+2.5~5.0mg 5  0.2159 [0.1149; 0.4056]     0       0
idosageg = 80+2.5mg     2  0.1100 [0.0568; 0.2130]     0       0
idosageg = 80+5mg       2  0.6569 [0.4017; 1.0743]  0.0973  0.3119

Test for subgroup differences (random effects model):
                 Q    d.f.  p-value
Between groups  19.65    2  < 0.0001

Details on meta-analytical method:
 - Inverse variance method
 - DerSimonian-Laird estimator for tau^2
 - Jackson method for confidence interval of tau^2 and tau
```

图 12-54 R 软件 meta 分析——亚组分析实例

如图 12-54 所示，不同的干预剂量组（缬沙坦和氨氯地平）RR 值分别为 0.215 9、0.110 0、0.656 9，组间 RR 值存在差异（Q=19.65，P<0.000 1）。

13. meta 回归

语法基本格式：

metareg(x, formula, method.tau =, hakn =, level.comb =, intercept =, ……)

参数说明：

（1）数据来源 x：选择保存的 meta 分析结果。

（2）formula：定义 meta 分析效应量潜在的影响因素（可先做亚组分析识别），按线性回归的表达式写作语法（如纳入 X1 和 X2 两个因素作为可能的影响因素加以探讨，则 formula 可以写为 ~X1+X2）。

（3）hakn：设置是否选择 Hartung and Knapp 的方法对统计量及其可信区间进行校正。

（4）intercept：是否需要截距项。

五、Stata 软件简介

Stata 软件是一个完整的集成统计软件包。它具有数据管理软件、统计分析软件、绘图软件、矩阵计算软件和程序语言的特点,并且操作灵活、简单、易用。

Stata 软件的 meta 分析功能全面而强大。该软件可以完成二分类变量和连续型变量的 meta 分析,还可以进行 meta 回归分析、累积 meta 分析、单个研究影响分析、诊断试验的 meta 分析、剂量 - 反应关系 meta 分析、生存分析资料合并等,还可以开展网络 meta 分析、IPD meta 分析等高级 meta 分析。同时还可以对发表偏倚进行 Begg's 检验和 Egger's 检验。Stata17 中也优化了 meta 分析功能,如可以通过 Leave-one-out meta-analysis 实现敏感性分析。meta 分析不是 Stata 的官方命令,其命令是由开放型用户编写而来,因此使用之前,须加载安装 meta 分析模块。

meta 分析命令如下:

1. 基本命令:用于随机对照试验与观察性研究的 meta 分析,包括 meta、metan、metaan、metaeff、mvmeta、umeta、meta、ipdforest、metagen、glst 等。

2. 诊断试验 meta 命令:用于诊断性试验的 meta 分析,包括 midas、metandi 等。

3. 森林图绘制命令:用于绘制森林图,包括 metan、meta、metagraph 等。

4. meta 回归命令:探索异质性来源,包括 metareg、robuetat 等。

5. 累积 meta 分析命令:用于序贯 meta 分析,主要命令是 metacum。

6. 诊断性命令:用于发表偏倚检验、异质性检验、统计效能等,包括 metabias、metafunnel、confunnel、extfunnel、funnel、metatrim、metainf、metaninf、labbe、heterogi、galbr、metapow 等。

7. 网络 meta 分析相关图形绘制命令:可图示基本网络结构、检验假设图形分析、图示化干预措施疗效排序等,包括 networkplot、netweight 命令;ifplot、netfuunel、intervalpolt 命令;sucra、mdsrank、clusterank 命令等。

8. 其他命令。

复习题

1. 在系统评价中,基于软件进行文献管理的步骤和优缺点是什么?

2. NoteExpress 软件如何比对两人独立进行文献筛选的结果?

3. 进行 meta 分析时随机效应模型和固定效应模型如何选择?

4. meta 分析时如何进行敏感性分析? 试比较 OpenMeta、Review Manager、R 软件(meta 包)、Stata 软件进行敏感性分析的操作步骤。

5. 自行检索文献,练习两组间均值、率和构成、效应量及可信区间的效应量 meta 分析过程。

(王子云　汪俊华)

第十三章 证据数据的提取与计算

循证医学证据来自信息,而信息主要来自数据。证据数据的提取是后续进行定性和定量综合时的基础,也是系统评价/meta分析的重要环节。提取的数据质量直接决定了最终的系统评价/meta分析质量。无论是否制作meta分析都需要正确、准确提取原始文献数据,以用于点评、分析和总结。同时,作者还应该对收集数据的方法以及在收集数据过程中减少偏倚所采取的控制措施加以描述。本章所说的计算,不是指汇总计算,仅仅指对提取数据的预处理,如将不典型数据转化为循证医学文献管理软件等能够运用的格式的数据。

第一节 概 述

一、信息提取内容

"数据"是指与研究相关的任何信息,包括方法、研究对象、地点、干预措施、结局、结果、刊物、研究者,评价者需要事先制订策略如何获取这些数据。每个系统评价的数据提取表都应该充分反映研究问题的特征,具有唯一性,但其包含的基本内容是一致的。有些作者还在数据提取表的基本信息特征之后,加入"纳入研究合格性"内容,确认最终纳入的研究是否确实符合系统评价的选择标准,即再次证实纳入研究的合格性。当筛选确定纳入文献后,就需要研究者有效、全面、准确地提取原始研究中的数据和其他信息,必要时还需要进行相关数据的转化,为后续meta分析打好基础。

提取表的制订是信息提取的关键环节,数据提取表的设计尚无统一标准。数据提取表可设计为包含所有需要信息的一张表格,也可以由一系列表格构成,每个表格只评估某个方面的内容。例如,设计专门的表格评估纳入研究的质量,而另一个表格收集原始研究的结果。不同的系统评价需要提取的数据也不尽相同,可参考《Cochrane系统评价员手册》制订的数据收集项目清单。评价员一般需要收集以下数据内容。

1. **研究的一般资料** 作者、年代、地域、文献来源等(用于寻找研究异质性原因)。

2. **研究的特征** 包括研究的合格性、研究对象的特征和研究地点、研究的设计方案和质量、研究措施的具体内容和实施方法、偏倚防止措施等,如样本量、性别、年龄、疾病分型等(用于敏感性分析等寻找研究异质性原因)。

3. **结局效应数据** 研究特征测量结局(如随访时间、失访和退出情况、每组总人数及各种事件发生率)、测量值的均数差或标准误等(用于结局效应的合并)。

4. **原始研究方法学** 随机化、盲法、失访等信息(用于文献的质量评价)。

二、提取步骤与途径

(一)提取步骤

撰写系统评价计划书时就应明确需要收集哪些数据,并制订详细、有序的数据提取操作流程。下面主要介绍数据提取的基本步骤。

1. **明确需要纳入的数据类型** 在开始数据提取前,应根据研究问题明确数据提取过程中需要纳入哪些数据类型。

2. **明确数据提取人员** 在开始数据提取前(撰写计划书时)应明确承担数据提取工作的人员。为提高数据提取质量,通常需要两个及以上人员分别独立进行数据提取工作。数据提取人员最好包括对研究领域熟悉的临床专家和熟悉系统评价方法的统计学家,以便更好地处理数据提取过程中可能出现的各种复杂的问题。

3. **设计数据提取表** 填写数据提取表格是数据提取的核心过程。因而,数据提取表格的设计是数据提取步骤中的关键环节。数据提取表格是连接原始研究报告与评价者最终报告的桥梁,可分为电子版与纸质版两种形式。两种各有利弊,评价者可根据实际情况选用。纸质版提取表格便于填写,可作为原始记录永久保存,对于一些纳入研究较少、提取内容少的系统评价,纸质版提取表格更为合适;电子版提取表格相对较为复杂,需要一定的计算机专业知识,但利用电子版表格提取数据便于导入 RevMan 等系统评价软件,且方便一致性比对,当纳入研究较多、提取内容多时电子版表格更为合适。

评价者在创建或设计数据提取表格时,应首先考虑需要收集多少信息,太多则浪费时间;太少则易丢失关键数据,后续需要返回重新收集数据。可以参考数据收集项目清单进行设计(表 13-1)。

编制数据收集表格时应考虑方便输入,表格结构要有逻辑性,编码应尽可能一致且简单。编制完成后进行预试验,并根据预试验结果进行修改。可以考虑使用数据提取软件,如 Excel、Covidence 等用于制作电子版数据收集表格。

4. **对数据提取表进行预试验,并对数据提取表进行修改和完善** 最初设计完成的数据提取表往往存在或多或少的缺陷,此时需要从拟纳入的参考文献中选择几篇有代表性的文章进行预试验,以发现数据提取表的潜在问题,并加以修改和完善。

5. **开始数据提取** 采用经预试验后修改完善的数据提取表对原始文献的数据进行提取,这个过程不只是简单的信息摘抄,有时还需要涉及数据的换算和合并。

6. **数据核查、修改** 由两位及两位以上的评价员分别提取数据后,还应对提取后的数据进行核对检查,对存在分歧的地方核对原始文献并进行修改,如有需要请第三方(通常是系统评价撰写人员中经验更丰富的专家)裁定。

(二)获取数据的途径

评价者可以通过 3 个途径来获得数据:研究报告、联系作者、个体化病例数据。一般可从研究报告(包括书籍、杂志论文、学位论文、会议摘要、网页等)中获得大部分所需要的数据;有时从研究报告中不能获得全部数据(如研究详情和数字化数据),如只有图形信息时,则需要联系原始研究作者;也可以从研究者处获得个体化病例数据重新分析或做 meta 分析。

表 13-1　数据提取表 *

类别	具体信息内容	类别	具体信息内容
文献一般特征	文献作者 文献来源 发表时间 作者联系方式等相关信息	研究结局	结局定义 测量单位 得分上、下限和以高分好还是低分好（针对量表）
文献纳入排除标准	合格标准 排除原因	研究结果	每组样本量；失访样本量 随访时间 各组（干预组、对照组）的数据总结［如二分类数据提取观察（干预）人数、阳性人数，整理成四格表；连续型资料提取均数、标准差等］ 效应指标的 CI、P 值 亚组分析结果（如有）
研究方法	研究设计 研究时间 随机序列产生 分配方案隐藏 盲法 可能的偏倚		
研究对象	总数 年龄、性别 其他重要人口学资料 诊断标准 国家（一个国家时精确到地区） 种族（民族） 干预措施	其他	研究者关键结论 资金来源 研究者备注 评价者注释 研究 ID 评价者姓名

* 此表仅列入了主要项目,包含但不限于。

（三）数据收集人员

最好由 2 名及以上的评价者提取数据,可以减少评价者偏倚。建议采用"双人独立提取法"。有研究表明,由 2 名评价者独立提取数据较之于先由 1 名评价者提取后再由另 1 名评价者核对,出现的错误更少。有时,数据提取的分歧并非由于评价者的粗心或错误所致,而是由于对原始文献的理解存在分歧。对这种情况通常有两种解决方案:评价者协商解决或者请第三方进行裁定。

三、提取工具简介

用于数据提取的工具多种多样,提取工具的选择取决于作者的偏好、系统评价规模以及团队可用资源。通常对于小型系统综述的制作(纳入研究<10 篇、数据提取人员<6 人)会选用 Excel、Google Spreadsheets 这样的电子表格。而对于大型或者复杂项目的数据提取,应该选择一款容易操作、专门为系统评价数据收集设计的软件平台。这些数据系统具备很多优点,如允许多人同时提取数据,且可进行一致性比对;可以监测不同数据提取者的进程;可以直接将提取数据导入分析软件;可以将提取项链接到研究相应位置以便核查。

（一）常用数据提取工具简介

1. Excel　Excel 是制作系统评价筛选和数据提取阶段最简单、常用的工具,可以根据提取内容自定义设计电子提取表格。

2. Covidence　Covidence 是一款可用于管理系统评价文献筛选、数据提取、质量评估等多个环节的在线软件(图 13-1)。网址:https://support.covidence.org。Covidence 提取数据操作简单、支持多人同时提取数据,并可以对提取数据进行一致性的比较,且比较的结果支持导出。但 Covidence 收费贵,仅能免费试用,其多用于临床试验系统综述制作。

3. Review Manager　Review Manager 是一款用于管理 Cochrane 综述的免费软件,是 meta 分析最经典的软件之一。关于 Review Manager 如何提取和分析数据详见相关章节。

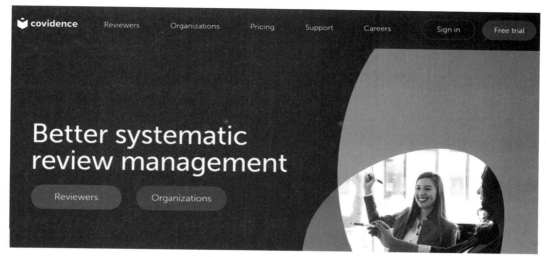

图 13-1　Covidence 界面

4. Distiller-SR　Distiller-SR 是目前比较受欢迎的、使用最多的、主要针对系统评价文献筛选和数据提取阶段设计的一款在线系统综述管理软件,与 Covidence 类似。其通过模板和结构化的表格进行简单的数据提取(图 13-2)。Distiller-SR 可构建具有跳跃逻辑、输入验证、自动计算和数据传播的完整数据提取表单;可设置工作流程,并制订各个阶段的执行者;可监测包括数据提取在内的各阶段进程;可将提取数据导出到 Word、Excel 以及一些参考文献管理工具。网址:https://www.evidencepartners.com/products/distillersr-systematic-review-software。

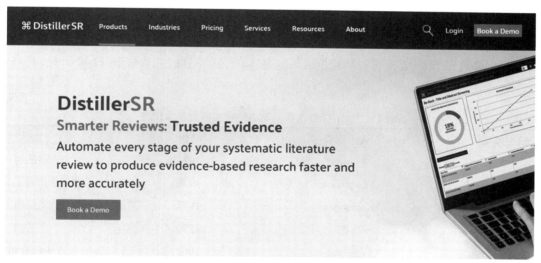

图 13-2　Distiller-SR 界面

5. EpiData　EpiData 是一款用于流行病学调查数据录入和管理的软件。可免费下载使用。网址:https://www.epidata.dk/。软件小巧,简单易学,录入数据可导出为常用的统计软件格式,主要用于数据录入与管理。近年来,该软件也用于系统综述的数据提取。EpiData 软件的优点是可以进行双录入核查,快速比对出多个研究人员提取数据的不同之处,提高数据的准确性;利用 check 文件的控制,可以防止提取数据过程中漏填、错填等。

（二）其他数据提取工具简介

在制作系统评价/meta 分析时,有时原始文献中未以文字形式展示所需数据,而是以条形图等图形的形式展示所需数据,这时需要我们通过一些图片数据提取工具提取所需数据。下面以 Engauge Digitizer 为例介绍图片数据提取工具在系统评价/meta 分析中的应用。

Engauge Digitizer 是一款免费的、操作简单的图形数字化工具。下载地址为：http://sourceforge.net/projects/digitizer/。制作生存资料系统评价时，很多情况下原始研究并未提供所需数据或只提供了部分数据，无法进行合并。但是多数预后的文章提供了生存曲线，这时利用 Engauge Digitizer 软件可以通过生存曲线图提取每个时间段的生存率，进而获取 meta 分析所需数据。

数据提取步骤通常如下：①数据提取前的图片准备。下载或者截取原始文献中生存曲线图片。②导入图片。将调整好的图片导入 Engauge Digitizer 软件，依次点击"Setting—Curves—New"，新建曲线并命名，可根据"Properties"设置新建曲线的线型和颜色，便于区别多条曲线。③确定原点及纵、横坐标轴的刻度。先确定原点，再分别确定 X 轴与 Y 轴的刻度，重新构建一个二维坐标系。依次点击"Digitize—Axis—Point"进行相关设置。④分别对两条曲线进行连续取点。选择连续取点工具，把鼠标移动到相应的位置自动识别取点的区域，分别对两条曲线连续取点。⑤导出并储存生存率数据。依次点击"File—Export"，导出数据，通常导出文件格式为".csv"，便于 Excel 等常用软件打开。⑥筛选生存率数据。在采用连续取点法提取数据时，取得了很多数据，但实际操作中并不需要这么多数据，因此需要对数据进行筛选。用 Excel 打开保存的".csv"文件，X 列设置小数位数为 0 位，其余两列数据小数位数设置为 2 位。选取合适时间点对应的生存率数据，删除不需要的数据。⑦计算 lnHR 和 SelnHR。具体方法可参考 Jayne F Tierney 等人的文献。也可通过一些计算 lnHR 和 SelnHR 的 Excel 程序文件，获得相应信息。

第二节　研究基本信息与特征资料的提取

一、研究基本信息的提取

研究的一般资料（如作者、发表时间、研究地点等相关信息）不仅仅用于识别文献，这些信息均属于研究特征，还可用于探索异质性来源等。

下面以"BCG 疫苗预防结核病"为例介绍研究基本信息的提取，共收集到 13 个研究，其基本特征见表 13-2。

表 13-2　BCG 疫苗预防结核病相关研究基本情况

研究编号	第一作者	年份	地区
1	Frimodt	1973	赤道组
2	Vanddiviere	1973	赤道组
3	Comstock	1974	赤道组
4	TPT	1980	赤道组
5	Coetzee	1968	中纬度组
6	Comstock	1969	中纬度组
7	Comstock	1976	中纬度组
8	Aronson	1948	高纬度组
9	Ferguson	1949	高纬度组
10	Stein	1953	高纬度组
11	Rosenthal	1960	高纬度组
12	Rosenthal	1961	高纬度组
13	Hart	1977	高纬度组

在进行数据合并时，可按年份或地区分别进行合并分析，寻找各文献之间的差异性是否与年份、地区

等因素有关。也可按地区进行亚组分析,可以发现中纬度组的研究结果较为相似,见图 13-3。

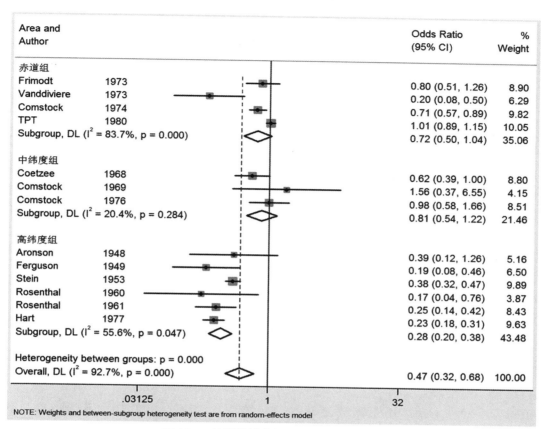

图 13-3 按照地域进行亚组分析的森林图

二、研究特征资料的提取

研究特征资料的提取包括样本量、性别、年龄、疾病分型等的提取。样本量可用于分析各文献在合并效应里所占的权重。依据不同特征进行结局效应量的合并,可从不同角度解读 meta 分析结果。比如可以从年龄角度、不同给药方式、不同性别进行结果效应合并,这些其实都是亚组分析的方法,可以提供除总效应汇总分析结果以外更多的信息,但前提是在数据提取阶段,需要同步提取相关亚组特征的变量信息。

三、原始研究方法学资料的提取

此部分主要是对研究设计方法进行提取,主要用于评价文献的质量。以随机对照试验 meta 分析为例,对随机对照试验常用的质量评价工具有 Jadad 量表和 Cochrane 偏倚风险评估工具,收集的信息包括随机化、盲法、失访等信息,这部分信息需要在 meta 分析报告中呈现。

Jadad 量表由 Alejandro Jadad-Bechara 制订,又称为 Jadad 评分或牛津评分系统,是独立评价临床试验方法学质量的工具。修改后的 Jadad 量表,由原来的 0~5 分变为 0~7 分,其中 1~3 分视为低质量,4~7 分视为高质量。基于以上评分方式,我们在进行 meta 分析的原始研究文献质量评价前,需预先提取 Jadad 评分量表里的信息。

(一)Jadad 评分需要提取的信息

基于 Jadad 评分量表的文献质量评价结果见表 13-3。

表 13-3　基于 Jadad 评分量表的文献质量评价结果表

纳入研究	随机	盲法	分配隐藏	失访	Jadad 评分
张 × × 2015	提及	不清楚	不清楚	无	4
李 × × 2018	提及	双盲	不清楚	无	5
赵 × × 2019	提及	不清楚	不清楚	无	4
王 × × 2020	随机数字表	双盲	是	5人退出,原因已说明	7
刘 × × 2020	提及	双盲	不清楚	无	5
…	…	…	…	…	…

（二）Cochrane 偏倚风险评估需要提取的信息

纳入研究的方法学质量评估可采用 Cochrane 偏倚风险评估工具进行(表 13-4),内容主要有选择性偏倚、测量偏倚、实施偏倚、报告偏倚及其他偏倚 5 个方面 6 个条目。判断标准为低风险、不清楚和高风险,并将研究质量从高到低分为 3 个等级。A 级:低度偏倚,即完全满足 4 个及以上条目的质量标准(低风险),发生偏倚的可能性较小;B 级:中度偏倚,完全满足 2 个或 3 个条目的质量标准(低风险),有发生偏倚的中度可能性;C 级:高度偏倚,1 个及以上条目标准完全不满足(高风险),或只有 1 个条目或没有条目的质量标准完全满足(低风险),有发生偏倚的高度可能性。

表 13-4　基于 Cochrane 偏倚风险评估工具的文献质量评价结果表

纳入研究	随机方法	分配隐藏	盲法	失访情况	ITT分析	基线相似	选择性报告研究结果	其他偏倚
张 × × 2015	REF	否	否	否	否	REF	不清楚	不清楚
李 × × 2018	否	不清楚	双盲	否	否	REF	不清楚	不清楚
张 × × 2019	REF	不清楚	不清楚	否	否	REF	不清楚	不清楚
刘 × × 2019	计算机随机	否	双盲	否	否	REF	不清楚	不清楚
王 × × 2020	随机数字表	是	双盲	是	否	REF	不清楚	不清楚
张 × × 2020	REF	不清楚	双盲	否	是	REF	不清楚	不清楚
…	…	…	…	…	…	…	…	…

REF:仅仅提及,但未具体描述。

第三节　研究结局相关效应指标资料的提取

meta 分析的基本目的是对结局效应的估计及可信区间的计算,因此原始研究结局效应指标资料的提取也是 meta 分析的核心。meta 分析首先要识别研究测量结局的数据类型,一般可分为以下五类:二分类数据(含有序数据,或称等级资料)、连续型数值数据(含计数数据)、诊断试验数据、生存 - 时间事件数据、IPD 数据等。下面将逐一阐述各种数据在原文献中的表现形式、提取数据的形式、方法及结果分析指标,并探讨非标准数据的提取与转换问题。

一、分类数据提取

分类数据包括二分类数据和多分类数据,其中以二分类数据使用更加广泛。二分类数据指对于每一干预组只有两种结果,如死亡或存活、临床治疗成功或失败等。这类数据在 meta 分析中最为常见,常用 OR 值、RR 值进行合并效应量的描述。对于回顾性的病例对照研究,不能计算 RR,只能计算 OR;对于前瞻性的队列研究,可以计算 OR 和 RR;对于队列研究,可以计算 RR,其临床意义清晰,而 OR 的临床意义相对不好解释,所以一般不用 OR。在一些特殊情况下也可以计算 OR,如 Logistic 回归中计算的 "$Exp(B)$" 就是 OR。

(一)原始研究数据形式

研究中(特别是 RCT)通常以发生事件数和未发生事件数来表示(表 13-5)。

表 13-5　分类资料原始数据四格表

分组	发生事件数	未发生事件数	合计
干预组 / 暴露组	a	b	$n_1=a+b$
对照组 / 非暴露组	c	d	$n_2=c+d$
合计	$a+c$(阳性)	$b+d$(阴性)	N

(二)数据提取形式

分类资料的数据提取较为简单,只要找到各组的事件发生数和总人数即可(表 13-6)。

表 13-6　分类资料需要提取的原始数据表

研究	干预组		对照组	
	事件数	总人数	事件数	总人数
1	a_1	Na_1	b_1	Nb_1
2	a_2	Na_2	b_2	Nb_2
…	…	…	…	…

(三)合并效应量计算

通过以上收集到的数据,可计算出 RR、OR 或 RD,最终计算合并效应量(合并 RR、OR 或 RD)。

RR:干预组结局发生的频率与对照组结局发生频率的比值;$RR=RR_T/RR_C$,RR 的等效值是 1,RR 适用于任何资料(如 RCT、队列研究、横断面研究)。

OR:在病例组中暴露的可能性与对照组中暴露可能性的比值;比值 odds=ad/bc,OR=odds T/odds C,OR=1 时为等效值,对应森林图上的等效线也是 1,OR 适用于小事件资料,主要用于回顾性的研究,也可用于前瞻性的研究。

RD:干预组与对照组结局发生频率的差值。RD=TR−CR,NNT=1/RD,RD 的等效值是 0,RD 适用于任何资料(如 RCT、队列研究、横断面研究)。

注意,以上指标计算时公式里的 T 和 C 分别表示试验组(treatment,T)与对照组(control,C)。上述指标中 OR 值、RR 值属于相对效应量,而 RD 属于绝对效应量。

下面介绍两种特殊类型的分类数据。

1. **多分类有序数据**　又称等级资料。有序数据是建立在"顺序"或"序列"基础上的数据类型,是指每一个研究对象被分为几个有自然顺序的类别,如疾病病情程度的"轻""中""重"、治疗效果的"治愈""好转""无效"等。

2. **基于量表测量行为及认知功能所得到的一系列"得分"数据**　对于此类数据,基于原始尺度可以作为连续数据或直接作为有序数据提取。如果分类尺度等级较少,可以采用比例优势比模型进行 meta 分析;也可以选取适当的切割点将其合并为二分类数据。如果分类尺度等级较多,则作为连续型数据进行 meta 分析。

二、数值变量资料数据

数值变量资料数据一般分为连续型和离散型数值变量资料两种。

（一）连续型数值变量资料

连续型数值变量资料在医学上更加常用。统计学上的"连续"常指在某一特定范围内取任意值,每一个测量结果都是一个具体的数值。在 meta 分析中常用的两个指标是加权均数差和标准化均数差,一般需要提取的数据为每一干预组测量结果的均数、标准差及获得测量结果的研究对象数目,常用 WMD、SMD 进行合并效应量的描述。

1. 原始研究数据形式　数值变量资料原始数据见表 13-7。

表 13-7　数值变量资料原始数据表

分组	例数	均数	标准差
实验组	n_1	m_1	s_1
对照组	n_2	m_2	s_2
合计	$N=n_1+n_2$		

2. 数据提取形式　数据提取内容主要包括各组总样本量、均数、标准差(表 13-8)。

表 13-8　数值变量资料需要提取的原始数据

研究	实验（干预）组			对照组		
	N	均数	标准差	N	均数	标准差
1	n_{11}	$\bar{x}_{11}$	s_{11}	n_{21}	$\bar{x}_{21}$	s_{21}
2	n_{12}	$\bar{x}_{12}$	s_{12}	n_{22}	$\bar{x}_{22}$	s_{22}
3	n_{13}	$\bar{x}_{13}$	s_{13}	n_{23}	$\bar{x}_{23}$	s_{23}
…	…	…	…	…	…	…

3. 合并效应量计算　根据以上收集的数据可以计算两组效应量的差值,最终计算合并效应量(WMD、SMD)。WMD:即两组均数的差值,在各研究结局指标单位相同时应用;SMD:即两组均数差值除以合并标准差,可消除单位不同对结局的影响,经过标准化,可用于比较,但对 SMD 的结果进行解释时要慎重。

均数差合并(图 13-4):

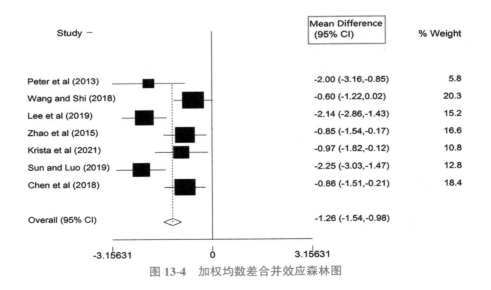

图 13-4　加权均数差合并效应森林图

标准化均数差合并(图 13-5):

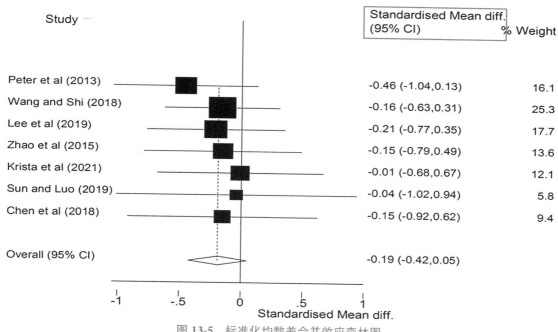

图 13-5　标准化均数差合并效应森林图

（二）离散型数值变量资料

在医学研究中,某些种类的事件可以在某一患者重复发生,如心肌梗死、住院等。我们需要关心的数据并不是每个人经历的事件,而是事件发生的重复次数。此类数据称为离散型数值变量数据或计数数据。在实践中,这类数据可分为罕见事件计数数据和常见事件计数数据。

对于罕见事件计数数据,常用的指标是"率","率"常与观察时间跨度内事件发生的次数有关。如果可以得到每一组的事件发生总数及每人时风险总数,可以作为"率"分析,常用的汇总指标为"率比",较少用的指标为"率差"。对于常见事件计数数据,如蛀牙、牙齿脱落等,可以当作连续型数据提取(如每个患者经历事件的平均数),干预效果可以用均数差来表示。

三、诊断性试验数据提取

诊断性试验数据的提取和分类数据、数值变量资料数据有明显区别,常用诊断比值比(diagnostic odds ratio,DOR)反映诊断的准确性。DOR 又称诊断优势比,是阳性似然比(+LR)与阴性似然比(−LR)的比值,计算公式 DOR=(TP/FP)/(FN/TN)。公式中,TP 代表真阳性、FP 代表假阳性、FN 代表假阴性、TN 代表真阴性各自的例数。DOR 反映诊断试验的结果与疾病的关联程度。DOR 值>1 时,值越大说明该诊断试验的判别效果较好;值<1 时,说明正常人比患者更有可能被诊断试验判为阳性;值 =1 时,表示该诊断试验无法判别正常人与患者。

（一）原始研究数据形式

诊断性试验主要需提取的数据包括真阳性(预测为正,实际也为正)、假阳性(预测为正,实际为负)、假阴性(预测为负,实际为正)、真阴性(预测为负,实际也为负)的病例数(表 13-9)。此处所称的预测,是诊断性试验的结果,实际则表示的是金标准判断的结果。

表 13-9　诊断性试验资料原始数据表

		金标准试验		合计
		病例组	对照组	
诊断性试验	阳性	TP,a	FP,b	N_3,$a+b$
	阴性	FN,c	TN,d	N_4,$c+d$
合计		N_1,$a+c$	N_2,$b+d$	N

(二) 数据提取形式

主要提取诊断试验正确诊断的阳性数(a)、金标准阳性数($a+c$),诊断试验错误诊断的阳性数(b)、金标准阴性数($b+d$),如表 13-10 所示。

表 13-10　诊断试验需要提取的原始数据

研究	金标准病例组		金标准对照组	
	诊断试验阳性数	诊断试验阴性数	诊断试验阳性数	诊断试验阴性数
1	a_1	c_1	b_1	d_1
2	a_2	c_2	b_2	d_2
…	…	…	…	…

(三) 合并效应量计算

根据收集的数据,计算 DOR,它是诊断性试验 meta 分析中一个常用的综合评价指标。它将灵敏度和特异度、阳性似然比和阴性似然比等指标融入一起,用来说明某种试验阳性结果的机会是阴性结果的倍数。其公式为:DOR=+LR(阳性似然比)/−LR(阴性似然比)=ad/bc,其结果输出和二分类数据的一致。另外,还可以分析阳性似然比、阴性似然比、绘制 ROC 曲线等。

四、时间事件数据提取

许多医学研究观察的变量是某些重要临床事件(如死亡、疾病进展等)发生的时间,或者是某些有特殊临床意义的疾病事件(如脑卒中等)发生的时间,称为时间事件数据。其重点在于目标事件发生前经历的时间跨度,最常见的是生存数据。此类数据包括一对观察值:观察到发生事件的时间长短和预定的终止结局。如在观察时间内预定的终止结局未发生,则不能获得确切的生存时间,称为"截尾"数据(或称删失数据)。因此生存 - 时间数据是时间相关事件的一类数据,既能反映事件发生状态,也能反映这一结果经历的时间,一般我们会用风险比(HR)来描述这一类数据。对于此类数据,最好联系原始研究者获得个体化病例数据,重新分析得到 lnHR 及其标准误,然后进行 meta 分析;也可以通过对数秩检验或 Cox 比例风险模型获得 lnHR 及其标准误。

(一) 原始研究生存 - 时间数据形式(表 13-11)

表 13-11　时间事件数据资料

序号	时间(周)	死亡数	初期例数	生存概率	生存率
1	5	1	10	9/10=0.90	0.90
2	6^+	0	9	9/9=1.00	0.90 × 1.00=0.90
3	12	2	8	6/8=0.75	0.90 × 0.75=0.68
4	24	1	6	5/6=0.83	0.68 × 0.83=0.56
5	32	1	5	4/5=0.80	0.56 × 0.80=0.45
6	32^+	0	4	4/4=1.00	0.45 × 1.00=0.45
7	39	1	3	2/3=0.67	0.45 × 0.67=0.30
8	42	1	2	1/2=0.50	0.30 × 0.50=0.15
9	46^+	0	1	1/1=1.00	0.15 × 1.00=0.15

(二) 数据提取形式

如果提供了事件和时间,可利用 Cox 回归计算对数 lg [HR] 及其标准误(SE),一般研究都会列出风险比(HR)及可信区间,可以用 Revman5.0 将其转化为 lg [HR] 和 SE(表 13-12)。

表 13-12　时间事件数据资料需要提取的原始数据

研究	lg [HR]	SE
1	HR_1	SE_1
2	HR_2	SE_2
3	HR_3	SE_3
…	…	…

（三）合并效应量计算

HR 指某一种干预措施的应用所产生的风险率与不采用该干预措施时所产生的风险率的比值,该指标同时考虑到了删失数据对结局的影响。HR 为效应指标的 meta 分析森林图见图 13-6。

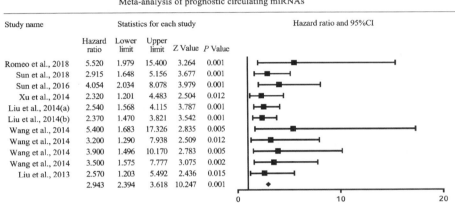

图 13-6　时间事件资料合并效应森林图

五、meta 分析个体病例数据的提取

（一）IPD 数据的收集

meta 分析个体病例数据收集过程中要注意数据的保密性,收集受试者编号资料而非具体姓名等资料,只收集与数据分析相关的数据。常见资料收集项目包括:①受试者标识资料,如匿名患者编号、研究中心编号等;②受试者基线资料,如年龄、性别、疾病特征等;③干预措施,如药物种类、剂量等;④结局指标;⑤排除患者相关信息等。除此以外,由于不同研究可采用不同的测试平台进行指标的测量,为了更好地调查研究之间的异质性,数据收集往往还包含重要生物学指标的测量方法和仪器等相关信息。

（二）IPD 数据核查

由于不同原始研究个体病例资料存在数据格式等方面的差异,部分原始数据甚至可能存在错误或缺失,IPD meta 分析研究者需要对所获得的个体病例资料逐一进行核查分析。通过数据核查可以提高数据的准确性及分析的合理性,以确保纳入所有随机化的病例。数据核查还能够更准确地对试验质量进行评估,具体包括随机化、随访程序是否合理等。数据核查主要包括以下几方面内容:①阅读试验计划,并检查是否符合 meta 分析的纳入与排除标准;②查找随机化方法,以确保试验中随机化方法正确无误,并核实基线特征的均衡性,如年龄、性别、分期、分型等;③查找缺失数据,进行组间比较或者与其他已发表文献进行比较,对可能出现的不一致进行深入分析;④核查数据的准确性,检查数据范围,核实某些极端值或被剔除的患者资料,核查患者变量资料的一致性;⑤核查是否具备最新随访资料,以及不同治疗组随访时间的均衡性;⑥对每一个纳入试验再单独进行分析,发送分析结果给数据提供者,寻求核实。

六、非标准数据的提取与转换

部分学术论文报告不规范、不完整,则可能导致难以获得需要的数据。如有些研究只报告中位数而不报告均数;有些研究报告标准误、可信区间、四分位数间距,甚至最大值和最小值,而不报告标准差。报告的结局指标也不同,如有些研究报告干预前后的差值、有些研究报告原始数值、有些研究报告对数值,如果希望将这类结果用于 meta 分析,则需进行特定的数据转换。下面介绍几种特殊情况下的非标准数据提取方法。

(一)由中位数及最大值、最小值估算

对于文献中非正态分布的数据,不适宜用均数和标准差描述数据的分布情况,因此只报告中位数及最大值、最小值。在 Hozo 等发表的"Estimating the mean and variance from the median, range, and the size of a sample"中,介绍了使用中位数及最大值、最小值估算均数、标准差的方法。该方法在国际通用并被认可。该方法不要求研究对象为正态分布。但值得注意的是,该方法仅仅是对均数和标准差的估算。对于未提供均数和标准差的文献,首选仍然是向通讯作者索要原始数据。

(二)由中位数和四分位数估算

一些文献只报告中位数与较大、较小四分位数。2014 年,Wan 等发表的"Estimating the sample mean and standard deviation from the sample size, median, range and/or interquartile range"一文中,介绍了使用中位数、四分位数估算均数、标准差的方法。该方法不要求研究对象为正态分布。该方法的优势在于其考虑到了样本量的大小对估算值的影响。

(三)从标准误、样本量和可信区间获得标准差

某些情况下(如会议文献),研究的样本量、均数和标准差不能全部获得,仅获得均数差和标准均数差,但如果报告了 95% 可信区间、标准误或者 P 值,则可以通过经典的方差倒数法合并数据。部分文献只给出样本量、均数及其 95% 可信区间,未给出标准差。只要均数、95% 可信区间的上下限,三者给出其中二者即可换算。必须指出的是,应用此种方法的数据需要满足正态性。对于使用 t 分布计算的均数的 95% 可信区间,表明数据已被验证满足正态性,可以直接使用此种方法计算标准差。

(四)合并各亚组数据

部分文献的研究对象分为多个亚组,有时仅仅给出各亚组的样本量、均数、标准差。这时,需要合并各亚组的数据以求得所有研究对象总指标的大小。提取数据时,有的文献只报告了不同亚组的数据,如研究按年龄进行亚组分析,这时我们应将亚组数据进行合并。当数据为二分类变量时,只需要将不同亚组的样本量相加,发生的例数相加获得合并数据;如果数据为连续型变量,可根据每个亚组的样本量、均数、标准差通过公式计算,获得合并数据。

(五)从统计图中提取数据

一些研究只给出统计图,这种情况可以使用 Photoshop 软件从统计图中提取数据。以 Photoshop CS5 版本为例,打开图片后,点击"窗口"选项卡,再点击"信息"选项,则会弹出"信息"窗口,可以显示鼠标所指的点在图片中对应的横 / 纵坐标的数值。同样,对于非正态分布的数据,可通过箱式图截取中位数、四分位数、最小值、最大值,再用上面所述方法进一步估测均数与标准差;甚至还可以通过散点图截取原始数据,再自行做统计分析。另外,也可用其他图形数据提取软件(如 Engauge Digitizer)提取数据。

(六)由组间的 P 值、t 值、标准误、95% 可信区间计算标准差

部分文献给出了试验组与对照组各自的样本量、均数,这时只需知道两组间的 P 值、t 值、标准误、均数差的 95% 可信区间中的任何一个,即可计算两组的平均标准差。进一步做 meta 分析时,两组各自的标准差都使用该平均标准差。

一些文献不给出具体的 P 值,而是 P 值的范围,如 $P<0.05$,$P<0.001$。这时,可以采用保守的办法,取 P 值的上限,如 $P<0.05$ 时假定 $P=0.05$。

(七)OR 与 RR 值提取时的换算

某些情况下,不能获得总样本量和目标事件发生人数等分类变量资料的具体数值,仅报告了 OR 或

RR,如果报告了 95%CI、SE 或者 P 值,则可以通过经典的方差倒数法合并数据。如有时报告的是二者之一,但合并效应量却是另一个时,需要对两者进行转换,假设未暴露组事件发生率为 P_0,转换公式为:RR=OR/$[(1-P_0)+P_0 \times OR]$,可以作为两者关系的一个换算尺度。

(八) 缺失值的填补

在向文献通讯作者索要原始数据未果的情况下,如某文献的标准差出现缺失,而放弃纳入此文献,可能会造成信息缺失与偏倚。这时,可利用其他相似的 meta 分析,或者用本研究中其他纳入文献所计算出的均数差的标准差,作为缺失文献的每组的平均标准差。研究表明,当纳入文献较多,而缺失标准差的文献较少时,用此方法填补缺失的标准差对结果影响甚微。反之,当纳入文献较少,而缺失较多时,结果的可靠性较低。因此《Cochrane 干预措施系统评价手册》指出,应尽量避免使用此法。

总之,我们要根据具体情况采取不同的数据提取方法,各方法的要求、精确程度、优缺点比较见表 13-13。

表 13-13　各种提取数据方法的特点

方法	精确程度	要求正态分布	优缺点
向通讯作者索要数据	精确	否	得到最原始、最真实的数据。但速度慢,常得不到回应,或称原始数据已无法找到
由均数的 95% 可信区间计算标准差	精确	是	要求数据为正态分布(但是提供均数的 95% 可信区间常暗示数据为正态分布)
从统计图中截取数据	较精确	否	可截取均数、标准差、中位数、四分位数、最大值、最小值等各种数据
合并各亚组数据	较精确	否	合并后的标准差与实际标准差差别甚小
由组间的 P 值、t 值、标准误、95%CI 计算标准差	较精确	是	求得的标准差为两组的平均标准差。若仅给出 P 值的范围,取 P 值上限的方法会高估标准差
对数转换后仍偏态的数据	不精确	否	取反对数仅能得到几何均数。Higgins 等提出的方法计算过于复杂
由中位数及最大值、最小值估算	不精确	否	适用于各种分布类型的数据。但最大值及最小值易受极端值影响,且未充分考虑样本量变化的影响
由中位数及四分位数估算	不精确	否	适用于各种分布类型的数据。充分考虑样本量变化的影响。四分位数常较稳定,不受极端值影响
填补缺失标准差	不精确	否	可最大限度地利用已有数据。当纳入文献较少,而缺失标准差的文献较多时,结果不可信。由于需要假设未知统计量,应尽量避免使用

第四节　资料提取实例

根据一篇原始研究论文,提取相关信息并整理成表格,具体如下。

标题:卵巢肿瘤合并下肢深静脉血栓治疗的临床随机对照试验。

摘要:略。

前言:主要介绍对治疗急性下肢深静脉血栓形成(deep venous thrombosis,DVT)进行比较研究的意义,具体内容略。

一、资料与方法

1. 一般资料　选取某院 2017 年 6 月—2018 年 8 月符合要求的卵巢肿瘤合并急性下肢 DVT 64 例住院患者,将入选患者根据随机数表法分为实验组与对照组,每组 32 例。年龄在组间均衡可比。

2. 入选标准　略。

3. 方法　对照组:予低相对分子质量肝素钙(LMWHca)注射液 100Axa IU/kg,2 次 / 日,间隔 12 小时,持续 10 天,治疗期间定期复查活化部分凝血活酶时间(APTT)及国际标准化比值(INR),使 APTT 波动在正常值的 2 倍上下,当 INR 为 2 时,停 LMWHca 注射液。继之给予华法林片(规格 2.5mg)口服,前三天 3mg/d,三天以后 2.5~5mg/d,口服华法林期间定期检测 INR。实验组采取抗凝药物结合手术的联合治疗,给予患者与对照组相同规格厂家低相对分子质量肝素钙注射液,手术前 12 小时停止给药,使用经导管血栓抽吸术,抽吸血栓后,留置溶栓导管 5~7 天连续溶栓,使用尿激酶(25 万单位,滴注)局部溶栓治疗,每天 2 次,直至患者患肢消肿,术后给予患者扩张血管、抗凝、溶栓等治疗。告知患者卧床休息 2 周,抬高患肢,穿着弹力袜,加快消肿。

4. 观察指标

(1)记录比较两组治疗前后血小板计数(PLT)、纤维蛋白原(Fbg)、血浆凝血酶原时间(PT)的变化。

(2)记录比较两组新血栓形成率、症状缓解时间及消除栓塞的有效率。

5. 统计学处理　收集整理数据,使用 SPSS22 进行处理,计数资料采用卡方检验,计量资料以 $\bar{x} \pm s$ 表示,$P < 0.05$ 提示差异有统计学意义。

二、结果

1. 两组治疗前后数据见表 13-14,治疗前后差异无统计学意义($P > 0.05$);治疗后两组 PLT、Fbg 下降($P < 0.05$),且实验组更为明显($P < 0.05$)。两组 PT 值均无变化。

2. 新血栓形成率:实验组(0)明显低于对照组(15.6%),差异有统计学意义($P < 0.05$)。见表 13-14。

表 13-14　两组治疗前后数据比较

组别	n	PLT($\times 10^9$/L)		Fbg(g/L)		PT(s)	
		治疗前	治疗后	治疗前	治疗后	治疗前	治疗后
对照组	32	433.53 ± 71.13	276.21 ± 67.01	6.28 ± 0.41	3.57 ± 0.28	11.22 ± 1.38	12.44 ± 1.29
实验组	32	410.75 ± 69.51	200.30 ± 61.04	6.22 ± 0.41	2.12 ± 0.10	11 ± 1.02	12.05 ± 1.06
t		0.780 0	4.5	0.296 2	19.790 3		
P 值		0.434 9	<0.000 1	0.767 3	<0.000 1		

3. 实验组有效率为 96.88%(31/32),对照组有效率为 81.25%(26/32)。治疗前后数据具有统计学意义($P < 0.05$)。

三、讨论

略。

四、参考文献

略。

仔细阅读该文,完成如下信息提取表格(表 13-15)。

表 13-15 信息提取表

文献编号	项目	具体内容	备注
1	一般信息	谢燕京等,题目:卵巢肿瘤合并下肢深静脉血栓治疗的临床随机对照试验,2019 年,《实用妇科内分泌杂志》	提取人员:张××、李×× 提取时间:2021.05.01.
	研究对象特征 PICOS	P:卵巢肿瘤合并急性下肢 DVT I:抗凝剂 + 手术联合治疗 C:抗凝剂(肝素钙 + 华法林) O:PLT、Fbg、PT、新血栓形成率、症状缓解时间、消除栓塞的有效率 S:RCT	年龄:实验组(48 ± 3.6)岁,对照组(46 ± 3.1)岁,组间无差异 根据需要摘录病例及对照的纳入与排除标准;抗凝剂剂量和手术方式等细节
	结局数据	(1)PLT、Fbg、PT: 每组 n=32 ;$\bar{x} \pm s$ 见表 13-14 (2)新血栓形成率: 实验组 0(0/32)、对照组 15.6%(5/32) (3)有效率: 实验组 96.88%(31/32)、 对照组 81.25%(26/32)	为重点提取部分;数据核实后录入文献管理与分析软件,如 Review Manager 5.3 软件
	文献质量	随机序列方法 2 分 提到随机数字表,但方案隐藏不清楚 1 分 无退出、失访 1 分 盲法未做交代 0 分	基于 Jadad 量表(7 分制)评价,评 4 分,属于中等质量
2	…	同上,进行下一篇纳入文献的资料提取	…

复习题

1. 资料提取的流程是怎样的?
2. 资料提取一般包括哪些方面?
3. 资料提取有哪些工具? 它们的优缺点各是什么?
4. 提取原始研究信息时,数值变量资料和分类变量资料应该提取哪些基本数据?
5. 非标准数据有哪些提取方法? 我们应该首选哪种提取方法?

（石修权 何淑兰）

第十四章　系统评价与 meta 分析撰写与报告规范

高质量的系统评价 /meta 分析能为临床医生提供有效的参考,有关系统评价和 meta 分析的论文数量也明显增加。然而,我们必须注意的是,许多作者并未能严格地遵循相关学术论文的撰写和报告规范,导致部分系统评价和 meta 分析的论文存在众多缺陷,从而影响论文质量和相关证据在医学上的应用。因此,对系统评价或 meta 分析进行方法学与报告质量的评价是十分有必要的。

第一节　PRISMA 产生的背景

报告规范是针对某种类型的研究或文件进行清晰、明确、系统报告的标准化格式。在医学领域亟待加强 PRISMA(全称是 preferred reporting items for systematic reviews and meta-analyses,即系统评价和 meta 分析优先报告条目)的宣传和教育,使研究人员和系统评价及 meta 分析的作者均能遵守 PRISMA 要求,报告结果方能够作为高质量证据使用。

1987 年 Mulrow 评估了发表在 *NEJM*、*JAMA* 等生物医学期刊上的 50 篇综述文章,发现这些研究均不完全符合该研究所提出的 8 项要求。同年 Sacks 等在 *NEJM* 发表了对 86 篇 meta 分析论文的质量评估结果发现,在 "研究设计、可合并性、偏倚控制、统计分析、敏感性分析、结果应用" 这 6 个方面共 23 个条目中,平均每篇 meta 分析只报告了 7.7 个条目,仅有 1~14 个条目被充分报告。1996 年 Sacks 等以同样方法对新发表论文进行评估,发现上述情况并无明显改善。这说明对系统评价和 meta 分析方法学进行系统规范化是十分必要的。

目前,基于 RCT 的 meta 分析是最常见的,与这种类型 meta 分析相关的统计学方法发展得也较成熟。但随着基于 RCT 的 meta 分析报告数量不断增多,其研究质量参差不齐的问题也逐渐暴露,甚至还出现了误用和滥用 meta 分析结果的倾向。鉴于此,1996 年 10 月,CONSORT 专家组针对基于 RCT 的 meta 分析制订了方法学上的质量评价标准,即 QUOROM(the quality of reporting of meta-analyses of randomized controlled trials)声明,QUOROM 小组随即发表了针对基于 RCT 的 meta 分析的统一的报告格式,即 QUOROM 规范。

一、RCT 的 meta 分析报告规范

QUOROM 规范包括 21 个条目和副条目以及 1 个流程图。

QUOROM 规范包括对原始文献的真实性和有效性等方面的评价,如研究设计是否采用双盲、随访过程中失访率如何、结果分析是否采用意向治疗分析原则和该研究可能存在的偏倚的描述等。报告对原始文献质量评价的结果,可使读者了解 meta 分析的"原材料"的情况,从而评价 meta 分析的可信度。

对 meta 分析研究中采取的资料提取方法、统计分析方法或方案的描述也是必不可少的。资料提取过程及统计分析方法如果有偏差或不当,将导致不正确的结果。因此,应报告具体的资料提取和统计分析方法,如数据是否采用双轨录入、使用何种指标和何种模型的统计分析、统计分析是否包含衡量研究异质性的内容、对缺失资料如何处理、是否合并亚组分析、是否对合并的结果做敏感度分析及是否对发表偏倚进行评估等。整个 meta 分析所使用的质量控制方法也应予以报告。

在结果报告部分,应提供纳入文献的流程图,而后对纳入文献的特征做详细说明,使读者了解各纳入文献的基本资料。如有定量或半定量的文献质量评价结果及 meta 分析质量控制结果指标等也应报告。而后以规范标准的形式展示合并结果以及异质性检验、敏感度分析和发表偏倚评估结果等(表 14-1)。

表 14-1　RCT 的 meta 分析(QUOROM)的推荐报告规范

项目	报告要求
题目	能鉴定出是否为 RCT 的 meta 分析或系统综述
摘要	使用结构化格式
目的	明确描述临床问题
资料来源	列出文献数据库和其他信息来源
综述方法	概括研究选择的标准(如对象、干预、结局和研究设计);详细描述真实性评价、资料提取、数据定量合成的方法和研究的特征
结果	描述纳入与排除 RCT 的特征,给出定性、定量分析结果(如点估计值及可信区间)及亚组分析结果
结论	对主要结果加以论述
引言	明确描述临床问题、干预的生物学合理性和系统综述的理由
方法	
文献检索	详细介绍信息来源(如文献数据库、注册库、个人档案、专家信息、机构和手工检索),对检索的限制(如年代、发表状态和发表语言要求等)
选择	描述纳入和排除标准(如定义对象、干预、主要结局和研究设计)
真实性评价	描述评价标准和过程(如设盲情况、质量评价方法及结果)
资料提取	描述资料提取过程和方法(如双人平行摘录)、研究特征描述、研究设计的类型、对象特征、干预方案、结局定义、研究来源和临床异质性评估
数据定量合成	描述主要效应测量指标(如相对危险度)、合并结果使用的方法(统计学检验与可信区间)、缺失资料的处理和统计学异质性的评价、敏感度分析和亚组分析、发表偏倚评估
结果	
试验流程图	提供 meta 分析流程的概括图
研究特征描述	每个试验的特征(如年龄、样本量、干预、剂量、疗程和随访期限等)
数据定量合成	报告符合入选标准和有效性评价的研究情况,给出合并结果(按每种治疗和主要结局进行合并),提供按意向治疗分析原则计算效应大小和可信区间所需的数据(如四格表资料、均数、标准差和比例)
讨论	
总结	关键的结果,根据内、外部真实性讨论临床相关性,根据已有的各种证据解释 meta 分析的结果,描述 meta 分析过程中潜在的偏倚(如发表偏倚),提出进一步完善的建议

总之,报告内容应尽可能全面和详细,使读者能获取足量的信息,甚至能使读者完全重复 meta 分析过程。在说明选择研究问题和研究方法时,不仅应说明选择了什么问题,更重要的是要说明选择研究这个问题的原因,结果报告和解释中亦应如此。

二、观察性研究的 meta 分析报告规范

观察性研究是流行病学研究的重要组成部分,其中包括多种研究设计,如队列研究、病例对照研究和横断面调查等。观察性研究的 meta 分析约占目前已发表的 meta 分析论文的 50%,主要是以队列研究和病例对照研究在病因假设的检验或医学干预中的应用为主。然而,由于观察性研究不可避免会受到系统偏倚的影响,也不可能完全去除混杂效应,对存在相同的系统误差的观察性研究进行合并的 meta 分析会加大这些偏倚,产生统计学上的假象。换言之,如果系统综述中的"原材料"本身就存在缺陷,那么对其进行汇总所得结论的真实性也会受到严重损害。鉴于此,研究人员应采取科学的态度对观察性研究的 meta 分析的结果进行解释,应着重探索研究结果异质性的潜在来源。

1997 年 4 月,由美国疾病预防控制中心资助,召集临床实践、现场干预、统计学、流行病学、社会科学以及生物医学等方面的 27 名专家组成了专题研究小组,该小组讨论并制订了流行病学中观察性研究的 meta 分析 MOOSE 的报告规范(表 14-2)。

表 14-2 观察性研究的 meta 分析(MOOSE)的推荐报告规范

报告内容及要求

研究背景

定义研究问题	陈述研究问题假设
确定研究结局	暴露 / 干预措施
研究设计类型	研究人群

文献检索策略

文献检索的资格(如图书管理员和调查员)

文献检索策略,包括文献检索的时间范围和使用的关键词

尽可能获取所有文献,包括文献作者的个人通信方式

检索的数据库和档案库:采用的检索软件及其版本号,包括使用的特殊功能(如进行主题词及其下位词的扩展检索)的说明

手工检索(如已有文献的参考文献清单)

列出纳入和排除的文献,以及判断标准

处理非英语文献的方法

处理只有摘要和未发表文献的方法

介绍个人通信的情况

研究方法

描述检索的文献是否符合研究问题

数据整理和编码的基本原则(如有完善的临床编码规则或便于编码)

数据分类和编码的记录(如多个文献评价者、盲法以及文献评价者之间的一致性)

混杂的评估(如入选研究中病例和对照的可比性)

评价研究的质量,包括对质量评价者采用盲法的情况,对研究结果的可能预测值进行分层分析或者回归分析

评价研究的异质性

详细介绍统计分析模型,以便读者重复该研究(如详细描述采用的固定效应模型 / 随机效应模型,采用该研究模型的理由,剂量反应关系模型,或者累积 meta 分析);提供合适的统计图表

研究结果

绘图总结入选各项研究和汇总研究结果

列表描述入选各项研究结果

研究结果的敏感度分析(如亚组分析)

研究结果统计学稳健性的指标

报告内容及要求
讨论
定量地评价偏倚（如发表偏倚）
解释排除标准的合理性（如排除非英语文献）
评价入选研究的质量
研究结论
导致观察到该结果的其他潜在原因
根据研究所得的数据，在评价文献涉及的领域，对研究结论进行适当的外推
为以后该问题的研究提供指导意见
公布研究的资助来源

2009 年，专家再次对 QUOROM 进行修订和扩展，他们提出了 PRISMA。*BMJ*、*Plos Medicine*、*Annals of Internal Medicine* 和 *Journal of Clinical Epidemiology* 等期刊同步发表了包含 PRISMA 声明及其内容详细解读的文章。有研究表明，PRISMA 发表后，系统评价或 meta 分析的报告质量较之前得以明显提高。

为确保其通用性和相关性，2017 年国际组织着手更新 PRISMA2009 声明，纳入了过去几年在系统审查方法和术语方面取得的进展。PRISMA2020 声明于 2020 年 9 月作为预印本发布在 MetaArXiv 上，并于 2021 年 3 月在五家高质量期刊上正式发布。本书关于 PRISMA 的介绍，主要基于 2020 年的 PRISMA 的更新版。

三、动物实验报告规范

动物实验是连接基础研究和临床试验的重要桥梁，其所获结论是循证决策的依据之一。动物实验的 meta 分析已成为临床前研究的新趋势，恰当的 meta 分析可为是否进一步开展临床试验做出很好的评估。2006 年，英国莱特斯大学 Peters 等对 103 篇动物实验的系统评价与 meta 分析进行的系统评价发现这 103 篇系统评价与 meta 分析报告的质量普遍不高。因此，他们借鉴 QUOROM 及 MOOSE 的条目，设计出了动物实验的 meta 分析报告规范，内容包括 6 个部分，共 17 个条目（详见 A systematic review of systematic reviews and meta-analyses of animal experiments with guidelines for reporting，网址为 https://pubmed.ncbi.nlm.nih.gov/16923604/）。

四、STARLITE 声明

meta 分析要求全面、无偏倚地纳入所有相关研究。电子检索策略的不当将严重影响系统评价质量，甚至得出错误的结论。因此，完整透明地报告电子检索策略，有助于读者从可信度和方法学的角度评估系统评价质量，并可为同类研究的检索策略的制订提供参考。为了规范 meta 分析检索策略的报告，2006 年，Booth 等通过检索分析系统评价与 meta 分析，提出了对于制订检索策略报告规范的建议，即 STARLITE（standards for reporting literature searches）声明，包括 8 个条目（表 14-3），为 Cochrane 协作网所推荐。

表 14-3　STARLITE 声明清单

内容	描述
S：采样策略	①全面性：能够鉴定出与研究主题有关的全部研究 ②选择性：能够鉴定出所有相关研究，但只能在规定的范围之内 ③目的性：研究来自特定的学科、年份及学术期刊
T：研究类型	①充分报告：描述包括了实际的研究类型或研究设计 ②部分报告：给出了诸如定性研究的"伞形结构"，但未定义其具体含义

续表

内容	描述
A：获取途径	①电子主题检索 ②手工检索 ③检索纳入研究的参考文献
R：纳入年份（起始日期）	①充分报告：给出了起始日期，包括所选择时间段的充分理由 ②部分报告：给出了起始日期，但仅包括了可用的数据库而非应该包括的全部数据库
L：限制条件应用	基于需要符合逻辑的原因进行功能的限制，但不能更改概念与主题（如人类、英语等）
I：纳入和排除标准	能够显示主题范围的概念上的限制（如地理区位、环境或特定专业等）
T：采用的检索式	①充分展现：以一个或几个数据库为例，给出了主要数据库的检索式 ②部分展现：仅给出了检索使用的术语，但无相应的检索语法及运算符
E：电子资源	报告使用的数据库，最佳的检索平台及其供应商对求助的响应

第二节　PRISMA 的内容

PRISMA 由一个包含 27 个条目的清单及一个三阶段流程图组成（图 14-1，表 14-4）。相关细节见其官方网站：http://www.prisma-statement.org/。

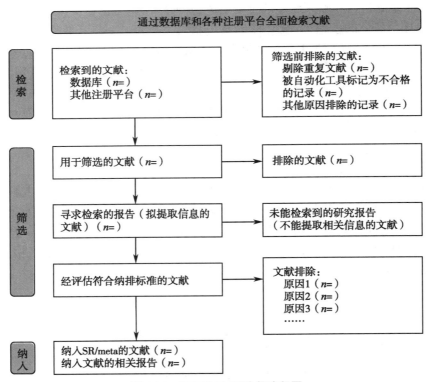

图 14-1　PRISMA 三阶段流程图

210

表 14-4　PRISMA2020 条目清单

章节主题	条目	条目清单
标题		
标题	1	明确本研究为系统评价
摘要		
摘要	2	见 PRISMA2020 摘要清单（表 14-5）
背景		
理论基础	3	基于现有研究描述该系统评价的理论基础
目的	4	明确陈述该系统评价的研究目的或待解决的问题
方法		
纳排标准	5	详细说明纳入和排除标准，以及在结果综合时纳入研究的分组情况
信息来源	6	详细说明获取文献的所有来源，包括所有数据库、注册平台、网站、机构、参考列表以及其他检索或咨询途径。明确说明每一项来源的检索或查询日期
检索策略	7	呈现所有数据库、注册平台和网站的完整检索策略，包括用到的过滤器和限制条件
研究选择	8	详细说明确定一项研究是否符合纳入标准的方法，包括每项检索记录由几人进行筛选，是否独立筛选。如使用自动化工具，应做详细说明
资料提取	9	详细说明数据提取的方法，包括几人提取数据，是否独立提取，以及从纳入研究的作者获取或确认数据的过程。如使用自动化工具，应做详细说明
资料条目	10a	列出并定义需要收集数据的所有结局指标。详细说明是否收集了每一项纳入研究中与各结局相关的所有信息（如所有效应量、随访时间点和分析结果）；若没有，需说明如何决定收集结果的具体方法
	10b	列出并定义提取的其他所有变量（如参与者和干预措施的特征、资金来源）。须对任何缺失或不明信息所做假设进行描述
偏倚风险评价	11	详细说明评价纳入研究偏倚风险的方法，包括使用评价工具的细节，评价人数以及是否独立进行。如使用自动化工具，应做详细说明
效应指标	12	详细说明每个结局在结果综合或呈现中使用的效应指标，如风险比（RR）、均数差（MD）
方法综合	13a	描述确定结果合并时纳入研究的过程。例如，列出每个研究的干预特征，并与原计划在各项数据合并时进行研究分组的情况（条目 5）进行比较
	13b	描述准备数据呈现或合并的方法，如缺失合并效应量的处理或数据转换
	13c	描述对单个研究和综合结果使用的任何列表或可视化方法
	13d	描述结果综合使用的所有方法并说明其合理性。若进行 meta 分析，则需描述检验统计异质性及程度的模型或方法，以及所使用程序包
	13e	描述用于探索可能造成研究结果间异质性原因的方法（如亚组分析、meta 回归）
	13f	描述用于评价综合结果稳定性的任何敏感性分析
报告偏倚评价	14	描述评价因结果综合中缺失结果造成偏倚风险的方法（由报告偏倚引起）
可信度评价	15	描述评价某结局证据体的可信度（置信度）的方法
结果		
研究选择	16a	描述检索和研究筛选过程的结果，从检索记录数到纳入研究数，最好使用流程图呈现
	16b	引用可能符合纳入标准但被排除的研究，并说明排除原因
研究特征	17	引用每个纳入研究并报告其研究特征
研究偏倚风险	18	呈现每个纳入研究的偏倚风险评价结果
单个研究结果	19	呈现单个研究的所有结果：每组的合并统计值（在适当的情况下）；效应量及其精确性（如置信度/可信区间），最好使用结构化表格或森林图
结果综合	20a	简要总结每项综合结果的特征及其纳入研究的偏倚风险
	20b	呈现所有统计综合的结果。若进行了 meta 分析，呈现每个合并估计值及其精确性（如置信度/可信区间）和统计学异质性结果。若存在组间比较，请描述效应量的方向
	20c	呈现研究结果中所有可能导致异质性原因的调查结果
	20d	呈现所有用于评价综合结果稳定性的敏感性分析结果

续表

章节主题	条目	条目清单
报告偏倚	21	呈现每项结果综合因缺失结果造成的偏倚风险（由报告偏倚引起）
证据可信度	22	针对每个结局，呈现证据体的可信度（置信度）评价的结果
讨论		
讨论	23a	在其他证据背景下对结果进行简要解释
	23b	讨论纳入证据的任何局限性
	23c	讨论系统评价过程中的任何局限性
	23d	讨论结果对实践、政策和未来研究的影响
其他信息		
注册与计划书	24a	提供注册信息，包括注册名称和注册号，或声明未注册
	24b	提供计划书获取地址，或声明未准备计划书
	24c	描述或解释对注册或计划书中所提供信息的任何修改
支持	25	描述经济或非经济支持的来源，以及资助者或赞助商在评价中的作用
利益冲突	26	声明作者的任何利益冲突
数据、代码和其他材料可用性	27	报告以下哪些内容可公开获取及获取相应途径：资料提取表模板；从纳入研究中提取的资料；用于所有分析的数据、分析编码和其他材料

表 14-5　PRISMA2020 摘要清单

章节主题	条目	条目清单
标题		
标题	1	明确本研究为系统评价
背景		
目的	2	明确陈述研究目的或本系统评价要解决的问题
方法		
纳排标准	3	明确说明系统评价的纳入和排除标准
信息来源	4	明确说明获取文献的所有来源（如数据库、注册平台）和每一项检索的截止日期
偏倚风险	5	明确说明评价纳入研究偏倚风险的方法
结果综合	6	明确说明结果呈现和综合的方法
结果		
纳入研究	7	报告纳入研究和总样本量，并总结纳入研究的相关特征
结果综合	8	呈现主要结局的结果，最好包括每项结局纳入的研究及总样本量。若进行 meta 分析，需报告合并效应量和置信度/可信区间；若存在组间比较，需报告效应量的方向（即结果支持干预组还是对照组）
讨论		
证据局限性	9	简要总结纳入证据的局限性（如研究的偏倚风险、不一致性和不精确性）
结果阐释	10	对系统评价结果和主要意义做简要阐释
其他		
资金来源	11	说明系统评价的主要资金来源
注册	12	报告系统评价的注册名称和注册号

QUOROM 与 PRISMA 的主要区别总结如下（表 14-6）。

表 14-6　QUOROM 与 PRISMA 在条目清单细节上的差异

项目	条目	QUOROM	PRISMA	解释
摘要		√	√	二者均要求作者报告摘要，但 PRISMA 未在格式上做出特殊要求
前言	目的		√	该新条目*(4)要求按 PICOS 列出详细问题（包括对系统评价的研究对象、干预措施、对照和结局的描述），再结合研究的设计类型；本条目与条目 6、11、18 均有关联
方法	方案		√	该新条目(24)要求作者报告本系统评价是否已发表研究方案，并要求告知获取该方案的途径
	检索	√	√	尽管 QUOROM 和 PRISMA 都包含报告检索方法的条目，但只有 PRISMA 要求作者至少提供对 1 个数据库的详细检索策略（条目 7），以便对作者的检索结果进行重复
	评价纳入研究偏倚		√	PRISMA 对 QUOROM 中的"质量评价"做了重命名，该条目(12)与报告结果（条目 19）相关，虽然对"结局水平"的分析评估 QUOROM 也有提及
	评价研究间的偏倚		√	该新条目(18)要求作者描述系统评价中任何可能存在的偏倚风险，如对纳入研究的选择性报告偏倚。该条目也与结果报告相关
讨论		√	√	尽管二者的条目中都包含了讨论部分，但 PRISMA 条目中讨论部分占了 3 条（条目 24~26）。其中局限性被特别强调要求说明
资金			√	该新条目(25)要求作者提供本系统评价所有资金支持的详细信息

* 新条目指 PRISMA 里面的条目，相对于 QUOROM 旧条目而言。

第三节　PRISMA 扩展

PRISMA 声明旨在提高系统评价和 meta 分析报告的完整性，该声明已经广泛运用于指导系统评价、meta 分析的报告和发表。PRISMA 声明是针对比较两种干预措施的传统系统评价与 meta 分析而制订的。然而，随着新的研究方法的出现（如多种干预措施之间的比较，利用个体患者数据所做的 meta 分析等）及对原有研究方法的不断改进，若继续沿用原有的 PRISMA 声明的条目，会对这一类系统评价的实施和报告带来较大挑战。因此，PRISMA 扩展声明应运而生。

到目前为止，已经发布了多种 PRISMA 扩展声明。

（1）PRISMA-P：用于开发审核协议，发表于 2015 年 1 月的《系统评论》和 *British Medical Journal*。

（2）PRISMA-IPD：用于个体患者数据，于 2015 年 4 月在 *JAMA* 上发布。

（3）PRISMA-NMA：用于网状 meta 分析，于 2015 年 6 月发表在 *Annals of Internal Medicine*。

上述 PRISMA 扩展声明是由专家们通过 Delphi 调查、面对面讨论和共识大会而最终确立的，是在满足原有的 PRISMA 基本要求的前提下，对报告清单进行修改，部分条目根据所做 meta 分析的特点进行侧重和调整。PRISMA 扩展声明也强调了在网状 meta 分析、IPD 分析等实际操作中需要重点关注的信息。

一、网状 meta 分析优先报告条目及解读

网状 meta 分析（network meta-analysis，NMA）作为循证医学发展的二代方法学，因其可基于多组 RCT 且能同时评价多种干预措施的疗效差异，越来越受到世界各国卫生技术评估组织的认可，与之相关的文献数量逐年剧增。然而在未规范 NMA 撰写和报告标准前，许多 NMA 报告的结果均存在较严重的问题。2015 年 6 月，Hutton 等在 *Annals of Internal Medicine* 上发表了针对 NMA 的 PRISMA 扩展声明，旨在指导和改善 NMA 的撰写、报告。

（一）NMA 的 PRISMA 扩展声明清单

NMA 优先报告条目——PRISMA 扩展声明是在原来 PRISMA 的基础上对原有条目进行修改和补充，且增加了 5 个额外条目（S1~S5），最终共由 32 个条目组成，见表 14-7。

表 14-7　NMA 优先报告条目——PRISMA 扩展声明清单

项目	编号	条目清单
标题	1	识别报告是网状 meta 分析（或 meta 分析相关形式）
摘要 结构式摘要	2	提供结构式摘要（适用时），包括： 背景：描述研究主要目的 方法：报告数据来源、研究纳入标准、研究对象、干预措施、研究评价和综合的方法（如网状 meta 分析） 结果：报告纳入研究数和病例数，汇总效应量及其可信度 / 可信区间，治疗排序结果；简洁地概括纳入分析的治疗的双臂比较结果 讨论 / 结论：局限性、结论和研究启示 其他：报告主要经费来源、NMA 的注册号以及注册机构
前言 理论基础	3	介绍当前已知的研究理论基础，并提及制作该网状 meta 分析的原因和必要性
目的	4	从研究对象、干预措施、对照措施、结局指标和研究类型 5 个方面考虑提出所需要解决的清晰明确的研究问题
方法 方案和注册	5	说明是否存在研究方案和可获得该方案的途径（如网址），并提供现有的注册信息，包括注册号
纳入标准	6	将指定的研究特征（如 PICOS 和随访的期限）和报告的特征（如检索年限、语种和发表情况）作为纳入研究的标准，并给出合理的说明。清楚地描述网状关系图所包含的治疗措施，并说明被合并为同一节点的任何治疗措施
信息来源	7	针对每次检索及最终检索的结果描述所有文献信息的来源（如资料库文献，与研究作者联系获取相应的文献）
文献检索	8	至少说明一个数据库的检索方法，包含所有检索策略的使用，使检索结果可以重现
研究选择过程	9	说明纳入研究被筛选的过程
资料提取	10	描述资料提取的方法（如预提取表格、独立提取、重复提取）以及任何向原报告作者获取或确认资料的过程
资料条目	11	列出并说明所有资料相关的条目（如 PICOS 和资金来源），以及做出的任何推断和简化形式网状图的构建，S1 描述探索基于研究的治疗措施网状关系图构建方法，及相关潜在偏倚。包括证据如何以图形方式呈现，以及哪些特征被用于向读者呈现证据
单个研究存在的偏倚评估	12	描述用于评价单个研究偏倚的方法（包括该方法是否用于研究层面或结局层面），以及在资料综合中如何利用该信息
概括效应指标	13	描述主要的合并效应指标，如 RR 和 MD；同时描述其他综合效应指标的使用，如治疗排序、累积排序概率曲线下面积（SUCRA），及呈现 meta 分析综合结果的修正方法
计划分析方法	14	描述处理数据和合并每个治疗网络研究结果的方法。主要包括（但不限于）：多臂试验的处理方差结构的选择；贝叶斯分析中先验分布的选择，以及适合模型的评估

项目	编号	条目清单
不一致性评估	S2	描述治疗网状关系图中直接和间接证据一致性的评估方法,以及存在不一致性时的处理方法
研究偏倚	15	详细评估可能影响数据综合结果存在的偏倚(如发表偏倚和研究中的选择性报告偏倚)
其他分析	16	对研究中其他的分析方法进行描述,并说明哪些分析是预先制订的,这应该包括(但不限于):敏感性分析、亚组分析、meta 回归分析、治疗网状关系图构建的选择和贝叶斯分析中先验分布的使用(适用时)
结果		
研究选择	17	报告初筛的文献数量,评价符合纳入标准的文献数量以及最终纳入研究的文献数量,同时给出每一步排除文献的原因,最好提供流程图
网状图的呈现	S3	提供纳入研究的网状关系图,使得治疗措施网状关系图的构建可视化,提供项目编号和条目清单
网状图的概述	S4	概述治疗措施网状关系图的特征,包括各种研究对象的比较、不同干预措施之间的比较,以及治疗网状关系图中缺少哪些证据,网状关系图结构所反映出的潜在偏倚
研究特征	18	说明每一个被提取资料的文献的特征(如样本含量、PICOS 和随访时间),并提供引文出处
内部偏倚风险	19	说明每个研究中可能存在偏倚的相关数据,如果条件允许,还需要说明结局层面的评估
单个研究结果	20	针对所有结局指标(有效性或有害性),说明每个研究:①各干预组的结果的简单合并;②综合效应值及其可信区间。描述处理较大网络信息的修正方法
结果的综合	21	呈现每个 meta 分析的结果,包括可信 / 置信区间。在较大的治疗网络中,作者可能关注于另一特定的比较措施(如安慰剂或标准治疗),并在附件中呈现所有的结果。如果其他的概括效应被探索(如治疗排序)和呈现,作者应使用表格和森林图呈现汇总的双臂比较结果
不一致性探索	S5	描述不一致性调查的结果,包括比较一致性模型和不一致性模型适用性的方法、统计学 P 值及针对治疗网络的不同部分的不一致性评估结果
研究间偏倚	22	说明研究间可能存在偏倚的评价结果
其他分析	23	给出其他分析的结果(如敏感性分析、亚组分析、meta 回归分析和贝叶斯中先验分布的选择等)
讨论		
证据总结	24	总结研究的主要发现,包括每一个主要结局的证据强度;分析它们与主要利益集团的关联性(如医疗保健的提供者、使用者及政策决策者)
局限性	25	探讨研究层面和结局层面的局限性(如偏倚风险),以及网状 meta 分析的局限性(如检索不全面、报告偏倚等);评论网状 meta 分析基本假设的正确性(如传递性和一致性),以及任何关于网状关系图构建中需关注的问题(如不纳入某一比较措施)
结论	26	给出对结果的概要性的解析,并提出对未来研究的提示
资金支持		
资金	27	描述本网状 meta 分析的资金来源和其他支持(如提供资料),以及资助者在完成网状 meta 分析中所起的作用。包括可能影响网络中治疗措施使用的信息,如基金是否来自本研究网络中治疗措施的厂商,或者部分作者是否存在利益冲突

(二) NMA 的 PRISMA 扩展声明解读

鉴于部分条目和基础的 PRISMA 区别不是特别大,此部分重点介绍差异较大的几个条目。

1. **条目 1 (标题)** 在标题中应该能明确识别为 NMA,而目前 NMA 术语使用并不规范,常用的有调整间接比较(adjusted indirect comparison)、混合治疗效应 meta 分析(mixed treatment comparison meta-analysis)、多组比较 meta 分析(multiple treatments meta-analysis)和网状 meta 分析(network meta-analysis)等。

2. **条目 S1 (网状关系图的构建)** 网状关系图的构建对于 NMA 而言非常重要,因为它能清晰地展示 NMA 中各干预措施间存在的直接和间接比较关系,从而决定 NMA 的可行性,同时它也可以通过观察网状关系图是否存在闭合环,决定是否需要对直接比较和间接比较结果间的不一致性进行评估。此外,还应该说明网状图中纳入治疗措施的选择(纳入所有相关治疗方案或仅纳入所关注的治疗方案),以及在治疗网络中可能存在的偏倚。

3. 条目 S2(不一致性评估) 当同时存在直接证据和间接证据,并且间接比较结果存在差异的情况下,需要进行一致性的评估。目前,一致性的评估方法主要包括局部一致性和整个网络体一致性的评估。基于 Bucher 法的延伸,目前一致性鉴别与处理的方法已扩展至节点分析法、假设检验及两步法等十余种量化措施。存在不一致性时,作者应该对不一致性的来源进行探讨,当不一致性来源无法解释时,这就意味着直接比较和间接比较结果存在矛盾,提示间接比较的结果是不可靠的。

4. 条目 S3(网状关系图的呈现) 绘制纳入治疗方案的网状关系图,便于读者评价目前存在的证据体。网状关系图由两部分组成:点和线。点主要代表各种治疗措施,线代表两种治疗措施在同一个研究中进行了对比。采用网状关系图一方面可以清晰地展示是否存在直接比较,即可以清楚判断治疗措施之间的效果是直接比较结果、间接比较结果还是两者的合并结果,同时也可以清楚判断所采取的统计学方法,还可根据节点大小、连接线的粗细判断纳入研究数量和样本量的大小。

5. 条目 S4(网状关系图的概述) 概述网状关系图中包含的治疗方案,说明治疗网络体中可能会产生的偏倚,以及什么样的偏倚可能会影响网状图中治疗措施的选择。此外,作者应报告各种研究对象的比较、不同干预措施间的比较,以及治疗网络中存在的证据空隙。

6. 条目 S5(不一致性探索) 当网状关系图中存在闭合环时,描述不一致性探索的结果最好以图表形式呈现,它应该包括一致性模型和不一致性模型适合试验、直接比较与间接比较的不一致性的统计学 P 值、局部网络和整个网络体的不一致性结果。

总之,NMA 优先报告条目的执行可明显提高 NMA 的报告质量,目前已得到多个国际组织和数百种期刊的支持。

二、PRISMA-IPD 优先报告条目介绍

相对于标准的 PRISMA 27 个条目来说,PRISMA-IPD 主要增加了 4 个补充条目(表 14-8 的 A1~A4),每个条目的基础要求见表 14-8。

表 14-8　PRISMA-IPD 检查条目清单

PRISMA-IPD 项目/主题	条目编号	条目清单
标题	1	明确本研究报告是 IPD 系统评价或 IPD meta 分析
结构式摘要	2	提供结构式摘要,包括: 背景:以研究对象、干预措施、对照措施和结局指标为导向明确研究问题和研究主要目的 方法:报告纳入标准;数据来源(包括文献检索实施时间,说明查找的是 IPD);偏倚风险评估的方法 结果:提供纳入研究的类型、数量、病例数,以及单个病例的研究数量和病例数量;对主要结局(有效性和危害性)采用概括效应指标及其可信区间进行评估,并检测统计学异质性。描述对临床实践具有重要意义的合并效应量大小和方向 讨论:阐述本研究报告主要的优势和不足,对结果的解释及重要的启示
理论基础	3	介绍当前已知的研究理论基础
目的	4	从研究对象、干预措施、对照措施、结局指标和研究设计(PICOS)5 个方面提出所需要解决的研究问题。包括任何特殊类型研究对象层面亚组分析的假定
方案和注册	5	说明是否有研究方案及其可获得该方案的途径,并提供注册号和注册机构等注册信息,若能提供,需提供出版情况详情
纳入标准	6	详细说明纳入排除标准,包括关于研究对象、干预措施、对照措施、结局指标、研究设计和研究特征(如实施时间,最短随访时间)。解释这些标准是基于研究水平还是单个病例水平,如与 IPD 系统/meta 分析的研究对象纳入标准相比,入选研究的研究对象纳入标准(不适合的研究对象被排除)是否较宽。其相应的理论依据应该被阐述

续表

PRISMA-IPD 项目／主题	条目编号	条目清单
信息来源	7	描述所有检索发表或未发表研究的方法，包括：检索数据库及其时间范围，手工检索包含会议论文检索的细节；注册数据库和企业相关数据库的使用；是否与原始研究团队和该领域专家联系；公开的广告；问卷调查。提供最近的检索实施时间
文献检索	8	至少说明一个数据库的检索方法，包含所有检索策略的使用，使得检索结果可以重现
研究选择过程	9	说明纳入研究被筛选的过程
资料提取	10	描述 IPD 是怎样被收集和管理的，以及任何向研究作者获取或确认资料的过程。如果 IPD 不能从纳入研究中获取，陈述其原因，如果可以，描述如何处理不能获取 IPD 的研究。包括若从研究报告和出版物中提取数据，如何提取以及提取什么集合的数据（如独立提取、重复提取），以及任何向研究作者获取或确认资料的过程
资料条目	11	描述怎样选择收集的信息和变量。呈现所有研究水平和单个病例水平的相关数据，包括基线和随访信息。如果可以，描述对 IPD 进行统一标化或转化变量的方法，以确保研究之间（指标）度量或测量相同
IPD 完整性	A1	描述如何核查 IPD 相关数据（如序列产生、数据一致性和完整性、基线均衡性）
单个研究的偏倚评估	12	描述评价单个研究偏倚的方法（说明评价是针对研究还是针对研究结果）。如果可以，偏倚评估是否考虑了 IPD 核查结果。报告在数据综合中如何利用偏倚风险评估结果
结局和效应指标阐述	13	阐述所有关注的治疗比较，陈述并详细定义相关结局指标，以及该结局指标是否被预先设定，并定义主要结局指标或次要结局指标。给出每个结局效应测量的主要指标，如相对危险度、危险比、均数差
数据综合	14	描述合成 IPD 的 meta 分析方法，说明选用的统计学方法和模型。主要包括（但不限于）："一步法"或者"两步法"的使用 每个研究内和研究间（适用时）效应估计是如何产生的 说明"一步法"模型（适用时），以及研究中患者聚集效应如何解释 固定效应或随机效应模型以及其他模型的使用，如比例风险模型 生存曲线是如何产生的（适用时） 定量评价统计学异质性的方法（如 I^2 和 x^2） 如何合并提供 IPD 与不提供 IPD 的研究（适用时） 如何处理 IPD 中缺失数据（适用时）
效应变异探索	A2	如果可以，描述探索研究层面或患者层面效应变异的方法（如评估效应量与协变量之间的交互作用），说明所有与患者特征相关的效应修正因子，并说明这些效应修正因子是否预先设定
研究偏倚	15	报告任何与累积证据相关的偏倚，包括因某些研究、结局或变量不能获得 IPD 而带来的偏倚
其他分析	16	对研究中其他的分析方法进行描述，包括敏感性分析，并说明哪些分析是预先设定的
研究选择和 IPD 的获取	17	报告初筛的文献数量，评价符合纳入标准的文献数量以及最终纳入的文献数量，同时给出每一步排除文献的原因。对可获得 IPD 的研究与没有 IPD 但可获得集合数据的研究，应分别报告研究数量和研究对象数量，包含流程图的使用
研究特征	18	说明每一个被提取资料的文献及患者特征（如干预措施的描述、患者数量、人口统计学数据、不适用的结局、基金资源以及随访周期）。并提供每个研究的引文出处，如果可以，对于未提供 IPD 的研究，也报告相似的研究特点
IPD 完整性	A3	报告在核查 IPD 时出现的问题或者阐述无相关问题
研究内部偏倚风险	19	呈现每个研究中可能存在偏倚的相关数据，如果适用，描述数据核查是否会影响评估的权重（加权或减权）。考虑任何潜在的偏倚是如何影响本 meta 分析结论的稳定性
单个研究结果	20	报告每个比较组、每个主要结局（有效性和危害性）和每个研究纳入的病例数量，以及每个研究各干预措施的简单合并数据（如果可以，报告事件发生数）、效应值和可信区间，最好以表格或森林图形式呈现

PRISMA-IPD 项目/主题	条目编号	条目清单
结果的综合 研究间偏倚	21	呈现每个 meta 分析的结果,包括可信区间和异质性检验的结果。陈述这些分析是否被预先设定,报告研究及研究对象数量,如果可以,报告事件发生数
		在探索由于研究对象或/和研究特征引起的效应差异时,应报告每个特征所对应的交互作用评估结果,包括可信区间和统计学异质性的测量。说明该分析是否被预先设定,说明交互作用在试验间是否一致
		描述对临床实践具有重要意义的合并效应量大小和方向
结果的综合	22	呈现任何偏倚风险评估相关的研究结果,包括有关的可用性和代表性的研究结果,或其他变量
研究间偏倚	23	给出其他分析的结果(如敏感性分析)。如果可以,对于没有提供 IPD 的研究,应该报告总体数据的合并分析结果。如果可能,概括纳入研究或不能获取 IPD 而排除的研究的主要 meta 分析结果
证据总结	24	总结研究的主要发现,包括每一个主要结局的证据强度
优势和不足	25	讨论证据体存在的任何重要的优势和不足,包括使用 IPD 的益处及不能获取 IPD 导致的局限性
结论	26	给出对结果的概要性的解析
启示	A4	考虑与关键人群(如决策者、提供服务者、服务使用者)的关系,以及对未来研究的提示
资金	27	描述资金来源和其他支持,以及资助者在系统评价中扮演的角色

注:A1~A3 是标准 PRISMA 项目之外的新项目,A4 是为适应 IPD 系统综述和 meta 分析特点而对标准 PRISMA 声明内容的一个重新改良的条目。

与传统的 meta 分析比较,无论是 NMA 还是 IPD,纳入研究的干预措施和研究数量都较多,在发表的论文中不可能呈现全部相关的研究结果,因此提交 NMA/IPD 所涉及的原始研究的在线附件,以便于证据使用者查阅发表 NMA/IPD 的相关资料。此外,期刊稿约中纳入的 PRISMA 扩展声明要求,督促作者严格依据 PRISMA 扩展声明去撰写和报告 NMA/IPD 等类型的 meta 分析,这对于改善系统评价和相对复杂的 meta 分析类型的报告质量起到举足轻重的作用。

第四节　系统评价和 meta 分析撰写与发表前的准备与注册规范

目前,不少研究人员热衷于做系统评价和 meta 分析。在临床工作中,meta 分析可以解决临床争议,助推医学科研的发展。然而,很多人对系统研究的注册平台和流程了解甚少。为了有效填补 Cochrane 协作组在系统评价(系统综述、系统研究)注册方面的空缺,为非 Cochrane 系统评价提供新的注册平台,英国国家健康研究所下属的综述和传播中心(Centre for Reviews and Dissemination,CRD)成功建立了 PROSPERO。PRISMA 网站的主页上也提供了 PROSPERO 的链接,并把它作为系统评价注册的主要推荐平台。

一、系统评价、meta 分析注册的必要性及注册平台简介

系统评价和 meta 分析注册的必要性包括:①通过注册,可以将研究方案永久保存于注册平台,对比发表后的论文与之前的研究方案是否相符,还可看是否存在偏倚;②现在很多期刊在投稿时要求将注册编号写入论文中,系统方案获得了第三方机构的注册认可,也是从一个侧面来印证文章的价值;③通过检索同一主题有无正在进行或已经完成的系统评价和 meta 分析,避免资源和时间的浪费。

当前,对系统评价/meta 分析(SR/MA)的注册主要包括两个平台:Cochrane systematic reviews 平台和 PROSPERO 注册平台。Cochrane systematic reviews 平台是一个 SR/MA 注册和发表的国际非营利

性医疗学术组织,该平台在广泛收集 RCT 研究结果,严格质量评价的基础上,制订了各种医疗相关措施的 SR,通过光盘或者互联网形式发表在 Cochrane 图书馆的 Cochrane 系统评价数据库中,成为 Cochrane SR。而 Cochrane systematic reviews 平台受理的系统评价的注册数量较少,大多数为非 Cochrane 注册。PROSPERO 可弥补 Cochrane 的缺陷,为系统研究提供新的注册平台。

目前 PROSPERO 主要接受关于治疗、预防、诊断、监测等方面研究的系统评价的注册请求,关于危险因素和遗传关联的系统综述也逐步纳入其注册范围,但目前较少接受系统评价概览、方法学和动物研究的系统评价注册请求。本节以 PROSPERO 注册平台为例,探讨 SR/MA 注册的整个流程,建议初学者严格按照流程,一步一步地完成系统评价的注册,来保证课题顺利进行,并保证最后成文能符合高质量期刊对系统评价和 meta 分析报告规范的要求。PROSPERO 官网为 https://www.crd.york.ac.uk/prospero/,界面见图 14-2。

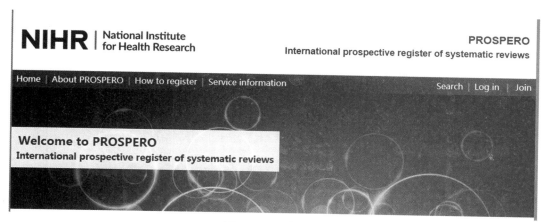

图 14-2　平台界面

二、PROSPERO 注册时机的选择

当前 PROSPERO 免费向全球开放注册,一般在制订研究纳入 / 排除标准之后、文献筛选之前完成,最好不要超过数据的提取阶段。从注册提交到受理仅需 2~3 个工作日。但是,当前 meta 分析的审核时间约 2 个月,审阅人会根据提交顺序依次进行审核,审核若存在问题会返回给作者修改,改后再次提交,因此耗时较长。建议初学者认真填写 PROSPERO 注册内容。需要注意的是,从 2019 年 10 月 1 日起,PROSPERO 注册平台只受理数据提取阶段开始以前的注册。

三、PROSPERO 注册

在进行 PROSPERO 注册时,首先需要注册账号;在完成注册后,根据研究方案填写并提交 40 个单元的内容(25 个必填项),待专家审核通过后,便可获得 PROSPERO 注册号(CRD###)。PROSPERO 为新用户提供了友好账号创建平台,整个注册过程都是免费的,只要登录其官网,填写申请人姓名、单位、联系方式和地址等信息即可完成注册。界面见图 14-3。

四、注册方案内容填写

PROSPERO 成功登录后,点击 "Register your review now",跳转进入以下界面(图 14-4)。PROSPERO 平台会根据研究对象的不同,将研究分为基于人群的系统研究和基于实验动物的系统研究,并给出正式填写方案内容前应注意的 5 个事项。下面将以基于人群的研究为例,对填写方案内容进行阐述。

PROSPERO 填写的方案内容包括 40 个单元,其中 25 个带有 "*" 的为必填项,其他的为选填项。

1. Review title(*)　系统研究的题目,根据患者、干预、对照、结局和研究类型(PICOS)构建题目。

2. Original language title　原始题目,若系统评价不是计划用英文撰写,应在此项目下用实际撰写系统评价的语言填写题目。

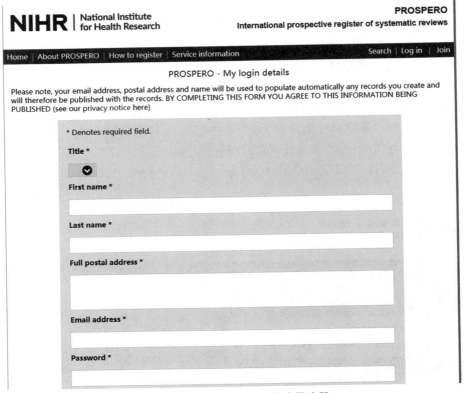

图 14-3　**PROSPERO** 登录账号注册

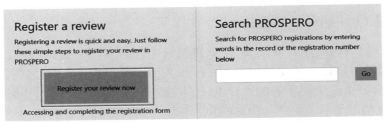

图 14-4　**PROSPERO** 平台的 **Review** 注册

3. Anticipated or actual start date（*）　预期 / 实际开始时间,应该是计划书完成后,文献筛选开始之前。

4. Anticipated completion date（*）　预期完成时间。

5. Stage of review at time of this submission（*）　注册时该研究完成的进度。

6. Named contact（*）　通讯作者姓名。

7. Named contact E-mail（*）　通讯邮箱。

8. Named contact address　联系地址。

9. Named contact number　联系电话。

10. Organizational affiliation of the review（*）　系统研究开展的单位。

11. Review team members and their organizational affiliations（*）　评价小组成员和各自的单位。

12. Funding sources/Sponsors（*）　资助来源。

13. Conflicts of interests（*）　有无利益冲突。

14. Collaborators　合作者。

15. Review question（*）　系统研究拟解决的问题,注意提出的问题不能太宽泛,要求 250 字以内。

16. Searches（*）　说明检索方式和检索数据库，说明检索日期和检索条件。

17. URL to search strategy　给出检索策略细节的发表文献的网址，或者检索方式的链接。

18. Condition or domain being studied（*）　对研究的疾病、健康结局或卫生领域进行简要说明，应包括研究的健康结局，要求 200 字以内。

19. Participants/population（*）　给出明确的系统研究的研究对象的纳入和排除标准。

20. Interventions/exposure（*）　给出清晰的系统研究中的干预和暴露的定义。

21. Comparators/control（*）　详细说明将与审查的主题进行比较的备选方案（如其他干预或非暴露等可作为对照组的方案）。

22. Types of study to be included（*）　纳入的研究类型。

23. Context　对有助于纳入和排除标准的特征信息进行阐述。

24. Main outcomes（*）　系统研究的主要结局。

25. Additional outcomes（*）　研究相关的其他结果。

26. Data extraction（*）　筛选研究和纳入研究的数据资料的提取。

27. Risk of bias（quality）assessment（*）　对系统研究可能存在的偏倚风险进行评估。

28. Strategy of data synthesis（*）　对数据合成策略进行阐述。

29. Analysis of subgroups or subsets（*）　对各亚组分析，明确说明哪种类型的研究或参与者将被纳入协变量调查，阐述研究方法。

30. Type and method of review（*）　对系统研究的类型，所属的健康领域进行选择。

31. Language　对研究的语言进行选择。

32. Country　对开展研究的国家进行选择。

33. Other registration details　研究的其他细节。

34. Reference and/or URL for published protocol　研究的参考文献或发表方案的网址信息。

35. Dissemination plans　传播计划。

36. Keywords　系统研究的主要关键词。

37. Details of any existing review of the same topic by the same authors　同一个作者如对系统研究的已注册内容有更新，需要提供早期版本的详细信息，包括完整的参考书目。

38. Current review status（*）　系统研究的当前进展和状态，主要分为：Ongoing（进展中）；Completed but not published（已完成尚未发表）；Completed and published（完成且已发表）；Completed published and being updated（完成和更新）；Discontinued（放弃）。

39. Any additional information　与系统研究相关信息的填写。

40. Details of final report/publications（s）　最后报道 / 发表后的细节内容填写。

在完成以上 40 个单元内容的填写后，网站上有"Submit""Save"和"Exit"三个按钮，可以选择提交、保存或者退出。

五、PROSPERO 注册号查询

PROSPERO 提供已经注册的系统研究 /meta 分析的查询，如某位研究人员注册了一个系统评价的题目 "Systematic review of the mechanisms and pathways of romantic jealousy and infidelity in intimate partner violence"，在 PROSPERO 注册系统的查询界面输入当时获得的注册号 CRD42019130697，即可查到目前该系统评价 /meta 分析的情况，包括注册日期、题目、类型和目前状态（图 14-5）。

以 2019 年 9 月在线发表在 *Lancet Diabetes Endocrine* 上的 "SGLT2 inhibitors for the prevention of kidney failure in patients with type 2 diabetes：a systematic review and meta-analysis" 为例，在 PROSPERO 主页上输入注册号码，点击搜索，即出现图 14-6 所示页面，进入后即可查看相关的注册信息。查询显示目前状态为 "Review completed published"。

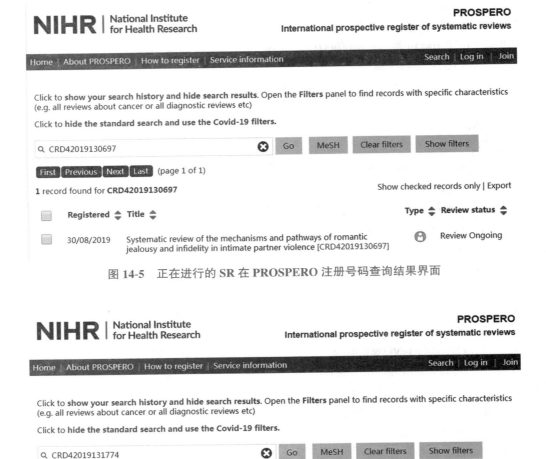

图 14-5　正在进行的 SR 在 PROSPERO 注册号码查询结果界面

图 14-6　已完成的 SR 在 PROSPERO 注册号码查询结果界面

复习题

1. 为提高系统评价和 meta 分析的报告质量,我们应该遵守哪些报告规范?
2. 简述 PRISMA 的基本条目和流程。
3. PRISMA 都有哪些扩展声明? 主要用于哪些 meta 分析的报告类型?
4. 非 Cochrane 系统综述注册平台 PROSPERO 注册的必要性体现在哪些方面?
5. 结合具体研究实例,体验 PROSPERO 注册的详细步骤及方法。

（石修权　曾芳芳）

第十五章 临床试验注册与透明化管理

临床试验获得的结果不仅是医生临床决策的重要依据，也是卫生管理部门重要的决策依据。近年来，临床试验数量快速增长，但其中充斥着许多低质量、存在偏倚的研究。造成上述现象的重要原因是临床试验缺乏透明化管理。目前，开展临床试验注册、实施临床试验报告规范化和临床试验数据共享等方法被认为是推动临床试验透明化管理的有效策略。

第一节 临床试验透明化概述

在医学研究领域，临床试验是推动人类健康事业向前发展的重要手段。任何一项临床试验都是公众事件，广大公众对某项临床试验的方案设计、试验过程和试验结果等内容享有知情权。为了促进临床试验质量的提升，保障公众的知情权，提高卫生政策制订者决策的有效性，实施临床试验注册制度、准确完整报告研究结果等措施有利于推动临床试验透明化管理的进程。

一、临床试验透明化的相关概念

（一）临床试验的内涵

临床试验（clinical trial，CT）又称为介入试验，是任何将个人或人群前瞻性地分配到一个或多个健康相关的干预措施，以评估对健康结果的影响的研究。健康相关的干预措施包括改变生物医学或健康相关的结局的任何干预措施。健康结果是指从患者或参与者身上获得的生物医学或健康相关的测量指标，包括药代动力学指标和负性事件。

（二）临床试验注册的内涵

临床试验注册（clinical trial registration）是指任何以人为研究对象的前瞻性研究试验（如新药、器械或

223

干预措施)的起始阶段,需要在国际认可的公共数据库上注册,公开其所有的设计信息,并跟踪已注册试验的结果,使临床试验的设计和实施透明化。任何人均可免费获取临床试验的相关信息,实现临床试验设计、实施过程和结果的透明化。国际临床试验注册机制是实现临床试验透明化的举措之一,也是提高临床试验质量的有力措施。

(三)临床试验透明化的内涵

临床试验透明化(clinical trial transparency)是指从研究开始招募受试者之前公开临床试验的所有信息,包括研究者信息、负责和实施单位、资金来源、研究目的、研究设计方案、观察对象的纳入与排除标准、研究实施过程中存在的问题及质量控制措施、分析方法和结果等,并保证其真实、科学和完整,且可溯源,公众能在开放的数据库免费获取临床试验的相关信息。临床试验透明化的内容包括临床试验注册、临床试验研究方案和结果(good publication practice of clinical trial,GPP)报道、临床试验原始数据(individual participant data,IPD)共享三个部分。

二、临床试验透明化的作用

临床试验透明化是 21 世纪初推动全球临床医学发展的重大事件之一,是提高临床试验公信力和质量的有效措施,同时也是一种有责任的行为。

(一)科学作用

临床试验透明化有利于公众获取试验方案信息(经伦理委员会/伦理审查委员会批准)和试验结果,有助于让研究者和潜在参与者知道正在招募研究对象的试验以促进研究对象的招募工作;使研究者和卫生保健从业者能够识别感兴趣的试验,使研究者之间的协作更有效;可以提高类似或相同试验的知晓度,避免研究者和研究机构不必要的重复,避免已验证过的干预措施所造成的风险和潜在危害;识别并避免不必要的重复性研究和文献发表;可以保证卫生保健相关的决策具备所有相关的证据,以防出现发表偏差及选择性报告,导致做出不科学的决策;公开既往干预性试验的经验,可推动未来研究的进展。

(二)伦理学作用

临床试验的对象是人,而人具有生物性和社会性特征,因此除了注意临床试验透明化的科学作用以外,还要注意其伦理学作用。

1. 临床试验透明化是履行对公众的伦理义务　临床试验是公众事件,公众有权了解试验过程并获取试验所有信息以权衡其研究结果所产生的利弊,公众同意参与试验,实际上是在为人类健康事业做贡献。潜在受试者、医务工作者、研究者、伦理委员会、试验资助者等个体和组织都有权获取试验从开始至结束的所有真实信息,以便在与健康相关的生活与工作中做出基于证据的科学决策。因此,若不能确保研究方法的科学性、研究结果的真实性并将研究结果公之于众,就违背了伦理道德。同时,公开所有已启动试验的无偏倚信息也有利于知识的全球共享,并符合公众利益。

2. 提高公众对临床研究的信任和信心　医疗决策者、研究者和公众主要通过已发表文献获取临床试验信息。大量事实表明,发表偏倚会误导医疗决策,甚至引起极大错误。临床试验透明化可以提高公众对临床试验研究的关注和信任,以便更加积极地参与到临床试验研究中。

三、临床试验透明化的管理途径

为了提高临床试验的质量,循证医学方法学专家和国际学术组织进行了临床试验透明化系列方法研究和相关平台建设。

首先是从出口把关,规范临床试验研究结果的报告。David Moher 等率先制订《随机对照试验报告规范》(CONSORT)并在国际上推广,CONSORT 规定了随机对照试验报告的结构和必须写清楚的内容。从 2002 年开始,一些医学期刊开始陆续刊发 CONSORT 及其解释文件。2006 年 3 月,Doug Altman 等方法学专家发起并成立 EQUATOR 协作网,旨在通过促进透明和准确的报告,以及更广泛地使用规范化的报告指南来提高已发表的健康相关研究报告的可靠性和应用价值。

其次是从入口把关,建立全球临床研究注册平台。2004 年,WHO 建立了国际临床试验注册平台,旨在通过临床研究方案预注册提高临床研究的透明度,提高研究的规范性和可靠性。国际医学期刊编辑委员会(International Committee of Medical Journal Editors,ICMJE)宣布从 2005 年 7 月起,其成员期刊只发表在公共临床试验注册平台完成注册的临床试验结果,这对临床试验的注册起到了有力的推动作用。2005 年中国循证医学中心组建中国临床试验注册中心(Chinese Clinical Trial Registry,ChiCTR),并于 2007 年 7 月 25 日正式上线运行。ChiCTR 作为 WHO 国际临床试验注册机构协作网一级注册机构,开展临床试验注册工作,极大推动了我国临床试验透明化进程。

最后环节是中间过程透明,推动临床研究数据共享。数据共享是实现临床试验全过程透明化的关键点,分享研究原始数据有助于解决目前研究结果不发表、选择性报告等问题,特别是对临床数据的充分利用和二次开发具有重要的价值。2016 年,ICMJE 提出了临床研究数据共享的声明,并要求在其成员期刊发表临床试验需要明确数据共享的方式,推动临床研究数据共享不断发展。

目前,我国临床试验透明化工作还处在临床试验信息注册阶段,离临床试验透明化要求还有一定的距离。

第二节 临床试验注册

临床试验注册是指申请者在公开的临床试验注册机构登记足以反映该试验进展的重要研究和管理信息,并向公众开放,以实现临床试验设计和实施的透明化。所有在人体中和采用取自人体的标本进行的研究,包括各种干预措施的疗效和安全性的有对照或无对照试验(如随机对照试验、病例对照研究、队列研究及非对照研究)、预后研究、病因学研究以及各种诊断技术、试剂、设备的诊断性试验,均需注册并公告。

WHO 认为:"临床试验注册具有伦理和科学的意义。所有试验参与者都期望他们对生物医学认识的贡献能被用于改善全社会的医疗保健。公开正在进行和已完成试验的信息符合试验参与者的道德责任,并可提高公众对临床研究的信任和信心。此外,临床试验注册不仅能确保追溯每个临床试验的结果,公开在研试验或试验结果信息还有助于减少不必要的重复研究。"

《赫尔辛基宣言》(2013 年版)的"研究的注册、出版和结果发布"条目,也明确要求每项涉及人类受试者的研究在招募第一个受试者之前,必须在可公开访问的数据库进行登记。

一、临床试验注册的类别

临床试验注册可分为新药临床试验注册、上市后药物与其他类型临床试验注册。新药临床试验注册是由各国政府药品管理部门负责,目前,在中国的主管部门是国家药品监督管理局,注册的目的是批准新药上市,是法定强制性注册。上市后药物临床试验是指新药上市后至撤市前全过程的临床试验,它是在真实临床条件下对广大患者中使用的药物有效性、安全性及临床和/或药物经济学的研究。上市后药物临床试验的科学性与社会性是研究人员关注的主要问题,然而,这类临床试验报告在全球范围内并没有全部纳入注册管理,是目前临床试验注册的主体和管理重点。

二、临床试验注册的发展历程

1970 年,美国首次提出临床试验注册的概念,并于 1976 年成立全球首个临床试验注册中心(癌症临床试验注册中心)。

1997 年,美国通过立法将临床试验注册纳入食品和药品管理局(Food and Drug Administration,FDA)管理。

2004 年 9 月,国际医学期刊编辑委员会(ICMJE)召开临床试验注册的第一次正式会议并发表宣言:从 2005 年 7 月 1 日起,ICMJE 成员杂志只发表已在公共临床试验注册机构注册的临床试验结果,对此前已开始招募受试者的试验,延迟至 2005 年 9 月 13 日。2004 年 10 月和 2005 年 5 月 ICMJE 先后两次对该宣言进行了补充。

2004 年 10 月,WHO 发表《纽约宣言》,该宣言认为 WHO 应牵头制订正规程序以引领全球实行统一的临床试验注册体系。同期,第十二届国际 Cochrane 协作网渥太华年会召开,会后发表《渥太华宣言》,旨在建立国际公认的临床试验注册原则。中国 Cochrane 中心代表参会并签署了《渥太华宣言》。之后,各国 Cochrane 中心陆续建立各国临床试验注册机构。

2007 年 5 月,澳大利亚、新西兰、美国和英国的临床试验注册机构被认证为第一批 ICTRP 一级注册机构。同年 7 月 25 日,中国和印度的临床试验注册机构成为第二批 ICTRP 一级注册机构。2008 年 12 月,荷兰、斯里兰卡、德国、伊朗、日本等的临床试验注册机构又相继被认证为 WHO ICTRP 一级注册机构。

2008 年 11 月,在马里巴马科召开的全球卫生研究部长论坛上,发表卫生研究行动宣言:"研发、建立和实施为确保研究过程公平、负责和透明的标准、规章及规范,包括伦理审核和实施,产品研发和生产,患者护理质量和安全,临床试验注册和结果报告,公开公正地获取试验数据、方法和信息",这使临床试验透明化成为各国政府的行动。

2011 年 6 月,英国国家医疗服务体系(NHS)成为第一个使用 WHO ICTRP 网页展示临床试验结果的合作者。

2012 年 3 月,EU Clinical Trials Register(EU-CTR)成为 WHO ICTRP 数据提供者。

2015 年 8 月,WHO ICTRP 发布的关于临床试验数据共享申明中指出"鼓励和支持共享临床试验原始数据"。

2016 年 1 月,ICMJE 发布关于共享临床试验原始数据的倡议,要求在临床试验注册时提供关于共享原始数据的计划,包括开放共享时间和途径。

2017 年 1 月,ICMJE 直接将临床试验注册纳入临床试验发表体系中第一个重要环节。

2017 年 6 月,WHO 发表临床试验透明化联合声明,要求临床试验结果数据上传至注册机构共享。

三、临床试验注册机构概况

临床试验注册机构,中文可翻译为"注册中心",英文是"Registry"或"Register"。各国卫生管理机构一致推荐由世界卫生组织领导建立全球的临床试验注册制度,并建立国际临床试验注册平台(The International Clinical Trials Registry Platform,ICTRP),对符合条件的各国注册机构进行认证,成为世界卫生组织国际临床试验注册平台的一级注册机构。由一级机构和世界卫生组织国际临床试验注册平台认证二级注册机构。获得认证的一级和二级机构负责临床试验的注册,已完成注册的临床试验资料由一级注册机构上传到世界卫生组织国际临床试验注册平台的中央数据库。由此组成全球临床试验注册机构制度。

国际临床试验注册平台是世界卫生组织的重要项目之一,其是管理机构,不接受临床试验注册。其主要负责组织专家制订符合伦理和科学要求的国际临床试验注册标准与规范;建立和管理全球临床试验中央数据库;收集全球各临床试验注册中心的注册试验记录,建立一站式检索入口;认证一级和二级注册机构。

(一)世界主要临床试验注册机构简介

WHO 注册网络(WHO Registry Network)为前瞻性试验注册提供了一个信息交流的平台,目的是通过共同的努力推动临床试验注册取得更好的效果。WHO 注册网络包括一级注册中心、成员注册中心、数据提供者等机构。

一级注册中心需要在内容、质量和有效性、可及性、唯一识别号码、技术能力和管理方面满足 WHO 注册网络的特定标准。成为一级注册中心还必须具备的前置条件包括:一是具有国家或地区权限或由政府支持。二是由非营利机构管理。三是向所有注册者开放。一级注册中心同时需要满足 ICMJE 的要求。截至 2021 年 5 月,在 WHO ICTRP 官网上登记的一级注册中心包括中国临床试验注册中心等 17 个,具体见表 15-1。

表 15-1 WHO ICTRP 一级注册机构

序号	注册机构名称	网址	成立年份
1	澳大利亚 - 新西兰临床试验注册中心 Australian New Zealand Clinical Trials Registry（ANZCTR）	www.anzctr.org.au/	2005
2	巴西临床试验注册中心 Brazilian Clinical Trials Registry（ReBec）	ensaiosclinicos.gov.br/	2010
3	中国临床试验注册中心 Chinese Clinical Trial Registry（ChiCTR）	www.chictr.org.cn/index.aspx	2007
4	韩国临床试验信息服务中心 Clinical Research Information Service（CRiS），Republic of Korea	cris.nih.go.kr/cris/en/use_guide/cris_introduce.jsp	2010
5	印度临床试验注册中心 Clinical Trials Registry-India（CTRI）	ctri.nic.in/Clinicaltrials/login.php	2007
6	古巴临床试验公共注册中心 Cuban Public Registry of Clinical Trials（RPCEC）	registroclinico.sld.cu/en/home	2007
7	欧盟临床试验注册中心 EU Clinical Trials Register（EU-CTR）	www.clinicaltrialsregister.eu/ctr-search/search	2004
8	德国临床试验注册中心 German Clinical Trials Register（DRKS）	www.drks.de/drks_web/	2008
9	伊朗临床试验注册中心 Iranian Registry of Clinical Trials（IRCT）	www.irct.ir/	2008
10	国际标准随机对照试验编号（英国）International Standard Randominsed Controlled Rrial Number（ISRCTN）	www.isrctn.com/	2000
11	日本一级注册中心网络 Japan Registry of Clinical Trials（jRCT）	jrct.niph.go.jp	2008
12	黎巴嫩临床试验注册中心 Lebanese Clinical Trials Registry（LBCTR）	lbctr.moph.gov.lb/	2019
13	泰国临床试验注册中心 Thai Clinical Trials Registry（TCTR）	www.thaiclinicaltrials.org/	2009
14	荷兰国家试验注册中心 The Netherlands National Trial Register（NTR）	www.trialregister.nl/	2004
15	泛非洲临床试验注册中心 Pan African Clinical Trial Registry（PACTR）	pactr.samrc.ac.za/	2009
16	秘鲁临床试验注册中心 Peruvian Clinical Trial Registry（REPEC）	ensayosclinicos-repec.ins.gob.pe/en/	2007
17	斯里兰卡临床试验注册中心 Sri Lanka Clinical Trials Registry（SLCTR）	www.slctr.lk/	2006

成员注册中心要达到与一级注册中心相同的标准,只是不需要具备一级注册中心的三个前置条件。数据提供者包括所有的一级注册中心和美国临床试验注册中心。

（二）中国临床试验注册中心简介

1. **中国临床试验注册中心的概况** 2007 年 7 月,世界卫生组织宣布由中国循证医学中心组建的中国临床试验注册中心,成为 WHO 国际临床试验注册平台（WHO ICTRP）一级注册机构,其是一个非营利的学术机构,注册免费。香港中文大学临床试验注册中心和中国中医科学院针灸注册中心 / 中医药临床试验注册中心是中国临床试验注册中心的二级机构。

中国临床试验注册中心接受在中国和全世界实施的临床试验注册,将临床试验的设计方案及一些必要的研究信息向公众透明;将注册试验信息提交世界卫生组织国际临床试验注册平台供全球共享,并能在其一站式检索入口检索到。如果是跨国多中心试验,可同时在实施试验的多个所在国同时注册,但需在

WHO ICTRP 申请唯一识别码,以避免重复统计和区别重复注册。

中国临床试验注册中心的宗旨是"联合中国和全球的临床医生、临床流行病学家、统计学家、流行病学家和医疗卫生管理者,严格科学地管理中国临床试验,提高其质量,为广大医务工作者、医疗卫生服务消费者和政府卫生政策制订者提供可靠的临床试验证据,让医疗卫生资源更好地服务于中国人民和全人类的健康事业。"

2. 中国临床试验注册中心的注册程序 中国临床试验注册中心的注册程序和内容完全符合 WHO 国际临床试验注册平台(WHO ICTRP)和国际医学期刊编辑委员会(ICMJE)的标准。在中国临床试验注册中心注册后,不需要再在国际上注册。所有在中国实施的临床试验均需采用中、英文双语注册。其中,来自于香港特别行政区的研究者如果使用中文确有困难,可在中文栏内填入英文。中国以外的其他国家和地区均使用英文注册。

(1)全部注册程序均为在线申报,注册网址:www.chictr.org.cn。

(2)首先在中国临床试验注册中心网站上建立申请者账户:点击 ChiCTR 首页右侧的"用户登录"区的"新用户注册"。

(3)弹出个人信息注册表,将个人信息录入此表后点击"注册",则完成账户创建。

(4)返回 ChiCTR 首页。

(5)在"用户登录"区输入用户名和密码,点击"登录"进入用户页面。

(6)点击用户页面上方的"注册新项目",则出现注册表,在第一行的语言选择项选择"中、英文"注册。

(7)将标注有红色"*"号的栏目填完后,点击注册表最后的"提交";如一次填不完注册表内容,可分步完成,每次均需选择"未填完",并点击注册表下方的"保存"。

(8)所有内容填完后请选择"待审核"和"保存",然后点击"提交";在未完成审核前,申请表内容均可修改。

(9)如资料合格,审核完成后,自提交注册表之日起两周内获得注册号。

(10)在获得注册号后第二周即可在世界卫生组织国际临床试验注册平台(WHO ICTRP)检索到已注册试验,目前 WHO ICTRP 每周四更新。

所有申请注册的试验均需提交伦理审查批件复印件。所有申请注册的试验均需提交研究计划书全文和受试者知情同意书,该项材料只用于在预审时了解注册研究的设计,以及该研究是否做了充分的准备,不会公开。中国临床试验注册中心审核专家随时对完成的注册申报表进行审核。

四、WHO ICTRP 临床试验注册标准要求

2006 年,世界卫生组织(WHO)呼吁对所有干预试验进行登记,包括 20 个条目数据。2015 年,WHO 呼吁报告试验过去和新的结果。2017 年,需要登记的条目数据增加到 24 个。根据 WHO ICTRP 的要求,一个临床试验注册只有满足至少 24 项要求才被视为完整登记,详见表 15-2。

表 15-2 WHO ICTRP 临床试验注册标准要求

序号	项目	项目说明
1	一级注册机构和试验识别号码	一级注册机构的名称和由该机构为该试验分配的唯一识别号码
2	在一级注册机构注册的日期	试验在一级注册机构正式注册的日期
3	次要识别号码	除由一级注册机构分配的其他识别号码(如果有),包括:通用试验号码;试验负责人分配的识别号码(包括记录试验负责人姓名和试验负责人分配的试验号码);其他登记机构分配的识别号码(包括资助机构、合作研究小组、监管机构等)。所有次要识别号码包括 2 个元素:颁发机构标识码(如 NCT,ISRCTN,ACTRN)和数字。次要识别号码的数量没有限制
4	资金或材料支持的来源	试验主要资金和材料来源(包括资助机构、基金会等)

续表

序号	项目	项目说明
5	主要负责人	负责发起、管理和/或资助研究的个人、组织、团体或其他法律实体,主要负责人为试验的正确注册负责,其可以是也可以不是试验的主要出资人
6	次要负责人	其他个人、组织或其他法人(如果有),次要负责人可能已同意:与主要负责人共同承担所有责任或与主要负责人组成一个小组共同承担责任等
7	公共联系人	联络人的电子邮件地址、电话号码和邮政地址,包括当前招募状态的信息。注意:此处建议提供机构信息而非个人信息,这些信息可能会发布在公共网站上
8	学术联络人	必须明确指定一名首席研究员负责科学领导。首席研究员可将科学问题咨询的责任委托给试验的科学联系人。注意:此处建议提供机构信息而非个人信息,这些信息可能会发布在公共网站上。科学问题咨询联络人必须包括:首席研究员的姓名、职务、电子邮件地址、电话号码、邮政地址和隶属关系等
9	通俗题目	以通俗易懂的语言提供给公众的标题
10	专业题目	提交给基金和伦理审查委员会的科学标题,包括试验首字母缩写词(如有)
11	招募的国家	将要、打算或已经招募受试者的国家
12	研究的健康状况或问题	研究的主要健康状况或问题,如抑郁症、乳腺癌、用药差错,如果研究是在属于干预措施目标人群(如预防性或筛查性干预措施)的健康志愿者中进行的,要输入被预防的特定健康状况或问题
13	干预措施	对于试验的每个部分记录包括简短干预名称和干预描述。干预名称:药品使用通用名称,其他类型的干预措施,提供一个简短的描述性名称。干预描述:必须足够详细,以便能够区分研究的各个部分和/或类似的干预措施
14	主要纳入和排除标准	受试者选择纳入或排除的标准,包括年龄、性别。其他选择标准可能与临床诊断、合并疾病等有关。排除标准通常用于确保患者安全。如果研究是在不属于目标人群的健康人类志愿者中进行的(如初步安全研究),输入"健康人类志愿者"
15	研究类型	研究类型包括:干预性或观察性;研究设计包括:盲法(是否采用,如有,盲的对象)、分组(单臂、平行、交叉或析因)、目的、分期(如适用)。对于随机试验,需要记录分配隐藏的机制和序列生成的方法
16	首例受试者入组日期	首例受试者预期或实际入组日期
17	样本量	试验计划入组的受试者总人数、实际入组的受试者人数
18	招募情况	试验招募情况包括:待招募,尚未登记的受试者;正在招募,正在登记的受试者;暂停招募,暂时停止招募受试者;完成招募,不再招募受试者;其他情况
19	主要结局指标	结局是可测量的事件、变量或经历,因为它们被认为可能受到干预的影响。主要结局指标是计算样本量使用的结局,或用于确定干预效果的主要结局。大多数试验应该只有一个主要结局指标。主要结局指标包括:结局的名称(不使用缩写)、测量的度量单位和方法(尽可能具体)、测量的时间点
20	重要的次要结局指标	次要结局或主要结局的次要测量时间点。次要结局可能涉及与主要结局相同的事件、变量或经历,但在主要测量时间点以外的测量。其指标要求和主要结局指标一样
21	伦理审查	伦理审查的过程信息,包括伦理委员会审查状态、批准日期、伦理委员会的名称和详细联系方式
22	完成日期	研究完成日期,收集临床研究最终数据日期
23	结果总结	包括:概要结果的发布日期;结果在期刊上首次发表的日期;结果和发表论文的 URL 超链接;基线特征;受试者流程;不良事件;结局指标;带有版本和日期的研究方案 URL 链接;小结
24	IPD 共享声明	关于拟共享个体临床试验受试者水平数据(IPD)的声明。应该声明是否共享 IPD 数据、共享什么数据、共享的时间和机制,共享给谁,用于什么类型的分析等

ICTRP 主要目的是通过制订统一的规范和标准以提高注册数据质量,促进试验信息的公众可获得性,同时为全球临床试验分配唯一的识别号,用于定位识别某个试验。同时也可帮助那些想构建或完善成为一级注册机构的网站,促进多个成员国家/地区间的相关合作,尤其是在同一个成员国家/地区或使用相同语言的成员国家/地区。

五、提交和公布临床试验结果

临床试验注册是推动临床试验透明化的第一步,建立结果数据库是促进临床试验结束后及时提交和公布试验结果的重要措施。建立结果数据库的目的包括:一是以标准化表格形式向公众提供基本试验结果(研究人员、杂志编辑、伦理审查委员会、伦理学家为受益人群);二是推动实现对受试者的伦理责任及研究结果对医学事业的贡献(患者、公众、研究社区为受益人群);三是减少出版和结果发表偏倚(医学文献使用者为受益人群);四是促进研究文献的系统回顾和其他分析(研究者和政策制订者为受益人群)。英国临床试验注册中心、美国临床试验注册中心、欧洲临床试验注册中心和澳大利亚-新西兰临床试验注册中心均要求临床试验完成后1年内提交试验结果。研究者无须提交单个患者数据,只需以表格形式将临床试验结果的总结性数据提交给注册中心。美国临床试验注册中心要求提交的基本结果信息包括:

1. 受试者流程　临床研究每一阶段受试者进展的总结,包括开始、完成和退出的受试者数量。

2. 基线特征　在临床研究开始时收集的所有受试者和各比较组的数据。这些数据包括人口学资料(如年龄、性别、种族和民族)、研究相关的特定指标(如收缩压、既往抗抑郁治疗)。

3. 结局指标　方案中描述的计划用于检测干预措施或治疗方法对受试者效果的指标。其类型包括主要指标和次要指标。

4. 不良事件　分为全因死亡(临床研究中因任何原因导致的患者死亡)、严重不良事件(导致死亡、危及生命、需要住院治疗或延长当前住院时间、导致持续或严重失能或严重干扰正常生活功能、导致先天性异常或出生缺陷的不良事件;虽然不会导致死亡、不会危及生命或不需要住院,但如果不良事件会使受试者处于上述危险之中或需要进行医学或手术干预来预防上述不良事件,则也可能被视为严重不良事件)和其他不良事件。

试验注册人提交结果信息后,注册中心的工作人员公布结果前,必须审核提交的结果,以确保研究者提交的信息意义明确且有用。

六、临床试验注册的影响因素和质量控制

(一)临床试验注册的影响因素

一项临床试验是否注册,受多方面因素影响。在全球层面,如报告规范要求、专业组织支持、医药行业协会支持、ICMIE推动等均有助于促进临床试验的注册。在地区层面,如通过立法、建立母语注册机构等,推动地区的临床试验注册。

(二)临床试验注册的质量控制

1. 对注册中心的资质要求　WHO ICTRP建立了由一级注册中心、成员注册中心、数据提供者等机构组成的注册网络。ICTRP中央数据库只接受由一级注册中心和美国临床试验注册中心提交的数据。要成为一级注册中心,除3个前置条件外,还必须在内容、质量和有效性、可及性、唯一识别号、技术能力和管理方面达到特定标准。

2. 注册数据质量控制

(1)注册信息的质量控制。注册中心审核提交的临床试验数据以保证临床试验注册信息的真实性、伦理性、科学性、准确性和完整性。如Clinical Trials.gov制订了专门的质量评价表对注册者注册时提交的数据质量进行评价,若不符合要求则返回给注册者修改。Clinical Trials.gov对注册数据质量评价标准主要包括6个方面:①真实性;②不存在明显问题;③没有无意义的数据;④无数据不匹配;⑤无内部数据不一致;⑥研究设计清楚。

(2)注册和更新时间。在临床试验开始之前就应该注册,让研究方案公之于众。2005年虽然ICMJE要求临床试验注册须在招募第一例受试者之前注册,但各注册库中相当数量的临床试验是在研究开始之后才注册的。ICMJE将研究开始后3个月内的注册称为预注册,将研究开始后3个月后的注册称为补注册。按此标准,Clinical Trials.gov有33%的研究是补注册。临床试验在实施过程中,有任何变化(如结局

指标、设计方案改变)时均要求及时更新。

(3)主要结局指标的特异性和一致性。WHO ICTRP、ICMJE 和 FDAAA 要求提供临床试验主要结局指标和次要结局指标,并对其定义,标明其具体的测量时间。对一个具体的临床试验,其主要结局指标和次要结局指标在各类记录文件中应清楚明了且完全一致。这些记录文件包括注册库的注册记录、发表的研究方案、提交给伦理审查委员会的研究方案、杂志公开发表的论文等。一项临床试验主要结局指标和次要结局指标的数量没有限制,有的临床试验的主要结局指标和次要结局指标可多达上百个。

第三节　临床试验报告规范化

临床试验报告规范化是指将试验过程的所有必要细节清楚准确地报告并发表,让公众了解试验的方法和过程,以了解证据的可靠性和适用性。国际医学期刊编辑委员会宣布从 2005 年 7 月 1 日起只发表经注册的临床试验,并率先推广实施临床试验报告的统一标准 CONSORT。中国多家医学期刊与中国循证医学中心、中国临床试验注册中心于 2006 年 4 月共同发起成立中国临床试验注册与发表协作网,宣布从 2007 年 1 月 1 日起优先发表经注册的临床试验,逐步过渡到只发表注册的临床试验。

《赫尔辛基宣言》(2013 年版)的"研究的注册、出版和结果发布"条目,明确要求研究者、作者、申办方、编辑和出版者对于研究成果的出版和发布都有伦理义务。研究者有责任公开他们涉及人类受试者的研究结果,并对其报告的完整性和准确性负责。不遵守本宣言原则的研究报告不应被接受发表。

1996 年以前,临床试验研究结果发表没有一个统一的标准,一些低质量的报告不仅降低了研究的使用价值,还可能引起误导。1996 年,随机对照试验报告的统一规范 CONSORT 声明发表,迅速得到广泛传播与应用。CONSORT 声明随着新证据的不断出现而更新,2001 年对其进行了修订,目前应用的是 2010 年修订版,该声明包含了一个流程图(图 15-1)和一份 25 项清单(表 15-3)的文件。

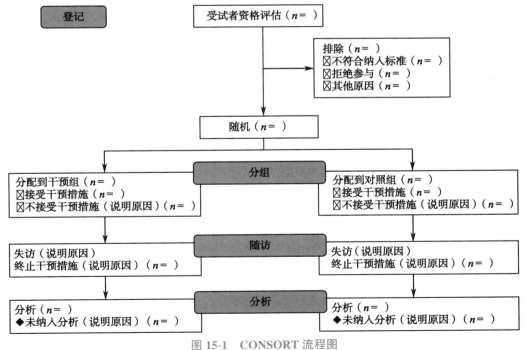

图 15-1　CONSORT 流程图

表 15-3　随机试验报告清单（CONSORT 2010）

内容与主题	编号	清单条目
题目与摘要		
	1a	题目中说明研究的性质,如随机试验
	1b	结构式摘要,包括试验设计、方法、结果和结论
引言		
背景与目的	2a	科学背景和基本原理解释
	2b	具体研究目的或假设
方法		
试验设计	3a	试验设计描述(如平行设计、析因设计),包括各组人数分配比例
	3b	试验开始后试验方法的重要改变原因说明(如受试者纳入标准)
受试者	4a	受试者选择标准
	4b	数据收集的环境和地点
干预	5	详细描述每组的干预细节便于其他研究者复制,包括他们实际上是何时及怎样实施的
结局	6a	明确定义预先确定的主要和次要结局指标,包括他们是何时及怎样评估的
	6b	试验开始后对结局进行的任何修改都应说明原因
样本量	7a	样本量确定的方法
	7b	在适当的时候,对中期分析和试验停止的原则进行解释
随机		
序列的产生	8a	随机序列产生的方法
	8b	随机化的类型,详细描述限制措施(如区组和区组长度)
分配隐匿机制	9	用于随机分配序列的机制(如顺序编号的容器),描述分配干预措施前为隐匿分配顺序所采取的步骤
实施	10	谁产生随机分配序列,谁招募受试者,谁将受试者分配到各干预组
盲法	11a	若使用了盲法,需指明谁是干预的被盲者(如受试者、服务提供者、结局评估者),盲法是怎样实施的
	11b	如果相关,描述干预措施的相似性
统计学方法	12a	用于比较组间主要和次要结局的统计学方法
	12b	附加分析方法,如亚组分析和校正组分析
结果		
受试者流程(强烈推荐使用流程图)	13a	随机分配到每一组的受试者数量,接受意向治疗的例数,进行主要结局分析的例数
	13b	随机化后每组退出和排除的例数,并说明原因
招募	14a	明确招募受试者的阶段和随访时间
	14b	试验结束或中止的原因
基线数据	15	用表格形式呈现每组的基线人口学特征和临床特征
分析的人数	16	各组纳入每一种分析的受试者数量(分母),是否按最初的分组进行分析
结局与估计	17a	每组的每一项主要和次要结局,估计效应量和精确度(如 95% 的置信区间)
	17b	对二分类结局,推荐同时呈现绝对和相对效应值
辅助分析	18	报告所有其他的分析,包括亚组分析和校正分析,说明哪些是预先设定的分析、哪些是新尝试的分析
不良反应	19	各组所有重要的不良反应或非预期的效应
讨论		
局限性	20	试验的局限性,说明潜在偏倚的来源和不精确的原因,以及出现多种分析结果的原因(如果有这种情况)
普适性	21	试验结果的普适性(外部真实性、适用性)
解释	22	解释与其他研究的一致性,权衡利弊,并考虑其他证据

内容与主题	编号	清单条目
其他信息		
注册	23	注册号和注册机构名称
研究方案	24	如有,完整的试验方案获取的渠道
基金资助	25	基金和其他资助(如药品)的来源,资助者的作用

　　CONSORT 声明因其科学性和广泛的适用性,逐渐获得广泛的认可,也推动了其他报告规范的问世。经过多年的发展,研究报告规范已经从试验性研究扩展到观察性研究、诊断准确性研究、经济学研究、方法学研究,从临床研究扩展到基础研究、社会学研究,从原始研究扩展到二次研究,从定量研究扩展到定性研究,从标准设计(如两组平行设计的随机试验)扩展到特殊设计(如整群随机试验),从普遍适用扩展到具体疾病和具体操作,从已完成研究扩展到研究方案,从报告整体扩展到报告中的某个部分,由需求发展推动的规范创新仍在持续发展中。

第四节　临床试验原始数据共享

　　近年来,临床试验原始数据(raw data)亦称为"IPD",包括受试者个人信息、测量数据、试验流程管理数据。IPD 共享是指除受试者个人隐私信息外,共享试验的结果测量数据及试验流程管理数据。

　　临床试验原始数据共享平台是指将已完成试验的原始数据(包括元数据和病例记录表所记录的数据)上传到临床试验公共管理平台,使公众可以查询。中国临床试验注册中心的临床试验原始数据共享平台是临床研究公共管理平台(Research Manager,Res-Man)的一部分功能。

一、临床试验原始数据共享的发展历史

　　1991—1996 年,英国医学研究委员会、英国卒中学会和欧盟 BIOMED-1 计划资助实施了"国际卒中试验(international stroke trial,IST)",这是最早实现 IPD 共享的研究。该试验一开始就设计为原始数据可共享,并将其计划申请了伦理委员会的评估和批准。

　　2015 年 Clinical Trials.gov 率先将临床试验结果数据共享计划列入临床试验注册内容。2015 年 8 月 WHO ICTRP 发布的关于临床试验数据共享声明中指出"鼓励和支持共享临床试验原始数据"。2016 年 1 月 20 日 ICMJE 发布关于共享临床试验原始数据的倡议,要求在临床试验注册时提供关于共享原始数据的计划,包括开放共享的时间和途径。2017 年 6 月 19 日 WHO 发表临床试验透明化联合声明,要求临床试验结果数据上传至注册机构共享。2017 年 7 月,ICMJE 通过 *JAMA* 等发表声明,要求从 2018 年 7 月 1 日起,ICMJE 成员杂志发表的所有临床试验,在报告临床试验结果时,必须包含数据共享的声明,以说明是否共享受试者水平的数据,共享哪些数据,是否同时共享研究方案、统计分析计划、知情同意表格等其他文件,准备立即还是延迟共享,共享给谁,做何用途,获取共享数据的机制等。

　　为响应国际医学期刊编辑委员会和世界卫生组织的要求,中国临床试验注册中心从 2016 年 3 月 14 日起对临床试验注册采取新的措施,要求必须提交以下信息。

　　1. 公开原始数据计划:此项要求包括两个要点。①公开原始数据日期:即时公开或试验完成后公开(要求最晚不超过试验结束后 6 个月),以及公开内容(如原始记录的数据和研究计划书);②共享 IPD 的方式或途径,如采用临床试验公共管理平台并向公众开放查询,或向研究者联系索取。需要注意的是原始数据包括元数据和病例记录表的记录数据(case record form,CRF),元数据应转录到 CRF 表里,要实现在线质量控制和在线实时质量控制只能采用基于互联网的电子采集和管理系统。

　　2. 数据保存和管理:此项可反映临床试验的管理质量。

　　3. 知情同意书中加入共享原始数据的内容。

二、临床试验原始数据共享的作用

2003 年以后,很多学者提出了共享原始数据的主张。美国学者 Ross 等认为,"通过共享 IPD 增加科学开放和信息交换将深化所有临床试验研究的价值。当临床研究者和医生为患者推荐治疗意见时,往往是基于存在偏倚影响和严重不完整的信息,这是临床实践和伦理标准均不能允许的。因此,必须通过临床试验数据充分了解药物、器材或其他治疗策略的安全性,以保障对其安全性和疗效的完全掌握。"

中国学者吴泰相等认为,"共享 IPD,一是有利于重建医学研究的公信度。二是有利于医疗技术的推广。三是提高社会公众对临床试验的参与度。临床试验注册制度大大方便了社会公众了解将要实施和正在实施的临床试验。很多公众正是通过注册信息参与到他们感兴趣的临床试验中。这也给研究团队招募受试者提供了一条途径。共享 IPD 将会增加社会公众对临床试验的了解,提高他们参加临床试验的积极性。"

三、临床试验原始数据共享面临的困境

要实现临床试验数据共享还面临许多挑战,包括受试者的隐私、商业机密、数据滥用等问题。目前,针对受试者的隐私问题,可采取对数据的编辑处理来隐匿所有受试者的个人信息来规避。针对商业机密,同样也可以进行隐匿后再公开。针对数据滥用,可通过对数据使用者设定门槛、签订使用协议等途径来加以控制。其他尚未解决的问题还包括数据所有权,赋权、受权与维权,数据共享的技术问题,数据共享内容,数据共享时间,数据共享的立法等。

复习题

1. 临床试验透明化的内涵和作用有哪些?
2. WHO ICTRP 临床试验注册的基本要求是什么?
3. 临床试验报告规范化的内容有哪些?
4. 实现临床试验数据共享的困境有哪些,其解决措施是什么?

（张建玲　郭　蕊）

第三篇
创　证

第十六章　病因性问题的系统评价

进入 21 世纪,人类疾病谱由传染病转化为慢性非传染性疾病,以预防为主的健康策略越来越受到关注。在疾病三级预防中,第一级预防即是病因预防,旨在疾病(或伤害)尚未发生时针对病因或危险因素采取措施,降低有害暴露水平,是消除疾病(或伤害)的根本措施。因此病因或危险因素的发现至关重要。在临床实践中,单一研究仅能在一定程度上论证因果关联的强度。为了获得更高质量的证据,病因系统评价应运而生。病因系统评价指针对某一病因或多个病因(或危险因素)与某疾病/健康问题之间是否存在因果关系的问题,系统、全面收集已发表或未发表的相关研究,并进行严格评价,筛选出符合质量标准的文献,进行定性或定量合成,得出当前最佳的综合结论。在临床实践中,检索病因系统评价证据是快速有效回答病因问题的最好选择,尤其是需要同时了解多个病因或危险因素与某疾病/健康问题的因果关系时。系统评价证据强度与纳入原始研究证据论证强度和质量密切相关。按论证强度高低排序依次为:前瞻性队列研究系统评价、病例对照研究系统评价和横断面研究系统评价。综上,针对病因的系统评价,对于疾病临床诊治、防控政策制订、干预方案施行具有较强的指导价值。

第一节　病因性问题概述

一、病因与危险因素研究的意义

疾病的病因学研究是正确认识疾病发生、发展机制和流行规律的基础,也是正确诊断、有效预防和治疗疾病的基础。开展病因和危险因素的证据分析与评价,对疾病的准确诊断、有效治疗和预后评估,以及对疾病的群体防治,均具有十分重要的意义。

二、病因与危险因素

（一）病因及危险因素的定义

流行病学专家 Lilienfeld 认为：那些能使人群发病概率升高的因素，就可认为是病因，其中某个或多个因素不存在时，人群发病概率就会下降。流行病学将病因称为危险因素（risk factor），或称为决定因素（determinant）、致病因素（etiological factor），其含义是指能使疾病发生概率升高的因素。病因可能是外界客观存在的物理、化学、生物和社会等有害因素，或不良心理状态及遗传缺陷等，当其作用于人体后在一定条件下可导致疾病发生。

危险因素是指与疾病发生及其消长具有一定因果关系的因素，但尚无充分依据能阐明其明确的致病效应。当这些因素存在时，其相关疾病（事件）发生率会相应增高；而被消除后，又可使该病（事件）发生率随之下降。例如，吸烟、高血压等为缺血性心脏病的危险因素。

（二）充分病因和必要病因

充分病因（sufficient cause）指有某个或某些病因存在，必定（概率为 100%）导致相应疾病发生。如人类免疫缺陷病毒（HIV）最终会导致艾滋病发生。

必要病因（necessary cause）指某疾病发生以前必定（概率为 100%）有相应某个或某些病因存在。如没有结核杆菌就不会发生结核病，没有伤寒杆菌就不会引起伤寒，结核杆菌和伤寒杆菌分别是结核病和伤寒的必要病因。必要病因的作用发生在疾病之前。

病因可以分为以下四类：①充分且必要病因；②必要但不充分病因；③充分但不必要病因；④不充分又不必要病因。

（三）病因模型

在病因概念发展历程中，代表性的病因学说有特异性病因学说和多病因学说，具有代表性的模型有特异性病因学说、三角模型、轮状模型和病因网络模型。

1. 特异性病因学说　亦称单病因学说，是指特定微生物引起特定疾病，每一种疾病都拥有特异性病原体。特异性病因学说为推动病因学发展做出了巨大贡献，至今仍有重要的价值。

2. 三角模型（triangle model）　亦称流行病学三角（epidemiologic triangle），表达了疾病的发生是由病因、宿主、环境三要素相互作用的结果。三要素各占等边三角形的一个角，当三者处于动态平衡时，人们呈健康状态，一旦某个要素发生变化，强度超过三者维持平衡的最高限度，将打破平衡，导致疾病的发生。

3. 轮状模型（wheel model）　是把环境和宿主作为一个整体，宿主处于环境之中，类似轮状，外轮为环境（包括生物、理化和社会环境），轮轴为宿主（包括遗传内核），强调了环境和宿主的关系。该模型较三角模型更接近实际，尤其是对于慢性非传染性疾病，尽管病因还不十分清楚，但一定存在于宿主和环境之中。因此，该模型有助于探索病因和防治疾病。

4. 病因网络模型（web of causation）　是将多种病因按时间顺序连接起来，形成一个病因链；多个病因链交错连接起来形成网状。该模型可以提供完整的病因因果关系路径。

三、分析病因效应关联的注意事项

在病因学研究中，对因 - 果致病关系的确定，可能出现三种情况：第一，真实的因 - 果关系；第二，虚假的因 - 果关系；第三，无关的因 - 果关系。后两者一方面可基于基础及临床医学知识进行排除，另一方面在于严格地控制质量，排除若干偏倚因素的干扰，进而识别虚假的因 - 果关系而肯定真实的因 - 果关系，主要应注意以下偏倚的控制。

（一）选择研究对象时要防止选择偏倚

病因学研究对象应是未患有被研究疾病的健康者，最佳的选择方法是随机抽样。当暴露组与未暴露组两组进行致病的因 - 果效应观察时，最佳的分组方法是随机分组法，避免人为地选择偏倚对观察结果的影响，从而确保观测结果的真实性，即使观察性研究不能做到随机分组，也应该尽量选取能代表整个暴露人群的对象。

（二）观测结果时要防止测量偏倚

病因学研究中,对被选择对象要有可靠的诊断技术,纳入对象必须是未患研究疾病的对象,因此,要求诊断性试验应具有较高的灵敏性;在试验终止时,为确诊被研究对象已患了被研究疾病,则要求应用高特异性的诊断性试验,防止对因 - 果效应的测量性偏倚。在应用某些实验性或图像性方法指标来测试致病效应及其程度时,除了准确的实验条件、试剂、仪器以及实验方法外,对测试反应的观测宜采用盲法,以避免观测和判断结果时的测量性偏倚。

（三）分析因 - 果效应时,一定要防止混杂因素

混杂因素可干扰因 - 果效应,曲解研究结果而引起不正确结论。例如,吸烟是肺癌的危险因素,高龄也是癌症的危险因素,在研究吸烟与肺癌的关系时,对于年龄较大的吸烟者就存在两种危险因素,其中,吸烟是探讨引起肺癌的研究因素,而年龄则为混杂因素。为获得准确的吸烟与肺癌的因 - 果关系,就必须防止年龄干扰。常用的办法是在观察的两组间实行年龄、性别配对或对最终结果进行分层分析或多因素分析,以排除混杂因素的影响。

（四）防止机遇因素的影响

无论是前瞻性或回顾性病因学研究,都要防止机遇因素干扰因 - 果关系的结论。通过足够的样本量限制 I 型和 II 型错误水平,防止假阳性或假阴性的显著性影响。

当排除了上述主要影响病因学研究质量的四种因素后,所获得的因 - 果效应结果才具有真实性的基础。

四、病因学因果关联的统计学指标

病因证据的临床重要性通常用关联强度（RR、OR、HR 等）来评价,涉及联系强度和精确度两个方面。

（一）联系强度

一个病因问题可以通过几种不同的研究设计来回答,不同的研究设计估计暴露和结局间联系强度的方法不同。在前瞻性队列研究联系强度以 RR 值来评价,病例对照研究中联系强度以 OR 值来评价。RR 或 OR 越是远离 1,则该研究因素与疾病存在因果联系的可能性越大,重要性也越大。客观事物间存在的联系绝大多数属于一般性联系或弱联系,联系强度弱并不能否定因果联系。

（二）联系强度的精确度

联系强度指标的 95%CI 的大小反映精确度高低。区间大说明精确度低,反之,精确度高。95%CI 不包含 1 时有统计学意义。研究精确度的高低与研究结果的重要性关系密切,精确度高的研究重要性大。

第二节 病因性问题研究方法

一、病因性问题研究设计方法

病因研究是基础医学、临床医学和流行病学研究的自然交汇处。流行病学研究和临床医学研究可为基础医学研究提供病因线索,而基础医学研究也为临床医学和流行病学的病因研究提供生物学合理性。不同研究方法各有所长,各有特点,共同致力于病因探索。这些研究方法的互相结合也产生了诸多交叉学科,如临床流行病学、分子流行病学、遗传流行病学等。若能灵活运用于病因研究中,必将有力地推动病因研究进程。流行病学中常用的病因研究设计方法有以下几种。

（一）横断面研究

提出病因问题是病因研究的起点。流行病学研究通过横断面调查和生态学研究描述疾病的三间分布特征,比较分布差异的原因提出病因线索。横断面研究可用于描述目前群体中疾病或健康状况的分布情况,而不同人群、时间和地区的疾病或健康状况分布可能因为某些原因不同,因此比较疾病或健康状况在三间分布的差异,可为后续研究提供线索,提供病因假设。

（二）队列研究

队列研究作为 RCT 不可行时的替代方案,在确定因果关系时论证强度较佳且可行性较好,但其确定因果关系的论证强度弱于 RCT。按照观察时间顺序,分为前瞻性队列研究和回顾性队列研究。前瞻性队列研究的资料收集是前瞻性的,回忆偏倚较小,可以观察多个暴露因素与结局的关系,并提供病因因素的相对危险度,对病因验证效力较强。队列研究基本原理是在一个特定人群中选择所需的研究对象,根据目前或过去的某个时期是否暴露于某个待研究因素(危险因素或保护因素),或根据其不同的暴露水平而将研究对象分成不同的组,随访观察一段时间,比较各组预后结局的差异,从而评价和检验研究因素与结局的关系。

（三）病例对照研究

病例对照研究是一种回顾性观察研究,受混杂因素的潜在影响比队列研究大,可用于探索疾病危险因素以及初步检验病因假设,适用于罕见病和潜伏期长的疾病的研究。病例对照研究中分析、比较的指标为病例组某一因素的暴露率和对照组的暴露率。若两组暴露率有差别,则可认为该因素与研究的疾病在统计学上存在关联。再进一步分析暴露因素与疾病之间的关联强度大小,估计各种偏倚对研究结果的影响程度。最后借助病因推断原则及方法,推断出暴露因素与疾病的关系。

二、病因性问题研究设计常见偏倚

病因性问题不同研究设计方法存在不同的偏倚,如选择偏倚、信息偏倚、失访偏倚等。

1. **选择偏倚**　选择偏倚包括主观选择研究对象,即选择研究对象具有随意性。包括:将随机抽样当作随意抽样;任意变换抽样方法,如原本根据出院号来随机选择(抽样),之后又改用入院号等其他方法来抽样;调查对象因不愿合作或其他原因不能或不愿参加调查而降低了应答率;幸存者偏倚,即所调查到的对象均为幸存者,使得调查结果有一定的局限性和片面性。上述情况均可导致选择偏倚的发生。

2. **信息偏倚**　信息偏倚包括报告偏倚、回忆偏倚、调查偏倚和测量偏倚等。报告偏倚指询问调查对象有关问题时,由于种种原因回答不准确;回忆偏倚指调查对象对过去的暴露史或疾病史等回忆不清;调查偏倚指调查员有意识地深入调查某些人的某些特征,而不重视或马虎对待其他人的这些特征;测量偏倚指在资料收集过程中测量工具、检验方法不正确,化验操作不规范等。

三、病因性问题研究实施步骤

病因研究首先是依靠描述性研究探索疾病发生的影响因素,再运用逻辑推理提出病因假说,然后通过分析性研究方法对病因假说进行检验,最终通过试验性研究证实假说,具体见图 16-1。

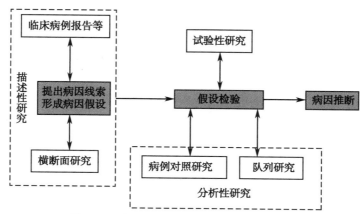

图 16-1　病因性问题研究的基本流程与方法

（一）提出病因线索,建立病因假设

建立病因假设的过程是根据描述性研究结果进行逻辑推理的过程。其中,最常用的逻辑方法是 Mill

准则。Mill 准则包括求同法、求异法、同异共求法、共变法和剩余法。

（二）检验假设

描述性研究提出病因假设，需经过分析性研究进行论证。常见的分析性研究方法有病例对照研究和队列研究两种。论证步骤一般是先做病例对照研究，然后做队列研究。病例对照研究不受疾病发生频率的限制，可在短时间内得到结果，但该研究设计是由"果"推"因"，因此只能确定两者之间的相关性，进行初步假设检验；而队列研究是由"因"及"果"的研究，通过直接比较暴露组与非暴露组的发病率，计算出关联强度，从而更加有效地检验病因假设。

（三）验证假设

无论是通过流行病学，还是通过实验医学或临床医学研究方法获得病因假设，最终仍需在人群中用实验流行病学的方法进行验证。常用的研究方法包括临床试验、现场试验和社区试验。

临床试验是验证病因的可靠手段之一，尤其是随机对照试验论证强度更高。例如，为了证实高浓度氧疗与早产儿眼部疾病的因果联系，Lanman 等采用了随机对照试验，一组早产儿持续使用高浓度氧治疗，另一组采用低浓度氧疗或不吸氧，结果明确了该病和高浓度氧之间的因果联系。随着循证医学的迅速发展，为病因学研究提供了更多有力证据，如多项 RCT 的 meta 分析和系统综述被认为是论证强度更高的研究证据。

现场试验和社区试验统称为现场干预试验，其目的是评价干预措施效果，同时也是验证病因的重要方法。例如，20 世纪 40—50 年代，通过在饮用水中加适量氟化钠有效降低了人群龋齿发病率，也明确了两者之间的因果关联。

（四）因果推断

通过基础医学、临床医学和流行病学的病因研究，可以得到一些发病的危险因素或病因线索，从而建立起可能的因果关联。但这些联系是否真实，还需要进一步进行科学分析和推断。首先，因与果存在时间上的先后相随以及空间上的相伴存在；其次，在推断是否存在因果关联时，必须仔细审查因果关联是否有偏倚，是否由机遇形成，还要排除虚假联系和间接联系，然后用因果推断的原则进行确定；最后，因果推断时应遵循关联的强度、可重复性、特异性、剂量反应关系、生物学合理性、关联一致性、试验证据、时序性、相似性、预测力等原则，其中存在关联以及关联的时间特征是判断因果关系的必要和特异条件。

第三节　病因性问题的系统评价流程及实例解析

一、病因性问题系统评价

病因学研究是正确认识疾病发生和流行规律的基础，也是准确诊断、有效预防和治疗疾病的基础。病因性问题的系统评价是为了系统总结现有病因学证据，进一步挖掘基线信息与病因之间的关系，提供更为可信的病因学证据。

二、病因性问题系统评价流程及实例解析

案例：一位患有不孕症的育龄期女性想通过卵巢刺激药物来达到治疗不孕症的目的。通过查阅相关资料，她得知这些卵巢刺激药物可能会影响子宫内膜功能，促使子宫内膜癌发生，但她又看到有研究表明卵巢刺激药物对子宫内膜癌没有影响。为此她询问医生接受卵巢刺激药物治疗是否会造成子宫内膜癌？风险有多大？使用哪种药物的风险更高？

（一）研究背景

子宫内膜癌是一种常见癌症。2009 年至 2013 年，每年每 100 000 名女性中有 25.4 人患子宫内膜癌；每年每 100 000 名女性中有 4.5 人死于这种疾病。不孕是子宫内膜癌公认的危险因素，与生育能力低下相关的疾病通常也会增加子宫内膜癌患病风险，近期的一些研究正在探索治疗不孕症的各种药物对子宫内

膜癌风险的影响。现有相关研究存在着比较零散、结果不一致等特点,有待通过对现有研究的系统评价,以进一步科学评估不孕症治疗药物与子宫内膜癌间的因果联系。

（二）提出病因问题和构建系统评价题目

构建病因问题的基本要素为患者 / 人群（patient/population）、暴露因素（intervention）、对比暴露（comparison）、结局指标（outcome）和研究类型（study），可概括为 PICOS 原则,分解如下:

P: 患不孕症的育龄期女性;

I: 接受卵巢刺激药物治疗;

C: 未接受卵巢刺激药物治疗;

O: 患子宫内膜癌;

S: 队列研究或病例对照研究。

基于以上要素,构建的病因学问题系统评价题目为:卵巢刺激药物治疗对不孕症女性子宫内膜癌影响的（队列研究 / 病例对照研究）系统评价。

（三）文献检索

系统评价是将原始研究证据进行合成的过程,检索原则为最大限度地获取相关研究文献,因此,应以原始研究数据库为主,同时辅以手工检索、参考文献回溯和灰色文献的检索,检索策略如下。

1. 检索的数据库包括 CENTRAL、MEDLINE（Ovid）、EMBASE,可同时检索中文数据库如 CNKI、万方数据库、维普数据库等,还检索了灰色文献库 Open Grey、ProQuest、Clinical Trials.gov、Zetoc 和主要的会议报告。检索时间为建库至 2016 年 7 月,同时配合手工检索和参考文献回溯。

2. 关键词包括 ovulation induction（促排卵药物）、reproductive techniques（生殖技术）、selective estrogen receptor modulators（选择性雌激素受体调节剂）、infertility（不孕症）、estrogen（雌激素）、gonadotropins（促性腺激素）等。

3. 具体检索策略如表 16-1 所示。

表 16-1　文献检索策略

检索步骤	检索式
#1	MeSH descriptor:［Ovulation Induction］explode all trees
#2	（ovar*near/5（stimulat*or hyperstimulat*or hyper-stimulat*or enhanced follicular recruitment）
#3	MeSH descriptor:［Fertility Agents］explode all trees
#4	（（fertil*or infertil*or subfertil*）near/5（drug*or agent*）
#5	MeSH descriptor:［Reproductive Techniques, Assisted］explode all trees
#6	（（assist*near/5 reproduct*）or ART or（in vitro near/5 fertili*）or IVF or ICSI or intracytoplasmic sperm injection）
#7	MeSH descriptor:［Selective Estrogen Receptor Modulators］explode all trees
#8	（selective next（estrogen or oestrogen）next receptor next modulator*）
#9	（SERM*or tamoxifen or clomiphene or clomifen*）
#10	MeSH descriptor:［Gonadotropins］explode all trees
#11	MeSH descriptor:［Gonadotropin-Releasing Hormone］explode all trees
#12	（gonadotropin*or luteinizing hormone*or follicle stimulating hormone*or LH or FSH or HMG or HCG or GnRH*）
#13	#1 or #2 or #3 or #4 or #5 or #6 or #7 or #8 or #9 or #10 or #11 or #12
#14	MeSH descriptor:［Uterine Neoplasms］explode all trees

续表

检索步骤	检索式
#15	MeSH descriptor：［Endometrial Hyperplasia］explode all trees
#16	（endometr*or uter*or womb）near/5（cancer*or carcinoma*or malignan*or neoplas*or tumor*or tumour*or adenocarcinoma*or sarcoma*or leiomyosarcoma*or hyperplasia*）
#17	#14 or #15 or #16
#18	#13 and #17

（四）文献筛选

文献筛选是指根据预先制订的纳入排除标准,从检索获得的所有文献中收集能够回答临床问题的研究。主要依据 PICOS 原则确定纳入排除标准,一般由 2 名研究者独立筛选文献、提取资料并交叉核对。如有分歧,则通过讨论或与第三方协商解决。文献筛选时首先阅读文题,在排除明显不相关的文献后,进一步阅读摘要和全文以确定是否纳入。如有需要,通过邮件、电话联系原始研究作者获取未报告但对本研究非常重要的信息。

该案例根据纳入排除标准进行筛选。纳入标准:①队列研究或病例对照研究;②卵巢刺激药物治疗不孕症与子宫内膜癌的相关性研究。排除标准:①研究主题不符,即不满足研究适应证;②报告的相关指标数据不足;③纳入研究的对象数量不足。按照此纳入排除标准,本案例文献筛选流程及结果见图 16-2。

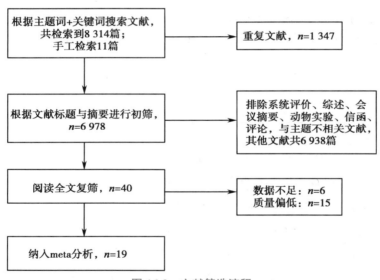

图 16-2 文献筛选流程

（五）资料提取

资料提取是指按照纳入排除标准,将纳入研究的结果和所有有价值的信息正确地收集并记录下来。资料提取是 meta 分析中的一个关键步骤,直接影响结果的准确性。为了保证资料提取的准确性,要求两位评价人员各自独立地提取资料,然后互相复核,准确无误和意见统一后才输入统计软件。

资料提取表条目的设置不要过于繁杂,亦不能过于简单,不同的系统评价的资料提取表虽各不相同,但基本项目是一致的。

该案例资料提取内容包括:①纳入研究的基本信息,如研究题目、第一作者、发表杂志、发表文献国家、发表文献时间、发表文献类型等;②研究对象的基线特征,如样本量、种族、性别、年龄、对象的来源、妇科疾病和生殖系统疾病史、失访/退出/脱落人数;③暴露相关因素;④偏倚风险评价的关键要素;⑤所关注的结局指标和结果测量数据。此外,还要提取最大调整变量 OR/RR 及 95%CI、标准化发病率、发病率比等(表 16-2)。

表 16-2　资料提取表

Items	Study characteristics
General information	Title, Author, Year, Journal, Clinical setting
	Geographical setting (country, region)
Study characteristics	Study period, Study design
	Cohort size (for cohort studies only)
	Cohort characteristics (for cohort studies only)
	Number of incident cases in the cohort (for cohort studies only)
	Number of cases (for case-control studies only)
	Reference group
Characteristics of participants	Inclusion and exclusion criteria
	Mean age of total cohort (for cohort studies only)
	Mean age of exposed women (for cohort studies only)
	Mean age of cases (for case-control studies only)
	Mean age of controls (for case-control studies only
	Race, Gravidity, Parity, Histology
	Gynecological and reproductive history
	Definition of infertility, Type of infertility
Interventions	Type and agent of fertility treatment
	Dosage of fertility treatment
	Number of fertility treatment cycles
	Age at time of first fertility treatment
	Years since time since first fertility treatment
Results	Effect estimate type, Effect estimate
	Exclusion of first year of follow-up
	Sub-analysis provided
	Lower confidence limit, Upper confidence limit

（六）纳入研究偏倚风险评估

1. 研究证据来自何种研究设计类型及论证强度　不同类型的研究设计证实病因的能力存在明显差别。在对病因学研究证据进行评价时，必须考虑证据来自何种研究设计类型，如表 16-3 所示。

表 16-3　不同设计类型病因学研究的论证强度

研究设计类型	时间性	可行性	论证强度
随机对照试验	前瞻性	差	++++
队列研究	前瞻性	较好	+++
病例对照研究	回顾性	好	++
横断面调查	断面	好	+
个案调查、病例报告	现在,回顾	好	+/-

对于本案例,子宫内膜癌这类疾病通常可采用队列研究和病例对照研究来探讨危险因素和病因,论证

病因的能力较强。

　　2. 研究证据的评价工具　本案例主要纳入了队列研究和病例对照研究,下面主要探讨病例对照研究的评价方法,队列研究的评价方法见其他相应章节。本案例对证据的评价采用 Cochrane 偏倚风险评估工具,以 "Use of fertility drugs and risk of endometrial cancer in an Italian case-control study—Parazzini 2010" 为例,根据 RevMan5.3 软件进行具体评价,结果如表 16-4 所示。此外,图 16-3 展示了所有纳入研究文献的质量情况。

表 16-4　病例对照研究的 Cochrane 偏倚风险评估

纳入研究	评价条目	依据
选择偏倚 (可比性)	高风险	依据:"Cases were 454 women with incident, histologically confirmed endometrial cancer, and no earlier diagnosis of cancer" 意见:Cases were recruited consecutively 依据:"Women admitted for gynecological or hormone-related conditions or any medical conditions associated with long-term dietary changes were not eligible as controls. Women with a history of hysterectomy were excluded from the control group" 意见:Hospital-based controls; No comparability on cause of subfertility, diabetes mellitus, polycystic ovary syndrome (PCOS), and obesity was ensured
选择偏倚 (混杂)	高风险	依据:"Conditional logistic regression models, conditioned for matching variables (center and quinquennia of age) and adjusted for calendar period of interview, education, body mass index, age at menarche, menopausal status, parity, oral contraceptive and hormone replacement therapy use" 意见:Analyses inadequately controlling for potential confounding factors
实施偏倚	高风险	依据:"Information was collected by trained interviewers with a standard questionnaire" 意见:Exposure to ovary-stimulation drugs ascertained by structured questionnaires, both for cases and controls; blindness of inter viewer not stated
测量偏倚	低风险	依据:"Cases were 454 women (median age 60 years; range 18-79) with incident, histologically confirmed endometrial cancer, and no earlier diagnosis of cancer" 意见:Assessors of cancer status were blinded to exposure status
失访偏倚	低风险	依据:"Fewer than 5% of the cases and controls approached refused to be interviewed" 意见:Adequate participation rate in final analysis
报告偏倚	低风险	意见:All of the study's prespecified (primary and secondary) out comes that were of interest in the review have been reported in the prespecified way
其他偏倚	高风险	Non-RCT study

　　病例对照研究还可采用纽卡斯尔 - 渥太华量表(Newcastle-Ottawa Scale, NOS)进行评价。NOS 量表包括研究人群选择、组间可比性、结果测量。NOS 对文献质量的评价采用了星级系统的半量化原则,满分为 9 分,达到 6 分以上可认为该文献质量良好(表 16-5)。

表 16-5　病例对照研究 NOS 评价量表

栏目	条目	评价标准
研究人群选择	病例确定是否恰当(1分)	①恰当,有独立的确定方法或人员 *;②恰当,如基于档案记录或自我报告;③未描述
	病例的代表性(1分)	①连续或有代表性的系列病例 *;②有潜在选择偏倚或未描述
	对照的选择(1分)	①与病例同一人群的对照 *;②与病例同一人群的住院人员为对照;③未描述
	对照的确定(1分)	①无目标疾病史(端点)*;②未描述来源

续表

栏目	条目	评价标准
组间可比性	设计和统计分析时考虑病例组和对照组的可比性(2分)	①研究控制了最重要的混杂因素 *；②研究控制了任何其他的混杂因素 *（此条可以进行修改用以说明特定控制第二重要因素）
结果测量	暴露因素的确定(1分)	①固定的档案记录（如外科手术记录）*；②采用结构式访谈且不知访谈者是病例或对照 *；③采用未实施盲法的访谈（即知道病例或对照的情况）；④未描述
	采用相同的方法确定病例组和对照组的暴露因素(1分)	①是 *；②否
	无应答率(1分)	①病例组和对照组无应答率相同 *；②描述了无应答者的情况；③病例组和对照组无应答率不同且未描述

注：满分9分；* 代表达到相应条件即得相应分数。

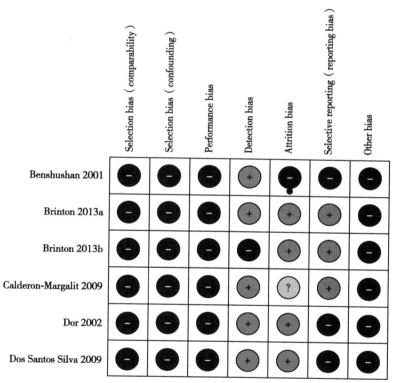

图 16-3 文献质量评估交通信号图

（七）数据分析

1. **定性描述** 首先将纳入研究的关键信息提取后，以表格的形式展示，形成纳入研究基本情况表，使用证者据此大致了解纳入研究的主要特征，以及其偏倚风险情况。

2. **定量分析** 包括合并效应量的选取及 meta 分析两个过程，其中合并效应量选取主要根据研究设计类型确定，队列研究一般可选用 RR 值，病例对照研究一般选用 OR 值，率差 RD 应慎用，应对合并效应量进行 95%CI 估计；meta 模型主要根据异质性研究结果确定，如纳入研究异质性较小，则采用固定效应模型进行合并，如异质性较大且无法通过亚组分析方法解决时，则宜采用随机效应模型进行数据合并。

3. **亚组分析和异质性调查** 根据数据可用性，按治疗药物的亚型、年龄组、不孕的原因、癌症的组织学类型、剂量、卵母细胞数量等进行亚组分析。

4. **敏感性分析** 在本案例中，由于可用研究数量不足，没有对每种类型的效应量进行敏感性分析。

同样，基于偏倚风险评估的敏感性分析虽然计划进行，但由于在所有检查的研究中存在高偏倚风险，并未进行。仅对暴露队列中平均随访时间或中位随访时间超过 10 年的研究进行敏感性分析。

5. **发表偏倚评估** 本案例采用 Egger's 回归分析，结果为 P=0.102（ >0.05），漏斗图结果见图 16-4，因此可以认为不存在发表偏倚。

SE（log[RR]）
0
0.5
1
1.5
2
RR
0.005
0.1
1
10
200
Subgroups
○SIR ◇OR □IRR △HR ×RR

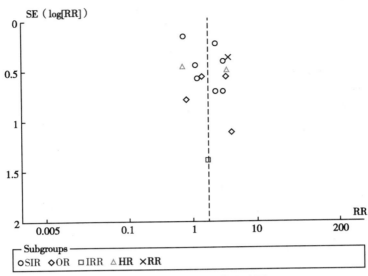

图 16-4 发表偏倚评估漏斗图

（八）结果报告

1. 实例分析：共有 19 项研究符合纳入标准（共 1 937 880 名受试者）。以不孕症女性为对照组的 6 项研究发现，暴露于任何卵巢刺激药物与增加子宫内膜癌的风险无关（RR=0.96，95% CI 0.67~1.37），见图 16-5（证据质量：非常低）。以一般人群为对照组的 15 项研究发现，暴露于任何卵巢刺激药物后，子宫内膜癌的风险增加（RR=1.75，95% CI 1.18~2.61）。

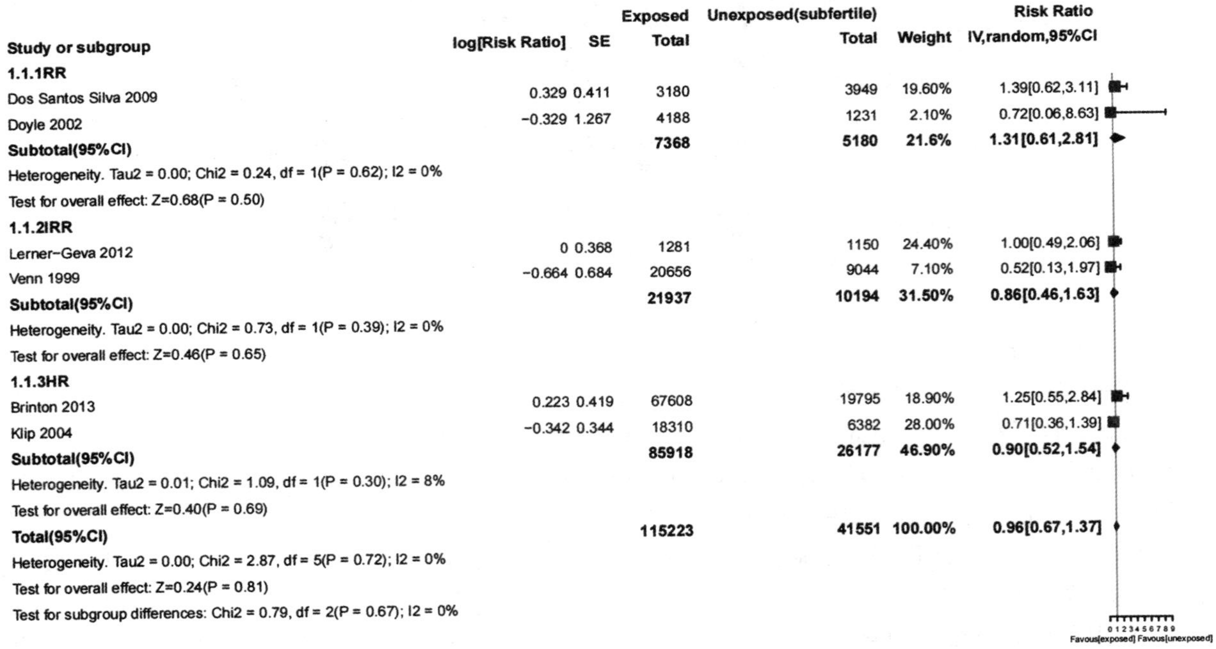

Study or subgroup
log[Risk Ratio] SE
Exposed Total
Unexposed(subfertile) Total
Weight
Risk Ratio IV,random,95%CI
1.1.1RR
Dos Santos Silva 2009 0.329 0.411 3180 3949 19.60% 1.39[0.62,3.11]
Doyle 2002 −0.329 1.267 4188 1231 2.10% 0.72[0.06,8.63]
Subtotal(95%CI) 7368 5180 21.6% 1.31[0.61,2.81]
Heterogeneity. Tau2 = 0.00; Chi2 = 0.24, df = 1(P = 0.62); I2 = 0%
Test for overall effect: Z=0.68(P = 0.50)
1.1.2IRR
Lerner-Geva 2012 0 0.368 1281 1150 24.40% 1.00[0.49,2.06]
Venn 1999 −0.664 0.684 20656 9044 7.10% 0.52[0.13,1.97]
Subtotal(95%CI) 21937 10194 31.50% 0.86[0.46,1.63]
Heterogeneity. Tau2 = 0.00; Chi2 = 0.73, df = 1(P = 0.39); I2 = 0%
Test for overall effect: Z=0.46(P = 0.65)
1.1.3HR
Brinton 2013 0.223 0.419 67608 19795 18.90% 1.25[0.55,2.84]
Klip 2004 −0.342 0.344 18310 6382 28.00% 0.71[0.36,1.39]
Subtotal(95%CI) 85918 26177 46.90% 0.90[0.52,1.54]
Heterogeneity. Tau2 = 0.01; Chi2 = 1.09, df = 1(P = 0.30); I2 = 8%
Test for overall effect: Z=0.40(P = 0.69)
Total(95%CI) 115223 41551 100.00% 0.96[0.67,1.37]
Heterogeneity. Tau2 = 0.00; Chi2 = 2.87, df = 5(P = 0.72); I2 = 0%
Test for overall effect: Z=0.24(P = 0.81)
Test for subgroup differences: Chi2 = 0.79, df = 2(P = 0.67); I2 = 0%
0 1 2 3 4 5 6 7 8 9
Favous[exposed] Favous[unexposed]

图 16-5 暴露于任何卵巢刺激药物与患子宫内膜癌的风险比森林图

2. 仅纳入使用枸橼酸氯米芬的不孕症女性(92 849 名受试者)的研究有 5 项。研究结果表明两者在高剂量和多周期间呈正相关(RR=1.32,95% CI 1.01~1.71)。另外 4 项研究发现,与一般人群对照组相比,使用枸橼酸氯米芬的不孕症女性的子宫内膜癌风险增加(RR=1.87,95% CI 1.00~3.48)。然而这些数据资料并不能阐明这种相关性是由于枸橼酸氯米芬或治疗本身造成的。

3. 以未接受促性腺激素治疗的不孕症女性作为对照,研究结果显示促性腺激素组的子宫内膜癌的风险增加(RR=1.55,95% CI 1.03~2.34)。另外 2 项研究以一般人群作为对照,发现两者在患病风险上没有差异(RR=2.12,95% CI 0.79~5.64)。而在同时暴露于枸橼酸氯米芬和促性腺激素治疗的研究中,没有发现这种相关性。这表明患子宫内膜癌的主要因素可能是不孕症,而不是干预措施(RR=2.99,95% CI 1.53~5.86)。

(九) 讨论与结论

系统评价的讨论部分主要分为三个部分:第一,对纳入研究的特征以及偏倚风险评估情况进行描述和分析,使读者了解该研究问题现有证据的概况;第二,针对 meta 分析的结果进行讨论,寻找基础医学和临床医学研究证据,用于解释和佐证 meta 分析中的发现;第三,对本系统评价的主要局限进行描述和讨论,为研究的开展提供思路和方向。系统评价的结论是在讨论的基础上高度的概括和总结,细致分析在系统评价/meta 分析过程中遇到的问题的可能原因和解决方案,以及对临床实践和科研的指导意义。如在本案例中,基于现有证据的合成分析,是否可以认为卵巢刺激药物治疗会增加服药者子宫内膜癌的发病风险,该结果的可信度如何,此外,还可以根据现有研究的局限,提出对未来研究的展望。

在撰写讨论和结论时,还应尽可能站在国际的视角,而不是局限于某一个特定的国家和地区。系统评价/meta 分析作者应该明白:不同的证据使用者或患者面对同样的证据可能做出完全不同的决策,系统评价分析的主要目的是客观提供此前所有的证据信息,而不是劝导人们。讨论和结论应该帮助证据使用者充分理解证据对于决策的价值和意义,应避免在假设的干预措施和价值的基础上向证据使用者推荐。

复习题

1. 流行病学病因的概念是什么?
2. 流行病学病因研究的基本过程和主要方法有哪些? 因果论证强度如何?
3. 如何开展病因学研究证据的真实性评价?
4. 评价病因学研究证据重要性的指标有哪些?
5. 病因系统评价制作的基本流程有哪些?

（陈　润　苏　莉）

第十七章 诊断性试验的系统评价

疾病的正确诊断是临床工作的重要部分,是进一步进行临床治疗和干预的前提。临床医生在进行诊断时常常采用两种模式,一种为经验判别法,即将患者的情况和以前的类似患者进行比较,如果发现当前患者和以前的某个患者情况相同或相似,就根据经验做出初步诊断,属于经验医学的范畴;另一种为分析推理法,即总结患者的病史特点并结合诊断方面已有的证据,利用证据来分析、推理患者的诊断。在临床上,医生往往同时应用两种方法,一般是先根据经验快速诊断,如不能解决问题则采用较慢的分析推理方法。

在分析推理诊断疾病的过程中,证据的真实性、可靠性和临床价值对临床医生的正确诊断发挥重要作用。诊断性试验的系统评价是针对同一个(类)诊断试验的多个小样本研究结果进行汇总分析,提高了估计可靠性和精度,为临床诊断疾病、判断病情严重程度等提供了更加可靠的证据。本章将从理论和实践层面,逐步讲解诊断性试验的系统评价。

第一节 诊断性试验研究概述

一、基本概念

(一)诊断性试验

诊断性试验(diagnosis test)是指通过观察测量研究对象的健康状况,从而确定或排除疾病的试验或检查方法,可为疾病诊断及鉴别诊断提供重要依据,也可用于判断疾病的严重程度,估计疾病的临床过程、治疗效果及预后,筛选无症状的患者和监测药物不良反应等。诊断性试验包括通过病史和体检所获得的临床资料,各种实验室检查,各种影像学检查,其他特殊器械检查,各种公认的诊断标准等。

(二)金标准

金标准(gold standard)又称为标准诊断性试验(standard diagnostic test)、参考标准(reference test)等,指当前医学界公认的用于诊断疾病最可靠的方法,或者是一种被广泛接受或认可的具有高敏感度和特异度的诊断方法。金标准可以是单项诊断性试验,也可以采用多项试验的结果综合判断。结合临床具体情况,通常采用活体病理组织检查、手术探查、尸体解剖、特殊影像诊断(如冠脉造影)或其他公认的综合临床诊断标准作为金标准。如果金标准选择不当,就会造成对研究对象"有病"和"无病"划分上的错误,造成疾病分类偏倚。

(三)诊断性试验分期

试验分期指的是从一个诊断指标最初在实验室被发现,到最后作为诊断性试验进入临床应用所经历的时期或阶段。诊断性试验分期包括三个阶段:Ⅰ期是探索阶段,通常包括少量患者,比较确诊病例和健康者中诊断性试验的表现。Ⅱ期是挑战阶段,将新的诊断性试验与另一个已存在的诊断性试验相比,在更大范围的患者中评价其表现;在此阶段通常会增加研究对象,包括不易诊断的患者和临床上需要鉴别诊断的对照等。这两期通常是回顾性病例对照研究。Ⅲ期是临床阶段,其目标是尽可能准确和无偏倚地获得诊断试验准确性的估计,因此研究人群应尽可能地接近目标人群,通常是大样本的疑似该病的人群。Ⅲ期采用前瞻性研究,以避免回顾性研究常发生的偏倚。

二、诊断性试验的准确性评价指标

为了便于理解,根据诊断试验的结果和金标准的结果建立一个四格表(表 17-1),根据诊断试验的四格表,可出现 4 种情况:真阳性(患病组中诊断试验阳性)、假阳性(非患病组中诊断试验阳性)、假阴性(患病组中诊断试验阴性)和真阴性(非患病组中诊断试验阴性)。

表 17-1　评价诊断性试验的四格表

项目		金标准		
		患病	未患病	合计
诊断性试验	阳性	a(真阳性)	b(假阳性)	$a+b$(阳性人数)
	阴性	c(假阴性)	d(真阴性)	$c+d$(阴性人数)
	合计	$a+c$ (患病人数)	$b+d$ (非患病人数)	$a+b+c+d$ (受检总人数)

(一)敏感度与假阴性率

1. **敏感度**(sensitivity,SEN)　又称真阳性率(true positive rate,TPR),是实际患病且诊断试验结果阳性的概率,反映被评价诊断试验发现患者的能力。该值越大越好,敏感度只与患病组有关。能够诊断出尚处于初期或早期的目标疾病的诊断试验,或能够反映出目标疾病微小变化的诊断试验为敏感性诊断试验。

$$SEN=a/(a+c)\times100\%$$

2. **假阴性率**(false negative rate,FNR)　又称漏诊率(omission diagnostic rate,β),是实际患病但诊断试验结果为阴性的概率。其与敏感度为互补关系,也是反映被评价诊断试验发现患者的能力,该值愈小愈好。

$$FNR=c/(a+c)\times100\%=100\%-敏感度$$

(二)特异度与假阳性率

1. **特异度**(specificity,SPE)　又称真阴性率(true negative rate,TNR),是实际未患病且诊断试验结果为阴性的概率,反映鉴别未患病者的能力,该值愈大愈好。特异度只与未患病组有关。用于鉴别诊断的诊断试验特异度达到 85% 以上者可称为高特异度的诊断试验。

$$SPE=d/(b+d)\times100\%$$

2. **假阳性率**(false positive rate,FPR)　又称误诊率(mistake diagnostic rate,α),是实际未患病而诊断试验结果阳性的概率。其与特异度为互补关系,也是反映鉴别未患病者的能力,该值愈小愈好。

$$FRP=b/(b+d) \times 100\%=100\% - 特异度$$

（三）似然比

在应用敏感度和特异度评价诊断试验时,两者彼此是独立进行的,但实际上在诊断试验中两者存在本质上的联系,是相互牵制,不可截然分开的。不同的诊断试验临界值具有不同的敏感度和特异度。敏感度升高,特异度下降;特异度升高,敏感度下降。因此,在评价诊断试验时仅描述敏感度和特异度远不能反映诊断试验的全貌。似然比(likelihood ratio,LR)是反映敏感度和特异度的复合指标,从而全面反映诊断试验的诊断价值,比敏感度和特异度更稳定,更不易受患病率的影响。

1. 阳性似然比(positive likelihood ratio,+LR)　为金标准确定患病的受试者中出现阳性试验结果的概率与非患病受试者中出现阳性试验结果概率的比值大小或倍数,即真阳性率与假阳性率之比,因此,+LR 越大,表明该诊断试验误诊率越小,也表示患目标疾病的可能性越大。

$$+LR= 真阳性率 / 假阳性率 = SEN/(1-SPE)$$

2. 阴性似然比(negative likelihood ratio,–LR)　为金标准确定患病的受试者中出现阴性试验结果的概率与非患病受试者中出现阴性试验结果概率的比值大小或倍数,即假阴性率与真阴性率之比,因此,–LR 越小,表明该诊断试验漏诊率越低,也表示患目标疾病的可能性越小。

$$-LR= 假阴性率 / 真阴性率 =(1-SEN)/SPE$$

（四）准确度与约登指数

1. 准确度(accuracy,Ac)　表示诊断试验中真阳性例数和真阴性例数之和占全部受检人数的百分比,反映的是正确诊断患病者与非患病者的能力。准确度高,真实性好。

$$Ac=(a+d)/(a+b+c+d) \times 100\%$$

2. 约登指数(Youden's index,YI)　又称正确诊断指数,是一项综合性指标。该指数常用来比较不同的诊断试验。约登指数于 0~1 间变动,用于判断诊断试验能正确诊断患病者和非患病者的能力。

$$约登指数 =(灵敏度 + 特异度)-1$$

（五）验前概率和验后概率

验前概率(pre-test probability)是临床医生根据患者的临床表现及个人经验对该患者患目标疾病可能性的估计值。验后概率(post-tet probability)主要指诊断试验结果为阳性或阴性时,对患者患目标疾病可能性的估计。验前概率和验后概率常被用来评价诊断试验。临床医生希望了解当诊断性试验为阳性时,患目标疾病的可能性有多大,诊断性试验阴性时排除某病的可能性有多大,这就需要用验后概率来进行估计。

$$验前比(Pre-test odds)= 验前概率 /(1- 验前概率)$$
$$验后比(Post-test odds)= 验前比 \times 似然比$$
$$验后概率 = 验后比 /(1+ 验后比)$$

（六）诊断比值比

诊断比值比(diagnostic odds ratio,DOR)指患病组中诊断试验阳性比值(真阳性率与假阴性率之比)与非患病组中诊断试验阳性比值(假阳性率与真阴性率之比)之比。

$$DOR=(a/c)/(b/d)$$

（七）ROC 曲线下面积

ROC 曲线即受试者工作特征曲线(receiver operating characteristic curve,ROC curve),当诊断试验结果以连续分组或计量资料表达时,将分组或测量值按大小顺序排列,随意设定出多个不同的临界值,从而计算出一系列的敏感度 / 特异度(至少 5 组),以敏感度为纵坐标,"1- 特异度"为横坐标绘制曲线,称为ROC 曲线(图 17-1)。ROC 曲线由多个临界值相对应的敏感度和假阳性率(1- 特异度)构成,曲线上的各个点表示相应临界值的敏感度和特异度,所以 ROC 曲线综合反映了诊断试验的特性,即诊断试验对目标疾病的诊断价值。也可以通过 ROC 曲线确定诊断试验最佳临界点。当漏诊与误诊都重要时,往往选择曲线最靠近左上角的点为最佳临界点,这样可同时满足灵敏度与特异度的要求。ROC 曲线下面积(area under curve,AUC)反映了诊断试验的准确性。ROC 曲线下面积范围在 0.5~1。面积为 0.5 时,与图中斜线下的面积相同,即说明该诊断试验没有诊断价值,面积在 0.5~0.7 时说明诊断试验有较低的准确性,面积在 0.7~0.9 时说明诊断试验有一定的准确性,面积>0.9 时则有较高的准确性。

AUC 是根据梯形原理计算获得的,其大小可以用来比较不同诊断试验的诊断效率。AUC 的 95%CI 表示为 AUC ± 1.96SE,非参数统计是目前常用的比较 AUC 大小的方法。

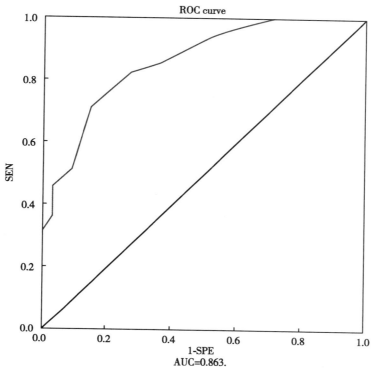

图 17-1　诊断试验 ROC 曲线示意图

三、诊断性试验的可靠性评价指标

(一)变异系数

变异系数(coefficient of variation,CV)可反映在相同条件下重复测量的数值变量资料的结果稳定性。

$$CV = 标准差 / 均数 \times 100\%$$

(二)符合率

符合率又称为一致率,指对同一对象进行重复诊断结果一致的百分比,如表 17-2 所示。

表 17-2　诊断试验的四格表

甲方法	乙方法		合计
	阳性	阴性	
阳性	A	B	R1
阴性	C	D	R2
合计	C1	C2	N

$$符合率 = (A+D)/N \times 100\%$$

(三)Kappa 值

Kappa 值是用于判断不同诊断试验之间校正了随机因素之后的一致率,其含义是实际符合率与最大可能符合率之比。Kappa 值介于 -1 到 1。一般认为,0.75~1.00 符合度很好,0.40~0.74 符合度一般,

0.01~0.39 符合度缺乏。

$$Kappa = 实际符合率 / 最大可能符合率$$

$$实际符合率 = 观察符合率 - 机遇符合率，最大可能符合率 = 1 - 机遇符合率。$$

其中，观察符合率 $=(A+D)/N$，机遇符合率 $=(R1C1/N+R2C2/N)/N\times100\%$。

四、诊断性试验的临床应用价值的评价指标

（一）患病率

患病率（prevalence，P）是指金标准诊断的阳性患者人数占检测纳入人群总数的比例，注意不是自然人群中的患病率。

$$P=(a+c)/(a+b+c+d)\times100\%$$

（二）预测值

预测值（predictive value，PV）是反映应用诊断试验的检测结果来估计受试对象患病或不患病可能性大小的指标。根据诊断试验结果的阳性和阴性，将预测值分为阳性预测值和阴性预测值。

1. **阳性预测值**（positive predictive value，+PV）　指诊断试验结果为阳性者中真正患者所占的比例。对于一项诊断试验来说，+PV 越大，表示诊断试验阳性的受试对象患病的概率越高。

$$+PV = a/(a+b)\times100\%$$

2. **阴性预测值**（negative predictive value，-PV）　指诊断试验结果为阴性者中真正无病者所占的比例，-PV 越大，表示诊断试验阴性的受试对象未患病的概率越高。

$$-PV=d/(c+d)\times100\%$$

第二节　诊断性试验研究方法

一、诊断性试验研究设计方法

（一）病例对照研究

选择一组肯定患有某种疾病的患者作为病例组，并选择一组肯定不患有该种疾病的对象作为对照组（对照组可为患其他疾病患者或健康人），两组均进行诊断试验，根据结果评估诊断试验的准确性（图 17-2）。病例对照研究选择研究对象时已明确其是否患有某种疾病，容易发生选择性偏倚或部分核实偏倚。

（二）队列研究

连续纳入所有怀疑患有某种疾病的患者，同步进行诊断试验和金标准检查，再通过盲法评估两者的结果。该研究设计保证纳入研究对象与临床实践具体情况相似，且每名可疑患者均进行金标准检查，能较好地避免选择性偏倚或部分核实偏倚（图 17-3）。

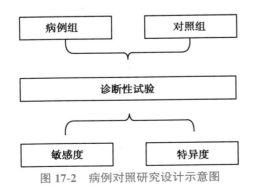

图 17-2　病例对照研究设计示意图

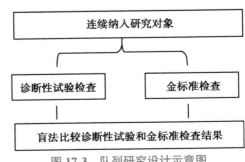

图 17-3　队列研究设计示意图

二、诊断性试验研究实施步骤

诊断性试验研究实施步骤见图 17-4。

三、诊断性试验常见偏倚

（一）疾病谱偏倚

诊断试验要求研究对象能代表该疾病谱的所有患者，包括不同阶段、不同类型、不同病程、不同严重程度等的患者。但在实际工作中，可能只纳入了诊断明确的典型病例和诊断明确的健康者，疾病早期患者、易与类似疾病混淆的患者未纳入，从而导致诊断试验的真实性被高估，从而产生偏倚，这种偏倚称为疾病谱偏倚（spectrum bias）。

（二）参考试验偏倚

参考试验偏倚（reference test bias）是指因为所选择的金标准不准确，可能会造成错分偏倚，即金标准将无病者错分为有病者，有病者错分为无病者，进而影响诊断试验的准确性评价。

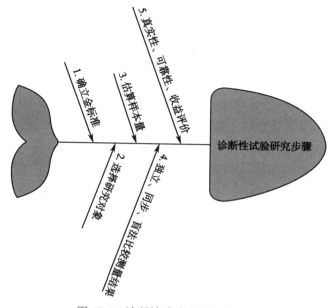

图 17-4　诊断性试验研究实施步骤

（三）检查偏倚

检查偏倚（work-up bias）是指在实际临床工作中，只有诊断试验结果阳性的才会进一步采用金标准加以确诊，而诊断试验阴性者一般直接认定为无病，导致假阴性的数据缺失，从而影响诊断试验的真实性评价。

第三节　诊断性试验系统评价流程及实例解析

一、诊断性试验系统评价

诊断性试验系统评价是通过系统、全面地搜集诊断性试验研究，严格按照预先制订的纳入标准筛选研究，依据国际公认的诊断性试验质量评价工具（如 QUADAS）评价纳入研究质量，并进行定性描述或用合成受试者工作特性曲线进行定量分析的一种全面评价诊断试验准确性和可靠性的研究方法。诊断性试验的系统评价结果主要用于诊断或排除某种疾病，判断疾病的严重程度，筛查无症状患者及检测药物不良反应等。

二、诊断性试验系统评价流程与实例解析

案例：患者，男，57 岁，3 个月前无明显诱因出现右上腹持续性胀痛，无放射，逐渐加重，10 天前出现发热，体温最高达 37.8℃，伴乏力、腹胀、纳差、尿少、尿黄。查体发现巩膜轻度黄染，胸前可见蜘蛛痣，浅表淋巴结未触及肿大。肝肋下 3cm，质硬，无触痛，Murphy 征（–）。腹部 B 超发现肝右叶近肝门处有一大小约 7.0cm × 5.5cm 病变，边界不清，内部回声。实验室检查发现，血总胆红素 38.5μmol/L，结合胆红素 23.2μmol/L，白蛋白 28g/L，球蛋白 38g/L，ALT 60U/L，AST 98U/L，HBsAg（+），脱 -γ- 羧基凝血酶原（des-γ-carboxy prothrombin，DCP）异常升高，能否根据上述信息初步诊断该患者为原发性肝癌？

（一）研究背景

研究背景需要介绍该系统评价所涉及主题的研究现状、研究意义、研究目的等，主要阐明系统评价的内容是什么，为什么要做这个系统评价，能实现什么目的等。

原发性肝癌(primary hepatocellular carcinoma,PHC)起病隐匿,多数患者明确诊断时,已丧失了最佳的治疗时机。早期诊断是改善 PHC 预后,拯救患者生命的关键。目前,PHC 的早期诊断主要依靠血清肿瘤标志物和肝脏影像学检查。由于原发性肝癌的隐匿性和早期 PHC 影像学表现的非典型性,依据影像学检查进行早期诊断难度大且可靠性低,急需寻找特异的标志物应用于原发性肝癌的早期诊断。甲胎蛋白是临床广泛使用的 PHC 血清标志物,但其在其他肿瘤中也呈较高表达,故敏感性、特异性均不尽人意。研究发现,脱 -γ- 羧基凝血酶原(des-γ-carboxy prothrombin,DCP)可能具有潜在的诊断 PHC 的价值。迄今,已有较多依据 DCP 诊断 PHC 的相关研究,但这些研究样本量小,PHC 诊断标准不同,研究质量各异,DCP 检测方法及临界值不一,因此有必要系统评价血清 DCP 用于 PHC 早期诊断的价值,为临床实践提供证据。

(二)提出诊断问题

选择临床医疗实践中不确定、有争议的临床诊断问题,并根据 PICOS 原则分解和架构问题。在诊断性试验的系统评价中,P 为研究对象,I 为待评估试验,C 为参照试验(可以是标准试验或金标准),O 为诊断试验真实性指标(如灵敏度、特异度、准确度、诊断比值比、阳性似然比、阴性似然比等),S 为研究类型。

本案例中,提出的问题是 DCP 评估疑似患者是否患 PHC 的准确性如何?其中,P 为疑似肝癌患者,性别、年龄、种族、国籍不限;I 为待评价试验,即血清 DCP 检测;C 为参考试验,即病理学检查或公认的影像学检查;O 包括但不限于敏感度、特异度、阳性似然比、阴性似然比等;S 作者未进行限制,包括国内外公开发表的所有血清 DCP 诊断 PHC 的诊断性试验。

(三)文献检索

文献检索的总体要求是尽量全面地检索研究主题相关的所有文献。对于母语非英文的作者,我们认为需严格实现对英文数据库和母语数据库的检索。目前尚缺乏针对诊断试验的专门索引,常规索引基本能检出诊断试验明确且目的单一的文献。

1. **数据库与检索词** 检索的数据库应包括中文的维普、万方、CBM、CNKI,英文的 CENTRAL、MEDLINE、EMBASE。检索词应包括研究对象、待评价试验等。

2. **专业期刊** 需检索与研究对象或待评价诊断试验相关的专业期刊。

3. **灰色数据库** 如未正式见刊的研究报告、会议论文、硕(博)士论文、临床试验注册平台进行中的研究等。

4. **纳入文献的参考文献** 这是一项颇有争议的检索措施,可能会增加引用偏倚,作者请谨慎把握。

该案例检索了 PubMed、EMBASE、Cochrane Library、MEDLINE(Ovid)、CNKI、VIP、万方数据库和CBM 数据库,中文检索词包括肝癌、肝肿瘤、异常凝血酶原、脱 -γ- 羧基凝血酶原、维生素 K 缺乏诱发的蛋白质等;英文检索词包括 primary hepatocellular carcinoma、PHC、HCC、liver cancer、des-gammacarboxy prothrombin、des-γ-carboxy prothrombin、DCP、PIVKA-Ⅱ、protein induced by vitamin K absence 等。其中,PubMed 的检索策略如下。

#1 carcinoma,hepatocellular［MeSH］

#2 liver neoplasms

#3 primary hepatocellular carcinoma

#4 PHC

#5 HCC

#6 liver cancer

#7 #1 OR #2 OR #3 OR #4 OR #5 OR #6

#8 prothrombin［MeSH］

#9 des-γ-carboxy prothrombin

#10 DCP

#11 PIVKA-Ⅱ

#12　#8 OR #9 OR #10 OR #11

#13　#7 AND #12

此外,该案例还追溯了纳入文献的参考文献,以补充获取相关文献。

(四) 文献筛选

1. 制订纳入排除标准　满足 PICOS 所界定的文献均可纳入,但需要对照研究目的排除不满足研究设计需要的文献。

(1)研究对象(P):在队列研究的设计中,研究对象为疑似罹患目标疾病的患者,但需注意,理想的研究对象是该疾病发展谱上各阶段患者而非典型的患者,因为后者可能高估诊断价值。在病例对照研究设计中,研究对象是以目标疾病的确诊患者为病例组,以不患该病的人群为对照组,但病例组往往是病情严重、特征明显的典型患者,而对照组往往是健康人,缺乏该病的不典型患者或早期患者,因此病例对照设计往往使得诊断试验的价值被高估。本案例纳入文献的研究对象为所有的疑似肝癌患者,不论性别、年龄、种族、国籍。

(2)待评价试验(I):Cochrane 的系统评价一般不主张过度限制待评价试验的范畴,但需注意待评价试验的诊断阈值、试验本身的异质性。本案例纳入文献的待评价试验为血清 DCP 检测,检测方法不限。

(3)参照试验(C):一般采用临床上公认的诊断该疾病的标准方法,参照试验可以是一系列检查方法的综合判定结果,也可以是病理检查等可以确诊该疾病的方法。本案例纳入文献的参照试验为病理学检查或公认的影像学检查,未描述影像学检查的具体方法。

(4)目标疾病(O):为到目前为止医学领域定义的目标性功能失衡或 / 和器质性异常,如心肌梗死可能是心肌的器质性异常,癫痫可能是特定脑区的放电功能失衡,但多数疾病可能是功能失衡与器质性异常同时或相继出现。诊断性试验的目的就是识别出是否存在目标性功能失衡或器质性异常或兼而有之。本案例纳入文献要求所提供的参照试验和待评价试验的结果数据能提取并制作成为 2×2 的四格表,以方便计算灵敏度、特异度等指标。

(5)设计类型(S):包括队列研究和病例对照研究两种类型,最好是只纳入队列研究。本案例纳入文献要求是国内外公开发表的血清 DCP 诊断 PHC 的诊断性试验,未区分设计类型。

此外,本案例对以下文献进行了排除:①未描述肝癌的具体诊断标准或未经上述金标准诊断的文献;②无法直接或者间接获得四格表数据或全文的文献;③检测标本为患者或对照人群的组织或其他体液者的文献;④非中、英文文献。

2. 筛选流程　总体要求是两个人、盲法、同步、多阶段筛选。两个人指的是采用统一的纳入排除标准,由至少两名研究者分别进行文献筛选;盲法指两名研究者在筛选过程中不讨论,但每一阶段完成之后筛选结果需一致,如有分歧,通过讨论或请第三方协助判断解决;同步指的是两名研究者同时进行文献筛选;多阶段指首先通过阅读题目筛选,保留下来的文献阅读摘要筛选,保留下来的文献进一步阅读全文进行筛选。文献筛选过程中需注意,前两阶段筛选从宽,避免把合适文献错误地筛除;最后一阶段筛选从严,保证所有文献均符合研究所需。

本案例中,由 2 位评价员独立筛选文献并交叉核对,如遇分歧,则咨询第三方协助判断,文献筛选时首先阅读文题和摘要,在排除明显不相关的文献后,进一步阅读全文,以确定最终是否纳入。

(五) 纳入研究的质量评价

纳入文献的质量会直接影响系统评价中汇总真实性评价结果的可靠性。低质量研究设计所致有偏倚的结论可发生于各个阶段,如对象纳入的选择性偏倚、诊断试验实施中的信息偏倚、参照试验不当所致错误分类偏倚、数据分析或结果报告时可能出现结果解读偏倚等。利用 Cochrane 协作网推荐的 QUADAS 可以识别这些偏倚是否存在。最新版的评估工具是 QUADAS-2,采用表格展示 11 个条目的评价结果,如表 17-3。每部分纳入的相关标志性问题的回答"是""否"或"不确定",可对应将偏倚风险等级判定为"低""高"或"不确定"。

本案例中,依据 QUADAS-2 评估工具,由两名研究者独立进行纳入文献的质量评价。

表 17-3 QUADAS-2 中文版条目

领域	条目
病例选择	是否纳入了连续或随机的病例
	是否避免了病例对照类研究设计
	研究是否避免了不恰当的排除
待评价试验	待评价试验的结果判读是否在不知晓金标准试验的结果下进行
	若使用了阈值,那么它是否是事先确定的
金标准	金标准是否可以正确地区分目标疾病状态
	金标准结果判读是否使用了盲法
病例流程和进展情况	待评价试验和金标准之间是否有恰当的时间间隔
	是否所有的患者接受了金标准
	所有的患者是否只接受了一个相同的金标准
	是否所有病例都纳入了分析

（六）资料提取

与一般的系统评价相似,需要先设计数据提取表,内容有:①一般情况,包括文章题目、作者姓名、发表年份、文献来源等;②基本特征,包括研究对象的年龄、性别、人种等基本信息,研究场所,参考试验,待评价试验,研究设计,样本数量等;③结局指标,主要包括四格表中的真阳性数、假阳性数、真阴性数、假阴性数等。

本案例中,由两名研究者同步、独立进行数据提取,如果提取结果有分歧时,第三方参与讨论以决定有分歧数据如何提取。资料提取内容主要包括:①纳入研究的基本特征,包括第一作者、发表年份、文种、研究国家、试验例数、检测方法、临界值、金标准、病因、对照组构成等;②偏倚风险评价的关键要素;③所关注的结局测量指标数据,如真阳性值、假阳性值、真阴性值、假阴性值等。

（七）数据分析

数据分析部分应详细介绍所使用的软件、异质性检验方法和判别依据、结果汇总方法、亚组分析方法、合并结果敏感性分析、潜在偏倚评估、检验水准等。

本案例采用 RevMan 5.3 软件和 Meta Disc 1.4 软件进行 meta 分析。采用 I^2 指数来判断异质性大小,若 $P>0.10$ 且 $I^2<50\%$ 表明研究间异质性不大,此时采用固定效应模型进行合并;若 $P\leqslant0.10$ 且 $I^2>50\%$,表明研究间异质性较大,采用随机效应模型进行合并。根据金标准分别列出 DCP 诊断 PHC 的 2×2 四格表,计算合并敏感度、特异度、阳性似然比、阴性似然比和诊断比值比,同时绘制 SROC 曲线并计算曲线下面积,评价 DCP 试验的诊断价值。然后根据研究对象的特点进行 meta 回归分析来寻找引起异质性的潜在因素,同时进行了亚组分析。

（八）结果报告

汇报的结果应包括但不限于以下信息:①文献筛选流程图,用以描述文献筛选的过程及文献来源;②纳入研究基本特征,是分析评价本系统评价结果外部适应性的依据;③纳入研究的质量评价结果,是判断结论是否可靠,是否具有临床价值的重要依据;④SROC 曲线（summary ROC curve）和森林图,是诊断试验系统评价结果中最重要的部分,反映了原始研究阈值效应、异质性大小,汇总结果是什么、效应度多少、精确度如何等问题;⑤敏感性分析,反映系统评价汇总结果的稳健性。

本案例汇报了以下结果。

1. 文献筛选流程图 初检出相关文献 926 篇,经逐层筛选后,最终纳入 50 篇文献,包括 15 099 例患者,其中中文文献 26 篇,英文文献 24 篇。筛选过程见图 17-5。

2. 纳入研究的基本特征 纳入研究基本特征包括国家、总例数、TP、FP、TN、DCP 临界值、检测方法、肝癌病因、金标准诊断方法等,因纳入研究较多,表 17-4 仅呈现部分纳入研究的基本特征。

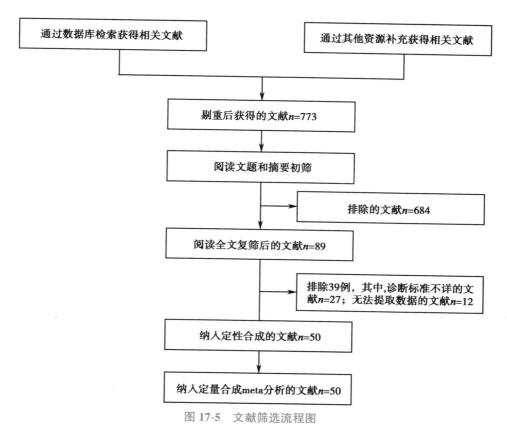

图 17-5　文献筛选流程图

表 17-4　部分纳入研究的基本特征

纳入研究	国家	总例数	TP	FP	TN	FN	DCP 临界值	检测方法	肝癌病因	金标准诊断
Basthtiar 2010	印度尼西亚	220	88	4	92	36	4.5ng/ml	ELASA	乙肝、丙肝	病理组织学或临床综合
Beale 2008	英国	91	39	8	33	11	40mAU/ml	ELASA	酒精肝和非酒精肝	病理组织学或临床综合
Choi 2013	韩国	168	56	4	74	34	40mAU/ml	ELASA	乙肝、丙肝、酒精肝、脂肪肝	病理组织学或临床综合
Cui 2003	中国	210	64	13	77	56	40mAU/ml	EIA	乙肝	病理组织学或临床综合

注:TP:真阳性值;FP:假阳性值;TN:真阴性值;FN:假阴性值;ELISA:酶联免疫吸附测定;EIA:酶联免疫分析。

3. 纳入研究的质量评价　见图 17-6。

4. 合并效应　ROC 曲线平面散点图不呈"肩臂"状,Spearman 相关系数 $\rho=0.112$,$P=0.439$,说明敏感度对数及(1- 特异度)对数呈负相关,不存在阈值效应。但诊断比值比的森林图及 Q 值发现,每一个研究的诊断比值比分布较为离散,且 $Q=304.29$,$P<0.0001$,表明存在非阈值效应引起的异质性,故采用随机效应模型进行合并分析。

血清 DCP 诊断 PHC 的 $Sen_{合并}$、$Spe_{合并}$、$LR_{合并}$、$-LR_{合并}$、DOR 和 AUC 分别为 0.69 [95% CI(0.67,0.70)]、0.89 [95% CI(0.89,0.90)]、7.35 [95% CI(6.08,8.90)]、0.31 [95% CI(0.27,0.35)]、26.63 [95% CI(20.42,34.73)] 和 0.909 9(图 17-7)。

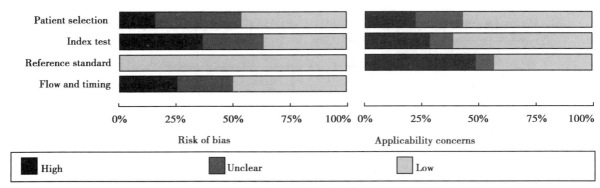

图 17-6　纳入研究的偏倚风险评价（QUADAS-2）

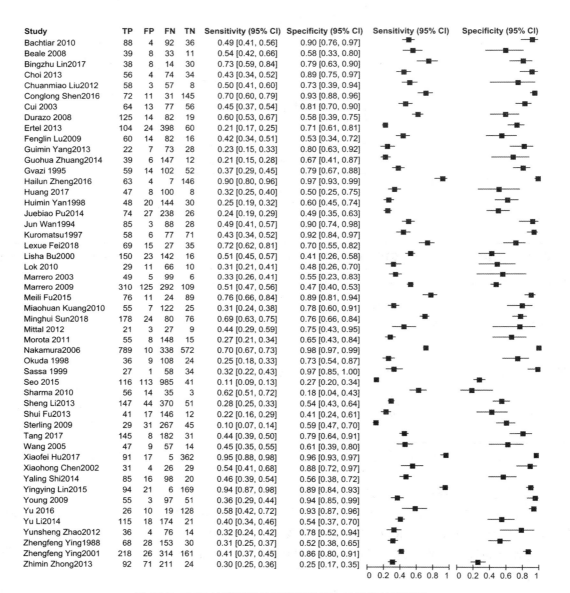

图 17-7　DCP 诊断原发性肝癌灵敏度和特异度的森林图

（九）讨论与结论

对系统评价的结果进行合理的解释和分析，有助于读者更好地了解汇总结果的实际意义如何、临床价值有多大、未来研究需要关注哪些问题等。

本案例的结果显示,血清 DCP 诊断 PHC 的合并敏感度及特异度分别为 69% 和 89%,说明漏诊率和误诊率分别为 31% 和 11%,提示血清 DCP 识别非 PHC 的能力较高,但精确诊断 PHC 的能力相对较低。敏感度和特异度的最大聚合点的 SROC 曲线 Q 值均为 304.29,SROC 曲线下面积 AUC 为 0.909 9,表明 DCP 诊断 PHC 的总准确性较高。本案例中 DOR 值为 26.63,表明 DCP 诊断 PHC 具有较高的准确性。综上所述,该案例结果提示 DCP 诊断 PHC 具有较高的诊断效能,尤其具有较高的特异度,有助于明确诊断。但受纳入研究的数量和质量限制,上述结论尚需开展更多高质量研究予以验证。

(十)更新系统评价

诊断试验的系统评价也需要定期更新。在原来的系统评价基础上,定期纳入新的诊断试验按步骤进行系统评价,确保系统评价的时效性。

复习题

1. 简述诊断性试验的定义、金标准的定义和诊断性试验的分期,并说明诊断性试验和金标准的异同。
2. 简述诊断性试验研究的设计要点。
3. 诊断性试验研究的评价指标有哪些?简述每个指标的含义。
4. 简述诊断性试验系统评价的定义及实施步骤。
5. 请自行选择一个诊断性试验,设计一份系统评价方案。

(周远忠 汪俊华)

第十八章　防治性问题的系统评价

学习目标

【知识目标】掌握防治性研究的概念和系统评价制作步骤;熟悉防治性研究常用的设计方法、检索
数据库、质量评价工具和统计学指标选择;了解防治性研究设计的重要性。

【能力目标】具有制作防治性问题系统评价的能力。

【素质目标】树立正确的生命观、价值观,培养求真务实的工作作风和科学严谨的工作态度。

　　证据是循证医学的核心,治疗性问题的证据是循证医学中最常用的证据。它要求时效性、可及性、高质量,对临床实践具有指导性的作用。多年来,治疗性研究一直是临床研究的重点领域,产生了大量的原始研究证据,但结果往往因研究设计和质量不同而存在较大差异,使临床工作者在寻找依据时难以抉择。因此,防治性问题的系统评价十分必要。防治性问题系统评价流程与其他系统评价流程大致相同,但每一步的具体问题、具体方法仍有差异。本章将结合防治性研究的特点详细介绍常见的防治性问题研究设计方法,并通过实例分析此类系统评价数据收集、处理过程中可能遇到的实际问题和解决办法。

第一节　防治性问题概述

一、防治性研究

　　临床医学的核心任务是疾病的防治,在临床实践中,最常见的问题无疑是疾病的治疗问题。疾病防治的主要手段是医疗干预,通常包括药物治疗、手术治疗、改变生活方式、健康教育、康复治疗等。与医疗干预措施目的相一致的良好结局常称为医疗干预措施的"效益",如降压药物降低心血管事件发生率、抗抑郁药物提高患者生活质量等。但干预措施也可能导致不良事件发生,称为医疗干预措施的"危害"。医疗干预措施的效果如何、危害多大,需要严格评价。评价医疗干预措施用于疾病预防和治疗所产生结局(包括效果和危害)的研究常称为防治性研究。

二、效力与效果

　　效力(efficacy)指干预措施在理想条件下所能达到的最大期望作用。理想条件是相对于实际条件而言,通过人为地设计和限制,使研究获得最好的内部真实性,以明确干预措施的特异性作用。因此,进行效力研究时常有严格的纳入排除标准。

　　效果(effectiveness)指干预措施在真实条件下所能达到的作用大小,又称疗效。在真实条件下,患者

群体、药物的剂量等都是临床随机试验研究中不可能完全覆盖的。因此,其内部真实性不如效力研究,但是外推效果会比较好。效果反映一项干预措施在实际应用时作用的大小,往往随地区和人群的不同而不同,主要由效力和外在的医疗卫生条件两个因素决定。

三、不良反应与不良事件

1. **药物不良反应**(adverse drug reaction,ADR) WHO 的定义为药品在预防、诊断、治疗疾病或调节生理功能的正常用法用量下,出现的有害的和意料之外的反应。我国《药品不良反应报告和监测管理办法》中规定:药品不良反应是指合格药品在正常用法用量下出现的与用药目的无关或意外的有害反应。两种定义均排除了无意或故意的超剂量误用、药物滥用(包括吸毒)以及不按规定使用药品等情况。一般来说,药品不良反应是指因果关系已经确定的反应。

2. **不良事件**(adverse event,AE) 是指治疗期间发生的任何不良医学事件。一般包含临床新出现的偶然事件及不良反应,如在使用某种药物期间出现的病情恶化、并发症、各种原因的死亡、各种事故等。药品不良事件与用药虽然在时间上相关联,但因果关系并不能确立,明确为药品所致须经分析评估。

3. **严重不良事件**(serious adverse event,SAE) 特指发生在任何剂量的比较严重的不良事件,包括如下任何一种:①导致死亡;②危及生命;③致癌、致畸、致出生缺陷;④导致永久或严重的残疾/能力丧失;⑤导致住院治疗或延长住院时间。

4. **药物群体不良事件**(drug group adverse event,DGAE) 是指同一药物在使用过程中,在相对集中的时间、区域内,对一定数量人群的身体健康或者生命安全造成损害或者威胁,需要予以紧急处置的事件。

5. **重要不良事件**(important adverse events) 指的是除严重不良事件外,发生的任何导致采用针对性医疗措施(如停药、降低剂量和对症处理)的不良事件和血液学或其他实验室检查明显异常。

四、洗脱期与滞后效应

1. **洗脱期**(wash-out period) 在经过各阶段的治疗后,停药一段时间,确认前一阶段的治疗效应已经消失,试验对象又回到自然状态,以保证后一时期的治疗结果不受前一时期治疗的影响,即没有所谓的滞后效应。实际上,准备阶段也属于洗脱期,是为了消除入组前其他药物的可能干扰作用。

2. **滞后效应**(carry-over effect) 在交叉设计中,前一阶段的处理效应可能会干扰后面不同阶段的处理效应,这种前一阶段的处理在后续的阶段中仍然存在的效应称为滞后效应。滞后效应常常被认为是药物残留效应,实际上还包括有心理效应、第一阶段用药导致耐药性而产生的撤退效应,以及患者因用药而改变的身体状况所导致的遗留效应。

第二节 防治性问题研究方法

一、防治性问题设计方法

防治性研究设计按是否随机分组可以分为随机对照研究和非随机对照研究两大类。

(一)随机对照研究

1. **随机对照试验** 通过随机分组的方式使得所有的研究对象有同等的机会分配到某一个治疗组,各组同时进行随访观察,比较其结果的差异,对治疗措施的效果做出评价。根据 RCT 设计原理,各组间结果的差别应归因于所接受治疗方案的不同。RCT 采用对受试者、医务人员、数据分析人员中某方面或几个方面设盲,以减少测量偏倚,常称为随机对照盲法试验。RCT 被认为是疗效评价的金标准方法,但是 RCT 研究设计的缺点是在具体实施时有一定的难度,对伦理学的要求较高。如果所要研究的结局发生很低,就需要很大的样本,随访时间很长,实施相当困难。此外,对受试者有相对严格的入选排除标准,试验对各种因素的控制较为严格,其试验结果应用于其他人群时会受到一定的影响,即存在外推性或外部真实性的问题。

2. 交叉设计试验　交叉设计(cross-over design)是按事先设计好的试验顺序,在各个时期对研究对象先后实施不同处理,以比较各处理组间的差异。交叉设计时可以采用完全随机设计或随机区组设计来安排受试对象。该设计不仅平衡了处理顺序的影响,而且能把处理水平间的差别、时间先后的差别和试验对象间的差别分别进行分析。

交叉设计试验最简单的形式是完全随机分组的两处理、两阶段交叉设计,即 2×2 交叉设计。假定有两种处理因素 A 和 B,先将受试对象完全随机分为两组,然后将 A、B 两种处理因素先后施于同一批受试对象,第一组受试对象在第一阶段接受 A 处理,第二阶段接受 B 处理,试验顺序为 A、B;第二组受试对象在第一阶段接受 B 处理,第二阶段接受 A 处理,试验顺序为 B、A。交叉设计中第一阶段与第二阶段之间的间隔时间称为洗脱期。原则上应在第一个阶段试验中使用的处理因素作用消失后方可进入第二阶段试验,否则两阶段的处理效应重叠。如果处理因素是药物,洗脱期一般为药物的 6~8 个半衰期。此外,还应注意处理因素的生物学作用特点,如阿司匹林的半衰期仅 0.5 小时,可是它对血小板的影响至少需要 1 周才会消失,因此其洗脱期应是 10 天左右。

交叉设计时应当注意:①各种处理因素不能相互影响,即受试对象在接受第二种处理时,不能有前一种处理因素的残滞效应。因此两次处理之间应有适当间隔,即足够时间的洗脱阶段。②应采用盲法进行观察,使研究者和患者都不知道有效药物在哪一阶段使用,以提高受试对象的依从性。③不宜用于具有自愈倾向或病程较短的疾病研究。

3. 群随机对照试验(cluster randomized controlled trial,cRCT)　又称整群随机对照试验或成组随机对照试验(group randomized controlled trial),是将研究对象以一群(或一组)受试者为分配单位进行随机分组,一个单位称为一个群,并以群为单位分配到不同的处理组进行干预试验的一种设计方法。群可以是社区、工厂、医院、学校,也可以是车间、病房、家庭。这类试验中的随机化是以群(而非受试者个体)为单位进行的,如果一个群被分配到试验组,则该群中的所有受试者均接受试验组的干预措施。在大型疫苗临床试验、社区干预试验等研究中,以群为单位进行随机分组便于组织实施。分组单位的不同是群随机对照试验区别于传统随机对照试验的重要标志。群随机对照试验可以弥补传统随机对照试验特定情况下的不足。例如,进行群随机对照试验,除可以估计疫苗的间接保护效力,还可避免未接种者受到疫苗间接保护的沾染(contamination)而低估疫苗的效果(对照组的发病率低于真实水平)。如果以个体为单位进行随机分组并开展干预,很难避免因家庭或社区内部交流而产生的沾染,同一个家庭或社区的对照组研究对象可能会受到试验组干预效果的影响,群随机对照试验则可以较好地解决这一问题。此外,在适当的条件下采用群随机对照试验有利于开展某些基于群体或环境的干预措施,提高群体依从性。

(二)非随机对照研究

非随机对照研究(non-randomized study,NRS)是指任何未采用随机方法将研究对象分配到比较组来评价干预措施获益或危害的定量研究。非随机对照研究主要有非随机同期对照研究、自身前后对照研究、历史性对照研究、队列研究、病例对照研究及描述性研究等,这里主要介绍常用的非随机同期对照研究、自身前后对照研究、历史性对照研究。

1. 非随机同期对照研究(non-randomized concurrent control trial)　在该种临床试验中,研究对象接受何种治疗是由临床诊疗医生来决定的,或是根据患者或患者家属是否愿意接受某种治疗而分组,或是按照其他非随机化的方式(如交替入组、住院号分组等)接受某种治疗而分组。其优点是方便、简单,容易被医生和患者所接受,依从性较高。其缺点是难以保证各组间结果比较的合理性。治疗组和对照组在基本临床特征和主要预后因素等方面分布不匀,导致研究结果的偏倚。

2. 自身前后对照研究(before-after study)　同一组患者先后接受两种不同的治疗,以其中一种治疗作为对照,比较两种治疗结果的差别,从而确定目标治疗方案的疗效,称为自身前后对照研究。这种研究设计适用于慢性稳定性疾病或复发性疾病,如高血压等。由于同一组病例先后作为治疗组和对照组而接受治疗,可确切判断每例患者对研究因素和安慰剂的反应,以自身作为对照,具有良好的可比性,结果的可靠性也高于不同病例组的前后对照研究。其缺点是每一例患者的研究期限延长一倍,患者的依从性容易受到影响。

3. 历史性对照研究（historical control trial） 将现时给予所研究药物治疗的一组患者的结果与既往治疗的一组患同种疾病但未给予该药物治疗的患者的结果相比较，以评价该药的疗效。其缺点是容易产生偏倚，不能保证今昔两组患者的病情、诊断方法和所研究药物以外的治疗具有可比性。

非随机对照研究的系统评价越来越受到重视，并得到了广泛的应用，但我们必须清晰认识到它的局限性。它的缺陷在于比 RCT 更可能受到偏倚的影响，不能均衡未知的混杂因素。因此，要严格把握在治疗性系统评价中纳入非随机对照研究的标准。

二、防治性问题研究设计常见偏倚

随机对照试验和非随机对照试验都包括人群的选择与分配、数据收集和结果评价 3 个环节，而这些环节中存在的潜在的偏倚包括选择偏倚、实施偏倚、测量偏倚、随访偏倚、报告偏倚和其他偏倚。

1. 选择偏倚 是指各比较组的基线特征之间的系统差异。随机化是防止这种偏倚的最好方式（包括随机抽样和随机分组）。但在非随机对照试验中无法通过随机化来防止这种偏倚，通常只能通过前期分层、匹配或经过统计学方法调整使结果更合理，但仍难消除选择偏倚。

2. 实施偏倚 是指除研究的干预措施外，组间其他因素存在系统误差。盲法能起到防止这种偏倚的作用，但盲法对许多外科手术来说无法实现。

3. 测量偏倚 指测量组间结局存在的系统差异。对结果评价者采用盲法是防止此种偏倚的常用措施，尤其是主观性的结局指标。

4. 随访偏倚 是指组间研究对象退出导致数据不完整造成的系统差异。

5. 报告偏倚 是指报告和未报告信息之间存在的系统差异。

此外，在某些特定的情况下还可能出现其他潜在偏倚。

第三节 防治性问题的系统评价流程及实例解析

一、防治性问题的系统评价

防治性问题的系统评价通常指实施医疗干预措施后针对预防或治疗效果的某一特定问题，系统地收集相关研究文献，筛选符合标准的研究、严格评价纳入研究的质量，采用统计学方法将多个同类研究结果定量合成某个单一效应量的过程。

二、防治性问题的系统评价流程及实例解析

案例：患者，女，70 岁，劳累后胸痛 2 年，加重 1 个月入院。患者主诉心前区疼痛，呈绞榨样，起初常在劳累后发作，休息或舌下含服硝酸甘油后 3~5min 疼痛逐渐缓解。近 1 个月来疼痛发作次数增多，与劳累无明显关系，休息或舌下含服硝酸甘油后疼痛能缓解，但所需时间延长。血压 155/100mmHg，实验室检查示空腹血糖 5.3mmol/L，总胆固醇 6.6mmol/L，心电图示窦性心律，ST 段压低，呈缺血性改变。既往有高血压史 3 年，吸烟 200 支／年，有高血压、糖尿病、冠心病家族史。冠状动脉造影结果提示冠状动脉前降支两处狭窄，狭窄程度 75%，后降支中段狭窄 80%。入院诊断：①冠心病，不稳定型心绞痛，心功能Ⅲ级；②高血压。在全麻体外循环下行冠状动脉旁路移植术，术后进行常规降压、抗凝治疗，医生推荐口服阿司匹林 100mg/d，每天监测凝血酶原时间，观察有无牙龈出血及皮下淤血，有异常及时向医生汇报。患者在网上看到使用氯吡格雷效果更佳，问医生阿司匹林与氯吡格雷是否可同时服用？

（一）研究背景

心脑血管疾病是一种严重威胁人类健康的慢性病，具有患病率高、致残率高和死亡率高的特点，全世界每年近 2 000 万人死于心脑血管疾病。防止血栓是预防心血管疾病发生的重要策略，研究表明抗血小

板治疗可明显提高心血管疾病患者的存活率,阿司匹林(乙酰水杨酸)是抗血小板治疗的首选药物,而且具有良好成果效益,成为心血管疾病患者的首选。阿司匹林通过抑制血小板环氧酶的活性,抑制血小板聚集和血栓形成,而氯吡格雷则是通过抑制二磷酸腺苷受体与血小板受体 P2Y12 结合发挥抗血小板聚集的作用。两种药物抗血小板聚集的机制不同,氯吡格雷加阿司匹林的联合治疗可能是减少心血管事件发生的潜在策略。尽管接受阿司匹林治疗的人发生死亡、心肌梗死和中风的相对风险降低了约 20%,单一抗血小板治疗对心血管事件的预防作用仍不令人满意。特别是低依从性和副作用限制了单独使用阿司匹林的成本效益。氯吡格雷联合阿司匹林是否比单用阿司匹林效果更好,是否会增加出血风险?尽管 2011 年 Cochrane 图书馆发表相关的系统评价,但通过检索发现近年较多符合条件的研究,因此对该系统评价进行更新,评价氯吡格雷和阿司匹林联合用药与单用阿司匹林相比预防心血管事件发生的效果。

(二) 提出明确的防治性问题

在计划制作一个干预性措施的系统评价时,首先要明确干预性研究是解决预防性的问题还是治疗性的问题,有助于研究者合理设计系统评价,也有利于研究结果的使用者明确研究的用途。研究者在提出研究问题时参考 PICO 原则:①干预措施针对的人群(P,population);②干预措施本身的界定(I,intervention);③对照组(C,comparison)的选择;④评价结局(O,outcome)指标的确定。设计系统评价医疗干预措施的效果或危害时,研究者根据 PICO 原则至少需要明确干预措施针对的人群、干预措施和对照及结局指标,若忽略了定义对照和结局,有可能导致研究异常复杂、不可控。因为针对某一医疗干预的研究有可能使用广泛且有不同的对照和结局,但并非所有对照和结局都是研究者关心的。尽可能在以上要素基础上根据目的构建预防性问题或治疗性问题,合理设计系统评价。本案例根据研究目的提出预防性问题:氯吡格雷联合阿司匹林预防心血管事件效果是否好于单用阿司匹林?

(三) 文献检索

检索策略直接关乎后期结果的完整性、可靠性和真实性。在设计检索策略之初,最好请与研究问题相关的专家和检索经验丰富的人员共同参与。

1. 数据库选择　对药物、器械、生物制剂和手术等干预措施常用的数据库有 CENTRAL、MEDLINE 及 EMBASE。在进行干预性措施系统评价时,至少应检索这 3 个数据库。此外补检一些专题数据库及在研数据库能让证据检索更全面合理。本案例中系统评价检索 CENTRAL、MEDLINE 和 EMBASE 3 个数据库从建库到 2017 年 7 月 3 日的相关文献,同时还检索当前正在研究中的随机对照试验和世界卫生组织国际临床试验注册平台,此外还采用了手工搜索。

2. 检索策略　选定数据库后,应尽可能全面拟定检索词,这一步需相关临床专家参与,因其更清楚干预措施相关的专业术语(如干预措施的同义词、近义词、产品名等)。通过检索词和检索规则的合理搭配以达到检索全面合理的目的。干预措施系统评价的检索大致分 4 个步骤进行。

(1)分解问题:根据 PICO 原则分解研究目的,考虑到结局信息复杂多变难以计划周全,故不考虑将其放入检索策略中。例如:氯吡格雷联合阿司匹林与单用阿司匹林预防心血管事件发生的系统评价,全因死亡率、心血管疾病死亡率、中风以及所有不良事件均不应作为主题词和自由词。

(2)分级查全:按 PICO 原则确定好要素后,将能代表每个要素的主题词和自由词找全,干预措施的相关主题词和自由词、人群的主题词和自由词、研究类型的主题词和自由词分别用 OR 连接,如("Aspirin"[MeSH])OR "acetylsalicylic acid"[MeSH]。

(3)定规则:将各要素的检索策略用 "AND" 连接,并在此基础上根据自己的研究进一步限定规则。

(4)反复修订:系统评价制作者要根据自身的实际情况及研究目的,不断调整检索策略以达到最合适的状态。检索本身是一个抽样过程,如何使检索得到的信息具有代表性才是关键所在。

3. 实时信息的追踪　随着医学的不断发展和进步,越来越多干预措施的临床研究不断开展,其中不乏一些国际合作多中心的大型研究。这些研究往往耗时较长,其研究结果很难及时以论文形式发表。但它们的数据是非常重要的证据信息,应尽可能实时追踪这些研究及其数据。

不同的数据检索策略有所差别,结合该案例,以 MEDLINE(Ovid)数据库为例列出部分检索式,如(clopidogrel OR clopidogrel OR iscover)AND(Aspirin OR acetylsalicylic acid OR ASA)AND(randomized controlled trial OR controlled clinical trial OR randomized OR placebo OR trial OR randomly)。

(四)文献筛选

1. 制订纳入排除标准 在明确研究问题的基础上制订纳入排除标准是系统评价的关键步骤之一。下面结合具体问题,根据人群选择、确定干预措施和对照、确定结局、选择研究设计类型和偏倚风险等5个方面介绍纳入排除标准的制订。

(1)人群选择:临床防治中,某一医疗干预措施通常可用于不同的人群,系统评价这些干预措施时需要确定研究人群的范围。人群纳入过宽,有可能因研究人群的差异过大,导致评价结果缺乏临床意义。人群纳入过窄,仅能评价针对某一特定人群的干预结局,影响结果的适用性。过窄的人群还可能导致研究过少甚至没有相关研究。研究人群可根据研究目的、临床意义、人群差异大小和人群差异的特征是否真正导致结果改变这四个方面综合考虑。

1)研究目的:最重要的是明确研究要解决什么问题。如根据研究目的可以分为治疗和预防性问题,不同问题针对的人群不一样,该案例针对预防性问题进行系统评价。因此不同的研究目的,研究人群不一样,纳入排除标准也不一样。

2)临床意义:是否将有差异的人群纳入系统评价需要考虑最终合并的结果是否有临床价值。评价氯吡格雷联合阿司匹林与单用阿司匹林预防心血管事件时,研究对象为经导管主动脉瓣植入术的患者,这与普通的心脏病患者差异较明显。若评价治疗的死亡率,将两类人群合在一起,研究结果可能会受到部分临床医生的质疑。因此案例中排除2个研究对象为经导管主动脉瓣植入术患者的研究。

3)人群差异的大小:系统评价纳入不同原始研究的人群存在或多或少的差异,这种差异是否导致干预结局不同。案例中研究对象有冠心病、缺血性脑血管疾病、冠状动脉旁路移植术、外周动脉疾病等患者,研究者将不同疾病人群合并作为研究对象,虽然研究人群在研究间存在一定差异,但目的均是预防心血管事件的发生,疾病的差异可能不会导致结局的不同,合并这些研究将有利于提高meta分析结果的适用性,但差异是否在合理范围内通常需要主观判断。

4)人群差异的特征是否真正导致结果改变:开展系统评价的一个重要假设是干预结果在不同人群中一致。从统计学角度讲,即干预结果的效应量在不同人群研究间的差异不存在统计学意义。设计系统评价时研究者通常需考虑人群的差异是否真正导致干预结果的不同。如案例中研究对象为置入冠状动脉支架患者的研究被排除在外,因临床差异较大,并不肯定这种差异是否真正导致治疗结果在两类人群中不同。有的临床医生会质疑合并结果,有的临床医生会觉得尽管两组人群的基线风险差异较大,但若使用氯吡格雷联合阿司匹林治疗后相对风险降低较一致,就可说明氯吡格雷联合阿司匹林对两类人群的效果。但这时研究者使用了"研究结果一致"的假设,需要在数据分析时进行检验。

(2)确定干预措施和对照:干预措施包括干预时间长短、剂量大小、是否允许与其他干预措施合用。如案例中,纳入研究的干预措施为氯吡格雷联合阿司匹林,对照为单用阿司匹林或阿司匹林加安慰剂,且未限定干预剂量。确定干预和对照时研究者需注意以下两方面问题。

1)若各研究的干预或对照方式有差异,是否都应该纳入该meta分析? 即使针对同一个研究问题,各研究间总是存在或多或少的差异,如干预时间、用药剂量、手术时间等可能不同。有些差异较明显,如阿司匹林的使用剂量,有的研究用药剂量为75mg/d,有的研究用药剂量为325mg/d。这样的差异是否会影响meta分析合并呢? 这需要研究者考虑差异的临床意义和研究目的。若研究者仅希望分析联合用药与单用药物相比是否有效,剂量差异将不会影响合并效应。若研究者希望进一步评价两种剂量是否导致效果差异,则简单合并将不能回答相关问题。以上问题也适用于对照措施可能存在差异的情况。研究者应运用类似方式考虑对照的选择。

2)meta分析对同类药物该如何处理? 越来越多的meta分析在评价药物效果和危害时会碰到同类药物的情况,应考虑同类药物中的一种或几种是所有药物评价时研究者常遇到的问题。做决定时,研究者需主要考虑研究目的和是否具有同类药物效应(drug class effect)。总体评价一类药物的效果或危害时,常需假设这一类所有药物的效果或危害基本一致(同类药物效应)。若评价羟氯喹治疗疟疾的效果,则可将羟氯喹和氯喹等结构作用机制类似的药物作为一个总体进行评价,在此基础上可将同类所有药物进行合并分析。多数情况下同类药物效应相同的假设通常是成立的。但其对部分药物的相关指标可能不适用。如早期的抗病毒药拉米夫定和新开发的恩替卡韦,拉米夫定相对新的药物更容易导致耐药。评价耐药发生率时,如果采用同类药物效应相同的假设有可能导致错误的结果。

(3)确定结局:通常医疗干预措施对疾病防治有多方面的影响,因此需同时使用多个指标,以综合、广泛地评价医疗干预的效果和危害。针对医疗干预的 meta 分析可考虑采用其中一个、多个或所有结局指标。设计系统评价时研究者通常需注意以下两方面问题。

1)在众多指标中,是否需要纳入所有指标? 若不是,需要考虑哪些指标? 研究者首先应明确研究目的和研究问题。尽管一些系统评价有时会考虑所有结局指标,但大多系统评价并不考虑所有结局指标。研究者可根据研究目的和工作量,选择自己关心的结局指标,不同指标的临床价值也不同。在评价医疗干预的效果和危害时,研究者应尽可能考虑采用对患者有重要意义的终点指标。本案例中主要结局指标为全因死亡率、心血管疾病死亡率、致死性和非致死性缺血性中风、致死性和非致死性心肌梗死等。

2)不同研究的随访是否应限定随访时间? 即使针对同一问题的研究,不同研究随访时间都可能有差异。随访时间太短难以评价医疗干预措施的真实效果,而且较短随访可能难以获得重要结局指标数据,此外随访差异较大会使简单合并无任何意义。meta 分析是否应限定随访时间需根据研究目的和临床意义判断。若研究希望了解对全因死亡率、主要心脑血管事件的影响,显然需要较长的随访时间。本案例中限定观察和随访时间至少为 30 天,不满足则排除。

(4)选择研究类型:在有高质量大规模的 RCTs 前提下,尽可能少纳入非随机对照研究。若确定 RCTs 不能开展或者现有的 RCTs 数量有限,不足以进行高质量的系统评价时,再考虑纳入非随机对照研究。在对非随机对照研究进行系统评价时,必须更加慎重,把握好纳入标准,运用恰当的方法对文献进行严格的质量评价,运用正确的统计方法进行统计,客观分析,从而得出尽可能可靠的结论,为临床实践提供最佳证据。本案例中,纳入研究设计为随机对照试验。

(5)偏倚风险的考虑:有时系统评价时考虑将偏倚风险作为研究的纳入标准,是否选择偏倚风险作为纳入标准在多数情况下由研究者对偏倚风险的可接受程度决定。如美国预防服务工作组开展的筛查评价,通常纳入质量为中或较高的研究,主要因其担心低质量研究可能影响结果的评价。但 Cochrane 系统评价通常纳入所有相关研究,并在数据处理时分析不同偏倚风险对研究结果的影响,可分为低质量和高质量研究进行亚组分析。纳入低质量研究可能会影响结果的评价,但影响程度有多大在不同 meta 分析中表现不同。在数据处理阶段分析偏倚风险对结果的影响可能会因为分析方法的局限和研究数量不足,难以发现潜在影响。

结合以上分析,该案例按 PICO 原则制订的纳入排除标准为:①患者为患有冠心病、缺血性脑血管疾病、外周动脉疾病或处于动脉粥样硬化血栓性疾病的患者,排除置入支架的患者。②干预措施为氯吡格雷联合阿司匹林。③对照为单用阿司匹林或阿司匹林加安慰剂,排除阿司匹林与其他药物联合使用的研究。④主要治疗结局指标有全因死亡率、心血管疾病死亡率、致死性和非致死性缺血性中风、致死性和非致死性心肌梗死以及所有不良事件等。⑤研究设计类型为随机对照试验,排除观察时间少于 30 天的研究。

2. 筛选流程 文献筛选是一个烦琐而又重要的过程,在获取相关文献和资料后,通常会使用 EndNote、Reference Manager、Note Express 或 Excel 等软件来管理与筛选文献。筛选主要分为初步筛选和全文筛选 2 个环节,每个环节都需要 2 名以上经培训合格的人员同时并独立进行。

(1)初步筛选:首先根据不同数据检索合并后去重,然后通过阅读题目和摘要进行初步筛选。初筛时通常不会把 PICOS 所有的要素都考虑进来,虽然通过阅读题目和摘要无法获取足够充分的信息,但能快速排除明显不相关的研究。所以初筛时应制订清晰明确的筛选规则,以帮助系统评价制作者更高效完成筛选。例如,筛选氯吡格雷联合阿司匹林的文献。首先确定第一个问题:研究的人群是否合适? 如果研究对象为置入支架的患者文献则直接排除。若满足第一条,提出第二个问题:干预是否合适? 如果仅是氯吡格雷联合其他药物直接排除。若两条都满足,再看对照是否为单用阿司匹林,如果对照为阿司匹林与其他药物联合也应排除。最后是研究类型是否合适? 该系统评价纳入标准为随机对照试验,如果不是则排除。若通过这几个问题仍不能确定,建议进一步阅读全文来判断。这些规则均依据研究目的制订,亦可根据目的需求灵活修改。如该案例删除 2 351 篇重复文献,初筛排除 6 339 篇文献,剩余 82 篇需要进一步通过全文阅读筛选。

(2)全文筛选:全文筛选时大致步骤与初筛一致,但更严谨,且最终得到的是明确可纳入的研究。此环节通常会考虑 PICOS 所有要素,形成几个筛选规则:①研究的人群是否合适? ②干预是否合适? ③研究类型是否合适? ④对照组是否合适? ⑤是否包含感兴趣的结局指标等。筛选时对每一个排除的研究做相应记录并分类管理,以方便返回检查,最后整理成筛选流程图。该案例中 10 项 RCT 未报告相关临床数据,5 项仅纳入冠状动脉支架患者,15 项研究持续时间较短,4 项研究设计不当(图 18-1)。

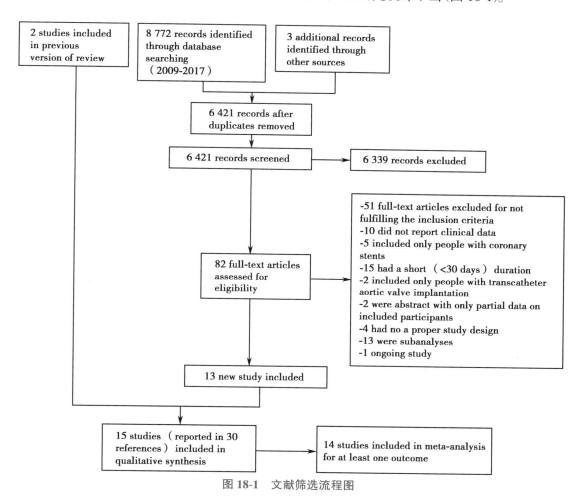

图 18-1　文献筛选流程图

(五)资料提取

获取的数据通常包括:①研究的文献基本特征;②研究设计;③患者基线特征;④干预措施;⑤对照;⑥结局数据等。另外也可收集其他信息,如研究资助来源。研究者在设计数据提取表时需考虑收集信息的数量:太多费时费力;太少影响结果分析的全面性。提取结局数据通常根据测量结局的数据类型设计不同的结果提取表。在制作研究方案时一般会设计一个初步的数据提取表,完成研究的筛选工作后,可抽几篇试提取,并根据提取过程中遇到的问题进一步完善和改进数据提取表。如果遇到数据不完善,可以联系作者。

数据收集是关键的一步,meta 分析的结果直接依赖于研究数据提取的完整性和质量。因此,在数据收集阶段应制订明确的操作流程和说明,并由两名研究者独立筛选合格的研究、评价纳入研究的偏倚风险、提取数据,确保收集数据的质量。

本案例中系统评价数据提取信息主要有:①一般信息,如标题、作者、来源、国家、出版年份;②试验特征,如干预持续时间、剂量、疗程、随机化方法、分配隐蔽方法、盲法;③参与者,如纳入排除标准、试验组和对照组人数、性别/年龄、退出/失访;④结果,如心肌梗死死亡率、非致死性心肌梗死、不稳定型心绞痛、心力衰竭、卒中死亡率、非致死性卒中、出血等。

(六)纳入研究的质量评价

干预性研究结果的真实性取决于避免潜在偏倚的程度。目前评价 RCT 的偏倚风险较常用的是 Cochrane 协作网推荐的偏倚风险评估工具,主要包括 7 个方面:①随机化方法;②分配隐藏;③研究者与参与者的盲法;④结果评估的盲法;⑤结果数据的完整性;⑥选择性报告;⑦其他潜在的偏倚。作者通过对每个方面的相关描述做出"低风险(low risk)""风险不清楚(unclear risk)"或"高风险(high risk)"的相应判断。偏倚风险评价结果可用文字描述或偏倚风险图展示,见图 18-2。

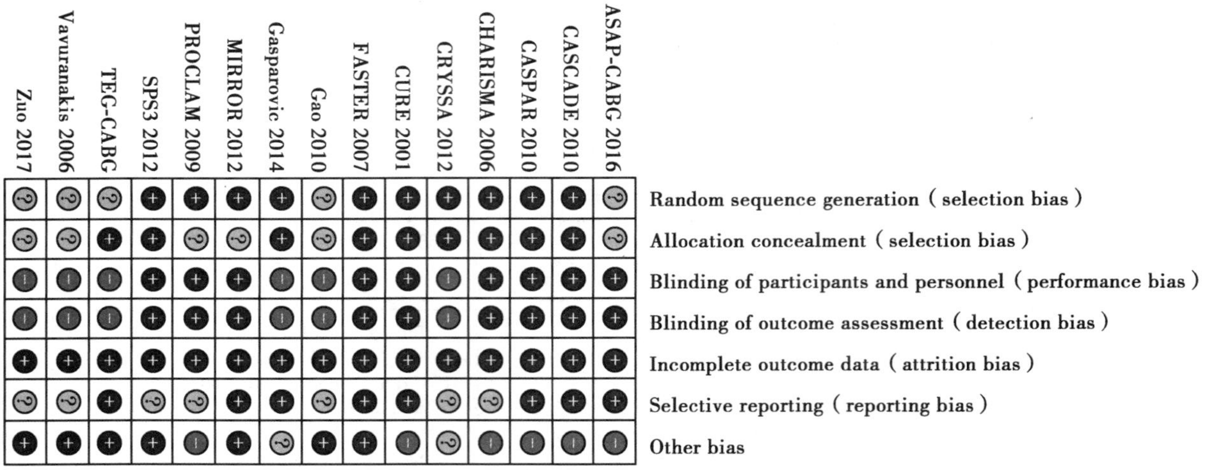

图 18-2 纳入研究的质量评价

评价非 RCT 的偏倚风险目前尚无一个推荐或通用的质量评价工具。Cochrane 协作网非随机研究方法学小组于 2014 年发布关于干预性非随机研究的评价工具,于 2016 年更新,该工具作为评价非随机对照研究有较严谨合理的条目,但因其评价方式较烦琐,能否普及应用还有待观察和检验。

防治性研究的系统评价通常纳入的观察性研究包括队列研究和病例对照研究。针对观察性研究的偏倚风险评价,一般可参照 Newcastle-Ottawa Scale(NOS)来评价纳入研究的偏倚风险,NOS 主要从研究对象的选择、组间可比性、暴露/结局的测量三方面来评价偏倚风险。

本案例系统评价纳入 15 项研究的风险偏倚,10 项研究使用随机序列生成器产生随机数字进行随机分组,5 项研究没有足够的依据来判断随机化。无分配隐藏可使质量评价中出现偏倚风险不确定,很多文献中描述较少或不清楚。该案例中 9 项研究使用了适当的分配隐藏,6 项研究均缺乏关于分配隐藏的描述。偏倚风险评估中盲法是比较容易判断的。该案例中 9 项纳入研究是双盲研究,6 项研究没有设安慰剂对照。所有 15 项纳入的试验都明确报告了退出、方案偏差和失访的原因,这方面不存在偏倚风险。8 项研究报告的结果与预期一致,基于可用的方案信息,因此偏倚风险较低,其他研究尽管主要结果是按照方案报告的,但次要结果存在选择性报告偏倚。4 项研究无制药公司的资助,6 项研究由制药业资助,3 项研究部分由制药行业资助,2 项研究没有足够的数据来评估资助偏倚。总之,只有 1 项研究为低风险,3 项研究因为药企资助可能存在潜在的低风险,6 项研究为高风险,其他为风险不清楚。

(七)数据分析

防治性研究系统评价数据处理方法主要包括效应指标的选择、模型选择、异质性检验和处理、亚组分析、meta 回归、发表偏倚检验和敏感性分析。案例中的系统评价只有二分类变量,采用 RR 及 95% CI 表示。采用 Mantel-Haenszel χ^2 检验和 I^2($P>0.10$)行异质性分析,当超过 10 项研究时,使用漏斗图评估发表偏倚。根据异质性大小选择固定效应模式还是随机效应模型。亚组分析包括按性别、年龄和不同疾病等分析,实际文献中只提供了不同疾病的亚组分析。敏感性分析包括采用不同的效应模型进行分析以及仅合并低风险偏倚研究。

（八）结果报告

结果报告主要包括纳入研究的基本特征、主要结果、次要结果、亚组分析、敏感性分析等方面,这里对案例中的系统评价结果作部分摘录以供参考。

1. 纳入研究基本情况　系统评价共纳入了 15 项 RCT,其中 7 项单中心研究、8 项多中心研究,共有 33 970 人,研究来自中国、美国、意大利、德国、加拿大等 8 个国家,治疗持续至少 6 周,最长 3.4 年。

2. 氯吡格雷联合阿司匹林与单用阿司匹林相比预防心血管事件的 meta 分析

（1）心血管死亡率:7 项研究评价了氯吡格雷联合阿司匹林与单用阿司匹林预防心血管死亡的效果,采用固定效应模型合并后显示联合用药与单用阿司匹林相比,两组心血管死亡率没有差异（RR=0.98,95% CI 0.88~1.10;中等质量的证据）,见图 18-3。

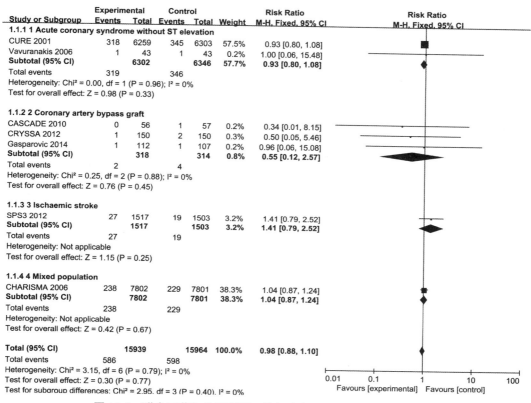

图 18-3　联合用药与单用阿司匹林相比发生心血管死亡的森林图

（2）全因死亡率:9 项研究报告了氯吡格雷联合阿司匹林与单用阿司匹林对全因死亡率的影响,采用随机效应模型合并后显示联合用药与单用阿司匹林相比（图 18-4）,两组全因死亡率没有差异（RR=1.05,95% CI 0.87~1.25）。

（3）致死性和非死命性心肌梗死:6 项研究采用固定效应模型合并后显示（图 18-5）,与单独使用阿司匹林相比,氯吡格雷联合阿司匹林可降低致死性和非致死性心肌梗死的风险（RR=0.78,95% CI 0.69~0.90;中等质量的证据）。NNT=77,提示与单独服用阿司匹林相比,每 77 人联合用药预计可平均减少一人发生心肌梗死。

（4）致死性和非致死性缺血性中风:5 项研究采用固定效应模型合并后显示（图 18-6）,联合用药发生致死性和非致死性中风的风险低于单用阿司匹林（RR=0.73,95% CI 0.59~0.91;中等质量的证据）。

（5）大出血:10 项研究采用固定效应模型合并后显示（图 18-7）,与单用阿司匹林相比,联合用药发生大出血的风险增加 44%（RR=1.44,95% CI 1.25~1.64;中等质量的证据）。NNH=111,这意味着每 111 人联合用药,预计会多一人出现严重出血。

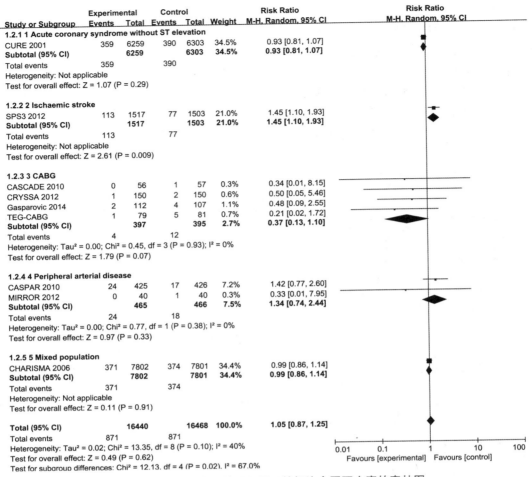

图 18-4　联合用药与单用阿司匹林相比全因死亡率的森林图

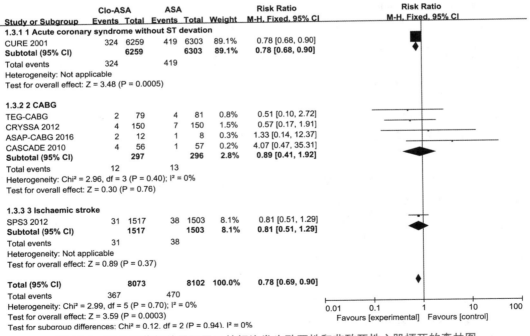

图 18-5　联合用药与单用阿司匹林相比发生致死性和非致死性心肌梗死的森林图

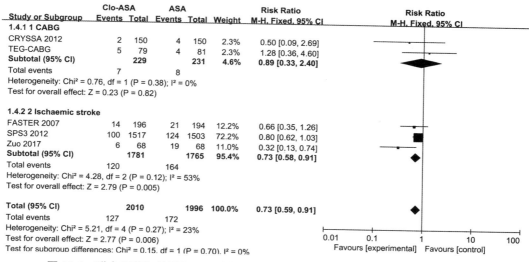

图 18-6　联合用药与单用阿司匹林相比发生致死性和非致死性缺血性中风的森林图

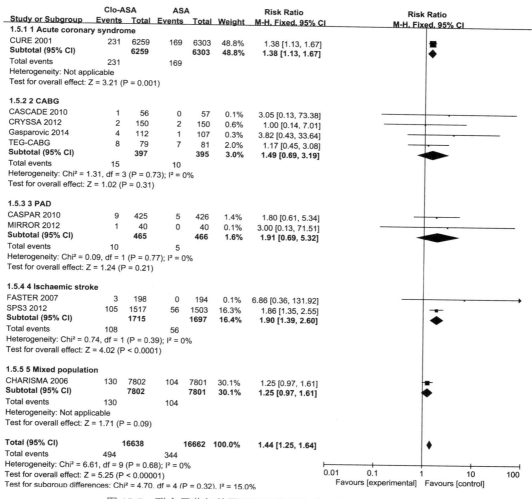

图 18-7　联合用药与单用阿司匹林相比发生大出血的森林图

　　(6)轻微出血：8 项研究采用固定效应模型合并后显示(图 18-8)，氯吡格雷联合阿司匹林治疗的患者发生轻微出血的风险增加(RR=2.03，95% CI 1.75～2.36；中等质量的证据)。

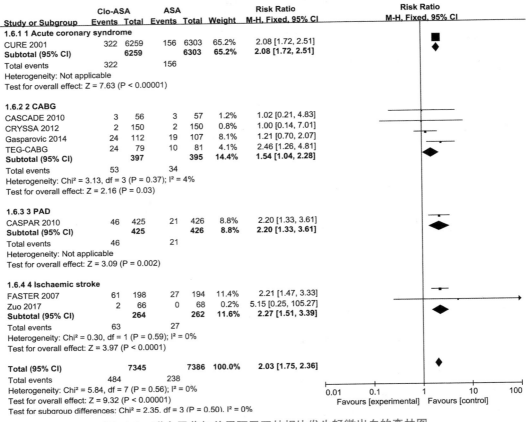

图 18-8　联合用药与单用阿司匹林相比发生轻微出血的森林图

3. **亚组分析**　亚组分析表明不同疾病人群亚组间不存在结果差异。但发现联合用药可能增加缺血性卒中人群全因死亡风险（RR=1.45,95% CI 1.10~1.93),尽管亚组间差异的检验具有统计学意义（P=0.02),但应谨慎看待这一结果,因为这一统计检验的功效较低,且纳入的试验提前终止。

4. **敏感性分析**　由于数据异质性,仅全因死亡率分析中使用随机效应模型,其他使用固定效应模型的结果。采用随机效应模型的结果（图 18-9）与图 18-6 的结果相近,不会改变对结果的解释。仅分析 4 项低偏倚风险研究,敏感性分析与主要结果大致相似。

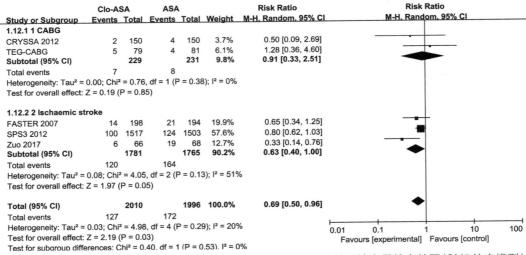

图 18-9　联合用药与单用阿司匹林相比发生致死性和非致死性缺血性中风的森林图（随机效应模型）

5. 发表偏倚 当超过 10 项研究时,使用漏斗图评估发表偏倚,如大出血、轻微出血,漏斗图提示可能存在发表偏倚(图 18-10)。

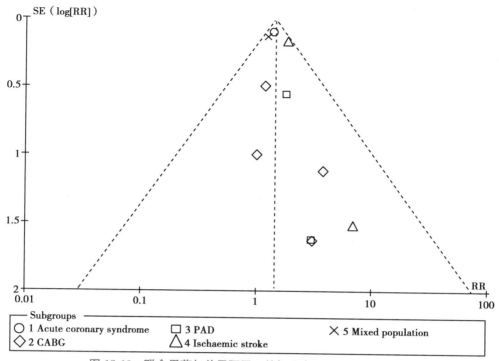

图 18-10 联合用药与单用阿司匹林相比发生大出血的漏斗图

(九) 结果解释

系统评价需要客观地提供结果信息并辅助解释结果,说明证据的质量和强度,解释必须基于研究结果,做到清晰明了和客观。其内容主要包括:①总结和解释 meta 分析结果;②评价证据的总体质量等。本案例系统评价氯吡格雷联合阿司匹林与单用阿司匹林在高危人群和已确诊心血管疾病(未置入支架)人群预防心血管事件发生的效果,虽然联合用药可降低心肌梗死和缺血性卒中风险,但同时也增加出血风险。在心血管疾病死亡、全因死亡方面及其他副作用方面没有明显差异,见表 18-1。总体来说,在 12 个月的中位随访期内,每 1 000 例接受联合治疗的患者可预防 13 例心肌梗死和 23 例缺血性卒中的发生,但在10.5 个月和 6 个月的中位随访期内,分别有 9 例严重出血和 33 例轻微出血。亚组中一项纳入中风后患者的研究报告了联合用药的患者全因死亡率更高,这表明联合用药治疗方案用于中风患者前应该严格评估。鉴于研究排除了治疗时间少于 30 天的研究,因此不能对治疗的早期效果和最佳治疗持续时间得出明确的结论。

表 18-1 联合用药与单用阿司匹林相比发生心血管事件的系统评价

结局	预期绝对效应(95% CI)		RR(95% CI)	研究数量	GRADE 分级
	阿司匹林	氯吡格雷 + 阿司匹林			
心血管死亡	371 000	37/1 000	0.98(0.88~1.10)	31 903 (7 RCTs)	⊕⊕⊕⊖ 中
全因死亡	53/1 000	56/1 000	1.05(0.87~1.25)	32 908 (9 RCTs)	⊕⊕⊖⊖ 低
致死性或非致死性心肌梗死	58/1 000	45/1 000	0.78(0.69~0.90)	16 175 (6 RCTs)	⊕⊕⊕⊖ 中
致死性或非致死性缺血性卒中	86/1 000	63/1 000	0.73(0.59~0.91)	4 006 (5 RCTs)	⊕⊕⊕⊖ 中

续表

结局	预期绝对效应(95% CI)		RR(95% CI)	研究数量	GRADE 分级
	阿司匹林	氯吡格雷 + 阿司匹林			
大出血	21/1 000	30/1 000	1.44(1.25~1.64)	33 300 (10 RCTs)	⊕⊕⊕⊖ 中
轻微出血	32/1 000	65/1 000	2.03(1.75~2.36)	14 731 (8 RCTs)	⊕⊕⊕⊖ 中

(十) 结论

现有证据表明,与单独使用阿司匹林相比,在心血管疾病高危人群和已确诊心血管疾病(未置入支架)的患者中使用氯吡格雷联合阿司匹林可降低心肌梗死和缺血性卒中的风险,但增加出血的风险。根据分级标准,除全因死亡率(低质量证据)和不良事件(极低质量证据)外,所有结果的证据质量均为中等。从公共卫生的角度来看,考虑到动脉粥样硬化血栓形成的高患病率,即使是很小的益处也是可取的,特别是心血管事件风险非常高而出血风险比较低的患者,联合使用也是可以获益的。

复习题

1. 防治性研究常用设计方法有哪些?
2. 防治性问题系统评价时对人群的选择需要综合考虑哪些问题?
3. 防治性问题系统评价制订纳入排除标准时需要注意哪些问题?

(刘 俊 吴 谦)

第十九章　预后性问题的系统评价

医生在临床实践中除诊断、治疗疾病外，还要预测疾病的结局，提供可以改善结局的方案。疾病预后是临床医生和患者都非常关注的问题。特别是慢性迁移性疾病，治疗后患者预计平均存活多少年？ 5 年生存率是多少？哪些因素有利于生存？哪些因素对生存不利？要回答上述问题，需要展开预后研究或查找相关预后研究证据。围绕某一疾病的预后研究数量较多，设计类型多样，研究质量良莠不齐，结论也不尽相同，故不能单纯采取"投票表决"的方式，而应针对此问题，全面、系统地收集相关预后研究文献，得出综合可靠的结论，此即预后研究的系统评价。本章将从理论和实践层面，逐步讲解预后性问题的系统评价。

第一节　预后性问题研究概述

一、疾病预后的概念

预后（prognosis）是指疾病在某个时点（如症状初发或确定诊断）后的发展过程与转归，即疾病发生后对将来发展为不同后果（如痊愈、复发、恶化、伤残、死亡）的预测或者估计。它既包括疾病的自然转归，也包括治疗影响下的疾病预后。疾病的自然转归（natural progress of disease）是指在没有任何医疗干预情况下疾病的自然发展过程，又称为自然史（natural history of disease）。医疗干预目的在于使疾病转归向好的方向发展，即加快痊愈的过程，或预防或推迟不良事件发生。因此，如果干预有效，疾病的自然史会发生改变，从而产生好的转归。

对疾病预后的描述通常包括 4 个方面的内容：①定性问题（该疾病会有什么结局发生）；②定量问题（这些结局发生的可能性有多大？治愈率、复发率、病死率、5 年生存率是多少）；③定时问题（这些结局在什么时候会发生）；④定因问题（影响结局发生的因素有哪些）。

二、疾病预后研究的意义

预后研究是疾病自然病程研究的一部分,疾病预后研究的意义有:①了解某种疾病的发展趋势和后果,从而帮助临床医生做出治疗决策,如采用何种治疗方案、治疗迫切性如何、应当采用何种社会心理治疗;②研究影响疾病预后的各种因素,有助于改变疾病的结局;③通过疾病预后研究来正确评价某项治疗措施的效果。

三、疾病自然史

疾病自然史(natural history)是指在不给任何治疗或干预措施的情况下,疾病从发生、发展到结局的整个过程。研究疾病自然史对病因和预后研究、早期诊断和预防、判断治疗效果都有重要意义。

疾病的自然史包括四个时期。

1. **生物学发病期(biological onset)**　指病原体或致病因素作用于人体引起有关脏器的生物学反应,造成复杂的病理生理学改变,此时很难用一般临床检查手段发现疾病已经存在。

2. **亚临床期(subclinical stage)**　此期机体相应系统、器官或组织损害逐渐加重,但患者一般尚未出现病症或仅有轻微症状、体征,通常采用某些特异性及灵敏度高的诊断手段可以早发现、早诊断。临床表现为轻微的症状体征、生理生化指标异常和/或影像学检查的异常等。

3. **临床期(clinical stage)**　指患者病变脏器出现解剖学改变和功能障碍,临床上出现较为明显的症状、体征和实验室检查异常,而被临床医生做出诊断,并进行及时治疗。通常采用临床分级(如肿瘤严重程度分级、高血压分级)等指标来描述。

4. **结局(outcome)**　指疾病经历了上述过程,发展到终末的结局,如发生痊愈、致残或死亡等,不同的疾病会有不同的结局,相同疾病在不同患者结局也会不同。描述的指标通常为病死率、治愈率、致残率、复发率等。

四、临床病程

临床病程(clinical course)是指从疾病临床期(即首次出现症状和体征)一直到最后结局所经历的全过程,其中可经历各种不同医疗干预措施。临床医生可采取医疗干预措施来改变其病程。病程的概念和自然史不同,病程可以因受到医疗干预措施而发生改变,从而使预后发生改变。在病程早期积极采取医疗干预措施,往往可以改善预后,在病程晚期进行医疗干预措施的效果就不那么明显,因此临床医生十分重视对疾病临床病程的估计。

五、预后因素

预后因素是指影响疾病结局的一切因素。对于同一疾病,预后因素与疾病发生的危险因素(病因)可能不完全相同。例如,幽门螺杆菌感染引起的慢性萎缩性胃炎与其他病因(如长期酗酒)引起的慢性萎缩性胃炎的转归可能并无差别,所以幽门螺杆菌感染只是慢性萎缩性胃炎的病因;但对于长期酗酒引起的慢性萎缩性胃炎患者而言,如果继续酗酒而不加以治疗则将增加癌变的风险,那么长期酗酒不仅仅是病因也是预后因素。

常见的预后因素可以分为7类。

1. **患者的基本特征**　包括年龄、性别、营养状况、精神心理状态等,是影响预后的内在因素(重要因素)。
2. **疾病本身的特征**　包括病情、严重程度、分期、病程、临床类型等。
3. **合并症**　如慢性萎缩性胃炎的患者是否同时患有其他慢性疾病(如冠心病、糖尿病等)。
4. **临床治疗**　包括医疗设备和临床医生的医疗水平。
5. **干预措施的有效性**　随着人们对疾病认识的不断深入、医疗技术水平的提高以及新型药物的临床应用,很多疾病得到了有效的治疗,预后也随之改变。
6. **患者的依从性**　依从性是指患者对医生医嘱的执行程度。某些疾病的治疗时间较长,这就要求患者有良好的依从性,才能有较好的治疗效果。

7. 社会、家庭因素 如医疗制度、社会保障制度、家庭成员间的关系、家庭经济状况等都会影响疾病的预后。

六、疾病预后研究中常用结局指标

疾病预后结局是临床医生和患者(及家属)共同关注的重要问题。在循证实践中,需要根据病程和疾病的预后特征尽可能选择客观指标。

(一)疾病预后常用的指标

在循证医学中,判断疾病预后常用的指标如下。

1. 治愈率(cure rate) 是指治疗后某病的治愈人数占接受治疗患者总数的比例。治愈率常用于病程较短不易引起死亡的疾病。

$$治愈率 = \frac{治疗后某病的治愈人数}{患该病接受治疗的总患者人数} \times 100\%$$

2. 病死率(fatality rate) 是指在某疾病患者中死于该病的患者所占的比例。病程短、易引起死亡的疾病可用病死率表示,如急性中毒、各种急性传染病、心脑血管疾病的急性期等。

$$病死率 = \frac{某时期内因某病死亡人数}{同期患某病的患者数} \times 100\%$$

3. 缓解率(remission rate) 是指给予某种治疗后,进入疾病临床消失期的病例数占总治疗病例数的百分比。

$$缓解率 = \frac{治疗后进入疾病临床消失期的病例数}{接受该种治疗的总病例数} \times 100\%$$

4. 复发率(recurrence rate) 是指疾病经过一定的缓解或痊愈后又发作的患者数占接受观察的患者总数的百分比。

$$复发率 = \frac{复发的患者数}{接受观察的患者总数} \times 100\%$$

5. 致残率(disability rate) 是指发生肢体或器官功能丧失的患者数占接受观察的患者总数的百分比。

6. 生存率(survival rate) 指接受某种治疗的患者或某种疾病的患者,经若干年随访后尚存活患者所占的比例,常用于病程长的疾病。

$$n\ 年生存率 = \frac{活满\ n\ 年的病例数}{年内观察满\ n\ 年总例数} \times 100\%$$

7. 潜在减寿人年数(potential years of life lost, PYLL) 指某年龄组人口因某病死亡者的预期寿命与实际死亡年龄之差的总和,即死亡造成的寿命损失。

8. 伤残调整生命年(disability adjusted life year, DALY) 指从发病到死亡所损失的全部健康寿命年,包括早死所致的寿命损失年(years of life lost, YLL)和疾病所致伤残引起的健康寿命损失年(years of life lost to disability, YLD)。

(二)预后指标的选择

临床医生一般应根据疾病的病程尽可能选择客观的评价指标。①病程短且不易引起死亡的疾病一般用治愈率表示预后。②病程短且易引起死亡的疾病一般采用病死率表示预后。③多数慢性非传染性疾病病程长且病死率低,病情复杂,预后多样,从临床表现可分为缓解、复发、好转、恶化、死亡等;从机体活动功能可分为活动不受限制、伤残、死亡等,其预后指标即为上述各种情况发生的概率。④病程长、致死率高的疾病(如各种癌症),一般用生存率表示预后。

第二节 预后性问题研究方法

一、疾病预后研究设计方法

预后研究包括预后因素的研究及预后的评估等。应根据研究目的及科学性、可行性原则,合理选择设计方案。常用方案包括描述性研究、病例对照研究、回顾性队列研究、前瞻性队列研究等,其中,通常以队列研究证据强度更高。病例对照研究也常用于罕见疾病、罕见不良结局事件或需要长期随访观察的预后研究,但因该方案易发生选择偏倚和测量偏倚等,应审慎解读和应用此类证据。

(一)队列研究

如欲揭示预后因素与有关结局变化的关系,队列研究常为首选方案,包括前瞻性队列研究或回顾性队列研究。队列研究(cohort study)指连续性纳入一组人群组成队列,再按照是否暴露于某一研究因素分成两组或多组,同步进行随访观察结局是否发生及发生的比例是否相同。队列研究用于评估疾病预后的指标较多,如生存率、缓解率、复发率、致残率等。

采用队列研究设计进行预后研究要注意下列问题:①对可疑暴露因素要尽量选择可量化指标。如肝癌预后研究中,对患者年龄、性别、病因、Child-Pugh 评分、癌灶数量和类型等凡可影响肝癌预后的相关因素,尽量采用数值变量或分类变量等加以量化。②疾病诊断标准,纳入和排除标准应设置合理。③研究对象入组时,目标结局事件尚未发生。④疾病重点指标应客观且评判标准统一,必要时采用盲法评判。⑤随访时间要足够长,同时应采取措施防止队列失访人数过多,进而影响研究结果的真实性。⑥零点时间(zero time)要一致。无论是暴露组还是未暴露组,所有研究对象的观察起始时间要一致,否则会出现零时不当偏倚。

近年来,有研究学者将队列研究设计方案与临床试验病例报告表的数据采集模式相结合形成了一种新设计方案——注册研究或登记研究,这是将队列设计应用于临床研究的一种新尝试,已被广泛用于实效研究中,特别适用于探讨疾病预后及其影响因素。

(二)病例对照研究

病例对照研究设计主要用于罕见发生的预后结局事件及其预后因素研究。其设计思路是将已发生某结局事件者组成病例组,按照 1:1~1:4 不等的比例选取对照组,回顾性探讨两组在过去暴露于某因素或某些因素的情况,再分析两组暴露比例是否存在差异。与队列研究不同,该研究设计是回顾性地寻找预后因素与结局之间的关系,属于由"果"及"因"的回顾性研究。其优势在于需时短、花费少,特别适用于罕见病或罕见不良结局事件的研究,但因预后因素的有无及其强弱程度主要靠患者的记忆或早期记录(早期记录提供的资料往往不完整),可能因记忆不清、记录残缺等出现回忆偏倚,造成测量失真。若结局指标定义也不明确,有可能出现错误分组,进一步降低结果的论证强度。此外,病例对照研究只能估计比值比,无法计算相对危险度。

(三)横断面研究

由于横断面研究设计具有暴露因素与结局间不分先后、无时序性的特点,故其论证强度低,只能探讨结局与预后因素之间是否存在关联。横断面研究也被称为"干细胞"研究,可为后续证实性研究提供有关预后研究的重要线索。

二、疾病预后研究的基本步骤

(一)确定预后因素

预后研究因素又称暴露因素,是预后因素研究的主要内容。可影响疾病预后的因素有很多,不同疾病的研究因素不尽相同,应结合专业知识,尽可能将各种可能与预后有关的因素,均纳入研究因素,这样预后因素的分析才不会遗漏。

预后因素的研究须注意以下几点:①人口学和社会学因素,如性别、年龄、种族、职业、受教育程度、经济状况等;②生活习惯与嗜好,如吸烟、饮酒、饮茶、高盐饮食等;③疾病的亚型、症状、实验室检查和其他辅助检查结果;④各种疾病治疗措施等;⑤各种疾病的并发症等。

(二) 确定研究结局

疾病预后研究中的结局以变量形式存在,通常是指用于评价所研究疾病对健康主要影响的指标。对疾病预后的描述应该包含整个疾病过程中的各种重要的表现,不只是死亡和疾病,还包括疾病所致的各种后果(如疼痛、精神痛苦、生活不能自理等)。通常有以下 5 个重要的临床结局:①不满(dissatisfaction),是因生病和治疗而导致的精神反应,如抑郁或容易激动等;②不适(discomfort),如头晕、疼痛、恶心、乏力等;③失能(disability),包括生活、学习、工作等方面不可恢复的能力损害;④疾病(disease),包括一系列症状、体征和实验室检查异常等;⑤死亡(death)。

(三) 确定研究起点

研究对象应在病程的同一点开始随访观察,如以首次出现症状的时间、确诊时间或开始接受某种治疗作为观察的起点,这样可以保证病程较短者与持续患病者有同样的概率进入队列。根据研究目的明确研究起点,即在疾病病程中从什么时点开始对疾病进行追踪,该时点称为"零点"。疾病病程是影响预后的一个重要因素,疾病病程的早、中、晚期的预后差异悬殊。例如,研究肺癌预后时,将确诊的符合标准的肺癌患者进入队列,追踪若干年,直到疾病结局发生(死亡、复发、痊愈或并发症等),如果没有一个相对一致的纳入研究始点,而研究样本又包括了筛选出的早期病例、已经有症状的病例、住院病例,以及经过手术后化疗或放疗的病例等,这样完全不清楚队列中研究对象的病程,则难以对预后研究结果进行正确解释,也不可能用于指导临床实践,因此,预后研究的随访起点应有明确的定义。

(四) 确定研究对象

研究人群应与目标人群一致。来自不同级别医院的同一种疾病患者,在病情、病程、接受的治疗等方面都可能有较大差别,这些因素均可能影响疾病预后。针对不同来源病例进行的研究得到的结果很可能不同。在研究设计中应明确研究对象的来源。通常用多家医院病例进行的研究,其样本代表性比只用一家医院病例进行研究要好,如果能调查某地区所有医院患者或按医院级别进行分层,则样本代表性更好,结论外推性更强。

预后研究的对象是患有某种疾病的患者,所有研究对象应经统一诊断标准确诊;应根据研究目的制订明确的纳入标准和排除标准。如研究消化性溃疡急性出血的预后因素,诊断标准是胃镜证实的胃、十二指肠溃疡、大便隐血(++)。为了使研究对象的内部真实性较好,需要制订排除标准,排除合并肝硬化(已发生食管下段静脉曲张破裂出血)、凝血障碍性疾病等。同时,要根据专业知识,排除医学上易混淆的疾病。但从另一角度来说,如果排除标准过多,将难以保证足够的研究样本,并且推广性亦差,外部真实性将受到影响。另外,要防止和减少不依从者出现,对研究对象要进行宣传和教育,讲清研究目的、意义和依从性的重要性;应注意设计的合理性,研究期限不宜过长,可在规定的研究期内逐渐纳入合格的患者。

(五) 随访

随访工作很重要,应组织严密,尽量使研究对象都随访到,并做到失访率越低越好。随访期限长短可根据所研究疾病病程和研究目的来确定,随访期要足够长,以便观察到研究者感兴趣的结局,如果随访期太短,不足以出现结局或发生例数很少,就无法得出研究结论。同时,还需要注意随访间隔,以便能及时发现各种结局和一些动态变化过程,还能减少失访人数。预后研究中随访质量直接关系到整个研究结果。预后研究时间一般较长,出现失访的可能性较大,失访率大于起始队列成员的 10% 时,应引起注意,如果大于 20% 则研究结果可能出现较大失访偏倚。因此,应采取以下措施减少失访:①加强随访意义的宣传,可提高随访者依从性;②由专人负责随访,对失访者尽量多途径追踪追回;③积极回应患者来信的要求;④改进随访信的格式与内容,多用关心、体贴的语言。

三、注意事项与常见偏倚

(一) 注意事项

应用预后结局指标时,首先要根据疾病特点选择指标,如病情严重程度、病程长短、主要的预后结局种类等;其次要注意多选择客观、特异、明确、具有公认标准的指标,以保证研究的真实、可靠,并可以与其他同类研究进行比较。

此外,在疾病预后研究中要特别注意率所反映的信息。尽管用常用指标表示预后很简明、易理解,便于交流及比较,但这类指标也有不足之处,就是它所反映的信息不够充分。它仅能提供疾病在某个时点的预后信息,而不能反映某种疾病的整个预后过程。有些疾病的生存率虽然相同,但其预后的过程却相差很大。

(二)常见偏倚

与病因研究、治疗研究相同,预后研究也难以避免存在偏倚。常见的偏倚如下。

1. 集合偏倚(assembly) 因医院性质与任务不同,各医院收治患者的病情、病程、临床类型就可能不同,就诊患者的地区、经济收入、职业、文化等亦可能不同。由这样的患者集合队列进行随访,观察到的预后差异很可能由上述差异所致,而非由所研究预后因素造成。其本质是研究对象的代表性存在问题,属于选择偏倚。

2. 零点偏倚(zero time bias) 零点是指被观察疾病的起点时刻。在疾病预后随访过程中,如果不同患者应用了不同的随访起点,可能影响研究结果的真实性,由此造成的偏倚称为零点偏倚。

3. 迁移偏倚(migration bias) 随访期间患者退出、失访或从一个队列迁移到另一个队列等各种变动所引起的偏倚。

4. 测量偏倚 对研究所需指标或数据进行测量时产生的系统误差,即测量偏倚。

5. 回忆偏倚(recall bias) 研究对象回忆以往发生的经历时,因在准确性和完整性上出现问题所致的系统误差,称为回忆偏倚。

6. 报告偏倚(reporting bias) 研究对象有意或无意地夸大或缩小某些信息而导致的偏倚即报告偏倚,又称说谎偏倚。

7. 存活队列偏倚(survival cohort bias) 纳入医院观测预后的证据,往往仅是到医院救治病例的结果,无论病情轻重,全部病例在就诊时尚存活,即使之后死于医院,仍有据可查。但当同一疾病患者未到医院即已死亡者,则无据可查。故在医院研究的预后证据往往无院外死亡病例的信息,从而可能导致对预后证据的过好估计,即由存活队列偏倚所致。例如,对入院就诊的急性心肌梗死的患者来说,病死率通常为15%左右,但用此概率估计整个急性心肌梗死的病死率可能偏低,因为有些病例送达医院前就已死亡。这种低估的预后乃是由存活队列偏倚所致。

8. 混杂偏倚(confounding bias) 各比较组间存在的非研究因素缺乏可比性,且这些因素与预后因素和预后均有联系时,会导致预后研究的混杂偏倚。

第三节 预后性问题的系统评价流程与实例解析

一、预后性问题的系统评价

当临床医生围绕预后循证问题进行证据检索时,如发现有多个有争议或者互相矛盾的预后研究证据时,同样需要考虑进行系统评价。预后性问题系统评价是指对具有给定基线健康状态的人群进行观察随访,进而挖掘基线特征与未来结局之间的关系,其结果为临床决策、政策制订、发现和评估患者管理的新方法提供了相关证据,同时辨析了可能存在争议和互相矛盾的证据,使所呈现结果更加具有可信度。

二、预后性问题的系统评价流程与实例解析

案例:患者,女,28岁,妊娠32周时发现左乳房肿物,约鸡蛋大小,随后2个月肿物逐渐增大,未做处理,产一子,体健。产后到医院就诊,查体示左乳房外上象限2点钟方向,距乳头4cm处可触及一大小约6.5cm×7.0cm肿物,左侧腋窝触及肿大淋巴结;乳腺B超、胸部CT显示左侧乳腺实性占位,双侧腋窝淋巴结增大;肿物穿刺活检结果为左乳浸润性导管癌,雌激素受体(ER)(−),孕激素受体(PR)(−),HER-2基

因表达(+),增殖细胞核抗原(Ki-67)阳性率80%。医生建议先行化疗,肿物缩小后再行左乳改良根治术及左侧腋窝淋巴结清扫。于是患者及其家属咨询医生:①患者进行手术后还能活多长时间?②怀孕期间发病会影响患者的治疗和生存情况吗?

(一)研究背景

怀孕期间发生乳腺癌是一种具有挑战性的临床情况,因为在治疗的同时需要考虑胎儿的安全。妊娠相关乳腺癌(pregnancy-associated breast cancer,PABC)被定义为在妊娠期间或产后诊断出的乳腺癌,被视为一种临床和生物学特殊类型的乳腺癌,仅占所有乳腺癌的0.2%~0.4%。怀孕本身可能会暂时增加患乳腺癌的风险,尽管长远来看它对乳腺癌的发展具有保护作用。然而,PABC是否有更差的预后目前存在争议。2016年发表的一项meta分析显示,与非PABC女性相比,PABC女性的死亡风险增加(1.57,95% CI 1.35~1.82)。然而,最近的其他研究发现PABC女性和非PABC女性的预后没有显著差异。同时,PABC的具体定义各不相同,这种变异性可能导致对妊娠、产后和乳腺癌之间关系的不同结果。因此,有必要通过总结流行病学证据来明确PABC的定义。本研究旨在了解PABC的预后并检查剂量反应关系,为定义PABC提供定量证据。

(二)提出临床预后问题

预后研究的问题可由患者及其家属提出,也可由医生根据患者的临床情况提出。但医生要提出并构建一个既有意义又能回答的临床问题,必须要充分了解患者的病史、全面细致的体格检查结果、充分的实验室检查与辅助检查资料以及掌握患者的临床表现,同时结合自己的专业知识、临床经验和技能,保证提出的各种临床问题准确、清晰、完整、有针对性。预后研究提出的问题主要包括对疾病进程和结局的预测及影响预后的因素,针对不同预后内容和指标可提出不同的问题,但医生所提问题要有重点,避免太宽泛不具体的问题。

本案例中患者关心的问题是:①患者进行手术后还能活多长时间?②怀孕期间发病会影响患者的治疗和生存情况吗?因为这个问题太宽泛,若就这个初始问题直接检索很可能找不到答案。通过进一步分析发现,患者及其家属关心的问题是妊娠相关和无妊娠相关乳腺癌患者的生存期有无差别?

初始问题确定后,需要根据PICOS原则将其转化成可回答、更具体的问题,以便提取关键词,快速、有效地检索到与临床问题密切相关的证据。

注意:与防治性研究不同,预后研究不涉及"干预",观察就是其"干预";预后研究也没有对照,而是观察这组患者一段时间内发生相关结局的情况。若这组患者涉及是否暴露于某危险因素时,可能有暴露组和非暴露组。因此,本案例初始问题可经PICOS原则转换如下:

P:特定的患者群/临床问题——乳腺癌患者。

I/E:干预因素/暴露因素——妊娠相关。

C:对照措施或另一种可用于比较的干预措施——非妊娠相关。

O:结局——生存期。

S:研究方法——队列研究。

(三)文献检索

1. **选择数据库**　目前尚无针对预后问题的专门数据库。但许多综合性循证临床证据数据库包含了预后研究证据。首先使用已经过滤过的医学信息源(二次文献数据库),如Best Evidence、UpToDate、Clinical Evidence、Sumsearch、TRIP database;再使用未过滤的医学信息资源(原始文献数据库),如PubMed、Clinical Queries和EMBASE。

本案例中,选用的数据库包括PubMed、EMBASE和Cochrane Library,CNKI、万方等中文数据库在可能的情况下也应进行检索,在这些常用数据库的基础上,还应进行参考文献回溯和手工检索,并设定合理的数据库检索截止时间。

2. **确定关键词和制订检索策略**　检索证据时,可根据自己的检索能力和时间进行初级检索和高级检索。下面推荐的主题词和副主题词可在高级检索时使用。

(1)推荐检索预后证据的主题词:Cohort Studies、Prognosis、Disease Progression、Treatment Outcome、

Longitudinal Studies、Medical Futility、Prospective Studies、Treatment Failure、Follow-up Studies、Morbidity、Incidence、Mortality、Prevalence、Survival Rate、Death、Infant Mortality、Survival Analysis、Maternal Mortality。

（2）推荐检索预后证据的副主题词（附加于主题词后）：Mortality（Mo）、epidemiology（ep）。

（3）根据上述原则，本案例的关键词为 pregnant（怀孕）、gestation（妊娠）、childbirth（分娩）、breast（胸部）、cancer（癌症）等；检索式为（"pregnan*" OR "gestation*" OR "childbirth" OR "postpartum" OR "parity"）AND "breast" AND（"cancer" OR "neoplasia" OR "carcinoma"）。

（四）文献筛选

文献筛选是指根据预先制订的纳入排除标准，从检索获得的所有文献中收集能够回答临床问题的研究。文献筛选的具体要求见相关章节，在这不过多赘述。

在本案例中根据事先确定的检索策略和资料收集方法，共查到相关文献 12 414 篇。利用 EndNote 软件去除重复文献 1 642 篇，通过阅读题名和摘要后排除与本研究纳入标准不符的文献 10 640 篇，初筛后阅读符合标准的 132 篇文献全文，按纳入标准及数据完整性进行筛选，共纳入 54 个研究，共 163 941 例患者。文献筛选流程及结果见图 19-1。

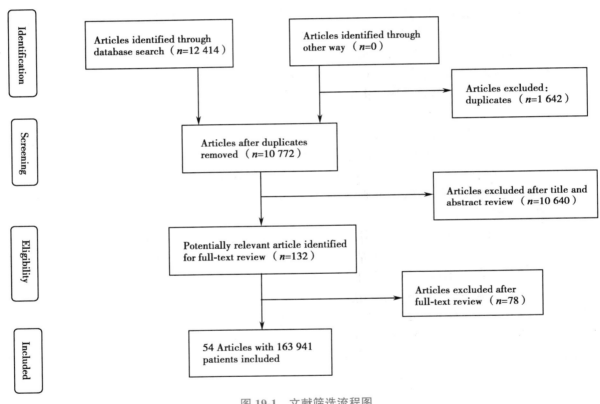

图 19-1 文献筛选流程图

（五）资料提取

资料提取是 meta 分析中的一个重要环节，应采取类似随机试验标准模式提取。按照统一设计的数据提取表，系统收集纳入预后研究的重要信息，如样本量、分析方法、主要结果变量、设计方案、发表年份、具体实施时间及地点、质量控制措施等。数据是否准确尤为关键，是 meta 分析的基础。在收集与提取资料时，应广开渠道，多途径收集，有时需要数据转换，以确保数据全面完整。同时应采取有效的质控措施，如多人同步提取数据、采用双输法录入数据并核查数据。

本案例提取的数据包括：研究题目、第一作者、发表杂志、研究地区、文献发表时间、研究类型、样本量、随访时间、性别、结局指标（总生存期、无疾病生存期或病因特异性生存期）等。部分研究及部分提取数据如表 19-1 所示。

表 19-1 纳入研究基本特征表

Study	Country	No.of cases	No.of controls	PABC definition	Cancer stage or grade	Mean/median age of PABC	Follow-up years	Outcomes measured
Mausner, 1969	USA	73	647	Pregnancy & <6months postpartum	Stage Ⅰ Ⅱ Ⅲ, Grade Ⅰ Ⅱ Ⅲ	35	5	OS
Wallgren, 1977	Sweden	15	58	Pregnancy & <12months postpartum	Grade Ⅰ Ⅱ Ⅲ	<30	10	OS
Nugent, 1985	USA	19	155	Pregnancy	Stage Ⅰ Ⅱ Ⅲ	32	5	OS
Tretli-Pregnancy, 1988	Norway	20	40	Pregnancy	Stage Ⅰ Ⅱ Ⅲ	33	4	OS
Tretli-Postpartum, 1988	Norway	15	40	Unspecified	Stage Ⅰ Ⅱ Ⅲ	36	4	OS
Greene, 1988	USA	8	36	Pregnancy	NA	<35	14	OS
Petrek, 1991	USA	56	166	Pregnancy & <12months postpartum	NA	NA	5	OS
Zemlickis, 1992	Canada	102	269	Pregnancy & postpartum (unspecified)	Stage 0 Ⅰ Ⅱ Ⅲ Ⅳ	33	25	CSS
Shida, 1992	Japan	192	191	Pregnancy & <24months postpartum	Stage 0 Ⅰ Ⅱ Ⅲ Ⅳ	32	10	OS
Guinee-Pregnancy, 1994	USA	26	139	Pregnancy	NA	28(20~29)	10	OS

...

（六）纳入研究的偏倚风险评估

对于预后性研究,通常采用队列研究、病例对照研究、随机对照临床试验的方法来探讨患者的预后问题,其中队列研究是进行预后因素研究的最佳方法。本案例中,纳入的研究为队列研究,故下面只叙述队列研究的证据评价方法,其余研究类型的证据评价见其他相关章节。

对队列研究的评价主要采用纽卡斯尔-渥太华量表(Newcastle-Ottawa Scale,NOS)。它包括三大块,共 8 个条目(表 19-2),具体包括研究人群选择(selection)、可比性(comparability)、暴露(exposure)评价或结果(outcome)评价。NOS 对文献质量的评价采用了星级系统的半量化原则,满分为 9 颗星,达到 6 星及以上可认为该文献质量良好。NOS 量表评分原则为:满足有 * 标项目得 1 星,若同一条目中有多个 * 标则满足其中一项便得星,不满足则不得星(1 星即 1 分)。

表 19-2 队列研究的 NOS 评价标准

栏目	条目#	评价标准
研究人群选择	暴露组的代表性如何(1分)	①真正代表人群中暴露组的特征 *;②一定程度上代表了人群中暴露组的特征 *;③选择某类人群,如护士、志愿者;④未描述暴露组来源情况
	非暴露组的选择方法(1分)	①与暴露组来自同一人群 *;②与暴露组来自不同人群;③未描述非暴露组来源情况
	暴露因素的确定方法(1分)	①固定的档案记录(如外科手术记录) *;②采用结构式访谈 *;③研究对象自己写的报告;④未描述
	确定研究起始时尚无要观察的结局指标(1分)	①是 *;②否
组间可比性	设计和统计分析时考虑暴露组和未暴露组的可比性(2分)	①研究控制了最重要的混杂因素 *;②研究控制了任何其他的混杂因素 *(此条可以进行修改用于说明特定控制第二重要因素)

续表

栏目	条目[#]	评价标准
结果测量	研究对于结果的评价是否充分(1分)	①盲法独立评价[*]；②有档案记录[*]；③自我报告；④未描述
	结果发生后随访是否足够长(1分)	①是(评价前规定恰当的随访时间)[*]；②否
	暴露组和非暴露组的随访是否充分(1分)	①随访完整[*]；②有少量研究对象失访但不至于引入偏倚(规定失访率或描述失访情况)[*]；③有失访(规定失访率)但未描述；④未描述随访情况

注:# 给分条目;* 给分点。

在本案例中,经质量评价后,各研究得分均≥6星,平均得分7.2星,故该案例纳入分析的研究质量均较高。评价过程以 Guinee,1994 这篇文献举例说明,该文献描述研究对象为来自全国九个地区的医疗机构的所有确诊乳腺癌患者,再根据是否与妊娠相关分为暴露组和非暴露组,故暴露组具有代表性,且暴露组与非暴露组来自同一人群;同时,研究对象的所有暴露相关资料均来自治疗过程中的真实记录且在研究开始时并没有出现文献中事先确定的结局指标(总生存期、无疾病生存期或病因特异性生存期),因此,对于研究人群的选择这一部分的 4 个条目的评价,该篇文献均满足带 * 标项目,可得 4 星。余下两部分中,仅由于随访时间过长,导致部分研究对象失访却未对其进行描述说明而扣掉一分,其余条目根据文献的描述按照队列研究的 NOS 评价标准评价后未扣分,故该篇研究得到 8 星(分)。部分文献 NOS 评价结果见表 19-3。

表 19-3　纳入研究 NOS 得分

Study	Selection of cohort	Comparability of cohort	Assessment of outcome	Total
Mausner, 1969	3	2	2	7
Wallgren, 1977	2	2	3	7
Nugent, 1985	2	2	2	6
Tretli-Pregnancy, 1988	3	1	2	6
Tretli-Postpartum, 1988	3	1	2	6
Greene, 1988	2	2	2	6
Petrek, 1991	3	1	2	6
Zemlickis, 1992	4	2	2	8
Shida, 1992	3	1	2	6
Guinee-Pregnancy, 1994	4	2	2	8
...				

(七)数据分析

1. 常用效应量的选择　效应量(effect size,ES)是指临床上有意义或实际价值的数值或观察指标,该变量是观察研究结果的综合指标,需根据研究的性质、资料的类型确定。预后研究常以是否发生某结局以及发生次数和率、生存时间作为结局变量,所以主要的效应量为二分类资料、计数/率资料和时间相关事件资料的效应量。

本案例的结局指标为生存时间,属于生存资料,以 HR 作为效应量,比较暴露组与非暴露组之间的关系。如果没有报告 HR,根据原始数据或 Kaplan-Meier 曲线估计 HR。每项研究报告的时间从最后一次怀孕到诊断出乳腺癌的时间转换为月。我们使用了每个类别的下限和上限的平均值。如果最低类别是开放式的,则使用上限和 0 的平均值。如果最高类别是开放式的,则平均值定义为下限的 1.5 倍。所有统计分析均使用 Stata 13.0 进行。

2. **异质性检验** meta 分析前应先进行异质性检验,根据异质性检验结果判断是否估计合并效应量 HR。异质性检验方法主要为 Q 检验法。若 Q 检验有统计学意义,表明存在统计学异质性,需探讨异质性来源并进行相应处理。异质性来源主要从两个方面考虑:①临床异质性,如纳入研究在研究对象、干预措施、结局观察指标等存在差异;②方法学异质性,如纳入研究的设计方案、偏倚风险等差异明显。本案例中,经过异质性检验,结果显示 $I^2=64.9\%$($P<0.001$),应用了随机效应模型进行计算。

3. **meta 分析及亚组分析** meta 模型主要根据异质性研究结果确定,如纳入研究异质性较小,则采用固定效应模型进行合并,如异质性较大且无法通过亚组分析方法解决时,则宜采用随机效应模型进行数据合并。亚组分析可根据专业需要进行,如根据诊断时间、PABC 定义、地理区域、出版年份和 HR 估计方法进行亚组分析。

4. **发表偏倚检测** 本案例中,发表偏倚的结果显示:Egger's test,$P=0.451$;Begg's test,$P=0.077$,同时漏斗图的形态对称,说明本次纳入的研究不存在发表偏倚(图 19-2)。

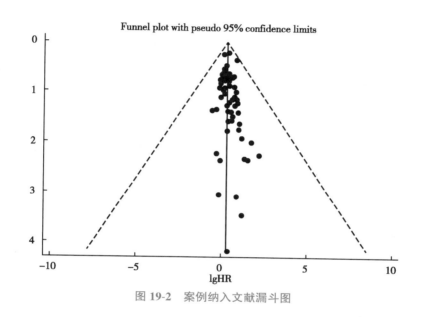

图 19-2 案例纳入文献漏斗图

5. **敏感性分析** meta 分析检索到医学小样本研究证据时,可以考虑通过敏感性分析来观察 meta 分析的结果是否会发生改变,以检验是否存在与小样本研究有关的偏倚。如当排除非多中心试验并进行敏感性分析时,若观察合并结果的方向改变,提示小样本研究的偏倚较大,此时需谨慎解释结果。该案例未进行敏感性分析。

(八)结果报告

系统评价结果部分包括文献检索和筛选、纳入研究基本特征、纳入研究偏倚风险评估结果、纳入研究结果、meta 分析结果和其他(如亚组分析、敏感性分析和发表偏倚)等,即将前期分析得出的结果进行展示并对这些结果用文字恰当地描述。对于本案例,将列出总生存期(OS)的结果,供大家参考。

在 OS 的分析中,包括 6 602 名 PABC 患者和总共 157 657 名个体在内的 45 项研究被纳入 OS 的 meta 分析。与对照组相比,PABC 患者的总体死亡风险增加,合并风险比及其 95% CI 为 1.45(1.30~1.63),差异有显著意义($I^2=64.9\%$,$P<0.001$),见图 19-3。

通过亚组分析研究了可能导致结果差异的几个因素,包括诊断时间、PABC 定义、地理区域、出版年份和 HR 估计方法,结果一致显示:除了基于 PABC 定义和出版年份的亚组外,PABC 女性的预后比非 PABC 女性差(表 19-4)。值得注意的是,PABC 具体定义有所不同,这种可变性导致了不同的结果。2000—2010 年和 2011—2019 年发表的研究有明显的预后不良趋势,这在 2000 年之前发表的研究中不太明显。基于 2000 年之前发表的研究,DFS 的汇总 HR 为 1.27(95% CI 0.97~1.72)。

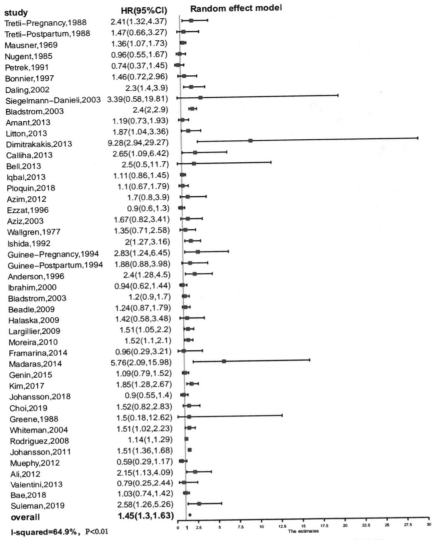

图 19-3　案例纳入文献 OS 的合并效应 HR 及其 95%CI 森林图

表 19-4　亚组分析结果

	Subgroups		No. of Articles	HR (95% CI)	Heterogeneity Test	
					I^2 (%)	P-value
Diagnosed time	During pregnancy	OS	13(14)	1.46(1.12~1.90)	73.6	< 0.001
		DFS	7(7)	1.30(1.11~1.53)	26.3	0.228
	During postpartum period	OS	13(13)	1.97(1.67~2.33)	49.0	0.023
		DFS	2(2)	1.86(1.17~2.93)	0.0	0.740
PABC definition	Pregnancy & < 6months postpartum	OS	2(2)	1.37(1.09~1.72)	0.0	0.852
	Pregnancy & < 12months postpartum	OS	20(20)	1.44(1.20~1.72)	60.7	< 0.001
		DFS	8(9)	1.52(1.27~1.81)	17.4	0.288
	Pregnancy & < 24months postpartum	OS	3(3)	1.42(1.01~2.01)	67.4	0.047
	Pregnancy & < 60months postpartum	OS	3(3)	1.48(0.90~2.44)	65.2	0.057

续表

Subgroups			No. of Articles	HR (95% CI)	Heterogeneity Test	
					I^2 (%)	P-value
Geographic region	Europe	OS	15 (17)	1.53 (1.26~1.86)	71.1	< 0.001
		DFS	9 (9)	1.32 (1.15~1.52)	8.7	0.363
	North America	OS	16 (17)	1.38 (1.17~1.63)	53.2	0.005
		DFS	5 (6)	1.68 (1.35~2.08)	15.5	0.315
	Asia	OS	9 (9)	1.42 (1.09~1.85)	60.0	0.010
	Others	OS	2 (2)	1.55 (1.13~2.13)	0.0	0.544
Year of publication	Before 2000	OS	11 (13)	1.46 (1.18~1.82)	45.4	0.038
		DFS	3 (3)	1.27 (0.97~1.72)	50.7	0.107
	2000—2010	OS	11 (12)	1.48 (1.19~1.85)	79.0	< 0.001
		DFS	4 (5)	1.40 (1.14~1.71)	20.5	0.284
	2011—2019	OS	20 (20)	1.43 (1.20~1.72)	62.7	< 0.001
		DFS	11 (11)	1.50 (1.29~1.76)	11.5	0.334
HR estimate	Paper report	OS	24 (25)	1.42 (1.22~1.65)	73.1	< 0.001
		DFS	12 (12)	1.35 (1.19~1.53)	29.1	0.160
	Indirect	OS	19 (20)	1.43 (1.28~1.60)	47.4	0.010
		DFS	7 (8)	1.48 (1.22~1.79)	24.7	0.232

（九）讨论与结论

系统评价的讨论部分主要分为三个部分：第一，对纳入研究的特征以及偏倚风险评估情况进行描述和分析，使读者了解该研究问题现有证据的概况；第二，针对 meta 分析的结果进行讨论，寻找基础医学和临床医学研究证据，用于解释和佐证 meta 分析中的发现；第三，对本系统评价的主要局限进行描述和讨论，为研究的开展提供思路和方向。在本案例中主要讨论了：①与之前相关研究的不同及其可能的原因；②出现的一些分析结果的可能原因；③分析了本研究的优点和局限性等情况。

系统评价的结论是在讨论的基础上高度的概括和总结，细致分析在系统评价 /meta 分析过程中遇到的问题的可能原因和解决方案，以及对临床实践和科研的指导意义。在本案例中，该 meta 分析表明，与非PABC 病例相比，PABC 与 OS、DFS 和 CSS 的不良预后相关。

复习题

1. 预后因素与危险因素有何不同？
2. 常见的影响预后的因素有哪些？
3. 对预后研究文献的真实性评价的具体标准有哪些？
4. 预后研究设计包括哪些类型？
5. 预后性系统评价的制作流程有哪些步骤？

（李爱玲　王子云）

第二十章 遗传关联性研究的系统评价

基因多样性有助于提高物种应对环境变化的能力。常见和罕见的基因变异会使人类对特定疾病的易感性产生影响，以往有关疾病遗传易感性的研究使用了候选基因法（candidate gene approach）和全基因组关联研究（genome-wide association studies，GWAS），但是这些研究大多仅确定了数量有限的关联位点。候选基因法通常在不相关的病例和对照个体中，对存在生物学合理性的候选基因的多态性进行基因分型。GWAS 已普遍用于单个基因与疾病关联的研究，随后亦被广泛用于常见疾病的易感性位点的研究。通常，基于候选基因法的相关研究结果的重复性低，这可能与多种因素有关：①样本量大小、未识别的人口分层信息差异或统计分析过程中是否能进行多重校正；②病例和对照的表型定义的差异；③基因 - 环境或宿主 - 病原体相互作用中存在的未知变异；④种群间真正的基因异质性等。进行遗传关联性研究的系统评价可解决以上问题。本章主要介绍遗传关联性研究相关概念及基因多态性与疾病关联的系统评价方法。

第一节 遗传关联性研究概述

一、遗传关联性研究相关知识

（一）概念和目的

遗传关联性研究（genetic association study）是复杂性状疾病遗传学研究的重要方法之一。通过分析遗传变异和疾病的相关性，鉴别所选取的候选基因或染色体区域是否参与疾病的发生。

遗传关联性研究主要有两大目的：

1. 基因识别分析 多数是由遗传学家开展的，研究设计主要是基于人群或基于家系，主要解决的问题是某疾病是否涉及遗传成分。

2. 基因特征分析 主要量化已识别出的基因变异或多态性与疾病的关联大小，多数是由流行病学家开展的基于人群的研究。

（二）主要研究方法

1. 候选基因法　候选基因法基于人群或家系研究,多采用病例对照研究进行。其策略是研究者根据已知基因结构或功能特点,提出某个或某些（通常是几个或几十个）基因可能与待研究疾病存在关联的科学假设,从而检测其变异是否与该疾病具有相关性。其研究设计的优点是比较容易开展,科学假设明确,便于阐述遗传变异与疾病相关性;缺点在于初始阳性研究结果的可重复性较差,单次研究所涉及的基因和遗传标志数量有限,效率不高。

2. 全基因组关联研究　近年来,基因组学检测平台快速发展,使得研究者可以在全基因组范围选择上百万个单核苷酸多态性（single nucleotide polymorphism,SNP）开展全基因组关联研究。通过全基因组扫描,确定与新的表型（疾病或性状）相关的遗传变异,有时甚至意外发现某基因与某表型相关。该方法具有样本量大和多阶段验证的特点,研究效率高,特别适用于鉴别常见的复杂性疾病（如肿瘤、心脏病、糖尿病等）的易感基因。

二、基因多态性相关知识

（一）基因多态性的基本概念及分类

1. 等位基因（allele）　是位于一对同源染色体相同位置上控制同一性状、不同形态的基因。如 SNP 通常是一种双等位基因或二态的变异。

2. 复等位基因（multiple allelism）　指同源染色体同一位置上的等位基因的数目在两个以上。任何一个杂合的二倍体个体只存在复等位基因中的两个不同的等位基因。镶嵌显性是由复等位基因控制的。

3. 基因多态性（genetic polymorphism）　是指在一个生物群体中,存在两种或多种不连续的变异型、基因型（genotype）或等位基因（allele）。从本质上来讲,多态性的产生在于基因水平上的变异,一般发生在基因序列中不编码蛋白的区域和没有重要调节功能的区域。对于个体而言,基因多态性的碱基顺序终身不变,并按孟德尔规律世代相传。其通常分为 3 大类:DNA 片段长度多态性、DNA 重复序列多态性、单核苷酸多态性（表 20-1）。

表 20-1　基因多态性分类

类别	简称	概念
DNA 片段长度多态性	FLP	由于单个碱基的缺失、重复和插入引起限制性内切酶位点的变化,从而导致 DNA 片段长度的变化
DNA 重复序列多态性	RSP	主要表现于重复序列拷贝数的变异,如小卫星 DNA 和微卫星 DNA
单核苷酸多态性	SNP	指分散的单个碱基的不同,基因组中单核苷酸的缺失、插入与重复序列不属于 SNP,但更多的是单个碱基的置换,在 CG 序列上频繁出现。这是目前备受关注的一类基因多态性

（二）基因多态性研究相关概念

1. 错义突变（missense mutation）　DNA 分子中碱基对的取代,使得 mRNA 的某一密码子发生变化,由它所编码的氨基酸就变成另一种不同的氨基酸,使得多肽链中氨基酸的顺序也相应地发生改变。

2. 无义突变（nonsense mutation）　由于碱基取代使原来可翻译某种氨基酸的密码子变成了终止密码子。例如,UAU（氨酸）颠换成 UAA（终止密码子）,使多肽链的合成到此终止,形成一条不完整的多肽链,使蛋白质的生物活性和功能改变。转换也可引起无义突变。

3. 同义突变（same sense mutation）　碱基的取代并不都引起错义突变和翻译终止,也就是虽然碱基被取代了,但在蛋白质水平上没有引起变化,氨基酸没有被取代。

4. 移码突变（frame-shifting mutation）　在编码序列中单个或数个碱基的缺失或插入,片段的缺失或插入可使突变位点之后的三联体密码子阅读框发生改变,不能编码原来的正常蛋白质。

5. 基因编辑（gene editing）　通过对目标基因及其转录产物进行编辑（定向改造）,实现特定片段的加入、删除,特定碱基的插入、缺失、替换等,以改变目的基因或调控元件的序列、表达量或功能。

6. 加强性报告遗传学关联研究(strengthening the reporting of genetic association studies,STREGA) 对遗传学关联研究在报告时应包含的内容,以写作清单的形式提出了最低要求,并对关键条目说明纳入清单的理由。

7. 多基因风险评分分析(polygenic risk score) 通过计算特定性状或疾病相关的基因变异的加权和,用来评估计一个人出现某种生理/心理特征或罹患某种疾病的风险,是多个遗传位点与表型之间关系的数值总结,可通过 GWAS 统计数据的基因型效应值来计算的。

三、SNP 的命名规则

(一)单核苷酸多态性

单核苷酸多态性(SNP)是指单个核苷酸在基因组水平上发生的变异所引起的 DNA 序列多态性,包括单个碱基的转换、颠换、缺失、插入,其被认为是大多数多态性的遗传特征,而这些多态性与性状易感性有关。SNP 的主要特点包括:① SNP 又称双等位基因,因为一个 SNP 位点一般只有两种等位基因;② SNP 数量多,在人类基因组中平均每 100 个到 300 个碱基对出现一个 SNP;③ SNP 具有遗传稳定性,其标记的突变率低。

目前,关于 SNP 的信息可以在多个数据库中获得,如全基因组关联研究目录、miRdSNP 等。而单核苷酸多态性数据库(Single Nucleotide Polymorphism Database,dbSNP)是一个相对比较完善的数据库,它是由美国国家生物技术信息中心(National Center for Biotechnology Information,NCBI)与人类基因组研究所(National Human Genome Research Institute)合作建立的,在 NCBI 网站上可以看到"refSNP ID"和"HGVS Names"的字样,虽然迄今为止仍没有一个标准的 SNP 命名方法,但这两者皆是用于命名 SNP 的常见方法。

(二)RS 命名法

RS 命名法是 GenBank 官方的 refSNP ID 单核苷酸多态性命名法,是目前最常用的、相对比较完善的 SNP 命名体系,其官方网址:http://www.ncbi.nlm.nih.gov/snp/。NCBI 里对提交的 SNP 信息进行分类验证之后会给出一个 rs 号,也可称为参考 SNP,并给出 SNP 的具体信息,包括前后序列、位置信息、分布频率等,命名方法是 rs+6 位或 7 位阿拉伯数字,具体内容见图 20-1。例如,CYP2C9*3 的 refSNP ID 是 rs1057910。如果已知一个 SNP 的 refSNP ID,那么就可以使用 GenBank 的 SNP 数据库进行检索,只需在检索方法处选择 SNP 并在后面输入 rs 号即可。

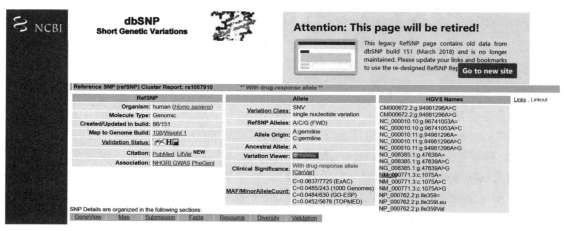

图 20-1 在 NCBI 中检索 SNP 的具体内容

(三)HGVS 命名法

HGVS 是人类基因组变异协会(Human Genome Variation Society)的简称,其命名规则由 HGVS、人类基因变异组计划(Human Variome Project,HVP)、国际人类基因组组织(Human Genome Organizaion,

HUGO）共同制订，其网址：http://www.hgvs.org/。HGVS 命名法的规则是标出引用的核酸序列号（Reference Sequence, RefSeq）和 SNP 在该核酸序列中的位置，具体内容见图 20-2。例如，NC_000006.11：g.12292772 G>T，其中 NC_000006.11 是核酸序列接受号，g.12292772 是该单核苷酸多态性位点在该核酸序列中的位置，G>T 表示原始碱基是 G，突变碱基是 T。这样的命名方法有利于找出所在基因序列中的位置。

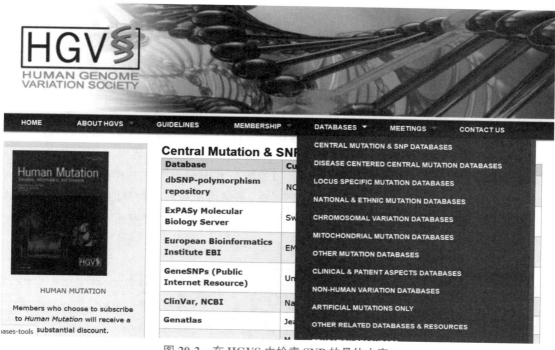

图 20-2 在 HGVS 中检索 SNP 的具体内容

（四）按发现顺序或频率顺序拟定的惯用名称

此外，还有一种在文献中经常出现的按发现顺序或频率顺序拟定的惯用名称，例如，CYP2D6*10、CYP2C9*3 等。CYP 表示细胞色素 P450（cytochrome P450），其 SNP 命名可在一个网站中搜索得到，该网站的网址：http://www.cypalleles.ki.se/，具体内容见图 20-3。这是用 HGVS Names 标注 SNP 位置的方法，由于缺少引用核酸序列的接受号，读者无法在 GenBank 中查到对应的信息。

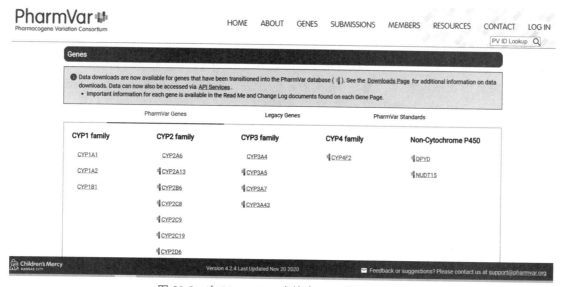

图 20-3 在 PharmVar 中检索 SNP 的具体内容

第二节 遗传关联性研究的系统评价

一、常见设计类型及数据结构

基因多态性与疾病关联研究中常用的设计类型包括病例对照研究、队列研究、单纯病例研究、巢式病例对照研究等。目前最常用的设计类型是病例对照研究。此类研究回顾性地分析同一群体中的病例组与对照组间的基因型和等位基因频率分布情况，并对其与疾病易感性的关系进行研究。病例对照研究价格低廉，所需样本量较少，完成速度快，并可用于研究罕见的表型。但病例对照研究容易发生偏倚（如选择偏倚、现患偏倚等）。

基因多态性与疾病关联研究多采用病例对照研究设计，比较来自同一群体的病例组与对照组间的等位基因频率是定位疾病易感基因的一种简单方法。当一个标记座位上有 m 个等位基因时，一般可通过 Pearson χ^2 检验对 $2 \times m$ 列联表进行关联分析。以双等位基因的基因多态性研究为例，假设位点的两个等位基因为 A 和 B，其中 B 为野生型基因，则该群体的个体可能存在 3 种基因型，分别为 AA、AB、BB。假设存在三种基因型的受试者人数在病例组分别为 a、b、c，在对照组分别为 d、e、f。数据结构如表 20-2 所示。

表 20-2 基因多态性与疾病关联研究的数据结构

组别	基因型		
	AA	**AB**	**BB**
病例组	a_i	b_i	c_i
对照组	d_i	e_i	f_i

注：i 表示纳入的第 i 项研究。

二、基因分型及方法

基因分型（genotyping）是指利用生物学检测方法测定个体基因型的技术，又称为基因型分析（genotypic assay）。目前用于基因分型的技术包括聚合酶链反应、DNA 片段分析、寡核苷酸探针、基因测序、核酸分子杂交、基因芯片技术等。下面简单介绍 4 种常用的基因分型方法。

（一）聚合酶链反应技术

聚合酶链反应（polymerase chain reaction，PCR）技术是一种利用 DNA 变性和复性原理在体外进行特定的 DNA 片段高效扩增的技术。常用的 PCR 分析方法有限制性片段长度多态性（restriction fragment length polymorphism，RFLP）、末端限制性长度多态性（terminal restriction fragment length polymorphism，T-RFLP）等。

（二）DNA 片段分析

DNA 片段分析是指在片段分析过程中使用毛细管电泳法分离荧光标记的 DNA 片段，并通过标准分子量得到相对大小。通过 CE 进行的 DNA 测序可用于确定基因片段的碱基序列，而片段分析可基于 PCR 利用特定 DNA 靶标设计的引物生成荧光标记 DNA 片段并获得相对大小、相对定量和基因分型信息。常用的技术为等位基因分型技术、荧光信号前处理技术。

（三）核酸的分子杂交技术

核酸的分子杂交（molecular hybridization）技术是指利用核酸分子的碱基互补原则定性或定量检测特异 RNA 或 DNA 序列片段。已知作为检测工具使用的 RNA 或 DNA 序列片段称为杂交探针（probe），常用放射性同位素来标记。常用的探针有 cDNA 探针、RNA 探针、寡核苷酸探针。

（四）基因芯片技术

基因芯片（gene chip）技术是指通过微阵列（microarray）技术将高密度 DNA 片段通过高速机器人或原位合成方式以一定的顺序或排列方式使其附着在一系列固相表面，以同位素或荧光标记的 DNA 探针，借助碱基互补杂交原理，进行大量的基因表达及监测等的研究技术。

三、哈迪 - 温伯格平衡

（一）哈迪 - 温伯格平衡（Hardy-Weinberg equilibrium，HWE）定律及影响因素

1908 年，英国数学家哈迪（Hardy）和德国遗传学家温伯格（Weinberg）分别发现了随机交配群体的基因频率和基因型频率的重要遗传规律，故称哈迪 - 温伯格平衡（Hardy-Weinberg equilibrium，HWE）定律，又称群体遗传平衡法则。该定律指出：理论上，在无基因突变、选择、人群迁移、随机遗传漂变发生和随机婚配的情况下，大样本群体中常染色体基因座上的各基因频率和基因型频率保持世代不变，即处于一种平衡状态。

假设一对等位基因 A 和 B 的频率分别为 p 和 q，且 $p+q=1$，在该群体中有三种基因型 AA、AB 和 BB，其基因型频率分别为 p^2、$2pq$ 和 q^2，根据 HWE 定律，则 $(p+q)^2=p^2+2pq+q^2=1$。

影响 HWE 的因素主要包括非随机婚配、基因突变、选择、人群迁移和遗传漂移等。此外，遗传流行病学研究必须考虑其他可能的因素，如实验室基因型鉴定错误、选择对照组时存在选择偏倚、存在不同人群分层等。

（二）HWE 检验及主要方法

在理想状态下，人群符合 HWE 定律，则某一特征基因比例在遗传中将保持不变。但当人群总数很大时，很难通过检测每一个体的基因型来确定等位基因的频率。解决方案是从群体中随机抽取一定数量的个体作为样本，从样本来估计群体中的等位基因频率。因此，必须对所取样本的调查结果进行 HWE 检验，以此确定所取样本是否具有代表性和是否达到群体遗传平衡的条件。

1. Pearson χ² 检验　在群体遗传学研究中，检验某个群体的基因型分布是否符合 HWE 定律最常用的方法是 Pearson χ² 检验，其基本思想是检验基因型的预期值和观察值间是否存在差异。检验公式为：

$$\chi^2 = \frac{\sum(期望值 - 观察值)^2}{期望值}$$

自由度 $df=m-n$，其中 m 为基因型数，n 为等位基因个数。例如，双等位基因 A 与 B，其位点上的基因型为 AA、AB、BB，则其自由度为 1。

一般以 $\alpha=0.05$ 作为差异有统计学意义的分界。对所得到的样本（一般是对照组人群）做 HWE 检验，如果 HWE 检验 $P>0.05$，则认为吻合度优良，即说明对照组人群处于平衡状态，并且样本人群具有良好的代表性。若 HWE 检验 $P\leqslant0.05$，则认为吻合度不佳，说明样本量太小不具有群体代表性，或者至少有一个平衡条件未能满足，即所取样的群体未达到遗传平衡状态。应进一步探索偏离的可能原因，如基因分型错误、实验操作有误、近婚、遗传漂变、人群的不同分层等。

2. 其他检验方法　Pearson χ² 检验是最常用的 HWE 检验方法，但当突变基因频率较为罕见或者样本量较少时，Pearson χ² 检验的统计效能难以满足 HWE 的检验，此时应使用确切检验。确切检验的理论基础是超几何分布，检验原理为在四格表周边合计不变的条件下，计算表内四个基本数据各种组合的概率及计算两侧所有 |A-T| 值大于等于现有样本 |A-T| 值的四格表的累计概率。这种列举组合的方法比较适合两个等位基因的情况。

检验基因型频数是否偏离 HWE 的方法还有似然比（LRT）检验、近亲系数（F）检验、不完全列举法、绘图法等，可根据情况选择合适的方法。例如，Stata 软件的 genhwi 命令同时提供了 Pearson χ² 检验、LRT 检验以及确切检验的结果。

第三节　遗传关联性研究系统评价流程及实例解析

一、遗传关联性研究系统评价

近年来,随着高通量测序技术的发展,越来越多的有关疾病遗传易感性的关联分析研究发表。但大多数起始阳性结果的研究并不具有可重复性,特别是候选基因法的研究。这可能是由于这些原始研究的结果为假阳性结果,也可能是大多数后续研究的统计效能不足以检测出较小的基因效应。因此,遗传关联性研究需要成千上万的样本量来检测较小的基因效应。而在实际研究中,大样本量的收集较难实现,且费用高。多个同一主题的遗传关联性研究合并的 meta 分析(即遗传关联性研究系统评价)可弥补单个研究的不足,遗传关联性研究系统评价成为遗传与疾病研究的重要手段。因单核苷酸多态性是遗传关联性研究使用最为广泛的检测指标,基因多态性与疾病关联的系统评价是最常见的遗传关联性研究系统评价。

二、基因多态性与疾病关联的系统评价流程及实例解析

案例:患者,孙某,女,42 岁,每当遇到炎热或高温环境时便出现头痛,疼痛剧烈,不局限于一侧,头痛呈搏动样,一般持续 2~3 天,伴有恶心、呕吐,夏季发病次数频繁,特别是中午上、下班时易发作,且疼痛难以忍受,按头皮或者敲打几下头部,则缓解。患者血浆同型半胱氨酸明显升高,家族中其弟弟同样患有偏头痛,患者于多家医院就诊,诊断为偏头痛。患者询问:家中父亲和弟弟多人均患有偏头痛,偏头痛是否与基因有关?

(一) 背景知识

偏头痛(migraine,MA)是临床上常见的原发性头痛类型,以发作性中重度、搏动样头痛为主要表现,头痛多为偏侧,一般持续 4~72 小时,可伴有恶心、呕吐,光、声刺激或日常活动均可加重头痛,安静环境、休息可缓解头痛。偏头痛是一种多因素引起的原发性头痛,严重影响人们生活质量。虽然偏头痛的发病机制尚未完全阐明,但人们普遍认为遗传背景和环境因素均发挥关键作用。许多研究发现偏头痛可能与 5,10- 亚甲基四氢叶酸还原酶(MTHFR)基因多态性有关。同型半胱氨酸(Hcy)是一种含硫氨基酸,是通过蛋氨酸循环和叶酸循环使蛋氨酸去甲基化而得。据报道,偏头痛患者的血浆 Hcy 浓度高于健康对照组。补充维生素治疗高同型半胱氨酸血症可有效降低偏头痛的发生频率和 / 或严重程度。这些发现表明高同型半胱氨酸血症可能在偏头痛的发病机制中起一定作用。亚甲基四氢叶酸还原酶(MTHFR)是叶酸循环中的关键酶。MTHFR 基因的多态性可能会降低酶的活性,导致高同型半胱氨酸血症。但截至目前,关于 MTHFR 基因 C677T(rs1801133)和 A1298C(rs1801131)多态性与偏头痛的研究结果间存在争议。因此需要进行系统评价。

(二) 提出问题

目前,基因多态性与疾病关系的系统评价在多种疾病中开展,许多疾病与其易感基因的关系都已有相关系统评价发表。此类系统评价的选题建议从以下几个方面出发:①优先选择具有临床或公共卫生意义的问题;②目前或近期没有已发表的、质量较高的关于所研究基因多态性与疾病关系的系统评价;③过往系统评价纳入文献局限于特定人口学特征,如种族或年龄等;④目前有一定数量且可供使用的原始文献;⑤遗传易感性在所研究疾病的发病机制中可能发挥重要作用,已发现大量该病的易感基因,但各个研究结论不统一。

(三) 文献检索

1. 数据库的选择　如何全面获取基因多态性与疾病关系的相关文献? 这通常需要研究人员根据所提问题或研究目的确定并检索多个相关数据库。常用的中文数据库有中文生物医学期刊文献数据库(CMCC)、中国知识基础设施工程(CNKI)、维普中文科技期刊数据库(VIP)及万方数据库等。常用的英文电子数据库有 PubMed 和 EMBASE 等。另外,还可以通过检索遗传学领域相关的专业数据库来扩展检索

途径,获取相关文献。

目前较为常用的遗传疾病数据库如表 20-3 所示。

表 20-3　常用遗传疾病数据库

数据库名称	介绍	网址
HGMD	全称为 Human Gene Mutation Database,是人类基因突变数据库;可简单、快速确认某种突变是否已被发现,获得某个特定基因或疾病的致病效应谱,快速查询与人类遗传病相关突变信息的文献;分为公开发表版和专业订阅版	http://www.hgmd.cf.ac.uk/ac/index.php
HuGE Navigator	全称为 Human Genomic Epidemiology Navigator,是人类基因组流行病学数据库;包括有关遗传变异的人群患病率、基因 - 疾病关联、基因 - 基因和基因 - 环境相互作用以及基因测试评估的信息;主要由四个子数据库组成,分别是疾病库(Phenopedia)、基因库(Genopedia)、HuGH 文献检索库(HuGE Literature Finder)、变异名称映射库(Variant Name Mapper)	https://phgkb.cdc.gov/PHGKB/hNHome.action
Clinvar	是 NCBI 主办的与疾病相关的人类基因组变异数据库;Clinvar 整合了 PubMed、dbSNP、dbVar、OMIM 等多个数据库在遗传变异和临床表型方面的数据;主要包括整合遗传变异、临床表型、支持证据及功能注释与分析四个方面的信息	https://www.ncbi.nlm.nih.gov/clinvar/
OMIM	全称为 Online Mendelian Inheritance in Man,是人类基因和遗传表型数据库,又称孟德尔遗传在线数据库;可查询疾病信息,包括疾病的发现、与疾病相关的基因等;可查询基因信息,包括基因定位、基因相关表型、基因功能及研究进展等	https://www.omim.org/
IPD	全称为 Immuno Polymorphism Database,是以免疫系统基因多态性为主的数据库;主要由六个子数据库组成,分别是人类白细胞抗原(HLA)序列、杀伤细胞免疫球蛋白样受体(KIP)、非人类灵长类动物 MHC 序列、非人类 KIP(NHKIR)序列、人类血小板抗原(HPA)、欧洲可搜索肿瘤系数据库(ESTDAB)	https://www.ebi.ac.uk/ipd/

2. 其他补充检索资源　为了实现多途径,多渠道,最大限度地收集相关文献,研究人员不仅需要同时检索多个电子数据库,更需要辅以其他检索资源或途径进行检索,确保获得全面结果。

以下的辅助检索途径可供参考:

(1)手工检索相关领域期刊既往发表文献;

(2)检索现有系统评价的参考目录;

(3)用 Google Scholar 等搜索引擎搜索相关文献;

(4)与本领域的专家、有关作者联系,追查相关灰色文献或会议文献。

该系统评价由两名研究者独立检索了 PubMed、EMBASE、Science Direct、Cochrane Library 数据库,检索日期截至 2018 年 4 月 6 日。

3. 确定检索关键词　如何选择和确定基因多态性与疾病关系的系统评价检索词? 这主要基于其构建的研究问题中所包含的 5 个方面的核心要素,即 PICOS 原则。其中,涉及 "P(participants/patients)" 和 "I(intervention)" 方面的检索词为必选的检索词,涉及 "C(comparison/control)" 和 "S(study design)" 方面的检索词则需要根据课题具体情况和要求进行取舍,如是否限定特定对照组人群,是否限定研究类型为病例对照研究等。一般而言,检索词中不涉及 "O(outcome)",如一个研究可能会探讨某种或某些基因多态性与疾病易感性间的关联,但在文章标题或摘要中结果难以得到较好的表述,若将其纳为检索词可能会增加不相关文献的数量。

基因多态性与疾病关系的系统评价的检索式主要由疾病名称、基因名称、多态性三部分组成。所以,完整检索式各部分的检索词段的制订步骤如下：首先，依次检索各关键词，包括每个关键词的主题词和自由词。疾病名称可以通过《医学主题词表》（medical subject headings，MeSH）查询相应主题词和自由词；基因名称可以通过美国国家生物技术信息中心（National Center for Biotechnology Information，NCBI）的gene 数据库来检索不同名称及缩写；多态性的检索词一般为 polymorphism*/variant*/mutation*。各检索词段均以主题词和自由词结合的方式进行检索，主题词和自由词间用逻辑连接词"OR"相连接，再用逻辑连接词"AND"将各检索词段进行连接，最终得到完整检索式。

本案例中系统评价使用的主题词包括："5,10-methylenetetrahydrofolate reductase""MTHFR""C677T""A1298C""rs1801133""rs1801131""polymorphism""migraine""migraine with aura""migraine without aura"。所有主题词采用"AND"或"OR"连接。纳入文献无语言限制。此外，对检索到的文章中的参考文献进行人工筛选，以寻找其他相关研究。

（四）文献筛选

1. 制订纳入排除标准　在进行系统评价时，应预先设定入选标准，包括纳入标准和排除标准。纳入标准用来定义符合研究要求的主体，排除标准用来排除对研究主体的结果产生其他影响的个体，以便在相关文献中选出符合要求的研究，并确保进入系统评价的各个独立研究均有较好的同质性。

在制订基因多态性与疾病关系的系统评价的纳入/排除标准时，可以从 PICOS 原则出发，一般需要考虑以下因素：①研究对象的性别、年龄、种族、疾病类型、诊断标准和疾病严重程度/分级等；②所调查基因型及等位基因的相关信息；③研究设计类型，如病例对照研究、巢式病例对照研究等；④原始文献数据不全时可通过联系作者，询问是否可以获取相关数据；⑤原始研究的样本量或把握度；⑥发表年限、发表语言及重复发表等。

此外，基因多态性与疾病关联的系统评价亦应考虑基因分型方法、HWE 检验和合理选择遗传模型等问题。例如，在遗传关联性研究中，病例组中可能存在人群选择偏倚，而未患病的对照组基因型分布应符合 HWE。在筛选过程中，对于对照组偏离 HWE 或未报告 HWE 信息的研究，不应首先排除，而是应先将其纳入并进行合并分析，然后在敏感性分析中剔除这些不合格研究，比较合并分析与敏感性分析结果的差异，进一步讨论汇总结果的稳健性。

2. 文献筛选方法　文献筛选工作应该至少由两名专业研究人员负责，他们应根据预先制订的纳入/排除标准，独立地进行筛选和交叉核对数据。制订策略以解决分歧，如双方意见不一致时可以通过双方或与第三方讨论解决。在筛选过程中需记录排除的研究及其排除原因。对于信息不全面的文章，研究人员应尽可能地联系原文作者，争取获取补充资料。两人筛选出的文献的一致性可以通过 Kappa 值来评价。

两名研究人员筛选文献结果的一致性情况见表 20-4。

表 20-4　两名研究人员筛选文献的结果

文献筛选者 1	文献筛选者 2			总计
	纳入	排除	不确定	
纳入	a	b	b	m_1
排除	d	e	f	n_1
不确定	g	h	i	q_1
总计	m_2	n_2	q_2	N

根据表 20-4 数据，Kappa 值的计算公式如下：

$$Kappa = \frac{观察一致率 - 机遇一致率}{1 - 机遇一致率}$$

其中，观察一致率 $= \dfrac{a+e+i}{N}$，机遇一致率 $= \dfrac{m_1 \times m_2 + n_1 \times n_2 + q_1 \times q_2}{N^2}$。

一致性强度的判断标准:Kappa 值<0.40,一致性较差;0.40~0.59,一致性中等;0.60~0.75,一致性好;>0.75,一致性相当好。

3. **文献筛选流程**　文献筛选主要步骤如图 20-4 所示。

(1)进行数据检索,包括数据库检索及其他途径检索;

(2)通过文献管理软件合并检索的结果,剔除重复收录的文献;

(3)阅读题目和摘要进行初次筛选,排除明显与研究意向不相关文献;

(4)查找并尽可能获取相关的文献全文;

(5)阅读全文进行二次筛查,选择符合入选标准的相关研究;

(6)最终决定文献是否纳入研究,包括定性研究和定量研究。

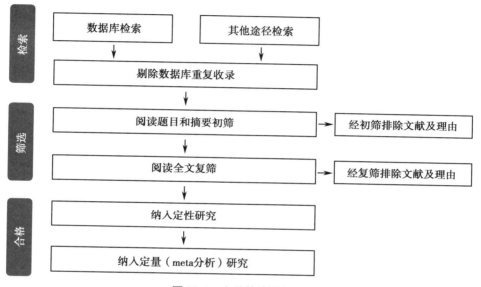

图 20-4　文献筛选流程图

两名研究者独立进行检索并交叉核对数据。首先通过阅读题目和摘要,去除重复的文献;然后通过阅读全文,严格按照纳入标准及排除标准,进行文献二次筛选。纳入标准主要包括:①研究类型属于病例对照研究、横断面研究或队列研究,包括病例组(偏头痛患者)和对照组;②涉及 MTHFR C677T 或 A1298C 多态性与有先兆偏头痛和/或非先兆偏头痛的研究;③在病例组和对照组中均提供了足够等位基因和基因型数据,以计算优势比(OR)和95% 可信区间(95% CI);④在重复发表/研究人群重叠的文献中,选择样本量最大或者最新发表的文献。排除标准主要包括:①未设立健康对照组;②未提供关于等位基因和基因型足够多的数据,导致不能计算统计量 OR 和95% CI 等;③属于系统综述、系统评价或病例报道等非原始研究;④评估其他多基因多态性与偏头痛的研究;⑤重复发表的研究;⑥在已知偏头痛伴发神经或精神疾病患者中进行的研究。本案例中系统评价筛选流程见图 20-5。

(五)资料提取

得到最终被纳入分析的文献后,下一步要进行资料收集及数据录入工作。首先,研究人员应该预先制订详尽的数据提取表格,由至少两名专业研究人员独立进行相关资料信息的提取和数据的交叉核对工作。当文献中提供的信息不全或数据不可用时,应说明具体的解决办法。数据提取表的主要内容应包括以下几方面。

1. **纳入研究基本情况**　第一作者姓名、发表年份、研究国家等基本信息;

2. **研究对象**　性别、年龄、种族等人口学信息;

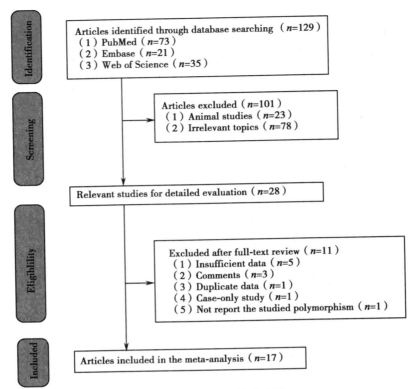

图 20-5　研究对象筛选流程

3. **基因型相关信息**　基因分型方法、遗传模型的选择、各组基因型和等位基因频数及频率、效应指标的选择及可信区间等；

4. **研究疾病**　临床类型、疾病严重程度 / 分级、诊断标准等；

5. **研究设计**　研究设计类型、样本量(病例组 / 对照组)、对照组来源、对照组是否进行 HWE 检验及是否符合 HWE(P 值)等。

由两位研究者单独进行资料提取并交叉核对数据,两者有分歧时通过讨论或咨询第三位研究者来解决。案例中按照预先设计好的提取表格对文献信息进行资料提取,提取内容主要包括:①一般资料,如作者姓名、发表年份、文献来源;②研究特征,如研究对象的种族和国家、年龄及性别比例、研究类型、基因多态性、偏头痛亚类、样本量、等位基因和基因型频率。此外,如果文献中没有直接给出等位基因和基因型频率的数据,研究人员可以根据目前已知的数据,采用标准公式进行估算。但实际在已发表的文献中显示的数据信息相对较少,如本案例中以 MTHFR C677T 为例,各研究基因型提取结果见表 20-5。

表 20-5　各研究基因型提取结果

作者	年份	种族	病例组			对照组		
			TT	**CT**	**CC**	**TT**	**CT**	**CC**
Kowa	2000	Japan	15	41	18	25	132	104
Kara	2003	Turkey	8	53	41	2	65	69
Lea	2004	Australia	39	125	104	23	129	117
Oterino	2005	Spain	40	147	142	118	114	94
Scher	2006	Netherland	46	186	181	74	527	567
Todt	2006	Germany	77	279	300	54	300	251
Kaunisto	2006	Finland	45	332	521	9	324	522
Bottini	2006	Italy	12	17	16	13	33	24
Pezzini	2007	Italy	41	90	75	2312	51	41

续表

作者	年份	种族	病例组			对照组		
			TT	CT	CC	TT	CT	CC
Schurks	2008	USA	469	2038	2070	14	8939	9173
Ferro	2008	Portugal	16	91	79	12	47	35
Joshi	2009	India	18	78	54	181	78	60
Samaan	2011	Canada	62	204	181	21	596	625
Ishii	2012	Japan	18	31	42	11	61	37
An	2013	China	24	60	67	166	46	80
Scher	2013	USA	22	114	116	25	579	612

（六）原始研究的质量评估

系统评价通过合并多个研究的结果,扩大样本量,以期得出一个更为可靠的结论。但是,若原始研究的质量参差不齐,会对合并效应值的可靠性产生较大影响。因此,系统评价需要对纳入的文献进行质量评估。目前,观察性研究常用的质量评估工具包括纽卡斯尔 - 渥太华量表（Newcastle-Ottawa Scale,NOS）、英国牛津循证医学中心文献严格评价项目、美国卫生保健质量和研究机构（Agency for Healthcare Research and Quality,AHRQ）的评价标准等。

在此,重点介绍适用于评价病例对照研究的 NOS 量表。NOS 量表共有 8 个条目,分别从研究人群的选择、组间可比性及结果测量三个方面对研究进行质量评估,采用星号打分,每个星号代表 1 分,满分为 9 分。每个项目下设有不同的评价条目,如果研究符合评价标准中带有星号的条目,可获得一颗星,部分条目最高可获得两颗星。最后 8 个条目得分之和即为该研究的质量评估得分。

病例对照研究的 NOS 评价标准见表 20-6。

表 20-6　病例对照研究的 NOS 评价标准

栏目	条目 [#]	评价标准	备注
研究人群的选择	病例的确定方法是否恰当（1分）	①基于独立的确诊方法或检测机构或人员 [*]；②基于档案记录或自我报告；③未描述	基因多态性研究中,是否有明确的确诊方法或确诊病例
	病例的代表性（1分）	①连续或有代表性的系列病例 [*]；②有潜在选择偏倚或未描述	基因多态性研究中,病例组人群选择应具有代表性,如通过人群筛查获得、医院病例招募等
	对照的选择（1分）	①与病例同一人群的对照 [*]；②与病例同一人群的住院人员为对照；③未描述	基因多态性研究中,对照组人群的选择是否与病例组来自同一总体
	对照的确定（1分）	①无目标疾病史（端点）[*]；②未描述来源	基因多态性研究中,对照组来源描述
组间可比性	设计和统计分析时,是否考虑病例和对照的可比性（2分）	①研究控制了最重要的混杂因素 [*]；②研究控制了任何其他的混杂因素 [*]（此条可以进行修改用以说明采用特定措施以控制第二重要因素）	病例组和对照组除基因分型分布不同外,其他混杂因素如年龄、性别等分布应控制相等或尽可能一致
暴露因素的测量	暴露因素的确定（1分）	①固定的档案记录（如外科手术记录）[*]；②采用结构式访谈且不知访谈者是病例或对照 [*]；③采用未实施盲法的访谈结果（即知道病例或对照的情况）；④未描述	所有研究对象基因型的确定方法,如查阅病例、自我报告、分子生物学方法检测及在文中未描述等
	采用相同的方法确定病例组和对照组暴露因素（1分）	①是 [*]；②否	采用相同的方法确定病例组和对照组研究对象的基因型
	无应答率（1分）	①病例组和对照组无应答率相同 [*]；②描述了无应答者的情况；③病例组和对照组无应答率不同且未描述	选择的病例组和对照组的研究对象中成功进行基因分型的人数比率相同或不同

注:[#] 给分条目;[*] 给分点。

该案例中采用 NOS 量表,从研究资料来源、研究人群选择、可比性、暴露 / 结局评价等方面评价纳入研究的质量。该案例中 14 个研究的 NOS 评分均大于 5 分。

(七)数据分析

1. **HWE 检验**　进行 HWE 检验时,需要纳入单篇研究的 3 种基因型的分布资料。以 Kowa 等人研究 MTHFR rs1801133 位点的对照组基因型为例,通过 Spearman 卡方检验来判断该研究的对照组人群是否符合 HWE 的计算原理,说明检验过程,并展示通过软件或程序快速实现 HWE 检验的过程。

数据资料:MTHFR rs1801133 的对照组总人数为 261 人,CC、CT 和 TT 3 种基因型分别为 104、132 和 25 人。

(1)计算原理:设等位基因 C 的频率为 p(p= 等位基因 C 的个数 / 等位基因 C 和 T 的总个数),等位基因 T 的频率为 q(q= 等位基因 T 的个数 / 等位基因 C 和 T 的总个数),则基因型 CC 的理论频率为 p^2,TT 的理论频率为 q^2,CT 的理论频率为 $2pq$。判断该对照组群体是否符合 HWE,即判断其是否达到了遗传平衡,也就是判断在该对照组中这对等位基因的 3 种基因型的实际比例分布(CC∶CT∶TT)是否符合理论频率分布(p^2∶$2pq$∶q^2)。若该基因型在该群体中达到 CC∶CT∶TT= p^2∶$2pq$∶q^2 的状态,就是达到了遗传平衡。如果没有达到这个状态,就是一个遗传不平衡的群体。

应用 HWE 拟合优度检验方法,把计算得到的等位基因频率代入,计算 3 种基因型的平衡频率(理论频率),再乘以总人数,求得期望值(理论人数)。把观察值(实际人数)与期望值(理论人数)做比较,进行 χ^2 检验。若病例组和对照组的基因型分布的观察值和预期值的差异无显著性($P>0.05$),则可以认为该对照组人群符合遗传平衡定律。

(2)计算过程

1)分别计算等位基因 C 和 T 的频率。

等位基因 C 的频率 $p =(104 \times 2+132)/(261 \times 2)$。

等位基因 T 的频率 $q =(25 \times 2+132)/(261 \times 2)$。

2)分别计算三种基因型的期望人数(也称理论人数)。

$E(CC)= p^2 \times 261$。

$E(CT)= 2pq \times 261$。

$E(TT)= q^2 \times 261$。

3)做卡方检验,做出统计推断。

$$\chi^2=\frac{\left[E(CC)-104\right]^2}{E(CC)}+\frac{\left[E(CT)-132\right]^2}{E(CT)}+\frac{\left[E(TT)-25\right]^2}{E(TT)}$$

自由度 v=1,检验水准 α=0.05 所对应的 χ^2 为 3.84。如果所求得的 χ^2<3.84,则 $P>0.05$,不能拒绝该研究中对照组人群符合 HWE 平衡的假设。如果所求得的 χ^2>3.84,则 $P<0.05$,可以拒绝该研究中对照组人群符合 HWE 的假设。上述案例计算 χ^2=3.36(<3.84),表明该研究对照组人群符合 HWE 检验。

我们发现手工计算的过程是比较复杂的,且如果计算等位基因的频率时所保留的小数位数有限,往往也会影响期望值的大小;此外,我们做系统评价时,往往需要做数十篇原始研究的 HWE 检验。因此,通过软件或者程序来实现 HWE 检验,将大大提高计算的效率和准确性。

(3)快速计算 HWE:快速计算 HWE 的方法有很多,如通过在线网页、统计软件和 Excel 等,都可以快速准确地进行 HWE 平衡检验。在此,我们介绍通过在线网页计算 HWE 的具体操作方法。

一些学者已经开发了一些界面友好的在线 HWE 平衡检验的网页,这些网页操作简便,可以快速计算出 HWE 检验结果。如网址 1:http://ihg.gsf.de/cgi-bin/hw/hwa1.pl,网址 2:http://analysis.bio-x.cn/myAnalysis.php。以网址 1 为例,网页已经说明:在单独的行中输入每个 SNP 所观察到的基因型的绝对数,以逗号分隔。例如:SNP 的名称,基因型 11(对照),基因型 12(对照),基因型 22(对照),基因型 11(病例),基因型 12(病例),基因型 22(病例)。如果只检验对照组的 HWE 平衡,则只需要输入对照组数据,而且可以输入多行数据,多个 SNP 同时检验。

如图 20-6 所示,我们在输入框中按照 "CC,CT,TT" 的顺序输入本案例中对照组数据 "SNP1,104,

132,25”,点击【submit】,随即输出如图 20-7 所示的卡方检验、似然比法和精确法的三种检验方法的结果,其中,Pearson 卡方检验的 P 值为 0.032,不符合 Hardy-Weinberg 平衡。

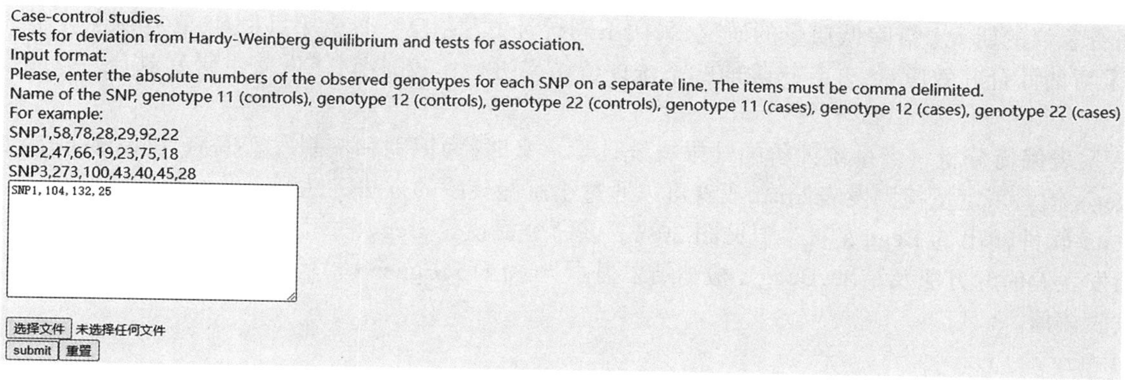

图 20-6　在网页中输入案例对照组数据

SNP	Tests for deviation from Hardy-Weinberg equilibrium	
	Controls	Cases
SNP1	n11=104 (110.73) n12=132 (118.54) n22=25 (31.73) f_a1=0.65 +/-0.020 F=-0.11351 p=0.066682 (Pearson) p=0.064030 (Llr) p=0.077282 (Exact)	n11= (0.00) n12= (0.00) n22= (0.00) f_a1=0.00 +/-0.000 F=0.00000 p=0.000e+00 (Pearson) p=0.000e+00 (Llr) p=0.000e+00 (Exact)

图 20-7　网页中输出案例对照组 HWE 计算结果

2. **遗传模型**　所研究的 SNP 与研究疾病之间的遗传模型往往是不明确的,需要我们尝试多种遗传模型,以探索与研究疾病有关联性的可能的遗传模型。下面以 CC 表示野生纯合基因型、CT 表示杂合突变基因型、TT 表示纯合突变基因型为例,介绍常见的遗传模型。

(1)等位基因模型:T *vs* C;

(2)杂合子模型:CT *vs* CC;

(3)纯合子模型:TT *vs* CC;

(4)隐性模型:TT *vs* CT+CC;

(5)显性模型:CT+TT *vs* CC;

(6)超显性模型:TT+CC *vs* CT;

(7)加性模型:TT *vs* CT *vs* CC。

3. **合并统计量及异质性检验**　系统评价是指将多个研究结果整合在一起的统计方法。异质性检验(heterogeneity test)是对统计量进行齐性检验,目的是检查各个独立研究的结果是否存在异质性。如果不存在异质性,则说明这些独立研究的真实效应可能是相同的,具有可合并性。异质性检验有多种方法,通常采用 Q 统计量、I^2 统计量、H 统计量等方法检测异质性。

统计学模型的选择主要取决于异质性大小。对于异质性较小的研究宜采用固定效应模型,而对于异质性明显的研究应使用随机效应模型。当研究不存在异质性时,二者计算结果基本一致。一般来说,随机效应模型的结果比较保守,能更大程度上避免假阳性结果的出现。

4. **敏感性分析**　敏感性分析是评估系统评价合并结果的稳健性和可靠性的重要方法,故也可以理解为稳健性分析。在对纳入文献进行质量评价之后,若文献中存在可能低质量的研究,则需要进行敏感性分析;当异质性检验提示纳入研究间有显著异质性时,亦可进行敏感性分析,敏感性分析也是分析异质性的一种间接方法。

敏感性分析的主要方式有:逐一剔除每一个纳入的研究后再进行效应量合并、改变纳入排除标准(特别是尚有争议的研究)、排除低质量的研究、采用不同统计方法 / 模型分析等。例如,在排除某个低质量研究后,重新估计合并效应量,并与排除前的系统评价结果进行比较,探讨该低质量研究对合并效应量的影响程度。

5. 发表偏倚分析 当系统评价的结果有统计学意义时,为识别和控制发表偏倚,可以做 Begg's 检验和 Egger's 检验来定量检测发表偏倚,或者可以通过绘制漏斗图的方法定性判定发表偏倚的存在。

Stata 软件输出的 Begg's 漏斗图见图 20-8。该命令提供了 Begg 秩相关检验和 Egger 线性回归法两种检验发表偏倚的方法及结果,Begg's 检验结果显示 $P = 0.115$,Egger's 检验结果显示 $P = 0.061$,均提示无明显发表偏倚。

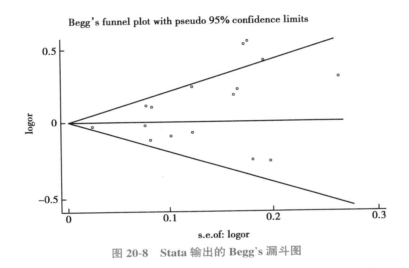

图 20-8　Stata 输出的 Begg's 漏斗图

Stata 中 metafunnel 命令输出的漏斗图(图 20-9)与 Begg's 漏斗图(图 20-8)相比,是横轴和纵轴的互换。漏斗图是一种以视觉观察来识别是否存在发表偏倚的方法。如图 20-9 所示,横坐标为效应量的对数,纵坐标为效应量对数的标准误。一般小样本所得的离散度较大,因此常分散于漏斗图的底部,大样本离散度则较小,趋于集中在一个较窄的范围内,因此处于顶部。若被纳入的研究无偏倚,漏斗图上的点是围绕各独立研究效应点估计真实值对称地散开分布,呈倒置对称的漏斗形;若被纳入的研究存在偏倚,呈现不对称的漏斗图,不对称越明显,提示偏倚程度就越大。但是,发表偏倚并不是漏斗图不对称的唯一原因,还有其他来源,如低质量小样本研究、真实的异质性以及偶然的机会性因素等。

本案例中,采用 Stata 12.0 统计软件进行统计学分析。采用 χ^2 检验,检验对照组在每个研究中的基因型分布是否符合 HWE。本案例中建立了 5 个遗传模型:①等位基因模型(M vs W);②显性基因模型(MM+MW vs WW);③隐性基因模型(MM vs MW+WW);④纯合子基因模型(MM vs WW);⑤杂合子基因模型(MW vs WW)。通过计算这 5 个基因模型的 ORs 及其 95% CIs 来评估基因多态性与偏头痛的关联强度。此例中 W 与 M 的定义为野生型及突变型等位基因。ORs 的显著性由 Z 检验确定,$P<0.05$ 被认为具有统计学意义。采用 I^2 统计量描述纳入研究结果间的异质性,一般认为 $I^2 = 25\%$ 时,存在轻度异质性;$I^2 = 50\%$ 时,存在中度异质性;$I^2 = 75\%$ 时,存在高度异质性。该系统评价采用随机效应模型(DerSimonnian 及 Laird 法)进行分析,而不考虑 I^2 值。若各研究间的异质性明显,则使用 meta 回归分析以确定异质性的潜在来源。为了消除潜在混杂因素的影响,按种族、偏头痛亚类等指标进行亚组分析。此外,采用敏感性分析来评估结果的稳定性。采用 Begg 和 Egger 漏斗图检验潜在发表偏倚,并采用剪补法评估和调整发表偏倚对结果的影响。

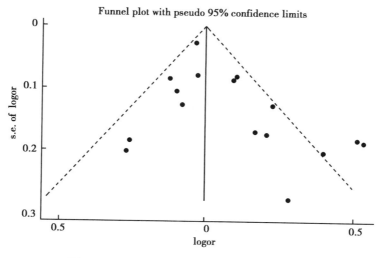

图 20-9　Stata 中 metafunnel 命令输出的漏斗图

（八）结果报告

1. **纳入研究特征**　初步检索后发现 129 篇文章，根据纳入和排除标准，最终纳入 17 项研究，其中包括 8 903 名偏头痛患者和 27 637 名对照。图 20-5 展示了文献筛选的过程。其中，17 项纳入研究中 16 项研究报道了 MTHFR C677T 多态性。

2. **MTHFR C677T 多态性与偏头痛之间的关联**　表 20-5 展示了 MTHFR C677T 多态性与偏头痛之间的关联的 16 个研究在病例组和对照组中基因频率分布情况。将 MTHFR C677T 基因多态性的等位基因在先兆偏头痛者中进行系统评价，详见图 20-10。结果显示，总效应量 OR 值及 95% CI 分别为 1.07（0.98，1.16），I^2 值为 62.2%。此结果未显示 MTHFR C677T 基因多态性的等位基因会增加先兆偏头痛的风险。鉴于该结果提示研究间存在异质性，因此需要进一步进行分层分析。

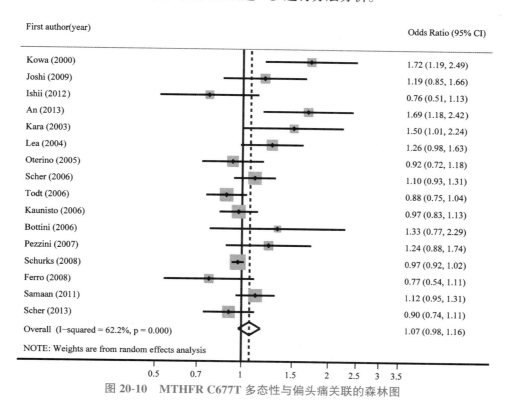

图 20-10　MTHFR C677T 多态性与偏头痛关联的森林图

3. 分层分析 将 MTHFR C677T 等位基因在先兆偏头痛者中按种族进行分层分析,详见图 20-11。结果显示,亚洲、高加索人群的 OR 值及 95% CI 分别为 1.28(0.90~1.83)、1.02(0.94~1.10)。MTHFR C677T 基因多态性的等位基因分布在不同人群中均未发现有统计学差异,MTHFR C677T 等位基因不能增加不同人群先兆偏头痛发病风险。

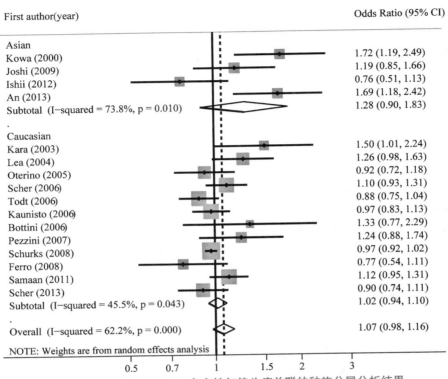

图 20-11 MTHFR C677T 多态性与偏头痛关联的种族分层分析结果

4. 敏感性分析 图 20-12 给出了以 MTHFR C677T 的等位基因模型为基准的,依次逐个剔除单个研究的敏感性分析结果。该结果表示,当去除某个研究后的合并效应量结果未见明显改变。

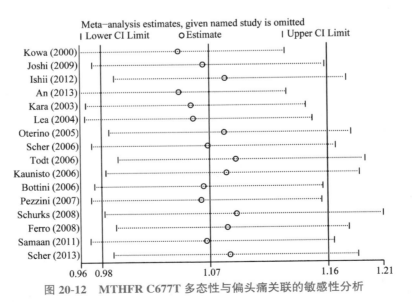

图 20-12 MTHFR C677T 多态性与偏头痛关联的敏感性分析

5. 发表偏倚分析 案例对所纳入研究进行发表偏倚检验,结果显示漏斗图分布较为对称。此外,Begg's 和 Egger's 结果分别为 0.115 和 0.061,均提示无明显发表偏倚的存在,如图 20-8、图 20-9 所示。

（九）结论

本案例研究结果显示，未发现 MTHFR C677T 多态性与先兆头痛风险增加存在关联，且未发现结果存在种族间差异。未来需要开展设计良好、样本量更大的病例对照研究来进一步验证本案例系统评价中的研究结论。

复习题

1. 试述遗传关联性研究的主要研究方法及其优缺点。
2. 简述基因多态性与疾病关联的系统评价实施步骤。
3. 简述哈迪 - 温伯格平衡定义及其影响因素。
4. 自行选择一个基因多态性与疾病关联的问题，设计一份系统评价方案。

（曾芳芳　苏　莉）

第二十一章　卫生政策系统评价

卫生政策是政策制订者为解决特定的卫生问题、实现一定的卫生工作目标而制订的各种法令、法规、规章、规划、制度等的总称。卫生政策的制订受很多因素的影响,包括可获得的证据、可利用资源、利益相关者的压力等。政策过程主要包括政策问题的确定、政策制订、政策执行与政策评价四个阶段。四个阶段要解决的问题不同,所需的科研证据类型不同,前三个阶段的研究证据包括描述性研究、观察性研究、政策文本分析以及专家讨论。政策评价是检验政策的效果,通常利用试验性研究、时间序列研究、前后对比研究,甚至干预后的描述性研究来分析政策的效果。单个研究的研究地区、样本量有限,并且很难控制作者个人观点、研究质量对结论的影响。系统综述可以通过纳入、评价和综合这些类别研究设计的原始研究来为政策问题的确认提供更全面、客观和高质量的证据信息。近年来我国卫生政策的决策逐渐向"以循证为基础的决策"转变,科学证据越来越受到决策者的重视。卫生政策系统综述根据其要回答的政策问题分为描述性系统综述和效果评价系统综述。描述性系统综述主要回答针对某一政策问题是什么? 解决问题的干预措施或策略有哪些? 影响此政策问题的因素以及问题产生的原因是什么? 效果评价系统综述可客观地评价政策干预的正面效果、负面效果和成本。由此可见,系统综述可以为政策过程提供不同类型的科研证据,是循证政策的重要手段。

第一节　卫生政策概述

一、卫生政策相关概念

卫生政策是政策制订者为解决特定的卫生问题、实现一定的卫生工作目标而制订的各种法令、法规、规章、规划、制度等的总称,是各层次的决策组织用以引导卫生事业发展方向,调节卫生资源配置,协调各相关群体利益、矛盾关系等,以最终改善健康状况、维护社会稳定、推动社会发展的手段或者途径。归根到底,卫生政策是对健康相关领域的某种价值的调整和再分配。

根据制订卫生政策的原因可以将卫生政策分为两类:一种是通过改善人们生存的物理、生物和社会环境,从而提高人们健康水平的卫生政策,即公共卫生政策;另一种是改变医疗卫生服务的筹资方式、组织形式、评估和监管制度或者问责制度,促进人们健康的政策,为卫生体系层面的政策。

在公共卫生政策领域,科学研究产生的证据一般是以人为基本观察单位,进行关于健康和疾病一般规律的科学探索,其结果可以直接用来指导临床实践和医疗卫生决策,即采用流行病学的研究方法生产科学证据。但是在卫生体系层面的政策领域,尤其是有关卫生财政和卫生服务组织方式的研究,很少能够进行随机对照试验,主要是观察性研究,由于社会、文化、经济和政治背景的差别,医疗卫生服务政策的研究结果也很难由其他国家和地区直接借鉴或者运用。在特定环境下,考虑卫生政策研究证据的适用性时,还应当考虑到政策执行过程中各种复杂因素对政策实施结果的影响,主要包括执行主体(执行机构和执行个人)、政策所针对的目标群体、政策的执行环境(自然和社会环境)以及与政策相关的其他配套政策。

二、卫生政策研究方法

卫生政策和体制研究问题比较复杂。根据世界卫生组织对卫生政策研究方法的界定,主要的卫生政策研究方法包括以下四类:①就医行为决定因素的家庭调查,即通过家庭调查来分析就医行为的影响因素,用多元回归分析方法通常可找出相对重要因素;②利益相关者分析,即在政策制订过程中有哪些群体会成为卫生系统的利益相关者或受决策的影响,评估这些群体支持和反对决策的程度以及影响最终决策的权限;③成本分析,指由卫生服务成本测算中发展出来的一系列方法;④干预或应用研究,即针对一个明确的卫生体制问题,对可供选择的解决方案进行试验的研究设计。

根据研究设计方法可将上述方法进行如下归类:通过家庭调查来确定就医行为影响因素的研究类型为横断面研究、时间序列研究、常规统计数据分析;利益相关者分析的研究类型为定性研究;成本分析的研究类型为经济模型分析、成本效果分析;干预和应用研究的研究类型为随机对照试验、有对照的前后比较研究、间断性时间序列研究、队列研究等。

三、卫生政策的效果评价

卫生政策本身的特点决定了干预效果难以直接测量和判断。临床干预效果是指临床效果或者疗效,判断一个临床干预措施的效果主要从患者的角度评估,用死亡、病情和生理功能等指标作为临床结局,同时考虑患者的满意度。通过给予患者感情上的支持、患者参与决策和改善治疗过程等提高疗效,其效果可以用相对指标(如相对危险度)、绝对指标(如绝对危险度和需治疗人数等)来测量。对宏观卫生政策干预效果的评价则比较复杂,一是政策干预的过程往往较长,终极目标是促进人们健康水平,其效果不可能在短期内体现,只能选择中间指标来测量;二是政策干预的执行过程中影响因素复杂,其受政策内部和外部环境影响,即使短期内产生的效果也可能受其他因素影响。所以,政策干预不是一个单因单果的问题,一个干预措施的效果很难判断是由其单一作用的结果。

科学研究的局限性影响干预效果的评价。在临床干预措施研究中,高质量的随机对照试验可以为决策者提供最高级的证据,医疗决策者可以直接利用研究结果进行实践;对于以人群或者社区为单位的政策干预措施研究,由于资源等条件限制,很难进行随机对照试验,即使做了随机对照试验也很难进行外推。因此,政策性研究大部分是时间序列研究、对照研究、描述性研究等非实验性研究,而且研究效果也受研究经费、研究人员配备以及技术水平等的影响,不同研究人员可能会对同一项研究结果产生完全不同的判断。

第二节　卫生政策过程及研究方法

政策过程主要包括政策问题的确定、政策制订、政策执行与政策评价四个阶段。四个阶段要解决的问题不同,所需的科研证据类型不同,因此政策过程不同阶段相应的系统综述问题需要纳入的研究设计也不同。

一、政策问题的确定

政策问题确定阶段是发现政策需要优先解决的问题。在这个阶段,政策制订者需要分析的具体问题包括:了解政策问题的覆盖范围和严重程度;政策问题在不同人群中的分布状况;与过去相比,与其他国家或地区相比,或者与原本的发展计划相比,目前政策问题的发展程度;政策问题产生的根本原因等。这些信息是进一步制订针对性政策干预措施的依据。

描述性研究、观察性研究或定性研究可以满足分析上述问题的需要。相应地,系统综述可以通过纳入、评价和综合这些类别研究设计的原始研究来为政策问题的确认提供更全面、客观和高质量的证据信息。通过综合评价对某一主题的现况调查分析、纵向数据趋势分析等描述性研究,能全面了解相应政策问题在不同地区、不同人群中的现状和发展趋势;通过整合一个主题相关的队列研究、前后对照研究等观察性研究,可以全面地总结影响此政策问题的因素,进而探索该政策问题产生的原因。通过综合对政策问题看法和感受的定性研究,则可了解不同政策实施对象、各利益相关者对目前政策问题的感受和态度,综合地反映此政策问题的严重程度或对不同人群的影响。

二、政策制订

政策制订阶段是针对优先需要解决的问题,制订最优的干预方案。在此阶段政策制订者需要解决的具体问题包括:了解目前解决此类政策问题的所有可选干预措施,评价和比较目前相关干预措施的正面效果和负面后果,评价各种可选干预措施的成本效果,分析可选政策在本国或本地的可行性。

对于解决某类政策问题的所有可选干预措施,无论是描述性研究、观察性研究、效果评价性研究,甚至是政策文件分析,只要证据中有政策内容的客观描述,均可提供有用信息。系统综述可通过纳入和评价这些类别的原始研究,总结、归纳尽可能多的政策干预可选方案。

三、政策执行

政策执行就是政策方案确定之后,将政策干预转换为现实的过程。此过程中政策制订者和执行者更关心的问题是政策执行中可能出现的阻力和动力,以便更好地推动政策执行。

单一的原始研究可以通过观察性研究、定性研究,甚至专家讨论性分析来定量或定性地界定、探讨政策执行的推动和阻碍因素。通过纳入、评价和整合相应政策干预措施领域的观察性研究或定性研究的系统综述,可更全面、客观地总结政策执行的推动因素,或者发现政策难以实施的障碍因素,为完善政策执行过程提供可靠证据。

四、政策评价

政策评价是检验政策的效果,以确定政策延续、修正或终止的阶段。此阶段需要回答的问题是:政策执行是否达到了期望的正面效果、政策推行的成本如何以及是否产生了负面影响。

一项政策推行后,往往有不少原始研究利用试验性研究、时间序列研究、前后对比研究,甚至干预后的描述性研究来分析政策的效果。单个研究的研究地区、样本量有限,并且很难控制作者个人观点、研究质量对结论的影响。Cochrane 协作网 EPOC(Effective Practice and Organization of Care)组的方法学专家界定了几类既能较好地控制偏倚、又有可操作性的评价卫生政策效果的原始研究设计类型,包括随机对照试验研究、准随机对照试验研究、有对照组的前后对比研究以及有间断的时间序列研究。系统综述可以通过纳入和整合上述高质量研究来帮助政策制订者全面、客观地评价政策干预的正面效果;也可以通过纳入、评价和整合观察性研究、成本效果评价研究的结果来综合地分析政策实施的负面效果和成本。

第三节 卫生政策问题系统综述／评价的流程及实例解析

一、两段式卫生政策系统综述方法

卫生政策研究根据范畴可以分为微观政策研究和宏观政策研究。微观政策研究可以采用随机对照试验研究、有对照的前后比较研究等设计，进行量－效关系的分析，此类微观政策问题可以直接采用效果评价系统综述的方法和结构。

针对复杂的和比较宏观的卫生政策问题，山东大学团队研制出"两段式卫生政策系统综述"方法：首先对一个比较宽泛的政策问题做现状描述系统综述，收集和描述某个政策问题的相关研究，包括政策问题的现状、解决此政策问题现有的干预措施、干预对象、干预结果的指标、相关研究的分布、所用研究设计等；然后，在现状描述系统综述的基础上，将复杂的政策干预进行分类，根据各类问题对应文献的类型和特点，确定进一步进行效果评价系统综述的问题类型或干预措施。两阶段系统综述的过程见图 21-1。

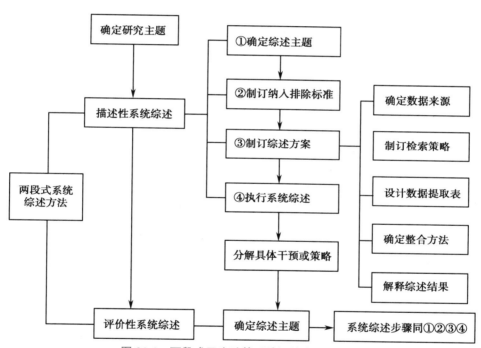

图 21-1 两段式卫生政策系统评价方法及流程

从政策过程来看，在每一个不同的阶段，系统综述都可以为其提供不同类型的证据。在卫生政策问题确定阶段，描述性系统综述可以为其明确问题的界定及范畴等；在卫生政策制订阶段，描述性系统综述可以提供解决政策问题的不同方案，效果评价系统综述可以通过评价不同方案的效果及适用条件为其提供科学证据；在卫生政策实施阶段，描述性系统综述可以为其提供实施过程中的影响因素以及原因的科学证据；在卫生政策评价阶段，效果评价系统综述可以通过对不同干预或方案的实施结果进行评价，描述性系统综述可以解释不同结果产生的原因以及方案的外推性等。

二、卫生政策系统综述流程及实例解析

案例：大多数中低收入国家里，拥有健康保险的居民只占少数。在印度，社会健康保险主要面向正规部门职员，到 2000 年仅覆盖全部人口的 3%；亚州、非州国家广泛实施以社区为基础的健康保险制度，该制度虽致力于为更多人提供健康保障，但事实证明，它在扩大保险覆盖范围上并不算成功，即使在健康保

障体系较完善的发达国家,如何将脆弱人群纳入健康保险范围也仍是一个问题。各国医疗保险制度面临的一个重要问题就是如何将更多的人群,尤其是弱势人群纳入医疗保险体系中? 有哪些措施或者策略可以实施? 实施过程中会有哪些阻碍因素? 如何选择和开展这些策略?

(一) 研究背景

世界卫生组织在 20 世纪 80 年代就提出了"人人享有初级卫生保健"的卫生目标,筹资机制作为卫生系统非常重要的构成部分,是各国实现"全民覆盖"过程的重要环节,是"人人享有初级卫生保健"的主要途径,世界卫生组织推荐利用社会医疗保险制度等预付性质的筹资机制对各国的筹资体系进行改善。然而健康保险体系发展中的一大挑战是覆盖率低,因此系统综述确定研究主题为"扩大医疗覆盖率",这是世界各国尤其是发展中国家共同关注的卫生政策问题。本案例关注的是没有经济承担能力的人群,以及妇女、儿童、老人、残疾人等在经济上和身体上处于弱势的人群,通过医疗保险提高其抵御疾病风险的能力。而上述人群往往是医疗保险没有覆盖的人群,如何推动这类人群加入医疗保险体系,是各国政府、卫生部门共同关注的卫生政策问题。通过检索发现很多学者对这类人群如何参加医疗保险进行了研究,因此,通过对这些研究进行系统评价,可以为卫生决策提供可靠的证据。

(二) 提出和构建卫生政策系统综述问题

卫生政策系统综述借鉴 PICOS 原则,其研究对象可为人群或卫生服务机构,可以是某种疾病的患病人群,也可以是政府部门或卫生服务管理部门等;涉及的干预手段较多,每种手段也有不同的短期效果和长期效果;卫生政策问题的研究设计有很多类型,需要根据主题的要求考虑和分析综述要纳入的研究设计类型。

1. 明确扩大弱势人群医疗保险覆盖率这一策略的对象 基于阅读大量相关书籍和文献,采用国际上比较权威的定义,案例对"弱势人群"界定为"易受疾病、失能侵袭,并在获取医疗服务和健康保险上有障碍的群体,包括儿童、老人、妇女、低收入人群、农村人群、少数民族、慢性疾病患者和残疾人"。

2. 明确扩大弱势人群医疗保险覆盖率的策略 根据世界卫生组织的分类,医疗保险制度类型包括社会医疗保险、社区医疗保险、国家卫生服务等。案例中没有限制具体的医疗保险类型,只要是推动弱势人群加入的医疗保险项目都被纳入,也不限定医疗保险的性质和水平,即不管是公共医疗保险还是私人医疗保险,不管是国家范围的医疗保险还是区域范围的医疗保险都纳入。

3. 明确扩大弱势人群医疗保险覆盖率这一策略的目标 医疗保险覆盖的范围包括横向和纵向两个维度,前者是指医疗保险覆盖的地区和人数,后者是指医疗保险覆盖的卫生服务包,即居民享有的医疗保险服务的种类。案例中对"覆盖率"的界定是指横向维度即医疗保险覆盖人群的扩大,包括覆盖人群数量的增加、覆盖率的提高等。

4. 确定扩大弱势人群医疗保险覆盖率这一策略的研究类型 根据卫生政策研究的特点,案例纳入的原始研究类型包括试验研究(如随机对照试验、半随机对照试验)、观察性研究(如横断面研究、病例对照研究、队列研究或定性研究等)、经济学模型研究等。

本案例中卫生政策系统综述的主题确定为"扩大弱势人群医疗保险覆盖率的策略——描述性系统综述"。

(三) 文献检索

卫生政策系统综述可借鉴 Cochrane 综述的检索方法,而卫生政策研究是交叉学科,因此在检索资源选择和检索策略构建上也有特殊性。卫生政策研究数据来源除了卫生类数据库和医学期刊外,还包括社会学、经济学和教育学等数据库、研究机构网站和期刊,灰色文献也是卫生政策研究的重要来源。一般通过对卫生政策研究的追踪,对卫生政策专家和卫生经济专家的咨询,并结合图书馆专业人员的推荐来确定检索来源。医学类数据库前面章节已经介绍,下面主要介绍卫生政策研究的数据库。

1. 数据库资源

(1)Social Science Research Network(SSRN):为社会科学数据库,包括期刊、工作报告等,范围覆盖多个社会科学学科,也包含卫生政策和卫生体系研究。

(2)Public Affairs Information Service(PAIS)International:主要收集公共政策和社会政策相关的资源,

包括法律、教育、医疗、商业和交通领域。

（3）Global Health：为公共卫生领域的专业数据库，范围包含公共卫生和社会医学。

（4）EcoLit：为经济学领域的数据库，包括卫生经济学、卫生管理、卫生政策研究等。

2. 网站资源 卫生政策系统综述的一个重要资源就是国内外官方机构的网站，主要有：世界卫生组织网站（包括卫生体系、卫生政策等相关主题的研究、工作报告、数据统计分析等资源）、世界银行网站（包括其资助的卫生政策领域研究的报告等资源）、联合国网站（包含经济和社会发展相关的研究报告）。

根据综述主题和纳入排除研究的标准等确定检索策略，检索策略的制订要由主题专家和团队共同确定，对于 Cochrane 系统综述中的检索策略有明确的模式：表示"研究类型""干预人群""干预方式""干预结果"等四部分的所有主题词之间用"OR"连接，这四部分之间用"AND"连接。而对于其他类型系统综述的检索策略应该根据主题特征以及涉及人群或者区域来确定，并根据文献检索初步结果观察相关性高的文章，并与相关主题专家讨论集体确定检索策略。

案例中根据系统综述主题，政策实施的对象为"弱势群体"；政策措施的实施背景为"医疗保险"；政策的实施结果为"扩大覆盖率"。首先对这三个部分的检索词进行预检索，由于 PubMed 的检索式比较规范，因此在 PubMed 中进行预检索，然后对检索到的关键文章进行阅读并找出相关词，补充、修改检索词后再到数据库进行检索。

在 PubMed 中检索的具体操作步骤如下。

步骤 1：将问题分解为 3 部分，即医疗保险、脆弱人群、扩大保险覆盖率。

步骤 2：寻找检索词。医疗保险的检索词包括"health insurance，health financing，health plan"等；脆弱人群的检索词有"child，aged，women，poverty"等；覆盖率的检索词有"coverage，membership"等。用这些检索词进行预检索，阅读检索结果中的相关文章，补充新检索词，反复检索调整，直到没有新的检索词出现。最终确定的检索词要注意截词符的使用，如 child* 可以检索 children 和 child 等。此外，要研究 MeSH 词，找出各部分对应的主题词，如确定最终的主题词 vulnerable populations，insurance 等，与自由词检索结合使用。

步骤 3：结合检索词，确定最终检索策略。运用检索逻辑符"或"连接同义检索词；"并"连接各部分的检索词。自由词检索要确定检索字段，要保证一定的查准率，可将检索字段确定为题目和摘要。也可用逻辑符"非"排除有明显特征的文献，如不符合纳入标准的出版类型、研究设计。此主题在 PubMed 的最终检索策略太长不在此赘述。

PubMed 检索结果为 2 507 个记录，案例中共检索了 25 个国内外数据库和 2 个国际组织网站，数据库及网站的检索策略依据前面的规则，结合数据库和网站的特征，在 PubMed 检索策略的基础上进行调整，制订适合不同数据库和网站的检索策略。

（四）文献筛选流程

一般来说，筛选分为题目、摘要筛选阶段和全文筛选阶段。第一个阶段是筛选检索结果的题目和摘要，通过题目和摘要提供的信息，判断文章是否符合预先制订的纳入标准，只要有足够信息判断文章不符合任何一条纳入标准，这篇文章就应被排除。只凭题目和摘要不足以判断纳入或排除的文章，应予以保留并寻找其全文。第二阶段是阅读全文进行筛选，最终确定排除的文章和纳入的文章。

为了保证筛选过程的客观性、可重复性，以上两个阶段的筛选过程，必须由至少两人承担，每篇文章应由两人同时独立筛选，对比筛选结果，并对不一致的结果进行讨论。如果两人讨论仍不能达成一致意见，应与第三人讨论，或经综述小组讨论。

许多文献管理工具都能用于系统综述文章的管理和筛选，如 EndNote、Reference Manager、Procite、EPPI Reviewer。所有数据库的检索结果可导入管理工具进行查重，剔除重复的文章，以减少筛选的工作量。本案例在筛选过程中用的是 EndNote，先将所有检索结果导入 EndNote，利用其查重功能进行查重和删除，再进行人工查重。图 21-2 为案例文献筛选的结果。

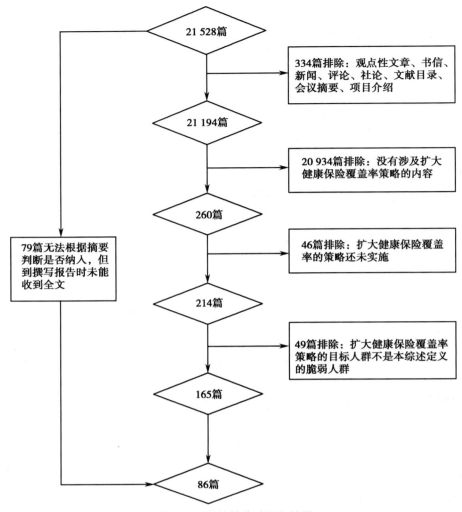

图 21-2　文献筛选过程和结果

（五）数据提取

在系统综述中，往往需要对原始研究的信息进行提取或者摘录，目的是描述原始研究的特征，主要包括两个部分的信息，即研究的一般信息和研究主题相关信息。一般信息包括研究的题目、作者、时间、发表杂志等，研究主题相关信息包括研究设计、研究方法、研究结果等。对于卫生政策系统综述，研究主题部分还应该包括该研究所处的社会环境、经济环境等宏观背景，以便分析研究的适用性。案例中，系统综述团队设计了数据提取表（表 21-1）。

表 21-1　数据提取表

提取信息	摘录内容
1. 研究的基本信息	
1.1 出版类型	
1.2 研究目的	
2. 背景因素	
2.1 政治环境	
2.2 经济环境	
2.3 卫生系统	
2.4 健康状况	

续表

提取信息	摘录内容
3. 医疗保险系统的特点	
3.1 保险系统的类别	
3.2 保险的目标人群	
3.3 保险的覆盖面	
3.4 保险的组织结构	
3.5 保险的组织者	
3.6 保险的管理形式	
3.7 保险系统下提供者状况	
4. 医疗保险的内容	
4.1 保险金来源	
4.2 提供者和保险者的关系	
4.3 参保单位	
4.4 支付方式	
4.5 服务包	
5. 影响参保的个人因素	
6. 扩大医疗保险覆盖率的策略	
6.1 目标人群	
6.2 面向需求方的策略	
6.3 针对提供方的策略	
6.4 针对保险方的策略	
7. 方法	
7.1 研究策略	
7.2 研究设计	
7.3 数据收集方法	
8. 结果和结论	
8.1 覆盖率所用指标	
8.2 覆盖率与影响因素之间的关系	
8.3 策略实施引起的覆盖率变化	
8.4 服务利用的变化	
8.5 疾病经济风险的变化	
8.6 对公平性的影响	
8.7 对健康状况的影响	

（六）文献评价

Cochrane 系统综述中质量评价的目的是减少和控制偏倚,随着系统综述方法的发展,系统综述纳入更多类型的研究设计,对不同类型研究设计的质量评价也相继出现,这些方法都可被卫生政策系统综述借鉴使用。对于卫生政策效果评价系统综述,需要对纳入的研究进行偏倚评价,可以依据 Cochrane 组织或者由团队自行设计评价条目,并在方法里面详细说明,做到透明和公开。

该案例作为描述性系统综述,目的是整合所有的干预措施及实施背景、条件和结果,因此没有对纳入的研究进行质量评价,而是客观描述纳入研究的干预政策。

(七) 数据分析

卫生政策系统综述根据研究类型有不同的整合方法。对于效果评价的系统综述纳入的研究如果满足条件可以根据 Cochrane 系统综述方法进行 meta 分析,不满足条件的可以进行叙述性统计分析;对于描述性系统综述,可以通过主题框架法或者 meta 人类学综合等进行整合。

本案例通过主题框架法对纳入研究提取的数据进行分析与整合,具体步骤如下:首先由卫生政策和卫生经济专家根据筹资机制讨论、确定理论分析框架;其次将分析框架与系统综述方案中确定的"扩大人群医疗保险覆盖率的策略"理论框架结合;然后由综述主要成员与专家一起讨论,将提取数据的关键信息根据框架进行分类与比较,并将其归为系统的几个主题。

(八) 结果与讨论

本案例采用"主题框架法",确定六大类扩大医疗保险覆盖率的策略,具体如下。

1. **策略 1(S1)**　改变医疗保险的入保资格。该策略主要是通过立法或制订规范赋予本无保险的脆弱人群入保资格。此策略有 43 篇文章提到(2 篇在发展中国家)。该策略的具体内容包括:

(1)改变入保的收入标准:保险方案中改变入保对收入的要求,将更多贫困人口纳入保险方案中。

(2)纳入更多类别的人群。

(3)改变入保资格的审查手段:改善对被保险人资格的审查方法,有助于发现更多潜在的被保险人。

2. **策略 2(S2)**　提高对医疗保险的认知度。通过各种宣传方式让人们更好地了解医疗保险的内容、入保条件、享有的各种权益等。这类策略有 25 篇文章提到(3 篇在发展中国家)。具体内容有:

(1)开展媒体宣传活动:通过电视、广播、印刷品、网络等媒体向潜在的入保者宣传保险方案。

(2)开展特定区域宣传活动:针对未入保人群难以获得媒体宣传信息的特点,宣传活动可以在这类人群较集中的地方开展。

3. **策略 3(S3)**　合理设置保险金水平,减少脆弱人群的经济负担。有 22 篇文章提及此策略,具体形式有:

(1)补贴:政府或其他组织直接或间接地为被保险人支付全部或部分保险金,包括政府提供保险金补贴、通过税收优惠间接补贴被保险人、利用捐赠资金支付保险金等。

(2)设置不同水平保险金:即根据被保险人的收入水平确定保险金水平。

4. **策略 4(S4)**　改进入保程序。保险方案可通过设计合理的申请程序纳入更多的被保险人。有 50 篇(7 篇在发展中国家)文献提及此策略,此策略可包括以下内容:

(1)简化申请程序:即取消申请中的部分要求、改进申请表格、提供申请协助等。

(2)整合各种资源,提高审核效率:即不同的保险计划或者公共项目共同分享信息、人力等资源,既可以发现更多的潜在被保险人,又能提高申请的审核效率。

(3)改革保险金筹集方法或筹资时间。

(4)扩大参保单位:许多发展中国家的社区医疗保险方案要求以家庭为单位入保,防止逆向选择的同时也扩大了保险的覆盖率。

5. **策略 5(S5)**　改善卫生服务提供。通过提供质优价廉和充足的卫生服务,吸引更多人加入保险体系。有关此策略的文章有 16 篇(8 篇在发展中国家)。

(1)完善保险覆盖的服务内容:增加保险覆盖的服务内容可用来吸引和留住被保险人。

(2)控制覆盖服务的价格:通过调整共付费率、起付线和封顶线等,降低被保险人获取服务时的经济负担,提高保险计划的吸引力。

(3)提高服务质量。

6. **策略 6(S6)**　改善保险项目的管理和组织。此策略有 30 篇文章提到(14 篇在发展中国家),有以下具体内容:

(1)改善信息系统:信息系统在发现、纳入和管理潜在被保险人等方面都有重要作用,有效的信息系统能扩大保险的覆盖率。

（2）提高管理人员能力：加强对人员的培训更有利于对医疗保险的宣传和管理。

（3）透明化管理：即让被保险人参与保险方案的设计和管理。

本案例为描述现状系统综述，属于两段式卫生政策系统综述的第一步；在这个步骤中，为两段式卫生政策系统评价提供了研究基础，根据描述性系统综述中 25 篇评价性原始研究，进一步深入挖掘卫生政策问题，并提出第二个阶段效果评价系统综述的主题，即"扩大儿童医疗保险覆盖率的策略——系统综述"，2014 年发表于 Cochrane 网站，其采用的是 Cochrane EPOC 方法组的方法与步骤，在此不再赘述。

复习题

1. 什么是政策过程？每个阶段需要什么样的证据？可以用怎样的研究方法？
2. 卫生政策系统评价方法分为哪两个阶段？分别回答怎样的卫生政策问题？
3. 卫生政策系统评价方法的关键技术有哪些？其区别于临床领域系统评价的特征有哪些？

（贾莉英　刘　琴）

第二十二章　临床实践指南

临床实践指南(clinical practice guideline,CPG),以下简称指南,旨在为临床医生提供最佳诊疗决策的指导性意见。高质量的指南能够规范医生的诊疗行为,提升医疗质量,降低医疗成本。指南的制订经历了从专家讨论与共识,到有目的地使用证据来支持指南中的推荐意见,再到基于系统评价证据并对证据质量和推荐强度进行分级三个阶段。随着临床实践的规范化和科学化,指南发挥的作用越来越大,同时对指南的质量也提出了更高的要求,而制订高质量指南的关键就是遵循科学规范的流程。

第一节　临床实践指南概述

一、临床实践指南的概念

世界卫生组织、英国国家卫生与临床优化研究所等多个国际临床实践指南组织和机构都对指南给出了不同的定义,但目前影响力最大、认可度最高的仍是美国医学研究所(Institute of Medicine,IOM)给出的定义。

1990年,IOM首次给出了临床实践指南的定义,即"根据特定的临床情况,系统制订出的帮助临床医生和患者做出恰当处理的推荐意见"。随着指南方法学研究的发展与深入,IOM于2011年更新了指南的定义,即"针对临床问题,基于系统评价的证据,在比较不同干预措施利弊的基础上,形成的旨在为患者提供最佳医疗服务的推荐意见"。此外,IOM指出指南应符合以下条件:①指南应基于现有证据的系统评价;②指南制订小组应由多学科权威专家及主要利益相关人群代表组成;③指南应考虑患者的主要亚群以及患者偏好;④指南制作过程应透明清晰,将偏倚和利益冲突最小化;⑤应提供干预措施与结局指标之间关联的解释,证据质量和推荐强度需分级;⑥指南应根据证据的情况及时更新。

二、临床实践指南的分类

临床实践指南按照版本分为标准指南、综合指南、临时指南、应急指南和改编指南,按照用户可分为专业版指南和患者版指南。下面就不同版本的指南进行介绍。

（一）标准指南

标准指南（standard guidelines）需按照规范的指南制订流程进行制订,主要包括临床治疗措施、卫生保健政策、诊断技术和预防措施。标准指南需要符合以下条件:①制订时间通常为 6~24 个月;②广泛征求意见;③基于一个及以上的系统评价;④召开 1~2 次指南工作小组研讨会;⑤基于证据,并有指南的更新计划。

（二）综合指南

综合指南（consolidated guidelines）是集合多部指南推荐意见形成的,制订过程复杂且时间不定。需要重新评估每个推荐意见,更新有新证据出现的推荐意见,完善指南间差异较大的推荐意见,并且根据实际情况增加新的推荐意见,制订时间通常为 1~2 年。

（三）临时指南

临时指南（interim guidelines）又称暂行指南,是在目前可得数据和信息不完善,预计一定时间内有其他证据产生,但临时需要指南指导的情况下制订的。临时指南应明确说明支持暂行推荐意见的证据预计何时报告和更新。通常临时指南关注的范围比较集中且有效期很短,制订时间通常为 6~9 个月。

（四）应急指南

在突发公共卫生情况下,需要在数小时、数天、数周或数月内制订应急指南（guidelines in response to an emergency or urgent need）,包括紧急（快速反应）指南和快速建议指南。两者的区别在于,紧急（快速反应）指南需要在突发公共卫生事件发生和确定的几小时或几天内紧急完成,而一旦该突发公共卫生事件持续时间较长,则需要将前者转化为快速建议指南,或直接制订快速建议指南。

（五）改编指南

改编指南（adapted guidelines）是一项耗时耗力的工作,在时间和资源有限的情况下,尤其对于低收入国家或缺乏指南制订能力的国家,如果针对所研究的临床问题目前已有相关指南,可考虑对现有指南依据具体临床情况进行改编,以及利用改编指南来指导临床实践。

三、临床实践指南的发展

（一）指南相关国际组织的发展

指南相关国际组织对指南的制订、传播和实施起重要的推动作用,其中比较有代表性的国际组织如下。

1. WHO（World Health Organization） 是联合国下属的专门机构,每年面向其成员国制订和发布卫生政策、公共卫生和临床实践领域的指南。为促进 WHO 指南在其成员国中的应用和转化,2017 年 8 月,WHO 在兰州大学成立了世界卫生组织指南实施和知识转化合作中心（WHO Collaborating Centre for Guideline Implementation and Knowledge Translation）,该中心为 WHO 及全球高质量循证指南的传播和实施、医学知识和研究证据的高效转化起到重要作用。

2. NICE（National Institute for Health and Care Excellence） 创立于 1999 年,以促进英国卫生保健个性化和综合性医疗水平提升为宗旨。NICE 的所有指南均由独立的指南制订小组监管,其成员包括卫生保健专业人员、患者和照护者代表,通过定期会面审查证据以制订指南推荐意见。

3. SIGN（Scottish Intercollegiate Guidelines Network） 创立于 1993 年,该组织制订为苏格兰境内国民提供卫生保健服务的循证临床指南。其宗旨是支持国家循证临床指南的发展,帮助卫生保健人员、社会护理专业人员和患者了解医学证据,利用指南做出有关医疗保健的决策,减少实践中的不确定性。

4. GIN（Guidelines International Network） 成立于 2002 年,是目前全球唯一一个指南国际组织。GIN 目前在全球设有 GIN Asia,GIN North America,GIN Africa,GIN Nordic,GIN Arab,GIN Iberoamerica 及 GIN Australia & New Zealand（ANZ）7 个分会。GIN 同时设立了包括实施工作组、过度诊断工作组和更新工作组在内的 13 个工作组。

（二）指南未来发展方向

指南未来可能会在以下几个方面发生重大变化,其中部分变化已经发生。

1. 患者、公众和其他利益相关者参与指南制订的程度会不断深入。随着 IOM 等国际组织在指南质量评定中对患者偏好的考量,加之患者和公众自身热情的高涨,越来越多的患者、公众和其他利益相关者将会参与到指南的制订过程中。此外,患者指南逐渐受到重视,它是指在循证医学理念的指导下,以患者关注的健康问题为中心,以当前可获得的最佳证据为基础制订出的适合患者使用的指南。患者指南可由现有指南转化而来,也可不基于现有指南,参照严谨的指南制订方法进行制订。患者指南作为一种健康教育工具,是连接临床医务人员与患者之间的桥梁,在开展患者教育、鼓励患者参与共同决策、改善患者健康结局、提高医患满意度及减少医患矛盾等方面发挥着积极的作用。

2. 随着人工智能技术应用的日趋深入,从证据到指南转化的时间会进一步缩短。首先,人工智能(artificial intelligence,AI)在指南制订中,对于筛选临床问题、管理利益冲突、进行研究合成与评价、形成当前最佳推荐意见、改编和更新指南等具有重要作用;其次,AI在指南传播与实施过程中,可以将指南中的推荐意见整合至电子病历系统中,进一步加速指南信息的传播,促进指南或医疗信息在患者中的传播,从而节约医疗资源;最后,AI在指南评价中,通过AI算法评价指南可以降低评价的主观偏倚和时间成本,进而解决指南的评价需要耗费大量人力且不同使用者对标准把握不一致等问题。

3. 快速建议指南的制订和实施将得到进一步的重视和加强。WHO的应急指南包括快速反应指南和快速建议指南,快速反应指南和快速建议指南的区别在于快速反应指南需要在突发公共卫生事件发生和确定的几小时或几天内紧急完成,而一旦该突发公共卫生事件持续时间较长,则需要将前者转化为快速建议指南,或者直接制订快速建议指南。快速建议指南与标准指南相比有以下不同:①在紧急公共卫生情况下,快速建议指南的制订需要短时间内完成,其适用范围非常有限,且需要在较短时间内实施;②证据来源不同,由于公共卫生事件发生后新证据匮乏,用于制订快速建议指南的证据可基于快速系统评价、病例收集或专家经验;③在应对紧急情况之后需对快速建议指南进行合理评估,以确定是否需要更新或转变为标准指南,或者宣布其不再适用。

四、临床实践指南的挑战和机遇

随着指南数量的逐年增加、突发公共卫生事件的频繁发生、疾病谱的演变和指南制订关注度的不断提升,临床实践指南在以下方面出现了挑战和机遇。

1. 指南参与人员应重视系统评价在指南制订过程中的作用。新版IOM明确指出指南应基于现有证据的系统评价。系统评价是制订指南的基石。如果不针对某个临床问题进行系统评价,就无法全面了解该问题的所有证据。

2. 规范化报告及管理利益冲突。部分组织制订指南时没有充足的资金支持,往往依赖于医药企业等,导致指南存在商业利益冲突。此外,专业利益冲突也是需要重点关注的问题。因此,对利益冲突进行科学声明及管理对指南的质量至关重要。

3. 指南发布后应及时更新。指南的有效期一般是3年左右,由于针对某主题的新证据不断出现,导致指南的推荐意见不再完全适用于临床实践,此时应及时更新。随着动态指南的提出,制订者可以不定期更新指南的部分内容,或者实时更新指南的某条推荐意见。

第二节　临床实践指南的制订流程及实例解析

不同国际组织的指南制订流程略有不同,本节基于国际指南组织的制订流程,结合我国指南制订的实际情况,总结了指南制订的十个步骤。以中华医学会风湿病学分会、国家皮肤与免疫疾病临床医学研究中心和中国系统性红斑狼疮研究协作组联合牵头发起的《2020中国系统性红斑狼疮诊疗指南》为例,就指南制订的关键环节进行解析。

案例:患者,女性,27岁,低热伴关节肿痛3个月,加重一周入院。3个月前,患者无明显诱因自觉无力,四肢关节酸痛,伴有低热,体温37.5~38.5℃,无皮疹,偶有胸闷、心悸,无头痛及腹痛,曾服用消炎药未见明显缓解,关节肿胀但活动不受限制。近1周来症状加重,有胸闷、发热,体温有时可达39℃,口腔黏膜出现溃疡,四肢皮肤有散在出血点,浅表淋巴结未触及肿大。两下肺叩诊浊音,呼吸音降低,肝、脾未触及,两手掌指关节及膝关节轻度肿胀。X线胸片示两侧少量胸腔积液;血常规:血红蛋白 100g/L,白细胞 3×10^9/L,血小板 50×10^9/L;尿常规:血尿、尿蛋白 1g/L;自身抗体:ANA 阳性,抗双链 DNA 抗体、抗 Sm 抗体阳性。诊断为:系统性红斑狼疮。

系统性红斑狼疮(systemic lupus erythematosus,SLE)是一种以全身多系统多脏器受累、反复发作与缓解、体内存在大量自身抗体为主要临床特点的自身免疫性疾病,不及时治疗会造成受累脏器的不可逆损害。如何准确诊断 SLE ？如何选择评估 SLE 疾病活动和脏器损害程度的工具？当 SLE 患者出现器官和系统受累时,应如何处理？临床实践指南是针对临床问题,基于系统评价证据,在比较不同干预措施利弊的基础上,形成的旨在为患者提供最佳医疗服务的推荐意见。为更好地回答以上临床问题,下面以《2020中国系统性红斑狼疮诊疗指南》为例,针对指南制订的关键环节进行案例解析。

一、注册与撰写计划书

(一)指南注册

同临床试验和系统评价一样,指南也需要进行前瞻性的注册(图 22-1)。指南注册是指在指南开始制订之前,在公开的注册平台登记指南的主题、目的、方法和进展等重要信息,并向公众开放。指南注册有以下重要意义:①增加指南制订的透明度,提升指南的质量;②促进指南制订者之间的沟通,减少指南制订不必要的重复;③更好地反映患者和公众在指南制订过程中的偏好与价值观;④促进指南的传播,提高对指南的依从性;⑤帮助审稿人判断指南的质量,增强使用者对指南的反馈。

目前国际上指南注册平台主要有 4 个:① 2007 年建立的 WHO 指南注册平台(https://www.who.int/publications/who-guidelines),由 WHO 指南评审委员会审核,该平台仅面向 WHO 内部成员;② 2005 年成立的德国指南注册平台(https://www.awmf.org/leitlinien.html),由德国科学医学协会发起,注册语言为英语和德语,包括 19 个条目,仅面向德国;③ 2009 年成立的澳大利亚指南注册平台(https://www.clinicalguidelines.gov.au/register),由澳大利亚国家健康与医学研究委员会建立,注册语言为英语,包括 7 个领域 28 个条目,仅面向澳大利亚;④ 2014 年建立的国际实践指南注册与透明化平台(http://www.guidelines-registry.cn/),该平台是由世界卫生组织指南实施与知识转化合作中心建立的,注册语言为英文和中文,包括 6 个领域 19 个条目,面向全球。

(二)撰写计划书

指南计划书是概括指南如何制订的计划或系列步骤,以及将要使用的方法的文件。指南计划书的重要性包括以下几点。

1. **保证指南质量**　在早期阶段对指南制订的步骤进行恰当计划,有助于保证指南质量。指南计划书在官方平台注册后,负责计划书评审的机构提出建设性的反馈意见,有利于保证拟制订指南符合标准。

2. **理清拟制订指南与现有指南或正在制订指南的关系**　确保同一机构或部门指南的推荐意见一致,有目的地实现指南协调配套,这样既可避免重复,又有助于有关部门对这些指南进行恰当整合。

3. **确保指南顺利高效完成**　基于计划书合理安排资源,尽早确定相关专家,使其早期参与整个指南制订过程。预估制订过程中或技术上的潜在困难,并做好应对准备。

4. **规范指南制订者的工作并增强参与指南制订人员的责任感**　当计划的指南范围、方法和时间表得到批复后,指南制订的相关单位及项目组成员会对指南的制订工作更加负责,执行效率也会提高。

5. **促进指南的完整性**　提前确定指南制订所要遵循的步骤和方法,最大限度地减少决策的随意性。

此外,对方法、关键问题和结局的详细计划可减少证据综合及推荐意见形成过程中的偏倚。在本案例中,该指南已在国际实践指南注册平台注册,注册号为 IPGRP-2019CN022,撰写计划书情况未报告。

二、成立指南工作组并管理利益冲突

(一)指南工作组的构成

指南工作组应设置首席临床专家和首席方法学家,其中方法学家的职责至少包括对指南整体方法学

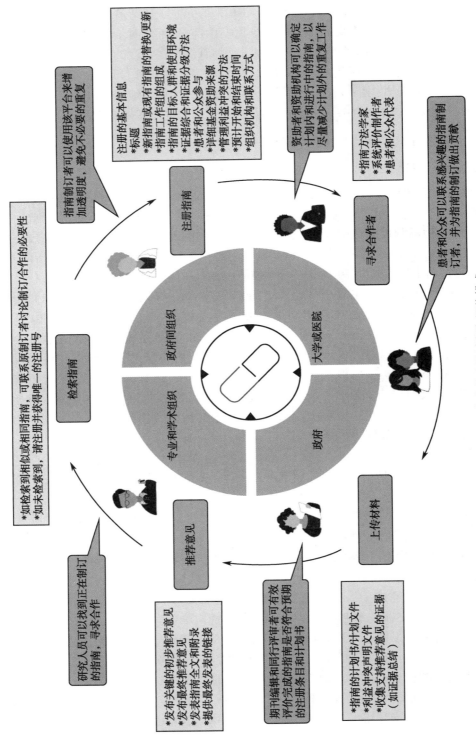

图 22-1　指南的注册过程和运作模式

进行设计和质量控制、牵头制作系统评价、对证据质量和推荐强度进行分级三个方面。成立包含指导委员会、秘书组、证据评价组、推荐意见共识组和外审组等在内的指南工作组,可根据指南的具体内容和特点进行增减或合并。指南制订小组应考虑多学科性,需要包含临床专家和指南方法学家,还应根据不同指南的情况,纳入流行病学、循证医学、卫生经济学、伦理学和法学等相关领域专家。

1. **首席专家** 首席专家包括 1~2 名首席临床专家和 1~2 名首席方法学家。首席临床专家是指南的总负责人,对指南制订的各个阶段具有决策权,负责撰写指南最终文稿,对临床体系的适用性负责;首席方法学家对指南进行顶层设计,提供方法学指导和培训,并对指南全程进行质控,对方法学质量负责。一般情况下,首席临床专家和方法学家均由 1 人担任,但涉及多个专业和领域合作的指南,可适当增加首席临床专家和首席方法学家的人数。

2. **指导委员会** 指导委员会包括 5~9 名资深临床专家和方法学家。主要负责成立指南其他工作组,管理指南利益冲突,批准指南计划书,监督指南制订过程,审定指南全文以及提供指南制订必要的咨询和指导。

3. **秘书组** 秘书组包括 2~10 名学会(协会)或承担单位的工作人员。主要负责协调其他工作组的工作,起草指南计划书,开展临床问题的调研,组织推荐意见共识会议,详细记录指南制订的整个过程,撰写指南初稿和投稿。

4. **证据评价组** 证据评价组包括 4~10 名循证医学专家或具备循证医学知识及能力的专业人员。主要负责检索、评价、合成和分级证据,制作系统评价,制作证据总结表和推荐意见决策表。

5. **共识组** 共识组包括 11~29 名临床专家和患者代表。主要负责确定临床问题,对推荐意见进行投票和共识,以及负责指南全文投稿。

6. **外审组** 外审组包括 3~5 名未直接参与该指南的利益相关者(临床专家、方法学家、患者或公众代表和政策制订者等),主要负责评审最终版指南,确保指南的科学性、清晰性和公正性,就指南存在的重大风险或问题及具体的推荐意见内容给出反馈和建议。

(二)指南利益冲突声明和管理

对于指南的利益冲突,包括 WHO、IOM、GIN 和美国胸科学会在内的多个国际组织都对其进行了定义,其中 WHO 指出任何可能影响专家建议客观性和独立性的利益,均可构成利益冲突。利益冲突可能导致有益效果被高估而危害性被低估,是指南制订过程中重要的潜在偏倚来源。在推荐意见的形成过程中,当相关的主要利益(如专家对患者获益和研究有效性的判断)受到次要利益(如专家在制订指南过程中收到来自医药企业的酬劳)的过度影响时,便会产生利益冲突。

1. **指南利益冲突的分类** 目前,按照利益冲突是否可用金钱来衡量分为经济利益冲突和非经济利益冲突;按照利益冲突与指南制订人员之间的关系(即是否可明确追溯到相关责任人)可分为直接利益冲突和间接利益冲突(表 22-1)。一般情况下,经济与非经济利益冲突的划分和使用更普遍;而直接利益冲突特指与经济相关的利益冲突,间接利益冲突包含经济方面和非经济方面的利益冲突。

表 22-1 临床实践指南利益冲突分类和定义

分类	定义
经济利益冲突	可用金钱衡量
非经济利益冲突	一般无法用金钱衡量,而且相对来说不易识别
直接利益冲突	直接的付款服务、股票期权
间接利益冲突	学术进展、临床收入来源、社会地位、科研兴趣

2. **指南利益冲突的管理** 在利益冲突管理的过程中,要遵循详细全面、准确可靠、灵活处理和严格把关的原则。值得注意的是,即使没有利益冲突同样需要声明,进行利益冲突声明并不代表存在利益冲突。利益冲突管理的具体流程如下。

(1)组建利益冲突管理委员会。通常由指导委员会的成员组成,其利益冲突交由第三方独立机构评价。利益冲突管理委员会负责制订、实施与利益冲突相关的规则,应在组建专家组之前确定。

(2)收集利益冲突。通常情况下,利益冲突的收集方式为签署统一的利益声明表,签署人员为指南制订小组的所有成员以及其他参加指南制订会议的专家或顾问,且都要在正式参与指南制订相关工作前完成。为了防止重要信息的遗漏,在提交利益声明表的同时,每位成员还应提交一份个人简历。而对于所声明的利益冲突,应力求完整精确。不仅涉及指南制订者本人,对家庭成员及任何被认为会影响指南制订过程中客观性和独立性的利益关系均应进行声明。

(3)评估利益冲突。利益冲突管理委员会监督并评价利益声明,以确定是否存在利益冲突。通常情况下,利益冲突的严重程度可以分为不同的级别,如严重的利益冲突、中等程度的利益冲突、不严重的利益冲突和无利益冲突,需要根据指南领域确定。

(4)管理利益冲突。对于存在严重利益冲突的,需经管理委员会讨论,决定是否可以继续参与部分指南制订过程,但无论结果如何,都不能参与相关表决过程。对于存在不严重利益冲突的,可参与讨论或提供专业知识指导,但不能参与相关推荐意见的投票表决。对于无利益冲突的,可参与指南制订的全过程。

(5)报告利益冲突。利益冲突管理委员会依据利益冲突严重性评估结果,确定各个阶段参与制订的人员,对于不同程度的利益冲突人员在不同环节采取相应的处理方法,在指南项目组会议上呈现并报告所有成员的利益冲突声明和利益冲突评价结果,每个成员都有机会更新和/或修改其利益冲突声明。此外,指南制订完成后,总结利益冲突及其处理策略,并在最终的指南文件中进行报告。

在本案例中,工作组由多学科专家组成,涵盖了风湿免疫科、肾脏内科、皮肤科、产科、影像科及循证医学等学科的专家,列出了首席临床专家和首席方法学家,并给出了指南工作组和证据评价组的名单。此外,所有工作组成员均填写了利益声明表,不存在与本指南直接的经济利益冲突。

三、系统评价已发表的相同或相似指南

指南制订者在计划启动一部新指南时,需要对当前已发表的相同或相似主题的指南进行全面系统的检索和评价,确定某一领域或具体临床问题所有相关指南的现状和差异,更全面、客观地阐述本指南制订的必要性,避免重复工作。详见第二十三章。

在本案例中,系统查阅了系统性红斑狼疮领域已发表的指南,并对欧洲抗风湿病联盟(The European League Against Rheumatism,EULAR)、英国风湿病学会(British Society for Rheumatology,BSR)及泛美抗风湿联盟(Pan American League Against Rheumatism,PANLAR)等系统性红斑狼疮诊疗指南的现状进行了简要说明,同时对我国现有系统性红斑狼疮指南在诊疗实践中存在的问题进行阐述。

四、临床问题的调研、遴选与确定

临床问题的确定决定了最终推荐意见的内容,指南制订者应通过文献梳理和专家咨询遴选并确定指南拟解决的、存在争议的问题。

(一)临床问题的类型

临床问题包括背景问题和前景问题,其中背景问题为所关注问题提供重要的背景信息,通常是关于患者及其所患疾病的一般知识性问题,主要与病因、病理生理等相关,如疾病的定义、疾病的流行和可能的干预措施的机制。前景问题是临床医生在对患者的诊治过程中从专业角度提出的问题,通常与疾病的诊断、治疗、预防及预后等相关。

(二)临床问题的解构

临床问题的解构根据不同情境有不同结构,其中PICO是临床问题构建中最常见的类型,具体如下。

1. **人群** 干预方案的目标人群是谁?怎样描述他们最恰当?相关的人口学因素有哪些?需考虑年龄、性别、种族、社会身份和行为特征等问题。环境是什么?如医院、社区、学校等。有没有需要考虑的亚组?有没有需要排除的人群?

2. **干预措施** 正在研究的干预方案有哪些?有哪些治疗措施、程序、诊断试验、预后因素、风险因素、社会活动、筛查试验、预防措施或某种手段正在进行评估?有没有需要考虑的变量(剂量、频次、供给或管

理、个人和供给渠道、时间安排和疗程等)? 当干预措施较为复杂时,考虑哪些部分是指南小组最关注的,以及如何最佳地描述它们。

3. **对照措施** 其他可选的干预方案有哪些?可能是正在使用的措施(包括不给予特定治疗),也可能是指南制订专家组考虑作为对照的措施。可作为对照的有安慰剂、不干预、标准护理、现行的标准诊断、干预措施的调整方案或完全不同的干预措施等。

4. **结局** 推荐意见的目的是什么?要达到怎样的效果?可能导致怎样的危害?需要根据专家、实施者和受推荐意见影响最大的群体所给出的意见仔细遴选可能的阳性和阴性结局。

(三)临床问题的结局指标

结局指标的遴选主要包括三个层面:有效性指标和安全性指标;主要结局指标和次要结局指标;终点指标和替代指标。参考 GRADE 体系,结局指标按重要性分为 1~9 分,其中 7~9 分为"关键结局",4~6 分为"重要结局",1~3 分为"一般结局"。其中,前两类会对推荐意见的形成产生重要影响,第三类不一定会产生影响。

(四)临床问题调研的步骤

一般需要 2~3 轮的临床问题调研:第一轮,在最大范围内确定拟回答的临床问题;第二轮,根据专家给出的临床问题重要性评分的高低,在指南容量范围内确定指南纳入的临床问题;第三轮,进一步确定临床问题的数量和顺序。临床问题重要性的影响因素包括疾病负担、社会关注度、问题争议性、诊疗差异和新的研究证据。一般情况下第一轮或第三轮问卷的过程可以精简省略,一般进行 2 轮临床问题调研即可,具体流程如下。

1. **问题的收集** 包括文献回顾、专家征询、文献回顾结合专家征询三种方式。文献回顾主要收集指南中已有的临床问题和未来需要研究的临床问题,以及制作系统评价需要关注的临床问题。专家征询(即德尔菲调查)的目的是补充文献检索中未提及但具有重要临床意义的问题,删除文献中提及但临床意义不显著的问题。文献回顾和专家征询相结合的方法优势是收集问题较全面,但劣势是耗费人力、物力和时间。

2. **问题的整理** 对第一轮获取的临床问题进行整理,主要是去除重复的临床问题、合并同类临床问题、拆解过于抽象的临床问题。

3. **问题的遴选** 基于上一轮整理得到的临床问题设计问卷,选择恰当的评估工具(如 Likert 5 分、7 分和 9 分量表),邀请专家对临床问题进行重要性评估,修改临床问题的范围和措辞,并补充未提出的重要问题,再进行意见收集。

4. **问题的确定** 计算临床问题的重要性得分并进行排序,按照问题共识度或问题平均分和中位得分遴选出临床问题,判断标准也可根据实际情况适当改编,对第一轮德尔菲调查未达成共识的问题以及新增的问题再次进行德尔菲调查,通过专家意见反馈最终确定临床问题清单。

在本案例中,系统检索系统性红斑狼疮领域已发表的指南和系统评价,结合部分风湿科专家的访谈,初步拟定了 30 个临床问题,经过两轮调研最终遴选出 12 个临床问题。

五、证据的检索、评价与分级

证据的检索、评价与分级是形成高质量循证指南的基础,系统全面的证据检索可确保纳入研究的完整性,严格客观的证据评价体现纳入研究的科学性,合理的证据质量分级是对研究结果可信度的阐释。

证据遴选主要考虑研究设计和方法学质量,研究设计是遴选证据首要考虑的原则。2001 年,美国纽约州立大学医学中心的九级证据金字塔对证据分级给出了清晰展示,系统评价/meta 分析的证据水平处于最高级别。因此,基于证据金字塔,在证据遴选过程中当同一研究主题存在系统评价/meta 分析和其他多种研究设计的证据时,我们首选系统评价/meta 分析的证据进行决策。在遴选的过程中需考虑相关性、时效性和证据质量三个因素,如果有新近发表的(2 年内)高质量的系统评价,可直接应用;如果系统评价的发表时间在 2 年以上,则需要考虑系统评价发表后是否有新的相关原始研究发表,如果有新的原始研究发表,且这些原始研究的结果会改变原系统评价的结果,则必须对原系统评价进行更新;如果没有相关系统评价,或已有系统评价的质量不高,或结果对指南所针对问题的适用性较低,则需要制作或更新系统评价。此时应系统检索、评价和整合相应原始研究的证据。更新系统评价比制作新的系统评价成本低,时间需根据具体情况确定,一般为 2~5 年。近年来,人工智能技术已经逐渐应用到医学的各个领域,其中 AI 结合自动化技术在证据综合领域的应用,极大提高了证据合成的质量,简化了证据合成的步骤,加速了证据合成的过程,为基于 AI 的指南制订提供了重要的途径。除了传统系统评价外,为了加速系统评价的制作,研究人员针对一些特殊情况或问题调整了系统评价的制作方法,出现了快速系统评价(rapid reviews,RR)和动态系统评价(living systematic reviews,LSR),其中快速系统评价是根据用户需求针对某一特殊问题,调整系统评价方法,基于当前可得最佳证据进行文献综述,快速合成证据以满足决策者需求的一种方法。动态系统评价是通过定期更新,及时纳入新证据的一类系统评价。动态系统评价通过周期性地动态更新临床证据,保证了系统评价结果的准确性、时效性和临床实用性。

(一) 证据的检索

WHO、NICE 和 SIGN 指南均强调,指南应该就所关注领域的问题制订恰当的检索策略并选择合适的数据库,进行系统全面的检索,从而保证指南中的每一条推荐意见均是基于当前最佳证据的综合。国际权威的指南评价工具 AGREE Ⅱ 指出:指南应确保其制订流程的透明化和可重复性,对其证据的检索策略,包括检索词、检索时间和检索数据库要进行全面报告。

(二) 证据的评价

方法学质量评价是证据遴选的重要步骤,方法学质量反映研究真实性的情况。如果同一研究主题下存在多个相同证据等级的研究证据,我们应该采用方法学质量评估工具对同一证据等级的研究进行评价,选择偏倚风险低的证据进行决策。系统评价的方法学质量评价工具包括 AMSTAR 和 ROBIS 等,目前主要以 2007 年制订的 AMSTAR 应用最为广泛,此外,2017 年该小组推出了 AMSTAR-2。

由于推荐意见最相关的证据主要来自流行病学研究,尤其是临床流行病学研究,包括原始研究和二次研究。系统评价和 meta 分析作为二次研究,在汇总原始研究结果和评价证据质量方面起重要作用。然而,当原始研究存在较高的偏倚风险时,对研究结果的盲目合并不仅不能排除原始研究中的偏倚,而且还很有可能提高有偏估计的精确性,从而进一步歪曲真实效应。为了减少原始研究偏倚对结果汇总以及对推荐意见支持的影响,应该对纳入研究的偏倚风险进行评估。然而,不同流行病学研究设计的偏倚来源不尽相同,针对同一研究设计,不同的学术研究机构所制订的偏倚风险评估标准也存在差异。

(三) 证据的分级

研究证据作为评估决策考虑标准的重要因素,证据质量分级尤为重要。2004 年 GRADE 标准首次清楚阐述了证据质量和推荐强度的定义,即证据质量是指对观察值的真实性有多大把握。推荐强度是指指南使用者遵守推荐意见对目标人群产生的利弊程度有多大把握,其中"利"包括降低发病率和病死率,提高生活质量和减少资源消耗等;"弊"包括增加发病率和病死率,降低生活质量或增加资源消耗等,推荐强度包括强推荐和弱推荐。GRADE 对证据质量的分级始于研究设计,将证据质量分为高、中、低和极低四级。依据 5 个降级条目(研究的偏倚风险、不一致性、不精确性、间接性和发表偏倚)和 3 个升级条目(大效应量、存在剂量 - 效应关系和负偏倚)确定最终证据质量级别。因为 GRADE 方法对每个结局都进行了单独的证据质量分级,所以经常出现不同结局的证据质量等级不同的情况。当所有结局指标的总体证据质量被确定时,仅考虑其中的关键结局指标。如果关键结局指标的证据质量一致,则该证据质量可回答该问题的总体证据质量;如果关键结局指标的证据质量不同,总体证据质量不能高于关键结局指标的最低等级。

案例中,证据评价小组针对最终纳入的临床问题和结局指标,按照 PICO 原则进行解构,并根据解构的问题说明了检索的数据库、平台和补充检索情况。对纳入研究的偏倚风险评估工具进行阐述,并介绍了用于证据体和推荐意见分级的标准 GRADE 系统。

六、形成推荐意见决策表

各机构和组织提供了不同的内容框架或辅助工具用于解决推荐意见形成过程中的分歧意见,其中应用最广的框架是 GRADE 工作组的 EtD（evidence to decision）框架，其可用于科学地指导、规范推荐意见或科学决策的形成过程。

EtD 形成了针对群体临床决策、个人临床决策、医疗保险决策、卫生系统或公共卫生决策、诊断或筛查性决策的 5 种类型的框架。EtD 框架将推荐意见的形成过程分为三个步骤：构建临床问题、评估决策考虑标准、得出结论。其中，构建临床问题以结构模式呈现并陈述该临床问题产生的主要背景、形成推荐意见的原因和指南制订者出于何种考虑形成推荐意见等；评估决策考虑标准包括研究证据、资源利用、利弊平衡等因素的评定；得出结论是指南制订者基于临床问题和决策考虑标准的评估结果，填写指南决策表，进而总结推荐意见并阐述强推荐或弱推荐的理由、实施推荐意见时的注意事项、监测和评估标准、推荐研究等。

案例中，专家组基于证据评价小组提供的国内外证据汇总表，同时考虑我国患者的偏好与价值观、干预措施的成本和利弊后，提出了符合我国临床诊疗实践的推荐意见。

七、推荐意见的共识与确定

科学的共识过程能减少推荐意见形成过程中的偏倚，实现证据到推荐意见的转化。共识包括正式共识法和非正式共识法，正式共识法的优点是决策风险小、科学信度高、参与成员权威、过程可控和观点收集合理；非正式共识过程没有过多细节的描述，其优点是集思广益，缺点是个体可能会因为多种原因趋于遵从他人的判断。

目前推荐意见形成过程中常用的正式共识法包括德尔菲法、名义群体法和共识制订会议等。德尔菲法是利用专家的知识、经验和智慧等无法量化的带有很大模糊性的信息，通过通信或其他匿名的方式进行信息交换，逐步取得比较一致的意见。名义群体法是指在决策过程中对群体成员的讨论或沟通加以限制，群体成员是独立思考的，具有集体决策和定性决策的性质，所以"名义群体法"又称"名义小组法"，像召开传统会议一样，群体成员都参加会议，但群体成员首先需要进行个体决策。名义群体法的主要优点是将产生观点阶段与群体讨论阶段分开，有利于群体共同思考，但是又不受其他人思想的干扰；通过限制成员的沟通交流，有利于充分表达个人意见以便产生新的观点，从而避免大部分人关注于某一观点而忽略了其他观点。共识制订会议用以辅助复杂的决策过程，具体由各相关专家、群体、代表等用投票、排序或其他达成共识的互动方法，针对决策或研究发现进行评估，再将这些多元化的决议整合成指导建议。

基于 GRADE 形成指南推荐意见与共识需要注意以下几点：①指南共识小组的构建。推荐意见的共识是化解分歧、消除矛盾，根据循证医学理念，进行推荐决策的过程。共识过程受诸多因素影响，因而专家共识能否得到公允，需要在形成共识的过程中消除诸多不利因素，成功构建指南共识小组是顺利形成推荐意见与共识的前提保障。②确定推荐意见与共识的方法及相关规则。在指南推荐意见与共识形成的过程中，可根据具体情况选择一种共识方法或先后采用不同的方法，直到达成共识。③提前为指南共识小组成员提供相关材料。需要提供每条推荐意见所基于的证据质量、患者偏好与价值观的调查数据，以及相关经济学分析数据，同时还需提供描述影响推荐强度因素和推荐强弱含义的相关说明。

本案例于 2019 年 10 月 5 日和 2019 年 11 月 8 日进行了两轮德尔菲推荐意见调查，共收集 98 条反馈建议，于 2019 年 11 月至 2020 年 1 月进行面对面共识和进一步修改。

八、指南撰写

高质量的指南不仅需要科学严谨的制订方法，还需要规范明晰的报告流程。在撰写和报告指南的过程中，可以参照国际实践指南报告规范 RIGHT 标准。该报告规范是 2013 年由中国学者发起，联合来自美国、加拿大、英国、德国等 12 个国家以及 7 个国际组织的 30 余名专家，共同成立 RIGHT 工作组制订的。案例中采用国际实践指南报告规范标准。

九、外审、发布与发表

根据不同情况和要求，指南在正式发布或发表前需由外审人员对指南及其推荐意见进行评审，评估指南推荐意见的准确性、可行性、明晰性、组织结构和适用性。外审人员可由同一组织中未直接参与指南制订的人员担任,也可由完全独立且未参与指南制订的人员担任。外审人员和机构需具有一定资质,同时需考虑纳入患者代表。

评审时应对评审及回复的过程进行记录,秘书组对外审结果进行整理和归纳,专家组需基于外审结果,从涵盖内容、推荐强度、表述清晰性等多个方面进行修改完善。

指南获得主管部门批准后,将提交给相关机构发布。可考虑通过学术期刊、专著、学术会议等形式,以及通过网络或新闻发布会等形式进行传播。

在本案例中,该指南对外审、发布与发表未报告。

十、指南更新

指南应基于最新的研究证据,形成对当前医疗实践的最佳推荐意见,并与时俱进。指南更新需要关注两个问题,即更新的最佳时机和周期。由于指南包含的推荐意见会在不同的时间段过时(与支持推荐意见的系统评价的时效性直接相关),指南更新得过早,可能会浪费资源,降低更新效率;指南更新得过迟,虽然可以覆盖所有的推荐意见,但部分之前过时的推荐意见则可能已对临床诊疗产生了负面影响。

在某些研究进展比较快的领域,当指南更新完成后,可能部分推荐意见的证据又会过期。因此,高效的组织架构和响应机制在临床实践指南的更新过程中至关重要。基于此,有研究人员提出了动态指南的概念,即一旦有高质量、能够改变临床实践的证据出现,就应及时制作推荐意见决策表,组织专家进行研究,以最快速度更新指南相应的推荐意见。在本案例中,计划在3~5年内,按照国际指南更新要求的方法对指南的推荐意见进行更新。

复习题

1. 简述临床实践指南的概念。
2. 临床实践指南包括哪些类型?
3. 简述临床实践指南的制订流程。

(宋旭萍 罗 蕾)

第二十三章 临床实践指南的系统评价

2011 年，美国医学研究所（Institution of Medicine，IOM）发布的《临床实践指南：我们能够信任》指出：科学的设计、严格的制订和规范的报告，以及对高质量证据、患者偏好和价值观、经济因素考虑的指南，才能实现指南规范临床实践行为，提高卫生医疗质量，改善患者健康结局的目标。若指南存在方法学的缺陷、不合理的专家组成、推荐意见不是基于当前最佳证据等问题，指南可靠性很大程度被高估，不仅可能导致预期之外、有危害的临床结局，还可能造成医疗资源的浪费。且不同指南制订机构在同一疾病领域制订指南质量和推荐意见存在一定差异，指南质量参差不齐，给临床决策带来极大困扰，因此，对临床实践指南（clinical practice guideline，CPG）质量和推荐内容进行系统评价，能客观呈现指南现状和差异，有利于明确指南制订过程是否严格、规范、透明，推荐意见是否基于当前最佳证据，是否值得将其推广、应用于医疗实践中。

第一节 临床实践指南系统评价概述

一、临床实践指南系统评价的定义与类型

科学严谨的高质量指南确实能够规范临床实践行为，提高医疗卫生质量，改善患者健康结局，但若采用了有缺陷的指南不仅会浪费医疗资源，甚至可能会导致有危害的临床结局。对于同一主题的疾病，临床医生如何全面系统地检索相关指南？对不同维度得分的指南，临床医生该如何决策？若遴选出的指南推荐意见不一致，如何处理？因此，在应用指南之前，系统、全面地检索某一领域或具体临床问题的所有相关指南和推荐意见，并对其制订原则和方法进行严格评价，以呈现该领域指南或推荐意见的现状和证据空白，即指南的系统评价。

根据研究目的和内容，可以将临床实践指南的系统评价分为以下四种类型。

（一）指南方法学质量的系统评价

系统、全面检索某一领域或具体临床问题的所有相关指南和推荐意见，利用指南方法学质量评价工具

对其进行系统评价。如 AGREE 工具,分别从"范围和目的""参与人员""严谨性""清晰性""应用性"和"独立性"6 个领域 23 个条目对指南方法学质量进行评分。

(二)指南报告质量的系统评价

系统、全面检索某一学科领域、某一疾病或某一干预措施的所有相关指南和推荐意见,使用指南报告质量评价工具对指南的质量进行追踪评价。如使用 RIGHT 工具,分别从"基本信息""背景""证据""推荐意见""评审和质量保证""资金资助与利益冲突和管理""其他方面"7 个领域 22 个条目对指南报告质量进行评价。

(三)指南的证据质量及推荐意见方向、强度和内容的系统评价

指南的证据质量及推荐意见方向、强度和内容的系统评价,是对指南证据进行正确的检索、评估、综合并转化为推荐意见的过程。如根据结局指标效应值对指南的证据质量进行分级,并综合考虑利弊、患者选择意愿、资源配置等因素决定推荐的方向和强度。

(四)针对指南某部分内容进行的评价

单纯针对指南的某一部分,如专家组构成、利益冲突、分级标准、资助情况等进行调查分析和研究。

二、现有系统评价的检索与获取

指南的推荐意见需基于系统评价的证据,但并非每次都需要制订新的系统评价。指南指导小组决策是否需要制作新的系统评价之前,应完成相关系统评价的检索工作。指南工作小组方法学家对制订的检索策略进行审核,确保所有必要的数据库和检索词都已包含后,小组通过 Cochrane、Epistemonikos 数据库获取与指南主题相关的系统评价,检索 PubMed、EMBASE 等综合数据库补充获取相关的系统评价,并对检索获取的系统评价相关性、时效性和质量进行评价,若有最近两年内制订的高质量系统评价则可直接应用,反之则需制订新的系统评价,具体制订流程见本章第三节。

第二节 临床实践指南系统评价的数据库

一、原始研究证据数据库

(一)美国国立医学图书馆

美国国立医学图书馆开发研制的 PubMed 收录了世界各国发布的 CPG,是查找 CPG 的重要数据库。通过"article type"的限制辅助检索功能,可以限制检索到"guideline"。

(二)荷兰医学文摘

荷兰医学文摘(Excerpta Medica Database,EMBASE/EM)是一个大型的国际性医学文献检索工具,收录权威、高质量以及最新生物医学和药理学信息,是医学科学研究的重要信息源。在区域上,EMBASE 涵盖了更多欧洲和远东地区的文摘;在内容上,涵盖了更多药物方面的文献,是查找 CPG 的重要数据库。

(三)中国知识基础设施工程

中国知识基础设施工程(China National Knowledge Infrastructure,CNKI)含千余种医药卫生期刊的索引、引文索引及全文,更新较及时,是检索中华医学会发布的各种 CPG 的重要数据库。

(四)中国生物医学文献数据库

中国生物医学文献数据库(China Biology Medicine,CBM)收录 1978 年以来的 1 600 余种中国生物医学期刊,以及汇编、会议论文的文献题录,年增文献 40 余万篇,每月更新,是查找中国发布的 CPG 的重要数据库。

二、循证临床指南资源库

（一）EBM Guideline

EBM Guideline 包含有综合性循证指南、证据总结、医学图片、影音,收录涵盖实证数据的基础医疗临床指引,提供最新的临床医学发展及实证资料,涵盖了全科医生经常遇到的临床问题,并提供有相应推荐意见及强度的诊断结果及方法。

（二）UpToDate

UpToDate 是图文并茂的综合性循证指南、患者手册及药物间交互作用查询系统,给医生、药师提供即时、实证的临床医药信息,并可以快速地获得临床上最前沿医学问题的答案。

（三）TRIP database

TRIP database 于 1997 年建立,收录了 75 个以上高质量的有关循证卫生保健的信息资源,可检索循证摘要、循证指南、二次研究、患者手册等。

三、临床实践指南数据库

许多国家都建立了收录临床实践指南的数据库,较为权威和收录较为全面的数据库有以下几种。

（一）国际指南协作网

2002 年,国际指南协作网(Guidelines International Network,GIN)作为全球唯一一个与指南相关的国际指南协会正式成立,它在全球设有 7 个分会和 13 个工作组,主要合作伙伴包括:生产和传播高质量系统评价的 Cochrane 协作网;对系统评价与指南提供证据质量与推荐强度分级的 GRADE 工作组;促进卫生技术评估机构之间的合作交流的国际卫生技术评估机构协作网(INAHTA)等。GIN 的主要目标是加速高质量指南的制订、传播循证医疗保健和改善健康结局。

（二）美国国立指南数据库

1988 年美国卫生健康研究与质量机构(AHRQ)、美国医学会(AMA)和美国卫生健康计划协会(AAHP)联合制作了美国国立指南数据库(National Guideline Clearinghouse,NGC)。它是一个免费数据库,为公众提供大量有医学信息和实践指导价值的 CPG,是全球最具影响力的指南数据库之一。

NGC 数据库每周更新 1 次,更新的内容主要是新增的指南和对现有指南的修订,另外还包括最新的健康资讯、医学进展。NGC 为用户检索 CPG 提供两条途径,一种是通过关键词进行普通检索和高级检索,另一种是通过主题、发布机构、指南索引、指南更新等方式进行浏览。NGC 具有一个独特的功能,可以对检索到的两个及以上的指南进行比较。

入选 NGC 的指南需要满足一定的标准:主办单位必须在专科协会、专业团队、政府机构等组织主办下制订,制订过程中必须对现有科学证据进行了系统性的文献检索和审核,在应用上能够为医生等专业人员和患者提供有助于临床决策的建议、策略和信息。

（三）英国国家卫生和临床优化研究所

英国国家卫生和临床优化研究所(NICE)是全球最大的国家级资助指南制订项目,是一个为促进健康和防治疾病而提供国家性指导意见的独立研究机构。NICE 收录一定数量的涉及临床相关领域的指南,检索可选用主页上的直接检索,也可进入具有更多选择功能的检索页面,还可以针对指南的类型、主题或发表的时间等进行浏览或检索。

（四）苏格兰校际指南协作网

1993 年,英国皇家学会建立苏格兰校际指南网络(Scottish Intercollegiate Guidelines Network,SIGN)。2015 年,SIGN 成为英国国家卫生服务系统中改善苏格兰地区卫生保健质量相关机构的一部分,它提出的指南制订规范受到广泛的认同。SIGN 重点关注癌症、心血管疾病和心理卫生等领域,可提供全文。

（五）加拿大医学会临床实践指南文库

1995 年,加拿大国家、州或地区医学卫生组织、专业协会、政府机构和专家小组共同主办了加拿大医学会临床实践指南文库(Canadian Medical Clinical Practice Guidelines,CMA)。CMA 栏目有:开发者名单、最新内容、热门话题、新闻、方法与资源、其他 CPG 网站等。

（六）新西兰指南研究组

新西兰指南研究组（Zealand Guideline Group，NZGG）于 1996 年成立，主要目的是制订和实施循证临床实践指南。内容主要包括：用于实践的证据、消费者资源、循证健康公告等。该网站将指南分为四种类型：基层医疗服务管理指南、患者转诊和管理指南、第一专科评估准入标准指南和临床优先评估标准指南。

（七）中国临床指南文库

中国临床指南文库（China Guideline Clearinghouse，CGC）由中国医师协会循证医学专业委员会和中华医学杂志社共同发起建设，旨在收录中国医学期刊发表的 CPG，为临床工作者、管理机构和社会大众提供查询临床指南的平台。

第三节　临床实践指南系统评价的工具及制作流程

临床实践指南是弥合最新研究证据和临床实践之间差距的桥梁，并非所有的临床问题都有相应高质量的临床研究证据，甚至有的临床问题目前尚无研究，而又必须对患者做出决定，指南也必须对这种情况提出指导意见，供临床医生参考。同一种疾病，不同国家、不同学术组织可能制订出质量参差不齐的指南，甚至指南的某些推荐意见互相矛盾，这些都给临床决策带来极大的困扰。因此，指南使用前，临床医生可利用指南质量评价工具，对指南进行系统评价判断和质量高低的鉴别，选择质量较好，基于当前最佳证据的指南应用于临床实践。

一、临床实践指南质量评价工具

（一）临床实践指南质量评价工具概况

全面、准确、有效的指南质量评价工具有助于 CPG 使用者系统判断 CPG 的质量和效用。1992 年，IOM 开发了第一个公认的 CPG 质量评价工具，分别对有效度、信度、临床适用性、临床灵活性、透明度、多学科联合开发、指南定期评价、指南开发 8 个方面进行评价。该工具不仅需要多个领域专家共同参与评价，并且操作烦琐，始终没有投入使用。1995 年以来，以该工具为基础，涌现了大量的评价工具，各评价工具从集中评价范围和目的、开发过程的严谨性和语言清晰性三个方面，逐渐聚焦到真实性、清晰度、多学科参与制订、临床灵活性、可靠性 / 可重复性、临床适用性、定期回顾、可传播、实施和评价 10 个重点领域，评价维度更加全面和实用。2003 年发表的 AGREE 评价工具，对 CPG 质量评价工具的开发和应用起到了极大的推动作用。

（二）Cluzeau 研发的指南评价工具

1999 年，英国学者 Cluzeau 及其研究小组研发了一个严格的指南评价工具。该工具包括 37 个条目（制作严谨度 20 个条目，语言和内容 12 个条目，适用性 5 个条目），但是，该工具仅对指南进行定性评价，未对指南进行定量评价。

（三）美国 COGS 评价标准

2002 年，美国 COGS 会议对 IOM 发布的第一个指南评价工具进行修订，将之前的 8 条标准修订成概述、重点、目标、使用者 / 背景、目标人群、制订者、资金来源或赞助人、收集证据的方法、建议分级标准、综合证据的方法、发布前评审、更新计划、定义、建议与基本原则、潜在利弊、患者意愿、法则、指南在执行中需要考虑的事项 18 条指南评价标准。

（四）AGREE Ⅱ 量表

在 Cluzeau 研发的指南评价工具基础上，2003 年，由 AGREE 协作组织共同开发了 AGREE 工具，它是目前国际指南质量评价的基础工具，得到多个国际卫生机构的认可和使用。2009 年该协作组织开发 AGREE Ⅱ，并于 2013 年进行内容修订。虽然，在方法学上，AGREE Ⅱ 无法判断指南制订步骤的真实性；在内容上，无法判断指南内容是否真实、可靠和科学；在权重上，无法判断不同条目的权重。但是，AGREE Ⅱ

是唯一一个使用数字评分且经过验证的工具。该工具为新指南的制订提供方法学策略,为新指南的规范性、完整性提供信息,并为指南质量的评估提供框架。

1. **维度和内容**　AGREE Ⅱ包括6个维度:范围和目的(3个条目)、参与人员(3个条目)、制订的严谨性(8个条目)、清晰性与明确性(3个条目)、应用性(4个条目)、编辑工作的独立性(2个条目),共计23个条目。针对每一个条目,AGREE Ⅱ通过用户指南提供额外的信息,以帮助使用者更好地理解这些条目和其中的概念。

2. **条目评分**　每个条目均以7分表示,评分等级可衡量条目执行标准的程度。若指南报告质量很高,满足评分量表所有标准和条件,则为7分;当不能满足全部标准或理由,则根据被满足的标准和理由给予1~6分,更多的标准被满足和理由更充分时,分值逐渐增加。在每一个条目后都有一个注释框,在框中填写评分的原因。

3. **领域得分**　每个领域得分等于该领域中每一个条目评分的总和,并通过本领域的最高得分和最低得分进行标化,最高可能分数=7(很同意)×(条目)数量×(评价者)数量;最低可能分数=1(很不同意)×(条目)数量×(评价者)数量;该领域的标准化总分应为:(实际总分 − 最低可能分数)/(最高可能分数 − 最低可能分数)。

4. **综合评估**　6个领域独立得分,独立判断,不合并成一个质量评分。AGREE Ⅱ评分系统没有设立评价指南优劣的阈值。虽然如此,若大部分领域得分<50%时,表示该指南的推荐和应用具有较大的局限性;若指南的大部分领域得分<30%,则该指南总体质量较差或有严重缺陷,不宜推荐使用。

二、临床实践指南系统评价的制作流程

(一)注册

登录国际化前瞻性系统评价注册数据库(international prospective register of systematic reviews,PROSPERO)或国际实践指南注册平台(international practice guidelines registry platform,IPGRP)进行注册,登记拟开展指南系统评价项目的相关信息。

(二)建立制作团队

建立多学科团队,要求包含指南方法学家,有时需要指南制订人员的参与。

(三)确定评价主题

明确评价的领域和具体的研究主题,并按照PICAR原则结构化问题。

PICAR原则:P(population,clinical indication and condition)代表人群、临床指征及病情,I(intervention)代表干预措施,C(comparator,comparison,and content)代表比较对象,A(attributes of the CPG)代表指南的特性,R(recommendation characteristics and other considerations)代表推荐意见特征及其他方面。

(四)检索相关证据

1. **纳入、排除标准**　根据研究主题确定指南领域、发表语种及检索来源等,制订纳入、排除标准。可参考PICAR,如对指南进行评价,则以指南为单位确定纳入和排除标准;如对某一推荐意见进行对比或分析,则以推荐意见为单位确定纳入和排除标准。

2. **检索资料**　根据制订的检索策略和关键词在PubMed、EMBASE、中国知网、中国生物医学文献服务系统及万方数据知识服务平台等进行检索,还需特别检索GIN、SIGN、NICE、UpToDate数据库。

3. **检索结果筛选**　指定研究员根据题目和摘要排除不相关指南,通过阅读全文决定最终是否纳入,若无法判断则请其他研究员协助判断。

(五)方法学质量评价

通常采用AGREE Ⅱ工具对指南进行评价,由接受过AGREE Ⅱ培训的评价人员对6个领域23个条目进行评分,每个条目分数为1~7分。根据AGREE Ⅱ公式计算得分:领域分值=(实际得分 − 最低可能分数)/(最高可能得分 − 最低可能分数)×100%,领域标准化分值越高,反映该领域指南制订时方法越完善和报道完整程度越高。AGREE Ⅱ评分的一致性检验是通过SPSS 19.0软件计算评价员的ICC值。ICC值在0~1之间,ICC值<0.4时一致性差,介于0.4~0.75时一致性一般,≥0.75时一致性好,ICC值通常应

在 0.7 以上。

（六）数据提取

根据指南主题,事先设计资料提取表,由两名评价员按照资料提取表提取内容,并交叉核对,若遇分歧则讨论解决或由第三位评价者进行判定。

1. 指南基本信息的提取　包括指南名称、发布国家及组织机构、发布或更新时间、研究领域、诊断和治疗意见、制订方法和参考文献等。

2. 指南推荐内容的提取　根据指南主题预先设定提取定性或定量数据,并制订指南推荐内容提取表。

（七）数据合成

通常以描述性分析为主,可尝试使用 meta 分析或 meta 流行病学研究。

（八）指南的评价

根据评价过程涉及所有条目对临床实践指南的整体质量和推荐内容质量进行判断。需要注意的是,AGREE Ⅱ虽然作为指南方法学质量评价的有效工具,但低得分可能是指南报告缺陷而并非指南开发过程中自身的不足,因此低得分不一定说明治疗建议有效性差。同时,该工具只提供指南制订过程中方法学质量评估和报告的透明性,未提供评价指南临床内容或支撑证据的标准,也不涉及推荐意见合理性的判断。

第四节　临床实践指南系统评价的实例

案例:患者,男性,56 岁,吸烟 25 年,平均 20 支 / 天,上个月参加当地低剂量 CT 肺癌筛查,结果显示右上肺 7mm 的孤立性部分实性结节。患者既往患有慢性阻塞性肺疾病,无恶性肿瘤家族史。推荐首次检查后 3 个月、6 个月、12 个月低剂量 CT 随访,如无变化,进行常规年度检查。12 个月随访时,CT 提示肺结节增大,边缘毛糙,且实性成分增多。遂行胸腔镜下右肺中叶切除及纵隔淋巴结清扫术。术中送检冰冻病理报告:腺癌。术后患者恢复顺利,5 天后拔除胸腔引流管,1 周后痊愈出院。病例提示:低剂量 CT 肺癌筛查有助于早期发现肺癌。早发现、早诊断和早治疗是降低患者死亡率、延长生存期的关键。临床实践指南推荐低剂量 CT 用于高危人群肺癌的筛查。哪类人群进行肺癌筛查获益更大? 以肺癌筛查领域临床实践指南为例,介绍如何进行该领域指南的系统评价。

一、确定评价主题

以肺癌筛查为研究主题,利用 AGREE Ⅱ对肺癌筛查 CPG 的质量进行评价。

二、检索相关研究证据

（一）纳入与排除标准

1. 纳入标准

(1)全球公开发表,符合 2011 年版指南定义;

(2)肺癌筛查领域临床实践指南或共识;

(3)省级以上卫生行政管理部门、行业学会、协会、学术机构的专家组制订;

(4)发表语种为中文和英文。

2. 排除标准

(1)国内外指南的翻译版、改编版、解读版、转载;

(2)国内外指南的摘要、讨论稿、草案和节选等;

(3)国内外指南技术或操作指导;

(4)指南讲座或专家笔谈及知识手册;

(5)指南的系统评价和 / 或综述。

（二）确定检索词及检索策略

根据临床问题,确定以下检索词:guideline,guidance,practice guideline,clinical protocol,recommendation,lung cancer,lung neoplasms,Low-dose computerised tomography,LDCT,screening。对于 TRIP database、NGC、NICE、GIN、CMA、SIGN、CBM、CNKI、VIP 数据库,采用主题词、关键词、自由词和同义词进行检索。

以 PubMed 检索为例:

(1) exp Lung Neoplasms/

(2) ((lung\$ or bronch\$ or pulmon\$) adj3 (cancer\$ or neopla\$ or tumor\$ or tumour\$ or carcinoma\$ or adenocarcinoma\$ or small cell or squamous)).ti,ab.

(3) (NSLC or NSCLC or SLC or SCLC).ti,ab.

(4) 1 or 2 or 3

(5) exp Tomography/

(6) ((CT) adj3 (scan\$ or screen\$)).ti,ab.

(7) ((computer\$ adj3 tomogra\$) and (scan\$ or screen\$)).ti,ab.

(8) (tomogra\$ or helix or helical or spiral\$ or spiro\$).ti,ab.

(9) 5 or 6 or 7 or 8

(10) ((low\$ adj3 dos\$) or LDCT).ti,ab.

(11) ((ultralow\$ or ultra-low\$) adj3 dos\$).ti,ab.

(12) (low-dos\$ or ultralow-dos\$).ti,ab.

(13) 10 or 11 or 12

(14) 4 and 9 and 13

(15) exp guideline/

(16) consensus/

(17) exp consensus development conference/

(18) consensus.tw.

(19) recommendation\$.tw.

(20) 14 or 15 or 16

(21) 14 and 20

(22) Limit 22 to English language

（三）检索结果筛选

两名研究人员独立筛选文献、提取信息,交叉核对,如存在不一致,则通过讨论或请第三位研究人员协助判断。文献筛选时,首先通过阅读题目和摘要,排除明显不相关的研究后,再阅读全文以决定最终是否纳入。在本案例中,共检索出肺癌筛查指南相关的中英文文献 327 篇(图 23-1),其中数据库检索到 150 篇,指南收录网站及补充检索到 177 篇,去重后有 283 篇。通过阅读题目和摘要排除 153 篇文献,阅读全文排除 145 篇文献,最终纳入 8 篇文献。

三、方法学质量评价

（一）预评价

正式评价之前,评价者开放式地对 AGREE Ⅱ 进行解读,逐条讨论对条目的理解,以保证各评价者对条目的理解一致。然后评价者分别对 8 篇指南进行 3 次预评分,对评价一致性较差(相差 3~4 分及以上),或组内相关系数(ICC)<0.75 的条目,进行讨论,共同寻找一致的评价依据,最终保证评价者对所有条目理解一致的前提下再进行指南评价工作。

（二）正式评价

对纳入的 8 篇文献进行质量评价,按照 AGREE Ⅱ 中每个条目的评分标准,对纳入指南的每个条目执行程度,予 1~7 分,同时给出评分的原因(表 23-1)。

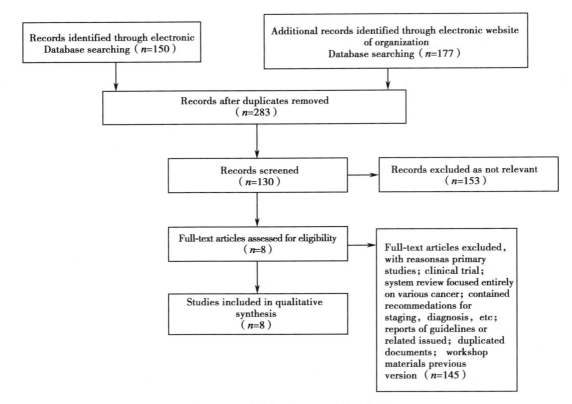

图 23-1 肺癌筛查领域指南筛选结果

表 23-1 肺癌筛查领域指南 AGREE Ⅱ 评分结果

AGREE Ⅱ Domain	IASLC (21)	ATTS (22)	ALA (23)	ACCP (24)	ACS (14)	CCO (25)	USPFS (26)	NCCN (27)
scope and purpose	70.30	75.00	76.40	94.40	97.20	95.80	80.50	86.10
stakeholder involvement	37.00	34.70	31.90	58.30	45.90	91.60	72.20	37.50
rigour of development	21.50	27.10	27.10	84.90	66.60	78.10	66.60	34.90
clarity of presentation	55.50	91.60	61.10	73.60	85.10	95.80	55.50	95.80
applicability	30.50	10.40	44.70	18.70	13.50	39.60	26.00	15.60
editorial independence	50.00	56.20	4.20	100.00	77.10	97.90	91.70	50.00

四、信息提取

1. **指南基本信息** 提取 8 部指南的名称、发布国家及组织机构、发布或更新时间、研究领域、诊断和治疗意见、制订方法和参考文献等内容。

2. **指南推荐内容** 本研究以肺癌筛查指南为研究主题,推荐内容可提取筛查人群的特征(包括筛查年龄、吸烟史、其他危险因素、筛查持续时间及筛查间隔等)、筛查参数以及监测和随访等信息。

五、指南的评价

（一）指南质量的评价

1. 一致性评价 经开放性讨论和预评价,评价者对 AGREE Ⅱ 条目理解、判断及评价结果一致性高,ICC 均可大于 0.9,认为评价结果具有参考意义。

2. AGREE Ⅱ 评价 利用 AGREE Ⅱ 6 个领域 23 个条目对纳入指南进行评分,可以了解指南整体质量状况、各领域质量情况,以及各学术机构发布指南的质量情况,这些都将为我国制订相关领域的指南提供借鉴和参考。

基于之前肺癌筛查的评价,8 篇纳入指南中,范围及条目领域得分最高,均大于 70%,应用性得分最低,均低于 40%。CCO 发布的指南有 4 个领域的评分大于 90%,IASLC 和 NCCN 发布的指南有 3 个领域小于 50%。在纳入的 8 篇指南中,有 4 个指南 6 个领域评价分均大于 60%。

基于肺癌筛查指南的评价结果显示,范围和条目领域得分最高。该领域是指南必不可少的组成部分,纳入指南均有较全面的介绍。但是部分指南也因存在对该领域报道不全、需要解决的临床问题阐述不详尽而丢分。纳入指南中参与人员领域得分均不高,丢分的主要原因是指南制订小组成员中未涉及流行病学、统计学、方法学领域专家,未考虑目标人群的意见,以及未明确阐述指南的目标使用者。制订的严谨性领域是条目最多的领域,也是指南制订的核心环节。该领域得分也不高,扣分的主要原因是未清晰介绍证据的纳入与排除标准,未提及发表前的专家外审,未明确更新具体方案与时间等。清晰性与明确性领域得分较高,所有指南均做到表述明确清晰,但未做到重点推荐意见突出显示,因此酌情进行减分。应用性领域是得分最低的领域,主要原因是未明确阐述涉及指南实施的促进和阻碍因素、是否提供了实施工具或建议、是否考虑实施中潜在的资源成本、是否提供了监测标准 4 方面内容。编辑的独立性领域得分呈偏态分布,存在较大误差。

（二）指南推荐内容的评价

对于关注指南,除可以利用 AGREE Ⅱ 进行指南质量的评分,还可对指南推荐内容进行系统评价。因此,本案例中,还可对肺癌的筛查人群、筛查参数、随访的内容进行评价,以指导肺癌筛查的临床实践。

复习题

1. 如何对某一领域临床实践指南进行系统评价?
2. 临床实践指南系统评价的工具有哪些,如何使用 AGREE Ⅱ 工具进行评分?
3. 遴选临床实践指南时需要考虑哪些因素?

（罗 蕾 宋旭萍）

第四篇
循 证 实 践

第二十四章　心血管疾病的病因循证实践

随着信息化的发展，循证医学的证据评价和应用越来越受到重视，在临床实践中应用循证医学是十分必要的。循证医学的第一步是提出问题，无论是临床实践问题还是临床研究问题，最关键的是能否提出一个既科学合理又有重要意义的临床问题，并且可转化构建为一个可回答的科学问题。对原因不明的疾病进行病因学研究是为了弄清病因、确定危险因素，针对病因、危险因素进行干预以控制疾病。因此，掌握疾病病因循证实践对于临床是十分必要的。

本章以常见心血管疾病——冠心病为例，通过提出问题、检索证据、评价证据、应用证据、后效评价五个方面，详细描述如何运用疾病病因循证的基本原理和方法进行循证实践。

第一节　病因问题循证实践概述

一、病因循证的目的

在临床实践中，明确疾病的病因是正确诊断疾病、有效治疗和预防的基础。例如：某中年女性患者，患有冠心病、高血压和慢性阻塞性肺疾病多年，长期服用相关药物，近 3 个月因反复咳嗽就诊，诊断为"慢性阻塞性肺疾病急性加重"，经多种抗生素治疗后，咳嗽症状未见明显缓解；最后暂停服用冠心病、高血压常用的，但可能会出现干咳副作用的血管紧张素转化酶抑制剂（ACEI）后，咳嗽逐渐好转。可见，进行病因循证实践是循证诊治的前提，也是至关重要的一步。

二、病因学研究的意义

疾病的病因学研究一直都是医学探索的一个重要领域，它研究的是疾病发生的原因及其相关因素之间的相互效应，以及各因素对疾病发生、发展的影响。通过病因学研究弄清病因和危险因素，掌握其发病机制和转归，有助于临床医生对疾病进行针对性的治疗，从而获得更好的疗效；同时，疾病病因学研究的结果,可提高人群对疾病预防的认知程度,从而预防疾病的发生。

三、病因循证实践

医学研究的最终目的是预防和治愈疾病,改善人们的生活质量及延长寿命。临床医生在诊疗过程中,常常会面对患者提出这样的疑问:我为什么会患上这种病? 这种病的发病危险因素是什么? 为什么我周围的人都没患这种病而我却患上了? 这些问题的明确将有助于医生与患者进行有效的沟通和交流,同时也影响着医生的临床决策。通常临床医生因为繁忙的临床工作没有充足的时间开展大量的临床研究,此时,可以在文献中通过寻找相关的病因研究证据,运用他人的研究结果来回答患者的问题,即"病因循证实践"。

第二节 心血管疾病病因循证案例

一、冠状动脉粥样硬化性心脏病

患者李某,男,45岁,因"反复活动后心前区疼痛2周"到医院门诊就诊,疼痛与体力活动或情绪激动有关,每次持续3~5分钟不等,休息后能缓解。否认有高血压、糖尿病和吸烟史,喜欢吃油腻食物。完善相关检查:①心电图示窦性心律,T波倒置(V_3~V_6);②心脏彩超示左心轻度增大;③心肌损伤标志物,心肌超敏肌钙蛋白T 0.018ng/ml,肌红蛋白56ng/ml,NT-ProBNP 220pg/ml;④血脂,甘油三酯2.8mmol/L,总胆固醇6.5mmol/L,低密度脂蛋白胆固醇(LDL-c)3.5mmol/L,高密度脂蛋白胆固醇(HDL-c)1.3mmol/L。医生考虑李某可能患有冠状动脉粥样硬化性心脏病,建议住院行冠状动脉造影术明确。李某感到疑惑,自己既往无基础疾病,家族中也无亲属患冠心病,这种疾病怎么就与自己爱吃油腻食物和血脂升高有关呢?

二、相关背景知识

(一)动脉粥样硬化

动脉粥样硬化(atherosclerosis)是指健康且具有弹性的动脉,随着时间的推移动脉壁会逐渐变硬。其特点是受累动脉的病变从内膜开始,局部有脂质聚集、纤维组织增生和钙质沉积,形成斑块;由于在动脉内膜积聚的脂质外观呈黄色粥样,因此称之为动脉粥样硬化。它主要累及人体内的大、中动脉,如冠状动脉、脑动脉、颈动脉、肾动脉及下肢动脉等。

(二)动脉粥样硬化的发病机制

目前动脉粥样硬化的发病机制主要支持"内皮损伤反应和脂质学说"。其认为动脉粥样硬化病变的形成是动脉对内皮、内膜损伤做出的炎症-纤维增生性反应的结果,其中低密度脂蛋白胆固醇(LDL-c)扮演着重要的角色。研究发现,在长期血脂异常等各种危险因素作用下,LDL-c通过受损的内皮进入管壁内膜,并氧化修饰成氧化低密度脂蛋白胆固醇(ox LDL-c),对动脉内膜造成进一步损伤,在各种细胞及细胞因子的作用下,最终转变为泡沫细胞形成最早的粥样硬化病变脂质条纹。在巨噬细胞合成分泌的多种生长因子和促炎介质作用下,脂质条纹逐渐演变为纤维脂肪病变及纤维斑块。

(三)冠状动脉粥样硬化性心脏病

冠状动脉粥样硬化性心脏病(coronary atherosclerotic heart disease)指冠状动脉发生粥样硬化引起管腔狭窄或闭塞,导致心肌缺血缺氧或坏死而引起的心脏病,简称冠心病(coronary heart disease,CHD),也称缺血性心脏病(ischemic heart disease,IHD)。冠心病多发于40岁以上成人,经济发达国家发病率较高,近年来发病呈年轻化趋势。

(四)冠状动脉粥样硬化性心脏病的病因

冠心病的病因尚未完全确定。研究表明,本病是由多种因素作用于不同环节,导致冠状动脉粥样硬化引起心肌缺血所致,这些因素称为危险因素。主要危险因素有:①年龄、性别;②血脂异常;③高血压;

④吸烟;⑤糖尿病和糖耐量异常;⑥肥胖;⑦家族史。

（五）冠状动脉粥样硬化性心脏病的分型

近年来,根据冠心病发病特点和治疗原则将其分为两大类:①慢性冠脉疾病(chronic coronary artery disease,CAD)又称慢性心肌缺血综合征(chronic ischemic syndrome,CIS);②急性冠脉综合征(acute coronary syndrome,ACS)。前者包括稳定型心绞痛、缺血性心肌病、隐匿性冠心病等;后者包括不稳定型心绞痛、非 ST 段抬高型心肌梗死和 ST 段抬高型心肌梗死。

（六）冠状动脉粥样硬化性心脏病的诊断

根据患者典型的心绞痛症状,结合患者相关危险因素,并排除其他引起心绞痛的病因可建立初步诊断。通过相关辅助检查,如心电图、心肌损伤标志物、超声心动图等有助于诊断。冠状动脉 CTA、冠状动脉造影(CAG)等发现冠状动脉狭窄的直接证据,即可明确诊断。

（七）冠状动脉粥样硬化性心脏病二级预防用药

冠心病患者要遵医嘱长期药物治疗,控制缺血症状,降低心肌梗死和死亡风险。ABCDE 方案对于指导二级预防有帮助,具体方案如下:A. 抗血小板、抗心绞痛治疗,使用血管紧张素转化酶抑制剂(ACEI)或血管紧张素 Ⅱ 受体拮抗剂(ARB)治疗;B. 使用 β 受体拮抗剂预防心律失常、减轻心脏负荷等,控制血压;C. 控制血脂,戒烟;D. 控制饮食,治疗糖尿病;E. 健康教育,适量运动。

三、案例分析

本患者的特点:①男性,45 岁,喜吃油腻食物。②主因反复心前区疼痛 2 周就诊。③既往无基础疾病。④辅助检查结果,心电图示窦性心律,T 波倒置($V_3 \sim V_6$);心脏彩超示左心轻度增大;心肌损伤标志物中,心肌超敏肌钙蛋白 T 0.018ng/ml,肌红蛋白 56ng/ml,NT-ProBNP 220pg/ml;血脂:总胆固醇 6.5mmol/L,甘油三酯 2.8mmol/L,LDL-c 3.5mmol/L,HDL-c 1.3mmol/L。临床诊断为冠状动脉粥样硬化性心脏病。

患者目前关心的问题是:自己既往无基础疾病,家族中也无亲属患冠心病,自己为什么会患此病? 该病是否与血脂异常有关呢? 带着这个问题,我们将进行冠心病病因的循证实践。

第三节　冠状动脉粥样硬化性心脏病病因循证实践过程

一、提出问题

（一）提出临床问题

血脂异常(dyslipidemia)通常是指血浆中甘油三酯(TG)和 / 或总胆固醇(TC)升高,包括 LDL-c 升高和 HDL-c 降低。喜欢吃油腻食物,脂肪摄入过多、脂蛋白合成及代谢异常都可导致血脂异常。那么上述案例中,血脂异常是否会增加冠心病的风险? 是否是冠心病的危险因素? 针对这样的临床问题,我们要系统全面地搜集足够的证据来解决。

（二）将临床问题转化为循证问题

结合患者的具体情况提出相关问题,并根据 PICOS 原则转化为循证问题。PICOS 原则包括:患者(P)、干预措施(I)、对照措施(C)、结局(O)、研究类型(S)。但病因研究关注的是暴露而非干预,故将 I(干预措施)替换为 E(暴露因素),该案例的循证问题为"血脂异常是否会增加冠心病的发病风险",具体构建如下。

P:未患有冠心病的成年人;

E:血脂异常;

C:血脂正常;

O:冠心病发生率;

S:队列研究或病例对照研究。

二、检索相关研究证据

（一）选择数据库

对于循证临床实践来讲,我们首先检索的应该是循证知识库,如 BMJ Best Practice、UpToDate,或者相关指南、共识等。如果无上述循证知识数据库,在相关循证实践过程中需要检索文献数据库,主要包括 Cochrane Library、PubMed、EMBASE、CBM、万方、CNKI、VIP 等。

（二）确定检索词

根据 PECOS 要素提炼出检索词:hyperlipidemia,dyslipidemia,hypercholesterolemia,hypertriglyceridemia,coronary atherosclerotic heart disease 等。

（三）检索相关数据库

以 PubMed 为例介绍检索过程,检索式如下:

#1 :hyperlipidemia

#2 :dyslipidemia

#3 :hypercholesterolemia

#4 :hypertriglyceridemia

#5 :low density lipoprotein cholesterol

#6 :(#1 OR #2 OR #3 OR #4 OR #5)［Title/Abstract］

#7 :Artery Disease,Coronary

#8 :Coronary Artery Diseases

#9 :Left Main Coronary Artery Disease

#10 :Left Main Disease

#11 :Left Main Diseases

#12 :Left Main Coronary Disease

#13 :Coronary Arteriosclerosis

#14 :Arterioscleroses,Coronary

#15 :Coronary Arterioscleroses

#16 :Atherosclerosis,Coronary

#17 :Atheroscleroses,Coronary

#18 :Coronary Atheroscleroses

#19 :Coronary Atherosclerosis

#20 :Arteriosclerosis,Coronary

#21 :(#7 OR #8 OR #9 OR #10 OR #11 OR #12 OR #13 OR #14 OR #15 OR #16 OR #17 OR #18 OR #19 OR #20)［Title/Abstract］

#22 :Cohort study

#23 :Cohort

#24 :Cohort studies

#25 :Case-control study

#26 :Case-control studies

#27 :Case-control

#28 :Case control

#29 :(#22 OR #23 OR #24 OR #25 OR #26 OR #27 OR #28)［Title/Abstract］

#30 :(#6 AND #21 AND #29)［Title/Abstract］

总共检索到 533 篇文献,排除文献综述、无法获取全文、非文献类研究后,还有 430 篇文献,通过左侧 "Clinical Study Categories" 可根据搜索结果选择数量。数量过少可选择"Broad"扩大检索范围,数量过多

可选择 "Narrow" 缩小检索范围。通过阅读文献的题目、摘要和全文,符合纳入标准的有队列研究 12 篇、病例对照研究 15 篇、系统评价 5 篇。下面以 2 篇文献为例,进行证据的评价。

1. Association Between Circulating Oxidized LDL and Atherosclerotic Cardiovascular Disease:A Meta-analysis of Observational Studies。该研究检索了 PubMed 和 Cochrane Library 数据库从建库以来至 2017 年 3 月 27 日的病例对照研究和队列研究,探索氧化低密度脂蛋白胆固醇与动脉粥样硬化心血管事件之间的联系。纳入 8 项队列研究和 4 项病例对照研究的系统评价,其中 5 项为基于医院的队列研究,3 项为基于社区的队列研究,研究结果显示:氧化低密度脂蛋白胆固醇对动脉粥样硬化心血管事件风险的总效应为 HR=1.79(95% CI 1.56~2.05),说明氧化低密度脂蛋白胆固醇水平升高与临床动脉粥样硬化心血管事件相关。

2. Hyperlipidemia in Early Adulthood Increases Long-Term Risk of Coronary Heart Disease。该研究为一篇纳入了 5 124 例研究对象的队列研究,观察研究对象 10~20 年的心血管风险,探索成年人早期高胆固醇血症暴露时长与冠心病发病风险之间的关联。结果显示:在 15 年的随访过程中,当年龄到达 55 岁时,长期患有高脂血症的成年人的冠心病发病率显著升高,在调整混杂因素(包括性别、年龄、吸烟状况、HDL-c 和糖尿病)后,每十年暴露于高脂血症的研究对象的 HR=1.39(95% CI 1.05~1.85),所以冠心病的发病风险与高脂血症呈正相关。

除此之外,有一项大规模多中心的临床研究,即心脏终点事件预防评估 -3 研究(又称 HOPE-3 研究)。采用随机、双盲、安慰剂对照的全球性随机对照试验,从 21 个国家 228 个研究中心筛选无心血管疾病病史的中危人群,共纳入 12 705 例,随机分为 4 组,分别为瑞舒伐他汀组(降血脂,主要降 TC 和 LDL-c)、坎地沙坦组(降血压)、瑞舒伐他汀 + 坎地沙坦组(降血脂和降血压)和安慰剂组,随访 5~6 年,每 6 个月评估依从性、副作用、合并使用药物及终点事件。结果显示在无心血管疾病病史的中危个体中降 LDL-c 联合降压治疗能更有效地降低主要心血管疾病的终点事件。中危患者一级预防的获益主要源于瑞舒伐他汀,从治疗效果验证了 LDL-c 是心血管疾病的重要危险因素。但由于该文献属于治疗循证证据,在上述病因循证检索中并未检索出,这里是为了说明通过随机对照试验研究证实,降低患者的血脂是可以降低心血管疾病的发病风险,从而佐证血脂异常是冠心病发病的危险因素。

三、评价证据

在病因研究证据中,可以采用合适的评价标准和评价工具对研究证据进行评价,包括真实性、重要性和适用性的评价。现主要以上述检索出的文献为例展示病因证据质量评价过程,见表 24-1。

(一) 证据的真实性评价

1. 评价病因研究证据真实性的原则

(1)病因证据是否采用了论证强度高的研究方法?

(2)试验组和对照组的暴露因素、结局测量方法是否一致?

(3)随访时间是否足够长?

(4)病因证据因果效应的先后顺序是否合理?

(5)病因与疾病之间有无剂量 - 效应关系?

(6)病因证据结果是否符合流行病学规律?

(7)病因致病的因果关系在不同的研究中是否反映一致?

(8)病因致病效应的生物学依据是否充分?

2. 病因证据是否采用了论证强度高的研究方法

(1)随机对照试验研究:遵循随机、对照和可重复的原则,基本方法是将研究对象随机分为对照组和试验组,对不同组实施不同的干预,以对照效果的不同。在研究对象数量足够的情况下,这种方法可以消除已知或未知的混杂因素对各组的影响,加上研究者能主动控制暴露因素或治疗措施,所以这是其论证强度高的原因之一。RCT 常用于确定某干预措施的疗效和安全性,也可以用于研究某暴露因素或措施的致病效应,RCT 在讨论因果关系时论证强度最高。但基于 RCT 的伦理问题和可行性差,以及需要投入大量的人力、物力,所以 RCT 在病因学研究中少见。正因为病因学研究中原始 RCT 数量极少,故很难形成论证强度较高的 RCT 系统评价。

（2）队列研究：是将某一特定人群按是否暴露于某可疑因素或暴露程度分为不同的亚组，追踪观察两组或多组成员结局（如疾病）发生的情况，比较各组之间结局发生率的差异，从而判定这些因素与该结局之间有无因果关联及关联程度的一种观察性研究方法。队列研究在论证因果关系的过程中可行性较好，且不存在 RCT 的伦理问题，随访所需的人力、物力较少，其在论证因果关系时真实性和论证强度仅次于RCT，是目前在病因学研究中最常用的方法。

（3）病例对照研究：是以确诊的患有某特定疾病的患者作为病例，以不患有该病但具有可比性的个体作为对照，通过询问、实验室检查或复查病史，搜集既往各种可能的危险因素的暴露史，测量并比较病例组与对照组中各因素的暴露比例，经统计学检验，分析这些因素是否与该病存在联系的一种回顾性研究方法。病例对照研究适用于研究时间较长的病因研究，更加省时、省钱、省力，且对患者无害。但在暴露比很低的研究人群中，可能会因选择研究对象不当，导致选择偏倚。病例对照研究论证强度低于 RCT 和队列研究。

（4）描述性研究：又称描述流行病学，是流行病学研究方法中最基本的类型，主要用来描述人群中疾病或健康状况及暴露因素的分布情况，目的是提出病因假设，为进一步调查研究提供线索，是分析性研究的基础。但因此类研究缺少对照组，通常只能用于产生病因学假设，需要进一步开展其他研究验证因果关系。描述性研究论证强度最弱。

3. 试验组和对照组的暴露因素、结局测量方法是否一致　对于同一个研究，不同组间暴露因素和临床结局的测量方法一致，则该研究结果可信。RCT 和队列研究的暴露组和非暴露组已经事先确定，而病例对照研究是在明确受试者处于病例组和对照组后回顾性调查其是否曾有暴露，因此要注意其测量方法和结局指标是否一致。若研究采用了盲法，则可提升研究结果的可信度。

4. 随访时间是否足够长　随访时间是否足够也是影响结果真实性的重要原因之一。随访时间太长，研究投入的人力、物力巨大，可行性差。随访时间太短，则可能会得到假阴性结果。所以，随访时间的确定与暴露因素导致结局发生的自然病程息息相关，随访时间的长短应根据疾病发生的自然史确定。理想的状态是所有研究对象都完成了随访。但是在研究过程中，各方面的原因都可导致部分研究对象失访，这将影响研究结果的真实性。对于 RCT 或队列研究，一般要求失访病例数小于总观察病例数的 10%，而当失访病例数大于总观察病例数的 20%，结果很可能失去真实性。

5. 病因证据因果效应的先后顺序是否合理　在病因证据的研究过程中，若暴露因素的出现早于研究结局的出现，则研究结果的真实性高。若暴露因素与研究结局的先后顺序不明确，谁因谁果必须明确。

6. 病因与疾病之间有无剂量 - 效应关系　当暴露因素和研究结局呈现剂量 - 效应关系时，结果的真实性高。

7. 病因证据结果是否符合流行病学规律　病因证据结果符合流行病学规律主要是指：当改变或终止可疑的危险因素时，可使研究结局的发生下降或消失；当危险因素重新出现时，研究结局会再次出现。

8. 病因致病的因果关系在不同的研究中是否反映一致　在病因证据研究过程中，在不同地区、不同时间、不同研究者、不同研究设计方案中都能获得一致的结论，则该病因学的因果效应才可信。

9. 病因致病效应的生物学依据是否充分　如果病因学研究揭示的因果关系有生物学依据，则可增加结果的真实性。

表 24-1　两篇文献真实性评价结果

真实性评价	文献 1	文献 2
病因证据是否采用了论证强度高的研究方法	纳入 8 项队列研究和 4 项病例对照研究的系统评价，其论证强度较高	为 1 篇队列研究，其论证强度介于 RCT 和病例对照研究之间
试验组和对照组的暴露因素、结局测量方法是否一致	有 8 项研究为队列研究，但未提及是否采用盲法，关于试验组和对照组的暴露因素氧化低密度脂蛋白胆固醇及测定氧化低密度脂蛋白胆固醇的方法是一致的	未提及是否采用盲法，但关于试验组和对照组的高脂血症的暴露因素以及测定方法在两组间是一致的，故研究结果相对客观可信

真实性评价	文献 1	文献 2
随访时间是否足够长	每篇纳入研究的随访时间各不相同,最长的为 10 年,最短的为 2 年,参与者 80% 以上完成了随访,时间也足够长,通过分析具有真实性	纳入研究的平均随访时间为 20 年,参与者 80% 完成了随访,通过分析具有真实性
病因证据因果效应的先后顺序是否合理	8 项研究为队列研究,其试验组研究对象在进入队列观察时即暴露于氧化低密度脂蛋白胆固醇中,并且无冠心病病史,通过长期随访观察后,逐渐出现研究结局,符合由因到果的先后顺序。另外 4 项病例对照研究,其研究对象是已经发生了冠心病,再通过回顾性观察暴露于氧化低密度脂蛋白胆固醇的研究对象,符合由果到因的先后顺序	为队列研究,其研究对象在进入队列观察时即暴露于高脂血症中,并且没有出现心血管疾病(包括心绞痛、心肌梗死、冠状动脉供血不足、心力衰竭等)。因此该研究中高脂血症和冠心病的发生是由因到果的先后顺序
病因与疾病之间有无剂量 - 效应关系	未提及冠心病的发病风险与氧化低密度脂蛋白胆固醇存在剂量 - 效应的关系	随着低密度脂蛋白胆固醇的升高,发生冠心病的危险增高,可能存在剂量 - 效应关系
病因证据结果是否符合流行病学规律	未提供这方面的信息	未提供这方面的信息
病因致病的因果关系在不同的研究中是否反映一致	针对不同国家、不同研究者的多个研究都提示相似的研究结果	针对不同国家、不同研究者的多个研究都提示相似的研究结果
病因致病效应的生物学依据是否充分	未提及高脂血症的临床价值	未提及高脂血症的临床价值

评价病因学研究证据的真实性时前三条最重要。若文献能满足前三条,说明结果真实可靠;否则真实性差,应继续寻找其他文献。两篇文献均满足前三条,故真实性可靠。

(二) 证据的重要性评价

在进行了文献真实性评价后,需要进一步明确暴露与结局的因果关系是否有足够强度和精确度,即病因研究证据的重要性评价,两篇文献重要性评价见表 24-2。

1. 病因与疾病之间的因果关联强度　在队列研究中,关联强度用 RR 来确定。相对危险度又称危险度比,是暴露组的危险度(测量指标是累积发病率)与对照组的危险度之比,其表明暴露组发病率或死亡率是对照组发病率或死亡率的多少倍。相对危险度的计算公式为:RR= 暴露组累积发病率(或死亡率)/ 对照组累积发病率(或死亡率)。

在病例对照研究中,研究者是按照患病或者不患病选择研究对象,而不是前瞻性地暴露于某因素,所以不能计算发病率,只能用 OR 来估计关联强度。比值比的计算公式为:OR= 病例组中暴露人数与非暴露人数的比值 / 对照组中暴露人数与非暴露人数的比值。

RR 或 OR<1,则暴露于某病因的人发生疾病的危险性小于未暴露于某病因的人;RR 或 OR>1,则暴露于某病因的人发生疾病的危险性大于未暴露于某病因的人;若 RR 或 OR=1,则暴露于某病因的人发生疾病的危险性与未暴露于某病因的人发生疾病的危险性无差别。RR 或 OR 离 1 越远,则关联强度越强。

有时需要把关联强度指标转换为患者和医生更易理解的度量指标,即多发生 1 例研究结局所需要暴露的患者数(number needed to harm,NNH),指暴露于某因素的人群,与对照组相比多发生 1 例研究结局所需暴露的人数。队列研究可以直接计算 NNH,NNH 的计算公式为:NNH= 暴露组与非暴露组研究结局发生率之差的倒数。病例对照研究的 NNH 计算相对复杂,且应用较少,故不做详细介绍。

RR 或 OR 不能说明研究结局出现的频率,只能说明暴露组与非暴露组相比更多或更少地出现研究结局,而 NNH 相对更直观。上述我们检索出的文献使用的统计指标为风险比(hazard ratio,HR),一般认为 HR 和 RR 的意义相同。

2. 暴露因素与研究结局之间因果关联强度的精确度　除了用 RR 或 OR 值来判断因果关系强度外,

还需要用可信区间评价相关强度的精确度。常见的方法是计算 RR 或 OR 的 95% CI，95% CI 范围越窄，精确度越高，当 95% CI 不包含 1 时才具有统计学意义。

文献 1、2 的研究结果分别为：HR=1.79，95% CI 为 1.56~2.05；HR=1.39，95% CI 为 1.05~1.85。可信区间均没有包含 1，结果具有统计学意义。

表 24-2　两篇文献重要性评价

重要性评价	文献 1	文献 2
病因与疾病之间的因果关联强度	研究结果表明：随着氧化低密度脂蛋白胆固醇暴露时间的增加，动脉粥样硬化心血管事件风险也逐渐升高，氧化低密度脂蛋白胆固醇对动脉粥样硬化心血管事件风险的总效应为 HR=1.79，95% CI 为 1.56~2.05	研究结果表明：随着高脂血症暴露的时间增加，冠心病发生的风险也逐渐升高。在调整混杂因素（包括性别、年龄、吸烟状况、HDL-c 和糖尿病）后，每十年暴露于高脂血症的研究对象的 HR=1.39，95% CI 为 1.05~1.85
暴露因素与研究结局之间因果关联强度的精确度	①纳入的各项研究结果一致，均证明氧化低密度脂蛋白胆固醇升高与动脉粥样硬化心血管事件相关 ②总共纳入 12 篇研究，超过一万例研究对象，有足够多的研究数据支持随着氧化低密度脂蛋白胆固醇升高，动脉粥样硬化心血管事件的发生率也相应升高，说明二者之间存在关系 ③研究结果具有统计学意义	纳入了 1 478 例研究对象的多中心大型队列研究，该研究的研究终点是冠心病的发病风险，在 15 年的随访中，高脂血症持续暴露至 55 岁的成年人中的冠心病发病率显著升高：未暴露组发病率为 4.4%，暴露组中 1 年、10 年的发病率为 8.1%、16.5%。研究结果显示高脂血症的暴露是以剂量依赖的方式增加冠心病的发生风险，长时间暴露于非高密度脂蛋白胆固醇的成年人，其未来发生冠心病的风险也会增加，并提出他汀类药物在冠心病一级预防中的重要性，具有一定临床意义

（三）证据的适用性评价

证据的适用性是指该证据是否能用于当前患者，评价病因证据的适用性包括以下原则。两篇文献适用性评价结果见表 24-3。

1. **当前患者是否与病因证据研究对象特征类似**　需要从多个方面来评价研究对象与当前患者是否类似，如人口学特征、病理生理学特征、社会学特征和观察机构是否相似。需要重点关注的是当前患者的暴露因素和研究对象的暴露因素是否相同，若当前患者暴露因素在暴露剂量和持续时间等多方面与研究对象不符，则证据不适用。也可从纳入标准和排除标准判断当前患者与研究对象的相似性。

2. **终止危险因素对当前患者利弊权衡如何**　主要从以下三个方面来权衡终止危险因素后对患者的利弊：①暴露因素与研究结局关系的强度；②若继续解除暴露因素，患者发生研究结局的风险有多大；③若脱离暴露因素，是否会降低研究结局发生的风险。

3. **该患者的价值观和期望值如何**　对于相同暴露因素下可能产生的研究结局，不同的患者有不同的看法，这与他们对疾病的价值观和期望值有关。例如，抽烟与肺癌相关，一些人意识到后会立刻停止抽烟，减少不良结局的发生；而有的人则会享受吸烟过程，不在乎不良结局的发生。

表 24-3　两篇文献适用性评价结果

	文献 1	文献 2
适用性评价	①研究对象为患有高脂血症、未发生冠心病的研究对象，与本案例相符 ②暴露因素为高脂血症，且随访观察时间足够长，结果较为可信 ③研究结果表明：氧化低密度脂蛋白胆固醇升高与冠心病发病风险相关，适用于本案例中的患者	①该队列研究有严格的纳入和排除标准，且纳入的研究对象与本案例相符 ②研究结果显示，高脂血症的暴露是以剂量依赖的方式增加冠心病的发生风险，若及早降低血脂，可能会降低冠心病的发病风险，故需进行及时的降血脂治疗 ③目前他汀类药物的使用已非常成熟，且他汀类药物价格低廉，大部分人都能负担，在医生告知其相关风险后，高脂血症患者会非常愿意配合医生及时进行降血脂治疗

四、应用证据

对查找的文献进行严格评价后,接下来就是如何将证据应用于临床。在做出临床决策前,要明确病因及危险因素。一个完整且合理的临床决策必须包括:医生的临床经验和对患者的临床判断、当前可获得的最佳外部证据、患者的价值观。

(一)医生的临床经验和对患者的临床判断

医生通过问诊、查体、辅助检查等综合分析,正确判断患者目前主要的临床问题,这是进行临床决策的基本前提。

(二)当前可获得的最佳外部证据

尽管我们希望每个临床问题都能找到高质量的研究证据,但受限于科学研究的自身发展规律,常常不一定能找到最佳的证据。所以需要强调的是当前可获得的最佳外部证据。例如,针对病因循证研究,如果没有高质量的 RCT,观察性研究的系统评价、队列研究和病例对照研究也是当前可获得的最佳证据。

(三)患者的价值观

不同的患者对待疾病有不同的认知,因此,即使根据患者病情,医生从临床经验及当前可获得的最佳证据中,做出合理的临床决策,但患者不一定满意。故医生在进行临床决策时,必须要考虑并尊重患者的价值观。

针对该案例分析,患者的病史较为简单,是一个高危因素相对较少,仅有血脂异常的中年男性。根据我们的临床经验,他未来发展为冠心病的可能性确实高于无血脂异常的人。结合我们上述检索的文献,我们在做出临床决策前要考虑以下几个方面的问题。

1. 两篇文献纳入的暴露于高脂血症的患者发生冠心病的风险均升高,纳入的研究对象情况均相似,因此研究结果适用于该患者。

2. 结合动脉粥样硬化发生、发展的病理生理机制,在长期血脂异常等各种危险因素作用下,低密度脂蛋白胆固醇通过受损的内皮进入管壁内膜,并氧化修饰成氧化低密度脂蛋白胆固醇,对动脉内膜造成进一步损伤。文献 2 表明,如果能及时使用他汀类药物进行干预,可以有效降低冠心病发病风险。

3. 目前我国降血脂的药物主要为他汀类,尤其是针对高胆固醇血症,其价格也是大部分家庭能承担的,患者依从性好。但主要的副作用为肝功能损伤和横纹肌溶解,故在服用他汀类药物时,需定期监测肝功能及观察有无肌肉酸痛等。

4. 通过与患者及家属沟通,充分讲解血脂异常的危害、降脂治疗后的获益,以及降脂药物的副作用、治疗费用等,患者及家属在权衡利弊之后,自愿配合治疗。

五、后效评价

(一)临床决策实施后的效果

在完成检索证据、评价证据、应用证据后,循证实践还不算完成。在实施临床决策后,我们还需观察实施后的效果,并做出相应的评价。

两篇文献表明:在高脂血症的患者中,随着年龄的增长,其冠心病的发病率将明显升高,提示高脂血症会导致冠心病的发生,是冠心病的危险因素。所以对于患有高脂血症的人群来说,及时进行降血脂治疗,将会降低冠心病的发生风险。

(二)临床决策实施后对临床实践的影响

循证实践完成后,我们应该思考在这次循证探寻过程中遇到了什么问题,有没有找到解决的办法,下次我们如何做得更好。这不仅是我们在循证实践中所需具备的精神,也是我们在临床工作中应该具备的。因此,我们在解决了一个循证问题后,可能又会提出新的问题:还有哪些因素与冠心病有关呢? 血脂控制在什么范围可以降低冠心病的发生呢? 我们需要将循证医学的思维方法灵活、有效地应用于临床实践,从而进一步提高临床疗效和准确地对疾病预后进行评估。

复习题

　　患者,陈某,男,55 岁,因"反复心前区疼痛 2 周"入院。既往有高血压病史 10 年,未规律服用降压药物,血压控制不佳。无吸烟史。查体:心率 90 次 / 分,血压 170/110mmHg,神志清楚,双肺呼吸音清,未闻及干、湿啰音,心界不大,律齐,未闻及病理性杂音,腹平软,无压痛,肝、肾区无叩击痛,双下肢无水肿。辅助检查:心电图示窦性心律,$V_{2\sim3}$ 导联 T 波直立,$V_{4\sim5}$T 波低平;心肌损伤标志物中,心肌超敏肌钙蛋白 T 0.02ng/ml,肌红蛋白 60ng/ml,NT-ProBNP 130pg/ml,其他生化指标未见异常;心脏彩超示心脏大小正常、室间隔稍增厚,左室后壁运动幅度稍低,左室射血分数正常,各瓣膜未见异常。排除相关禁忌证,行冠状动脉造影术提示:左冠状动脉前降支病变,前降支近中段狭窄约 60%。诊断:①冠心病,不稳定型心绞痛,心功能 I 级(NYHA 分级);②高血压 3 级,很高危组。

　　请根据病因学循证实践的步骤和原则对上述案例进行分析,明确高血压是否为冠心病的病因并做出临床医疗决策。

(胡厚祥　周建国)

第二十五章 传染性疾病的诊断循证实践

疾病的诊断是治疗疾病的关键步骤。为了降低诊断的不确定性，临床医生必须整合大量繁杂的临床资料。大部分情况下，医生依靠经验医学进行处理，这种模式操作起来容易，效率高，但是也容易出现错误。随着循证医学的普及，运用循证医学原理、临床指南以及各种不同的定量技术进行临床决策已成为临床实践重要的一环。

本章以乙型病毒性肝炎为例，辅以系统评价、临床指南和证据评估等多种措施，介绍如何在临床实践中运用循证医学，提升临床实践效率。

第一节 诊断问题循证实践概述

一、诊断问题循证实践的相关概念

(一) 诊断的相关概念

1. **金标准** 金标准又称为标准诊断试验、参考标准等，指当前医学界公认的诊断疾病最可靠的方法，或者是一种广泛接受或认可的具有高敏感度和特异度的诊断方法。金标准的选择应结合临床具体情况，如肿瘤诊断应选用病理检查，胆石症以手术发现为金标准。如果金标准选择不当，就会造成对研究对象"有病"和"无病"划分上的错误，造成疾病分类偏倚。

2. **判断准确性的评价指标** 常用的判断准确性的评价指标包括灵敏度、真阳性率、特异度、真阴性率、假阴性率、漏诊率、似然比、诊断 OR 值、ROC 曲线下面积。

3. **诊断准确性试验的可靠性评价指标** 常用的判断可靠性的评价指标包括变异系数、符合率、Kappa 值。

4. **诊断准确性试验的临床应用价值的评价指标** 常用的诊断准确性试验的临床应用价值的评价指标包括患病率、预测值、阳性预测值、阴性预测值。

（二）诊断问题的循证实践内容

诊断准确性相关循证实践的内容与病因循证实践内容类似,在这不再赘述。诊断问题的循证实践主要按照定性、定量、定时及定因来展开。

(1)定性,即将会发生什么结局;

(2)定量,即发生结局的可能性有多大;

(3)定时,即什么时候会发生这些结局;

(4)定因,即发生这些结局的影响因素是什么。

二、诊断问题循证实践的意义

通常疾病诊断的临床问题可以转化为以"诊断准确性"为主的科学问题,诊断准确性研究主要研究影响某种技术诊断某种疾病的准确性和灵敏度,通过与金标准比较分析这种技术的优劣情况,如比较病理学与影像学对恶性肿瘤的诊断准确性,病理学是诊断恶性肿瘤的金标准,影像学是我们研究的诊断技术。从疾病的诊断准确性研究中,我们能了解许多信息,比如哪种诊断手段对某种特定疾病更准确?作为临床医务人员,我们不仅要学会搜寻最佳的循证证据,还要将其应用于实践工作中,针对不同的疾病状态和特点,基于最佳循证证据选择最佳诊断措施,用于疾病的精准诊断,以期改善患者治疗与预后。

三、循证实践与传染病诊断准确性试验的关系

传染性疾病是全球各国面对的公共卫生问题,特别是高致病性传染病的大流行严重威胁全人类的生命健康。众所周知,预防传染病的三个基本措施是控制传染源、切断传播途径和保护易感人群。那么如何快速高效、准确地进行早期诊断显得尤为重要。这里的传染病的诊断就是典型的"诊断准确性"研究。在临床工作中一旦怀疑某种传染性疾病时,患者及其家属常常会问:"如何确诊?""是什么原因导致的?""诊断可靠吗?""会不会误诊?""需不需要换其他方法确诊?"等。临床医生有责任给予一个较为明确的答复,使患者及其家属对病情的诊断心中有数。想要回答这些问题,临床医生需要掌握诊断相关循证实践的方法,检索相关证据,以对该传染病的病因有一个比较准确的评估,根据具体情况选择适当的采样时间窗口和诊断方法。

大部分情况下,医生基于既往的经验选择检查方法进行诊断及治疗。例如,在流感高发的季节,一个健康的成年人近2天出现发热、头痛、咳嗽,很可能诊断为流感。这种经验诊疗模式易操作、效率高,但是容易误诊、漏诊。比如一个患者有流感症状,同时血氧饱和度降低,很有可能是细菌性或病毒性肺炎,需要抗菌或抗病毒治疗。

在一些更加复杂的病例中,结构化、可量化的分析方法更适合用于临床决策。即使经验诊疗模式提供了最可能的诊断,但运用结构化、可量化的方法往往能提高诊断准确性,降低误诊率。结构化、可量化的方法包括运用循证医学原理、临床指南以及各种不同的定量技术(如 meta 分析)。临床医务人员应掌握循证实践相关方法,以提高临床实践效率、提升医疗质量。

第二节 传染性疾病诊断循证案例

一、乙型肝炎案例介绍

患者,女,35岁。主诉:发现乙肝标志物阳性10余年,反复肝功能异常2年。10余年前患者于外院体检时发现乙肝标志物异常,为"大三阳",在这期间断监测肝功能,肝功能未见异常,故未进一步治疗。2年前查肝功能异常、乙型肝炎病毒 DNA 6.25×10^6U/ml,故就诊于我院感染科,住院期间给予降酶、保肝及抗病毒治疗,经治疗好转后出院,院外继续口服抗病毒药物治疗,7个月前自行停用抗病毒药物,1个月后复查肝功能正常,故未继续抗病毒治疗,2天前体检发现 ALT 386U/L、AST 247U/L、总胆红素 31.6μmol/L、

结合胆红素 7.5μmol/L、非结合胆红素 24.1μmol/L,无腹痛、腹泻,无畏寒、发热,无恶心、呕吐,无反酸,无呕血、黑便、巩膜无黄染,无尿色深黄,现为进一步治疗,门诊以"病毒性肝炎乙型"收入我科,自发病以来,精神、睡眠、饮食尚可,大小便正常,近期体重无明显增减。

既往史:患者近几个月来偶有头部疼痛不适,未正规诊治。否认"高血压、糖尿病、冠心病"等慢性疾病史;否认"伤寒、水痘、结核"等传染病疾病史;否认外伤、手术史,否认输血史;否认药物及食物过敏史;预防接种史不详;否认吸烟、饮酒史。其母为乙肝病毒携带者。查体:T 36.2℃,P 76 次 / 分,R 20 次 / 分,BP 97/67mmHg。发育正常,体型正常,神志清楚。皮肤弹性好,全身皮肤黏膜无黄染,无蜘蛛痣、瘀点、瘀斑,无肝掌。全身浅表淋巴结未扪及肿大。头颅、五官无畸形,双眼睑无水肿,结膜无充血,巩膜无黄染,角膜透明,双瞳孔等大等圆,直径约 3mm,对光反射灵敏。咽喉部及扁桃体无肿大。颈软,气管居中,颈静脉无充盈,肝颈静脉回流征阴性,甲状腺无肿大。胸廓对称无畸形,双侧呼吸动度均等,双肺语颤一致,双肺叩诊为清音,听诊双肺呼吸音清,未闻及干、湿啰音,无胸膜摩擦音。心界不大,心律齐,心音有力,各瓣膜听诊区无病理性杂音。腹部平坦,未见胃肠型、蠕动波或腹壁静脉曲张,无压痛、反跳痛及肌紧张,肝、脾未触及,移动性浊音阴性,肝、脾及双肾区无叩痛,肠鸣音 4 次 / 分。肛门、外生殖器未查。脊柱、四肢无畸形,四肢肌肉无萎缩。双下肢无水肿,肢体肌力、肌张力正常;各生理反射存在,病理征阴性。

辅助检查:包括以下几项。肝功能:丙氨酸氨基转移酶 381U/L,门冬氨酸氨基转移酶 232U/L;总胆红素 33.7μmol/L,结合胆红素 8.4μmol/L;乙肝五项:乙型肝炎表面抗原>250.000U/ml,乙型肝炎表面抗体 2.120mU/ml,乙型肝炎 E 抗原 1 553.239COI,乙型肝炎 E 抗体 69.450COI,乙型肝炎核心抗体 13.780COI,乙型肝炎病毒 DNA 2.314×10^8,AFP 2.78ng/ml。上腹部 CT:考虑肝脏小囊肿。血常规、电解质、凝血功能、血脂、肾功能、血糖未见明显异常。肝硬度:E(Kpa)=9.2。

诊断:慢性乙肝(中度)。

二、乙型肝炎病毒的流行病学特征及诊疗概览

乙型肝炎病毒(hepatitis B virus,HBV)是一种感染后可损害肝脏,引起急性或慢性疾病的病毒。病毒最常见的传播方式是通过接触血液或其他体液传播,包括与受感染的伴侣发生性关系、注射吸毒共用针头等。根据世界卫生组织(WHO)的数据,2015 年,有 2.57 亿人患有慢性乙肝感染(定义为乙型肝炎表面抗原阳性),其中 88.7 万人因肝硬化和肝细胞癌死亡。

乙型肝炎(简称乙肝)是由 HBV 导致的可能危及生命的肝脏感染。大多数人在新感染时没有任何症状。但也有些人会出现急性病症,症状可持续数周,包括皮肤和眼睛发黄(黄疸)、尿色深、极度疲劳、恶心、呕吐和腹痛。少数急性肝炎患者会出现急性肝功能衰竭,进而死亡。乙型肝炎病毒可能在某些人中造成慢性肝脏感染,以后可能发展成肝硬化或肝癌。HBV 可以通过接种疫苗得到预防,也可通过抗病毒药物加以治疗。治疗的前提是明确诊断和分期,如何早期快速诊断 HBV 显得尤为重要。

三、HBV 的诊断概况

临床上,可用若干血液检测方法对乙肝患者进行诊断和监测。这些方法还可用来区分急性和慢性感染。诊断乙肝病毒感染的实验室依据是发现 HBsAg 或者 HBV DNA。

急性乙肝感染的特征是存在 HBsAg 和抗 -HBc。在感染初期,患者血清中亦可呈 HBeAg 阳性。乙肝 e 抗原通常是病毒复制活跃的标志物。出现乙肝 e 抗原表明感染者的血液和体液具有高度传染性。

慢性乙肝感染的特征是乙肝表面抗原(同时可伴有或不伴有乙肝 e 抗原)持续存在至少 6 个月,血清 HBeAg 阳性或可检出 HBV DNA,并排除其他导致 ALT 升高的原因。乙肝表面抗原的持续存在是发生慢性肝病并发展为肝癌的主要危险因素。

四、案例分析

本患者临床特点:

1. 35 岁女性患者,因"发现乙肝标志物阳性 10 余年,反复肝功能异常 2 年"就诊。

2. 乙肝五项：乙型肝炎表面抗原>250.000U/ml,乙型肝炎表面抗体2.120mU/ml,乙型肝炎E抗原1 553.239COI,乙型肝炎E抗体69.450COI,乙型肝炎核心抗体13.780COI,乙型肝炎病毒DNA 2.314×10^{8},既往已行抗病毒治疗,诊断为病毒性肝炎乙型慢性中度。

3. 在入院时,患者及家属想了解既往诊断是否准确?是否有误诊的可能?

第三节　乙型肝炎诊断准确性的循证实践过程

一、提出问题

(一)提出临床问题

在本案例中,对于诊断方法的选择,可检索相关指南或共识,如无较高质量证据,可参考较低级别证据,并酌情选择诊断方法。至于哪些因素影响诊断效能,可进行系统评价及原始研究证据的检索。本案例的临床问题是:快速诊断试验能否代替传统HBsAg检测手段作为慢性乙型肝炎的诊断标准?基于哪种检测平台的诊断措施是优选方案?是否一定要抽全血?

(二)将临床问题转化为循证问题

根据"PICO"原则来进行转化:

P:慢性乙型肝炎患者。

I:待考察的诊断措施——快速诊断试验(rapid diagnostic test,RDT)。

C:参考标准/金标准——传统检测手段,主要有酶联免疫分析法(enzyme immunoassay,EIA)及核酸检测(nucleic-acid test,NAT)。

O:灵敏度、特异性、AUC等诊断准确性相关的指标。

该案例的循证问题为:快速诊断试验与传统检测手段对慢性乙型肝炎患者诊断的灵敏度、特异性、AUC等谁更好?

二、检索相关研究证据

(一)数据库简介

首先检索循证知识数据库,如果在无循证知识数据库的情况下,在相关循证实践过程中,需要检索文献数据库,主要包括Cochrane Library、PubMed、EMBASE、CBM、万方、CNKI、VIP等。

(二)确定关键词及检索式

1. 关键词　"Hepatitis Viruses""Hepatitis Antibodies""Hepatitis B Surface Antigens""assay""Immuno-assay""ELISA""Sensitivity""Specificity""Roc"等。

2. 检索式　以使用Ovid MEDLINE平台的检索策略为例。

#1:Hepatitis,Viral,Human

#2:Hepatitis Viruses

#3:Hepatitis Antibodies

#4:exp Hepadnaviridae Infections

#5:Hepatitis B Antibodies

#6:Hepatitis B virus

#7:Hepadnaviridae

#8:Hepatitis B Surface Antigens/(17007)

#9:(heptatitis-b or hep-b or (hepatitis adj5 b) or (hep adj5 b) or hbv).ti,ab.(64488)

#10:hbsag.ti,ab.

#11:or/#1-#10［HEPATITIS B］

#12：exp Reagent Kits, Diagnostic

#13：((rapid or point of care or near patient or poc or poct or bedside) adj5 (test or tests or testing or detect* or diagnos* or screen*or kit or kits or assay* or device*)).ti,ab.

#14：(radt or radts or rdt or rdts).ti,ab.

#15：rapid test*.ti,ab.

#16：exp Enzyme-Linked Immunosorbent Assay

#17：Immunoassay

#18：Immunoenzyme Techniques

#19：(enzyme-linked immunosorbent assay or ELISA).ti,ab.

#20：(enzyme adj2 (immunoassay* or immuno-assay* or immunosorbent)).ti,ab.

#21：((antigen* or antibod*) adj3 detect*).ti,ab.

#22：or/#12-#21〔RAPID DIAGNOSTIC TESTS〕

#23：exp "Sensitivity and Specificity"

#24：(diagnos* accura* or sensitiv* or specific* or valid*).ti,ab.

#25：roc curve.ti,ab.

#26：positive predictive value.ti,ab.

#27：negative predictive value.ti,ab.

#28：or/#23-#27〔DIAGNOSTIC ACCURACY〕

#29：#11 and #22 and #28

#30：Humans/

#31：Animals/

#32：#30 and #31

#33：#31 not #32〔ALL ANIMAL STUDIES WHICH DO NOT INCLUDE COMPARISON WITH HUMANS〕

#34：#29 not #33

#35：limit #34 to english language

（三）系统评价

在本案例中,总共检索到 11 589 篇文献,排除文献综述、无法获取全文、非文献类研究后,还有 5 014 篇文献。通过阅读文献的题目、摘要和全文,符合纳入标准的系统评价有 2 篇、原始研究有 45 篇。下面以两篇文献为例,进行证据的评价。

1. Diagnostic accuracy of tests to detect hepatitis B surface antigen:a systematic review of the literature and meta-analysis。该研究检索了 PubMed 和 Cochrane Library 数据库从建库以来至 2015 年 3 月 27 日的病例对照研究和队列研究,探索快速诊断试验能否代替传统 HBsAg 检测手段作为慢性乙型肝炎的诊断标准。纳入 40 项研究进行系统评价,其中 33 篇文献比较了 RDT(包括 RDT 联合酶联免疫分析法)与 EIA,7 篇比较了 RDT(包括 RDT 联合核酸检测)与 NAT。结果分析显示:30 项研究基于 EIA 为参考标准,评估了 33 个品牌的 RDTs 在 23 716 人中的诊断准确性。合并的敏感性和特异性分别为 90.0%(95% CI 89.1~90.8) 和 99.5%(95% CI 99.4~99.5),但不同品牌的准确度差异很大。无论使用血清、血浆、静脉或毛细血管全血(也称皮肤采血),准确率都没有明显差异。在 5 项针对 HIV 阳性者的亚组研究中,RDTs 的综合灵敏度低于 HIV 阴性者的亚组,为 72.3%(95% CI 67.9~76.4),但特异性仍然较高。5 项研究对 EIAs 与化学发光免疫技术进行了比较,合并的敏感性和特异性分别为 88.9%(95% CI 87.0~90.6) 和 98.4%(95% CI 97.8~98.8)。使用 NAT 为参考标准的 RDTs 和 EIAs 的准确率普遍较低,特别是在 HIV 阳性亚组的队列中。

2. Validation of Rapid Point-of-Care(POC) Tests for Detection of Hepatitis B Surface Antigen in Field and Laboratory Settings in the Gambia, Western Africa。该原始研究纳入了在社区招募的 773 名参与者和 227

名已知的慢性 HBV 携带者(共 1 000 名受试者)。293 人的 HBsAg 呈阳性。Determine 检测的敏感性和特异性在现场分别为 88.5% 和 100%,在实验室环境下为 95.3% 和 93.3%。Vikia 试验(在现场)的敏感性和特异性分别为 90.0% 和 99.8%,Espline 试验(在实验室)的敏感性和特异性分别为 93.9% 和 94.7%。没有证据表明一种试剂盒比另一种好。大多数出现假阴性结果的患者(18/19)被归类为不活跃的慢性携带者。这提示:快速检测可能是撒哈拉以南非洲地区现场筛查 HBV 感染的准确、快速和廉价的血清学测试替代方法。

三、评价证据

不论评价哪一种临床研究证据(如系统评价、随机对照临床试验及队列研究等),都应从内在真实性、临床重要性、适用性三方面综合考虑其价值。

(一)证据的内在真实性

内在真实性是评价研究证据的核心,是指研究结果能否或在多大程度上反映真实情况。文献的内在真实性指该文章的研究方法是否合理、统计分析是否正确、结论是否可靠、研究结果是否支持作者的结论等。如果一篇文献内在真实性有缺陷,则无须谈论其他方面的价值。关于诊断性研究的真实性评价,曾宪涛团队总结出诊断准确性原始研究可以采用 QUADAS-2、CASP 诊断性研究清单、SIGN 诊断性研究清单、JBI 诊断性研究清单及 Cochrane 质量评价工具。对 meta 分析和系统评价,目前暂无针对性的诊断性研究的工具。为了增加可操作性,我们采用 Sharon Straus 等的循证医学教程进行诊断性研究证据评价,主要包含:诊断学试验是否与金标准进行独立、盲法比较,研究对象是否包含了各型病例,新诊断性试验的结果是否影响金标准的使用。

1. **系统评价的内在真实性评价** Ali Amini 等的系统评价采用 EIA 和 NAT 作为参考标准,使用 QUADAS-2 工具评估纳入研究的偏倚风险,结果提示,研究对象基本包含了各型病例,患者选择的偏差一般是由于 38% 的研究是病例对照研究,或者是由高度选择的人群(如献血者或已知的乙肝病毒感染者)纳入分析导致的。大多数纳入的研究没有报告盲法,所以本系统评价的结论是在非盲法下得出的。快速检测方法与 EIA、NAT 无交叉,不会影响参考标准的使用。总体来看,本系统评价的内在真实性优良。

2. **原始研究的内在真实性评价** Njai HF 等人的原始研究纳入了在社区招募志愿者和已知的慢性 HBV 携带者,病例有代表性。未提及盲法,采用 HBsAg 定量及 HBV DNA 定量两种参考标准,与快速检测方法无交叉,内在真实性评价为优良。

(二)证据的临床重要性

临床重要性是指研究结果是否具有临床应用价值。评价研究结果的临床价值主要采用一些客观指标,不同研究类型其指标不同。对于诊断性证据主要考虑是否报告了敏感性、特异性、阳性和阴性预测值、似然比及 ROC 曲线等判断某种诊断试验价值的指标或四格表数据。

1. **系统评价的临床重要性评价** Ali Amini 等的系统评价总结分析不同研究的结果,均得到统一结果,并且报告了 RDTs 合并后的灵敏度为 90.0%(95% CI 89.1~90.8),特异性为 99.5%(95% CI 99.4~99.5)。亚组分析发现针对 HIV 阳性患者 RDTs 的灵敏度只有 72.3%(95% CI 67.9~76.4)。基于 EIAs 的灵敏度为 88.9%(95% CI 87.0~90.6),特异性为 98.4%(95% CI 97.8~98.8),总体而言快速诊断试验是可靠的,这也说明相关结果是准确并具有说服力的,具有较高的临床意义。

2. **原始研究的临床重要性评价** Njai HF 等人的原始研究发现 Determine 检测的敏感性和特异性在现场分别为 88.5% 和 100%,在实验室环境下为 95.3% 和 93.3%。Vikia 试验(在现场)的敏感性和特异性分别为 90.0% 和 99.8%,Espline 试验(在实验室)的敏感性和特异性分别为 93.9% 和 94.7%。该研究报告了相关统计结果,提示临床重要性较高。

(三)证据的适用性

证据的适用性是指文章结果和结论在不同人群、不同地点和针对具体病例的推广应用价值,这是临床医务工作者十分关心的问题。诊断性试验主要考虑:重复性如何、能否适用于本地区的患者人群、患者能否支付、结果能否改变治疗决策及能否改变患者结局。

两篇研究中纳入的患者的基本特征与本案例的患者基本特征基本一致,但检测试剂类型、试验地区等参数在文中纳入的研究中无较严格的限制。文中提到的 ELISA、CMIA、EIA 及 ECLIA 技术均有商业化试剂盒,多数医院也已开展相关业务。虽然整体上快速检测试验确能诊断慢性乙型肝炎,但选择哪种检测试剂盒仍需与患者及家属仔细沟通。

四、应用证据

文献相关结论指出:

1. 整体上看,对于 HBsAg 的检测 RDTs 优于传统检测手段。使用血清、血浆、静脉还是毛细血管全血,准确度差异不明显。

2. 亚组分析发现与 HIV 阴性者相比,HIV 阳性者研究中 RDT 用于诊断 HBV 的敏感性较低,但特异性仍然很高。

3. 基于 ELISA 的 RDTs 效果优于其他试剂类型。

根据以上结果,结合患者一般情况好、HIV 阴性,并且我院采取的是 ELISA 快速检测平台,可以回答患者的疑问("哪种方式好""哪种检测平台是优选方案""是否一定要抽全血")。再结合患者价值观与家属意愿,最终选择外周全血送检 ELISA 的快速检测平台检测 HBsAg。

五、后效评价

诊断性试验的目的主要是为了有效地确诊疾病,最终治疗疾病,所以其后效评价可以从对治疗策略和健康结局的影响进行。

对治疗策略的影响:有些诊断性试验是为了鉴别诊断某些疾病,从而帮助医生选择恰当的治疗手段,减少和避免治疗的不良反应。

对健康结局的影响:有些诊断性试验是用于疾病的早期诊断,通过早期发现、早期筛查,以早期诊断、早期治疗。

本案例的后效评价:患者采用了推荐的检测手段,乙型肝炎表面抗原>250.000U/ml,明确诊断为慢性乙型肝炎。

复习题

1. 什么是诊断循证实践? 在诊断循证实践过程中应对哪些类型的文献进行检索?

2. 如何进行诊断循证实践? 包括哪些步骤?

3. 患者上腹部 CT 提示肝硬化,患者及家属想知道其他新的手段(如瞬时弹性成像技术)对肝硬化的诊断价值如何? 请根据诊断问题循证实践的步骤和原则,进行证据检索,并选取纳入的原始研究和系统评价各一篇进行证据评价。

患者,男,44 岁。主诉:发现乙肝标志物阳性 13 年,双下肢肿胀半年,加重伴乏力半个月。13 年前患者因误食药物(具体不详)就诊我院,发现乙肝标志物异常,考虑为乙肝携带者未接受治疗。11 年前患者就诊我院复查时发现乙肝进展,故予抗病毒药及保肝药物口服治疗,抗病毒治疗 1 年后患者自行停药。其后患者未进行规律复查。半年前无明显诱因出现下肢水肿,水肿有时自行消退有时加重,无发热、畏寒及寒战,无恶心、呕吐,无腹胀、腹泻,未予重视。半个月前出现腹胀,以夜间腹胀明显,伴尿黄,偶有恶心,无呕吐,无其他不适。遂就诊于我院门诊。肝功能:ALT 71U/L,AST 107U/L,总胆红素 115.1μmol/L,结合胆红素 58.9μmol/L,乙型肝炎病毒 DNA 1.319×10^6U/ml,AFP 3.86ng/ml。为进一步治疗,门诊以"乙肝后肝硬化"收入我院,自发病以来精神、睡眠、饮食尚可,大小便正常,近期体重无明显增减。

既往史及查体无异常。

辅助检查:包括以下几项。乙肝五项:乙型肝炎表面抗原 136.030U/ml,乙型肝炎表面抗体 0.460mU/ml,

乙型肝炎 E 抗原 0.311COI,乙型肝炎 E 抗体 0.070COI,乙型肝炎核心抗体 9.830COI,乙型肝炎病毒 DNA 1.319×10^{6}U/ml,AFP 3.86ng/ml。上腹部 CT:肝硬化,脾大,门脉高压,侧支循环形成。少量胸腔积液。胆囊增大,胆囊壁水肿。胸部 CT:左肺多纤维化,左肺钙化灶。胃镜:食管静脉曲张(轻度)。

诊断:乙肝后肝硬化失代偿期(活动性)。

(周建国 青玉凤)

第二十六章　风湿免疫疾病的疗效循证实践

在临床工作中，疾病疗效的评估与评价是循证医学的重要内容之一。目前，临床上疾病的治疗越发多样化，如何从中选择更加个体化、更加安全有效的干预措施，已成为临床工作的重要构成部分。学习并掌握必要的疾病疗效的研究与方法对医务工作者有重要意义。本章将以类风湿关节炎（rheumatoid arthritis，RA）患者的循证治疗实践为切入点，从发现问题、提出问题、转换问题、检索证据、评价证据、应用证据、后效评价等方面梳理治疗相关循证实践的步骤与方法。

第一节　治疗问题循证实践概述

一、治疗问题的循证实践

在医务人员日常的工作中，遇到最多、最重要的问题之一便是治疗相关的问题。大多数患者在确诊疾病后都关心疾病治疗方案的选择、治疗的效果、治疗的费用等，医务人员此时需要对患者进行正确的情绪引导，解答患者的疑问，协助患者进行治疗方案的选择，以实现最佳的临床获益。要正确合理地解决这些治疗相关的临床问题，我们需要进行治疗相关的循证实践，将最佳临床研究证据、医生个人经验以及患者价值观和意愿相结合，应用循证医学的方法进行临床决策，协助患者选择最为适用的治疗方案。

治疗相关的循证实践是将医生个人临床实践经验与科学的证据结合起来，兼顾资源多寡、患者价值观和意愿而进行临床实践和卫生决策，使患者得到最佳的治疗。

二、治疗问题循证实践的目的和意义

疾病治疗的循证实践，其主要目的在于提高临床治疗水平，帮助医生和患者共同选择出当前最科学、合理，最适用于患者的治疗方案。

在临床治疗过程中要把临床研究证据、临床治疗实践以及患者的价值观（关注、期望、需求）结合起来，

寻找并收集最佳临床证据,以得到更有效、更安全和更加适用于患者的治疗方案,力争使患者获得最佳治疗效果。简单来说,患者拥有临床决策的最终选择权,医生是决策的提供者和引导者,而最佳证据为临床决策质量和安全提供保障。

三、临床疗效研究的设计方法

在临床疗效的观察与研究中,常见的研究设计包括试验性研究、分析性研究和描述性研究。试验性研究中以随机对照试验最为经典,通过前瞻性的方法比较试验组与对照组之间疗效、安全性等方面的差异,其具有以下特点:①研究对象分组时采取随机原则;②设立对照,并做可比性检验;③施加干预;④试验具有前瞻性;⑤论证强度强。分析性研究主要为回顾性分析,包括队列研究、病例对照研究等,其混杂因素较试验性研究多,因此其证据真实性也相对差一些。描述性研究的主要类型是病例报告,通常是对一组研究对象接受治疗后,对其疗效进行评价,缺乏对照组。

第二节　风湿免疫疾病治疗循证案例

一、类风湿关节炎案例介绍

患者,黄某,女,42岁。因"反复多关节肿痛10余年,加重1个月"就诊。10余年前,患者无明显诱因出现双侧近端指间关节、掌指关节肿胀、疼痛,伴晨僵(约30分钟),于当地医院就诊,完善相关检查后,诊断为"类风湿关节炎",予以"甲氨蝶呤"等药物治疗后症状减轻。10年期间患者间断于当地医院门诊随访,自觉症状控制可,服药不规律,偶尔服用"甲氨蝶呤""来氟米特"等药物。1个月前患者病情加重,出现双侧近端指间关节、掌指关节、腕关节、膝关节肿痛,伴晨僵(>1小时),多关节活动受限,影响日常生活(难以独自进行梳头、穿衣等动作)和工作,自行服用"甲氨蝶呤""来氟米特""美洛昔康"等药物后,症状无明显改善。

家族史:患者姨妈有类风湿关节炎病史15年。

查体:患者身高162cm,体重57kg。双侧第Ⅰ~Ⅲ掌指关节肿胀、压痛,屈曲受限,双侧第Ⅱ~Ⅳ近端指间关节肿胀,压痛明显,双侧腕关节轻度压痛,屈曲受限,右膝关节肿胀,有压痛,局部皮温稍高,右膝浮髌试验(+),左膝关节肿胀,无明显压痛,浮髌试验(±),骨盆挤压及分离试验(−),4字试验(−),直腿抬高试验(−),余查体无特殊。

辅助检查:ESR 83mm/h,hsCRP 76.37mg/L,PLT 313×10^9/L;RF-IgM 43.1U/ml,抗CCP抗体>400U/ml,RF-IgA 64.72U/ml;乙肝五项:HBsAg(−)、抗-HBs(+)、HBeAg(−)、抗-HBe(−)、抗-HBc(−);PPD试验(−);双手X线提示:骨质疏松,双侧腕关节间隙变窄,关节面毛糙,符合类风湿关节炎表现;胸部CT提示无明显异常。对患者进行DAS28评分,为7.27分(DAS28<2.6,病情缓解;DAS28>3.2,疾病活动;DAS28>5.1,疾病高度活动。ΔDAS28>1.2,治疗反应良好;0.6<ΔDAS28≤1.2,治疗反应一般;ΔDAS28≤0.6,治疗无反应)。

二、相关背景知识

(一)类风湿关节炎概述

类风湿关节炎是一种慢性进行性全身炎症性疾病,好发于女性,女性发病率为男性的2~3倍,可发生于任何年龄,40~60岁高发。RA的发病率呈逐年上升趋势。RA主要影响关节滑膜,表现为关节肿胀、压痛及畸形,也可以使其他组织器官受损,包括肺间质性病变、类风湿结节、血液系统受损等。其常见临床表现为手、足小关节的多关节、对称性、侵袭性关节炎症,常伴有关节外器官受累,如果未及时接受有效治疗,可以导致关节畸形及功能丧失,造成患者个人、家庭及社会沉重的负担。

临床上RA的诊断主要使用2个诊断标准。

1. 美国风湿病学会 1987 年修订的 RA 分类标准（≥4 条并排除其他关节炎可以确诊 RA）：

(1) 晨僵至少 1 小时（≥6 周）；

(2) 3 个或 3 个以上的关节受累（≥6 周）；

(3) 手关节（腕、掌指或近端指间关节）受累（≥6 周）；

(4) 对称性关节炎（≥6 周）；

(5) 有类风湿皮下结节；

(6) X 线片改变；

(7) 血清类风湿因子阳性。

2. 2010 年 ACR/EULAR 关于 RA 新的分类标准见表 26-1。

表 26-1　2010 年 ACR/EULAR 关于 RA 新的分类标准

项目	得分
关节受累得分（0~5 分）	
1 个大关节	0
2~10 个大关节	1
1~3 个小关节（伴或不伴大关节受累）	2
4~10 个小关节（伴或不伴大关节受累）	3
>10 个关节（至少一个小关节受累）	5
血清学（至少需要 1 条）得分（0~3 分）	
RF 和 ACPA 均阴性	0
RF 和 / 或 ACPA 低滴度阳性	2
RF 和 / 或 ACPA 高滴度（超过正常值 3 倍以上）阳性	3
急性时相反应物（至少需要 1 条）得分（0~1 分）	
CRP 和 ESR 均正常	0
CRP 或 ESR 增高	1
症状持续时间得分（0~1 分）	
<6 周	0
≥6 周	1

注：总得分 6 分以上可确诊 RA。

（二）类风湿关节炎的治疗

RA 治疗的主要目的在于减轻关节的炎症反应，抑制病变发展及骨质破坏，尽可能保护关节和肌肉的功能，以使病情缓解或降低疾病活动度。治疗原则包括患者教育、早期治疗、联合用药、个体化治疗以及功能锻炼。

RA 的药物治疗包括非甾体抗炎药（non-steroidal anti-inflammatory drugs，NSAIDs）、改变病情的抗风湿药（disease-modifying anti-rheumatic drugs，DMARDs）、糖皮质激素、植物药等，其中 DMARDs 在 RA 的治疗中尤为重要。DMARDs 可分为合成 DMARDs（synthetic DMARD，sDMARDs）和生物 DMARDs（biological DMARDs，bDMARDs）。sDMARDs 包括：①传统合成类（conventional synthetic DMARDs，csDMARDs），是化学合成的药物，包括甲氨蝶呤（methotrexate，MTX）、来氟米特（leflunomide，LEF）、羟氯喹（hydroxychloroquine，HCQ）、柳氮磺吡啶（sulfasalazine，SASP）等；②靶向合成类（targeted synthetic DMARDs，tsDMARDs），是基于特定治疗靶点而研发生产的药物，包括 JAK-3 抑制剂托法替布等。bDMARDs 包括：①生物原研 DMARDs，通过特异性针对细胞外或细胞膜上某个分子发挥作用，包括依

那西普、英夫利昔单抗、阿达木单抗、戈利木单抗、妥珠单抗、利妥昔单抗和阿那白滞素等；②生物仿制DMARDs，是根据原研生物制剂研发的与其高度相似的生物制剂，表现为相似疗效和相似安全性，如仿依那西普、仿英夫利昔单抗等（表 26-2）。

表 26-2　DMARDs 分类

合成 DMARDs		生物 DMARDs	
传统合成类 DMARDs	靶向合成类 DMARDs	生物原研 DMARDs	生物仿制 DMARDs
甲氨蝶呤	托法替布	依那西普	仿依那西普
来氟米特	巴瑞替尼等	英夫利昔单抗	仿英夫利昔单抗等
羟氯喹		阿达木单抗	
柳氮磺吡啶		戈利木单抗	
金制剂等		妥珠单抗	
		利妥昔单抗	
		阿那白滞素等	

对于 RA 患者的治疗，除了药物毒副作用和费用以外，临床医生更应该关注达标治疗。临床上，对 RA 患者的治疗选择颇多，使用不同单药或联合治疗的组合方案可达上千种，显然，临床医生对于如此多的治疗方案难以选择。目前，没有任何一种 DMARDs 或 DMARDs 联合治疗适用于所有患者，不同类别患者治疗方案的制订均需基于相关的循证医学证据。

三、案例分析

该患者临床特点：

1. 42 岁女性，起病缓慢，病程长。

2. 患者主要诊断为类风湿关节炎，病史 10 余年，长期未规范治疗，1 个月前患者症状加重，严重影响患者的日常生活和工作，并且使用传统 DMARDs 药物治疗效果欠佳。

3. 患者目前处于疾病高度活动期，出现双侧第 Ⅰ~Ⅲ 掌指关节肿胀、压痛，屈曲受限，双侧第 Ⅱ~Ⅳ 近端指间关节肿胀，压痛明显，双侧腕关节轻度压痛，屈曲受限，右膝关节肿胀，有压痛，局部皮温稍高，右膝浮髌试验（+），左膝关节肿胀，无明显压痛，浮髌试验（±）。实验室检查发现急性时相反应物上升（ESR 83mm/h，hsCRP 76.37mg/L，PLT 313×10^9/L)，类风湿因子阳性（RF-IgM 43.1U/ml，抗 CCP 抗体>400U/ml，RF-IgA 64.72U/ml)。双手 X 线提示：骨质疏松，双侧腕关节间隙变窄，关节面毛糙，符合类风湿关节炎表现。

第三节　类风湿关节炎治疗循证实践过程

一、提出问题

（一）提出临床问题

在临床工作中，不仅是患者和家属，医务工作者同样也会提出许多问题，尤其是在治疗方案的选择中，常常会出现诸如药物是否有效、是否安全、会不会出现肝肾功能的损害、要治疗多久、可不可以停药、什么时候停药等问题。本案例的患者反复出现关节肿痛，活动障碍，并且已出现部分关节的畸形。该患者非常担心症状是否能够得到控制，是否会进一步加重，能否恢复既往的日常活动。患者通过网络查询得知有病友在使用依那西普治疗后，症状很快得到了控制，能够进行日常活动，甚至恢复了工作的能力，因此他非常想知道和传统用药相比，自己使用依那西普治疗，症状是不是也能控制好。

（二）将临床问题转化为循证问题

结合患者的病情与疑问，根据 PICO 原则，将临床问题转化为 PICO 问题。

P：类风湿关节炎患者。

I：使用依那西普联合传统改善病情抗风湿药治疗。

C：使用传统改善病情抗风湿药治疗。

O：患者疾病症状控制情况。

在本案例中，循证问题为类风湿关节炎患者使用依那西普联合传统改善病情抗风湿药治疗与单纯使用传统改善病情抗风湿药治疗相比较，是否更有益于患者疾病症状的控制？

二、检索相关研究证据

在治疗相关循证实践过程中，证据包括原始研究证据和二次研究证据。原始研究证据中以试验性研究更为重要，其中 RCT 是目前公认的证据等级最高的研究方法。二次研究证据是指将尽可能全面收集某一问题的全部原始研究证据，进行严格评价、整合、分析、总结后得出的综合结论，是对多个原始证据再加工后得到的证据，主要包括系统评价、卫生技术评估和指南三大类。

（一）选择数据库

在疗效相关循证实践过程中，可选择的数据库主要包括 Summaries 类数据库（Best Practice、UpToDate）和非 Summaries 类数据库（Cochrane Library、PubMed、CBM、万方、CNKI、VIP 等）。

（二）确定检索词及检索式

1. **检索词** 英文："rheumatoid arthritis" "etanercept" "tumor necrosis factor alpha inhibitor" "conventional synthetic disease-modifying anti-rheumatic drugs" "treatment" "therapy" 等。

中文："类风湿关节炎" "依那西普" "肿瘤坏死因子 -α 抑制剂" "传统合成改变病情抗风湿药" "治疗" "疗效" 等。

2. **检索式** 英文数据库以 PubMed 为例：（"arthritis, rheumatoid"［MeSH Terms］OR "rheumatoid arthritis"［Title/Abstract］）AND（（"etanercept"［MeSH Terms］OR "etanercept"［Title/Abstract］OR "enbrel"［Title/Abstract］）OR（（"tumour necrosis factor alpha"［Title/Abstract］OR "tumor necrosis factor alpha"［MeSH Terms］）AND（"therapeutics"［MeSH Terms］OR "therapeutics"［Title/Abstract］OR "treatments"［Title/Abstract］OR "therapy"［MeSH Subheading］OR "therapy"［Title/Abstract］））AND（（"conventional synthetic disease-modifying anti-rheumatic drugs"［Title/Abstract］OR（（"antirheumatic agents"［Pharmacological Action］OR "antirheumatic agents"［MeSH Terms］OR "antirheumatic agents"［Title/Abstract］OR "anti-rheumatic drugs"［Title/Abstract］AND（"conventional"［Title/Abstract］OR "conventionals"［Title/Abstract］）AND（"synthetic"［Title/Abstract］OR "synthetically"［Title/Abstract］OR "synthetics"［Title/Abstract］OR "synthetize"［Title/Abstract］OR "synthetized"［Title/Abstract］OR "synthetizing"［Title/Abstract］）AND "disease-modifying"［Title/Abstract］））OR（"methotrexate"［MeSH Terms］OR "methotrexate"［Title/Abstract］）OR（"leflunomid"［Title/Abstract］OR "leflunomide"［MeSH Terms］）OR（"hydroxychloroquine"［MeSH Terms］OR "hydroxychloroquine"［Title/Abstract］）OR（"sulfasalazine"［MeSH Terms］OR "sulfasalazine"［Title/Abstract］））AND（"therapeutics"［MeSH Terms］OR "therapeutics"［Title/Abstract］OR "treatments"［Title/Abstract］OR "therapy"［MeSH Subheading］OR "therapy"［Title/Abstract］））。

中文数据库以万方数据库为例：题名或关键词：（"类风湿关节炎"）AND（题名或关键词：（"依那西普"）AND（题名或关键词：（治疗）OR 题名或关键词：（疗效）））AND（（题名或关键词：（"传统改变病情抗风湿药"）OR 题名或关键词：（"甲氨蝶呤"）OR 题名或关键词：（"来氟米特"）OR 题名或关键词：（"柳氮磺吡啶"）OR 题名或关键词：（"硫酸羟氯喹"））AND（题名或关键词：（治疗）OR 题名或关键词：（疗效）））。

（三）检索相关数据库

根据以上检索式分别在中、英文数据库进行检索，以了解依那西普在类风湿关节炎患者中治疗的最新、最优的证据。

首先，在 Summaries 类数据库 UptoDate 中输入"Rheumatoid Arthritis"检索相关专题，结果中相关度最高的专题"Treatment of rheumatoid arthritis in adults resistant to initial conventional synthetic（nonbiologic）DMARD therapy"中提及对于初始治疗使用 csDMARD 的患者，如甲氨蝶呤，若出现耐药，则应及时调整治疗方案，可以单独或联合使用强效且耐受性良好的 csDMARD 和 bDMARD。

其次，以 PubMed 为例，总共检索到相关英文文献 1 972 篇（图 26-1），其中临床试验有 343 篇（近 10 年 154 篇），meta 分析有 77 篇（近 10 年 52 篇），随机对照试验有 247 篇（近 10 年 124 篇），综述有 548 篇（近 10 年 179 篇），系统评价有 77 篇（近 10 年 50 篇）。

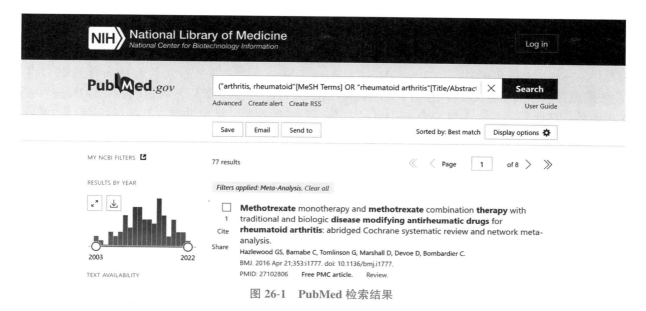

图 26-1　PubMed 检索结果

中文文献检索以万方数据库为例，总共检索到 50 篇文献，排除不可获得原文的文献，共有 41 篇（图 26-2）。

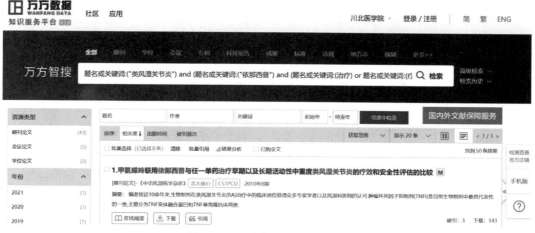

图 26-2　万方数据库检索结果

此外，对类风湿关节炎治疗指南进行检索，在 PubMed 数据库中检索到英文相关指南 7 篇，其中最新指南是 2019 年欧洲抗风湿病联盟（European League Against Rheumatism，EULAR）发布的治疗指南 *EULAR recommendations for the management of rheumatoid arthritis with synthetic and biological disease-modifying antirheumatic drugs：2019 update*，而在万方数据库中最新的中文指南是 2018 年中华医学会风湿

病学分会发布的相关指南《2018 中国类风湿关节炎诊疗指南》。2019 年 EULAR 发布的指南中,第 8 条提出:如果第一个 csDMARD 治疗策略未能达到治疗目标,并且存在预后不良因素时,则应添加 bDMARD 或 tsDMARD,其证据评分达到 1aA 9.3(即强烈推荐),同时,第 9 条推荐提到:bDMARD 和 / 或 tsDMARD 应与 csDMARD 结合使用;在不能使用 csDMARDs 的患者中,与其他 bDMARDs 相比,IL-6 通路抑制剂和 tsDMARDs 可能更具有优势,该证据评分达到 1aA 8.9(即强烈推荐)。2018 年中华医学会风湿病学分会发布的相关指南中,第 5 条建议提到:RA 治疗方案的选择应综合考虑关节疼痛、肿胀数量,ESR、CRP、RF 以及抗环瓜氨酸蛋白抗体(anti-citrullinated protein antibody,ACPA)等实验室指标(证据等级 1B)。同时要考虑关节外受累情况。此外,还应注意监测 RA 的常见合并症,如心血管疾病、骨质疏松、恶性肿瘤等(证据等级 1B);第 7 条建议提出:单一传统合成 DMARDs 治疗未达标时,建议联合另一种或两种传统合成 DMARDs 进行治疗(证据等级 2B);或一种传统合成 DMARDs 联合一种生物制剂 DMARDs 进行治疗(证据等级 2B);或一种传统合成 DMARDs 联合一种靶向合成 DMARDs 进行治疗(证据等级 2B)。

在此,选取具有代表性的 1 篇系统综述和 1 篇随机对照试验研究分别进行概述,介绍下一步的证据评价。

1. Etanercept for the treatment of rheumatoid arthritis:该系统综述在 MEDLINE、EMBASE、CINAHL、Web of Science、Controlled Clinical Trials、The Cochrane Library 等数据库中检索了从 1966 年到 2012 年相关的依那西普治疗 RA 的试验,以评估 RA 患者使用依那西普治疗的利弊以及对传统 DMARDs 应答差的 RA 患者使用依那西普联合 DMARD 与 DMARD 单药治疗的利弊。研究共纳入 9 项试验,涉及 2 800 余人(表 26-3)。研究发现依那西普单药治疗在提高缓解率和减轻关节损伤方面比对照更有效,而依那西普和 DMARD 的联合治疗较依那西普单药治疗更有效。

表 26-3　纳入研究的基本情况

序号	研究者	方法学	患者	干预	观察结果	备注
1	Weinblatt 1999	随机 双盲 多中心	89 例(平均 50 岁) 主要纳入标准:年龄在 18 岁以上;符合 1987 年 ACR 对 RA 的诊断标准 且处于疾病活动期 未报告排除标准	1. 依那西普,25mg,皮下注射,每两周 1 次 +MTX 10~25mg,口服,每周 1 次 2. 安慰剂 25mg 皮下注射,每两周 1 次 +MTX 10~25mg,口服,每周 1 次 持续时间:24 周	1. ACR20、ACR50、ACR70 2. X 线:TJC;SJC 3. HAQ 评分 4. 不良事件	退出:8 人 (给出原因)
2	Moreland 1999	随机 双盲 多中心	234 例(平均 53 岁) 主要纳入标准:年龄在 18 岁以上;符合 1987 年 ACR 对 RA 的诊断标准,处于疾病活动期,对 DMARDs 反应不足 未报告排除标准	1. 依那西普,25mg,皮下注射,每两周 1 次 2. 依那西普,10mg,皮下注射,每两周 1 次 3. 安慰剂,皮下注射,每两周 1 次	1. ACR20、ACR50、ACR70 2. X 线:TJC;SJC 3. HAQ 评分 4. 不良事件	退出:12 人 (给出原因)
3	Bathon 2000 (ERA)	随机 未报告盲法 多中心	625 例(平均年龄 50 岁) 主要纳入标准:年龄在 18 岁以上;RF(+)或手、腕、足的放射学有明显的骨侵蚀,≥3 处;肿胀关节≥10 个;压痛关节≥12 个;晨僵持续≥45min;ESR≥28mm/h 或 CRP≥2mg/dl 未报告排除标准	1. 依那西普,10mg,皮下注射,每两周 1 次 + 安慰剂,口服,每周 1 次 2. 依那西普,25mg,皮下注射,每两周 1 次 + 安慰剂,口服,每周 1 次 3. MTX(最初从 7.5mg 增加到第 8 周时的 20mg),口服,每周 1 次 + 安慰剂,皮下注射,每两周 1 次 持续时间:12 个月	1. ACR20、ACR50、ACR70 2. Sharp 评分 3. 不良事件	128 人未完成治疗,49 人未完成最终评估

续表

序号	研究者	方法学	患者	干预	观察结果	备注
4	Klareskog 2004（TEMPO）	随机双盲多中心	682 例（平均年龄 52.8 岁）年龄在 18 岁以上；病程 6 个月至 20 年；符合 1987 年 ACR 对 RA 的诊断标准，处于疾病活动期 有明确排除标准	1. 依那西普 25mg，皮下注射，每两周 1 次 + 安慰剂，口服，每周 1 次 2. MTX 7.5~20mg，口服，每周 1 次 + 安慰剂，皮下注射，每两周 1 次 3. 依那西普，25mg，皮下注射，每两周 1 次 +MTX 7.5~20mg，口服，每周 1 次 持续时间：3 年	1. ACR20、ACR50、ACR70 2. 改良 Sharp 评分 3. HAQ 评分；DAS 评分 4. 不良事件	522 人完成了随访
5	Combe 2006	随机双盲多中心	260 例（平均年龄 51 岁）年龄在 18 岁以上；符合 1987 年 ACR 对 RA 的诊断标准；病程 ≤20 年；肿胀关节 ≥6 个，压痛关节 ≥6 个，晨僵 ≥45min，ESR≥28mm/h 或 CRP≥20mg/L 有明确排除标准	1. 依那西普，25mg，皮下注射，每两周 1 次 + 安慰剂，口服，每周 1 次 2. SSZ 片剂，口服，每周 1 次（2g、2.5g 或 3g）+ 安慰剂，皮下注射，每两周 1 次 3. 依那西普，25mg，皮下注射，每两周 1 次 +SSZ 片剂，口服，每周 1 次（2g、2.5g 或 3g） 持续时间：2 年	1. ACR20、ACR50、ACR70 2. DAS 评分 3. 患者报告结果（包括 HAQ、VAS 等） 4. 不良事件	退出：96 人（给出原因）
6	Marcora 2006	随机双盲单中心	26 例（平均年龄 52 岁）年龄在 18 岁以上；符合 1987 年 ACR 对 RA 的诊断标准；病程 <6 个月；DAS28 评分为疾病活动期 有明确排除标准	1. 依那西普，25mg，皮下注射，每两周 1 次 2. MTX 7.5~20mg，口服，每周 1 次 持续时间：6 个月	1. 身体功能（握力；手臂卷曲测试；步行速度；坐下站立测试） 2. HAQ 评分；DAS28 评分 3. 不良事件	退出：2 人（给出原因）
7	Emery 2008（COMET）	随机双盲多中心	542 例（平均年龄 51 岁）年龄在 18 岁以上；符合 1987 年 ACR 对 RA 的诊断标准，病程在 3 个月至 2 年；DAS28 ≥3.2；ESR ≥28mm/h 或 CRP≥20mg/L 有明确排除标准	1. 依那西普，25mg，皮下注射，每两周 1 次 +MTX 口服，7.5mg，每周 1 次（8 周内可滴定至 20mg） 2. MTX 口服，7.5mg，每周 1 次（可滴定）+ 安慰剂，皮下注射，每两周 1 次 持续时间：2 年	1. DAS28 缓解率 2. 改良 Sharp 评分 3. 功能状态（HAQ 评分） 4. 就业状况 5. 不良事件	410 例完成治疗与随访
8	Hu 2009	随机双盲多中心	238 例（平均年龄 48.7 岁）年龄在 18 岁以上；符合 1987 年 ACR 对 RA 的诊断标准，处于疾病活动期 有明确排除标准	1. 益赛普，25mg，皮下注射，每两周 1 次 + 安慰剂，口服，每周 1 次 2. MTX 7.5mg（增加到 15mg）口服，每周 1 次 + 安慰剂，皮下注射，每两周 1 次 持续时间：6 个月	1. ACR20、ACR50、ACR70 2. 不良事件	退出：29 人（给出原因）

续表

序号	研究者	方法学	患者	干预	观察结果	备注
9	Kameda 2010	随机 未使用 盲法 多中心	151 例(平均年龄 57.3 岁) 年龄在 18 岁以上;符合 1987 年 ACR 对 RA 的诊 断标准,处于疾病活动期 有明确排除标准	1. 依那西普,25mg,皮下 注射,每两周 1 次 + MTX 6~8mg,口服,每周 1 次 2. 依那西普,25mg,皮下 注射,每两周 1 次 持续时间:2 年	1. ACR20、ACR50、 ACR70 2. DAS28 评分 3. 改良 Sharp 评分 4. 不良事件	退出:16 人 (给出原因)

2. The rapeutic effect of the combination of etanercept and methotrexate compared with each treatment alone in patients with rheumatoid arthritis:double-blind randomised controlled trial:这是一项双盲 RCT,将 682 例活动期 RA 患者随机分配到依那西普单药治疗组(n=228)、MTX 单药治疗组(n=223)、依那西普 + MTX 联合治疗组(n=231),观察各组 RA 患者的疾病活动性、功能活动情况和影像学进展的变化(表 26-4)。最终完成终点观察的患者有 522 人(依那西普单药治疗组:n=159;MTX 单药治疗组:n=170;依那西普 + MTX 联合治疗组:n=193)。研究发现,与甲氨蝶呤或依那西普单独治疗相比,依那西普和甲氨蝶呤联合治疗在降低疾病活动性、改善功能障碍和延缓影像学进展方面明显更好;而依那西普单药治疗组与甲氨蝶呤单药治疗组相比较,在治疗 52 周时,疾病活动度的缓解及影像学无进展的比例更高。

表 26-4 纳入研究的基本情况

	ACR-N[a]	ACR20[b]	ACR50[b]	ACR70[b]	疾病缓解[b]	Sharp 评分变化[a]
MTX 单药治疗组	18.3%	75%	43%	19%	13%	2.8
依那西普单药治疗组	14.7%	76%	48%	24%	16%	0.52
MTX+ 依那西普治疗组	12.2%	85%	69%	43%	35%	−0.54

注:ACR-N 为 24 周疾病活动度缓解情况观察指标,余为 52 周观察指标。ACR20 是指患者关节肿胀和压痛数(28 个关节)有 20% 的改善以及 5 项中至少有 3 项有 20% 的改善(①患者对疼痛的自我评价;②患者对目前疾病总体状况的自我评价;③医生对患者总体状况的评分;④健康评估问卷;⑤急性时相反应物 ESR、CRP)。ACR50、ACR70 采用同样的标准分别定义为 50% 及 70% 的提高。a:联合治疗组较单药治疗组明显改善(P<0.05),依那西普单药治疗组较 MTX 单药治疗组明显改善(P<0.05);b:联合治疗组较各单药治疗组明显改善(P<0.05),而单药治疗组间并无统计学差异(P>0.05)。

三、评价证据

下面以上述两篇文献为例从证据的真实性、重要性、适用性对其进行评价。

(一) 证据的真实性

评价证据真实性,即评价研究与实际相符合的程度。研究开始时:①受试者是否随机分组? 随机分组即将受试者随机分配到治疗组和对照组,使每一个受试者都有相同的机会被分配到各组,减少偏倚的发生。②随机分配方案是否隐藏? 即负责分配受试者的研究人员事先并不清楚随机分配的方案,以避免选择偏倚。③试验开始前各组的基线水平是否一致? 保证基线水平一致是为了研究开始时所有影响结果的因素在各组间具有可比性。④是否对所有受试者进行意向治疗分析(intention to treat analysis,ITT)? ITT 是指入组受试者无论是否完成分配的治疗方案,最终都应纳入疗效相关的统计分析。研究开始后:①重要研究人员是否知道各组的分组情况? 即是否使用盲法,盲法使结果的判定更具客观性,减少偏倚的发生。②所有受试者除了干预措施,其他措施是否完全相同? 除了主要干预措施外,其他措施应尽量完全相同,以避免结果的偏倚。③随访是否完全? 临床研究设计时,随访时间应足够长,使疗效充分显示,以获得有临床意义的结果。在随访过程中退出和失访会影响真实性的评价,通常认为失访 ≥20%,结果可疑。

根据证据真实性的评价原则对 2 篇文献进行评价,结果见表 26-5。

表 26-5   2 篇文献证据真实性评价结果

序号	评价内容	评价	
		文献 1	文献 2
1-1	受试者是否随机分配	是	是
1-2	随机分配方案是否隐藏	9 篇入选的试验中有 7 篇明确隐藏了分配方案,2 篇未被隐藏	是
1-3	试验开始前各组的基线水平是否一致	是	是
1-4	是否对所有受试者进行意向治疗分析	是	是
2-1	重要研究人员是否知道各组的分组情况	9 篇入选的试验中有 7 篇明确为双盲	是
2-2	所有受试者除了干预措施,其他措施是否完全相同	是	是
2-3	随访是否完全	9 篇中有 6 篇完成治疗与随访的患者大于 80%,认为其结果可信;另 3 篇最终完成随访的患者不足 80%,可信度降低	91.2% 的患者完成了随访

通过对以上 2 篇文献的真实性评价,结果发现:文献 1 数据真实性评价良好,各研究结果主要来自设计良好的 RCT,涉及多中心研究,基线数据具有良好的可比性,试验中随访时间长且连续;文献 2 数据真实性评价良好,所有相关原则均达标,结果可信。

（二）证据的重要性

对研究结果进行重要性的评价,需要考虑:①治疗措施的效应值大小;②治疗措施效应值的精确性。

评价治疗措施效应值大小通常采用 3 种指标来表述:相对危险降低率(relative risk reduction,RRR)、绝对危险降低率(absolute risk reduction,ARR)和多减少 1 例不利结果需要治疗的患者数(number needed to treat,NNT)。RRR 又称为相对效益增加率(relative benefit increase,RBI),是对照组事件发生率(CER)减去试验组事件发生率(EER)的绝对值与对照组事件发生率的比值,即 RRR=|CER-EER|/CER。ARR 又称为绝对效益增加率(absolute benefit increase,ABI),是对照组事件发生率与试验组事件发生率的绝对差值,即 ARR=|CER-EER|。NNT 是指 1 例不良事件发生时,需要试验组治疗多少例患者,反映干预措施治疗的特异性,即 NNT=1/ARR。

治疗措施效应值的精确性主要涉及统计学指标 95% 可信区间(confidence interval,CI),表示治疗作用 95% 在此范围。

在 2 篇文献中,以结局指标之一 ACR50(治疗 52 周)为例,根据证据重要性的评价原则对 2 篇文献进行评价,结果见表 26-6。

表 26-6   2 篇文献证据重要性评价结果

	ACR50				
	CER（csDMARDs 单药治疗组）	EER（依那西普 +csDMARDs 联合治疗组）	RBI	ARR	NNT
文献 1	45.6%	70.0%	53.5%	24.2%	7
文献 2	43.0%	69.0%	60.5%	26.0%	8

此外,在文献 1 中对 52 周 ACR50 进行了相对危险度(相对效益增加度)的计算,结果为 4.73(95% CI 2.42~9.28),结合表 26-6 的结果,这均提示依那西普联合 csDMARDs 治疗较 csDMARDs 单药治疗更具有效性,也提示证据结果重要性良好。

（三）证据的适用性

在对证据进行适用性评价时,应考虑:①该患者是否与研究证据中的受试者差异较大? 其结果是否能应用于该患者? ②是否考虑了所有病患的重要结果? ③获得治疗措施的医疗条件如何? ④治疗措施对患者的利弊如何? ⑤患者及家属对该治疗措施的价值取向及意愿如何? 2篇文献证据适用性评价结果见表26-7。

表26-7 2篇文献证据适用性评价结果

评价内容	评价	
	文献1	文献2
①该患者是否与研究证据中的受试者差异较大? 其结果是否能应用于该患者	该系统综述纳入9项试验,其中有4项试验的入组患者与该患者的情况高度一致,另外5项差异也较小,适用于该患者	入组患者与该患者情况高度一致,适用于该患者
②是否考虑了所有病患的重要结果	是	是
③获得治疗措施的医疗条件如何	能够完成	能够完成
④治疗措施对患者的利弊如何	在治疗24周时,患者发生不良事件的情况在使用依那西普+csDMARDs联合治疗组和csDMARDs单药治疗组的差异并无统计学意义($P>0.05$),即二者发生不良事件的比例是没有差异的,结合患者加用依那西普后,疾病缓解及控制程度更好,提示利大于弊	研究中提出患者发生不良反应时,csDMARDs单药治疗组出现注射处感染的患者更少($P<0.05$),出现恶心、呕吐的患者更多($P<0.05$),结合csDMARDs单药治疗时的疾病缓解及控制效果较差,因此综合分析认为利大于弊
⑤患者及家属对该治疗措施的价值取向及意愿如何	有使用的意愿	有使用的意愿

根据该患者的情况,结合当地医疗条件,经过评估后,认为该患者适用于在使用以甲氨蝶呤为代表的csDMARDs的基础上联合依那西普进行治疗。

四、应用证据

（一）临床决策三要素

应用循证医学进行临床决策的三大基本要素是:最佳临床研究证据、医生个人经验、患者价值观和意愿。

（二）患者当前的最佳临床决策

经过证据检索和评价后,将其应用于具体患者的治疗上。针对该病例,患者既往使用甲氨蝶呤等传统DMARDs治疗后,症状无明显改善,根据相关临床试验的结果评价,该患者使用传统DMARDs单药治疗或传统DMARDs联合治疗效果欠佳,并且已排除患有乙肝、结核等疾病,该患者可加用bDMARDs进行治疗,并且优先考虑TNF-α拮抗剂类生物制剂。依那西普是应用较多的TNF-α拮抗剂类生物制剂之一,其有效性和安全性已得到广泛验证,适用于该患者。

医生将相关意见告知患者及家属,结合患者目前病情,以及患者对恢复正常日常生活活动与工作的期盼,最终患者方面愿意选择加用依那西普进行治疗。

五、后效评价

该患者加用依那西普治疗后,症状缓解明显,依从性良好,定期于风湿免疫专科门诊进行随访。在该患者使用依那西普(25mg,皮下注射,两周一次)联合MTX(10mg,口服,一周一次)治疗1周后,症状得到改善,关节肿痛减轻,可进行简单的日常活动,DAS28评分达到4.80(中度活动),ΔDAS28为2.47分(治疗反应良好);1 个月后,患者症状进一步得到缓解,多数关节肿胀缓解,左膝关节稍肿胀,仍有压痛,但患者可以进行基本日常活动和工作,DAS28 评分达到 3.50(中度活动),ΔDAS28 为 3.77 分(治疗反应良好);连续足量使用依那西普治疗 6 个月后,患者关节肿胀和疼痛的症状几乎消失,急性时相反应物(血沉和 C 反应蛋白)均已降至正常,患者恢复了正常生活及工作,患者先前低落的情绪也得到了极大的改善。

在临床治疗实践中,我们应学会发现问题,提出问题,并善用实践循证医学的方法进行文献的检索、证据的评价与筛选,并最终应用于具体患者,根据患者的实际情况及价值观应用治疗相关的证据,最后还能做到后期随访,进行后效评价,总结经验,以完善临床治疗策略。

复习题

1. 什么是疾病疗效循证实践?在疗效循证实践过程中应对哪些类型的文献进行检索?

2. 如何进行疗效循证实践?包括哪些步骤?

3. 阅读以下案例,尝试发现并提出相应的疾病治疗问题,构建 PICO 式问题,并使用实践循证医学的方法进行证据的检索、评价等过程,为患者寻找当前最适合的治疗方案。

案例一:李某,男,43 岁,因"反复左侧第一跖趾关节红、肿、热、痛 7 年,加重伴右肘关节痛风石形成 2 年"就诊。患者 7 年前食用海鲜、啤酒等食物后出现左侧第一跖趾关节红、肿、热、痛,夜间发作,疼痛剧烈,用轮椅送入当地医院急诊,查血尿酸>500μmol/L,当地医生考虑诊断为"急性痛风性关节炎",予以"秋水仙碱"等药物治疗后,症状逐渐缓解。后患者于当地医院风湿免疫科就诊,医生予以"非布司他"等药物进行治疗。在这期间患者反复出现左侧第一跖趾关节红、肿、热、痛,自行服用"非布司他""秋水仙碱""双氯芬酸钠"等药物,症状可缓解。患者长期以来未规律服药,未监测血尿酸,自诉其尿酸值一直在 500μmol/L 左右。2 年前患者右肘关节出现痛风石,未予重视,后痛风石逐渐变大,患者自觉右侧上肢活动稍有不便。

查体:患者身高 172cm,体重 92kg,体型肥胖。患者右肘关节鹰嘴处可见一 2cm×3cm 痛风石,质硬,无活动性,余查体无特殊。实验室检查:血尿酸 657μmol/L,尿中镜下红细胞 45 个,隐血(+++),尿蛋白(±);甘油三酯 6.34mmol/L,总胆固醇 7.17mmol/L,余无特殊。影像学检查:腹部 B 超示脂肪肝,右肾结石 0.9cm,左肾结石 0.7cm;双足关节超声示双侧第一跖趾关节滑膜增生,关节腔积液,双轨征(+);双轮 CT 示双足第一跖趾关节尿酸盐沉积。

案例二:罗某,男,17 岁,因"反复左侧臀区疼痛 6 个月"就诊。患者 6 个月前无明显诱因出现左侧臀区疼痛,活动后症状可减轻,休息无缓解,夜间疼痛明显,影响睡眠。既往史:患者右眼于 1 个月前出现疼痛、充血、视力下降,于眼科就诊,诊断为"右眼急性前葡萄膜炎",自述予以"滴眼液"治疗后症状缓解。家族史:患者父亲有强直性脊柱炎病史 20 余年。

查体:患者身高 178cm,体重 56kg。左侧臀区压痛,余无特殊。实验室检查:ESR 36mm/h,hsCRP 27mg/L,HLA-B27(+),血红蛋白 109g/L,平均红细胞体积 76.1fl,平均红细胞血红蛋白含量 23.1pg,平均红细胞血红蛋白浓度 304g/L,余无特殊。影像学检查:骶髂关节 MRI 示双侧骶髂关节间隙稍狭窄,左侧骶髂关节上份对应关节面见小斑片状异常信号,T_1WI 呈低信号,T_2WI 呈高信号,压脂序列呈高信号影,符合强直性脊柱炎表现。余无特殊。

(周建国　青玉凤)

第二十七章　肿瘤性疾病的预后循证实践

循证医学的证据评价及利用越来越受到重视,学会在临床实践中应用循证证据是十分必要的。在临床及科研工作中,难免会遇到一些棘手的问题,这时候就需要我们检索指南、相关文献、数据库等,尽量获取一些高级别的循证医学证据,从而做出临床决策或拟定科研方案。恶性肿瘤是严重威胁人类健康的疾病之一。随着医学技术的不断发展,肿瘤的治疗方式也不断发展,肿瘤科医生在面对不断涌现的新疗法、新药物时,合理进行循证医学实践获取较高质量的证据,从而制订一个科学有效、经济安全的临床决策,可以提高患者的生存期,改善其生活质量。本章以肺癌为例,通过提出问题、检索证据、评价证据、应用证据、后效评价五个方面,详细介绍如何运用预后循证的基本原理和方法进行循证实践。

第一节　预后问题循证实践概述

一、预后相关概念及循证实践内容

(一) 预后相关概念

1. **预后**　预后是指疾病发生后对将来发展为不同后果(如痊愈、复发、恶化、伤残、死亡)的预测或者估计。

2. **自然转归**　又称为自然病史,指在没有任何医疗干预时疾病从发生、发展到结局的全部过程。疾病的自然史包括四个时期,即生物学发病期、亚临床期、临床期和结局。生物学发病期指病原体或致病因素作用于人体引起有关生物学反应造成的病理生理学改变。亚临床期指病变的脏器损害加重,但患者没有临床表现,采用灵敏度较高的诊断方法可以发现疾病已经存在。临床期指临床上出现了症状、体征和实验室检查结果的异常。结局指疾病发展到终末阶段的结局,如痊愈、复发、恶化、伤残、并发症、死亡等。

3. **临床病程**　指从疾病的临床期首次出现症状、体征和实验室检查结果异常,直到最后结局所经历的全部过程。在病程的早期,甚至在生物学发病期和亚临床期就应该开始给予干预措施(包括治疗措施),从而改善疾病预后。

4. 预后因素　指影响疾病结局的一切因素。常见的预后因素有：①疾病本身的特征，包括病情、严重程度、分期、病程、临床类型、并发症等；②患者的机体状况，包括年龄、性别、营养状况、体重、精神心理状态等；③干预措施的有效性；④医疗条件；⑤患者的依从性；⑥社会家庭因素；⑦其他，如医疗保健体系等。

（二）预后循证实践的内容

1. 定性　即将会发生什么结局。例如，探寻患有肺癌的患者在接受手术治疗后或接受放射治疗后，将会出现哪种结局。

2. 定量　即发生结局的可能性有多大。对于肿瘤患者来说，最渴望了解的问题就是接受治疗后疾病得到控制的概率有多大，又有多大的概率会出现疾病的进展。

3. 定时　即什么时候会发生这些结局。在肿瘤患者接受一些治疗方案后，需要进一步去明确，病情的稳定大概能持续多久，什么时候又会出现疾病的再次进展。

4. 定因　即这些结局发生的影响因素是什么。这也是临床医生应该关注的问题。对于肿瘤患者而言，明确哪些因素能延长患者的生存期、哪些因素能改进患者的生活质量以及哪些因素会加速患者的病情恶化等，使医务工作者做出最佳的临床决策。

二、预后循证实践的意义

对于预后的研究，其意义在于了解疾病的发展趋势和后果，帮助临床医生做出临床决策；研究影响预后的因素，改变疾病结局；比较不同干预措施的效果。在关于肿瘤预后的研究领域中，最常用的分析方法是生存分析，即将研究对象的随访时间和随访结果两个因素结合在一起的统计分析方法。生存分析主要分析暴露因素对结局发生的风险及其发生的时间两个变量的影响。生存分析能充分利用所获信息，更准确评价和比较随访资料。生存分析相关的重要概念（如生存时间、起始事件与失效事件、截尾数据及完全数据）在此处不再赘述。在肿瘤学的预后相关临床研究中，常用的分析方法有乘积极限法（Kaplan-Meier法）、时序检验（Log-Rank检验）以及Cox回归分析。从各种肿瘤的生存分析中，我们能了解许多信息，如在应用某种治疗方案后，患者的生存期延长了多久？哪一种患者更适合选择该种方案？有没有更好的联合治疗方案？作为临床医务人员，我们不仅要学会搜寻最佳的循证证据并将其应用于实践工作中，还要学会应用正确的方法进行临床研究，得到高质量的循证证据。

三、循证实践与肿瘤预后的关系

恶性肿瘤是全球各国人民面对的公共卫生问题。随着科学技术的进步，各种诊疗技术的提高，肿瘤患者的治愈率有所提升，但是恶性肿瘤仍然严重威胁人类的生命健康。对于不同组织来源的肿瘤治疗方法及预后不尽相同，即使是组织来源及分期等相同的肿瘤患者应用相同治疗方法，其预后仍有差异。在临床工作中，一旦确诊恶性肿瘤并决定采用某种治疗方法，患者及其家属常常会问："有生命危险吗""能不能治愈""能好到什么程度""要治疗多长时间""会不会导致残疾""有没有后遗症""存活多久"等。临床医生有责任给予一个较为确切的答复，使患者及其家属对所患疾病的预后心中有数。想要给予较为确切的答复，临床医生首先要对该类肿瘤患者的预后有一个比较准确的估计，其次要根据具体情况选择适当的治疗方案。

第二节　肿瘤性疾病预后循证案例

一、肺癌临床案例介绍

患者，男，60岁。主诉：咳嗽、咳痰3个月。既往史：否认高血压、糖尿病、心脏病等慢性病史，否认肝炎、结核等传染病史。个人史：既往吸烟40年，每日约20支，未戒烟。查体：PS评分1分，全身浅表淋巴结未触及，右肺呼吸音稍减低，未闻及啰音。辅助检查：胸部CT提示右肺上叶尖端约 $2.1cm \times 1.8cm$

肿物,考虑为恶性肿瘤,纵隔淋巴结转移,双肺多发结节,疑转移瘤,右肺少量胸腔积液。骨 ECT、头颅 MRI、腹部 CT 未见远处器官转移征象。肺穿刺活检病理提示为(右肺)鳞癌;PD-L1 肿瘤比例评分(tumor proportion score,TPS)为 60%。肺癌基因检测为阴性。血常规:白细胞总数 6.1×10^9/L;中性粒细胞绝对值 4.0×10^9/L;红细胞总数 4.5×10^9/L;血红蛋白 110g/L;血小板计数 120×10^9/L。肝功能:丙氨酸氨基转移酶 20U/L;天门冬氨酸氨基转移酶 10U/L;碱性磷酸酶 40U/L;谷氨酰转肽酶 33U/L;总蛋白 75g/L;白蛋白 48g/L;球蛋白 27g/L;总胆红素 17.5μmol/L;结合胆红素 5.7μmol/L;非结合胆红素 11.8μmol/L。肾功能:肌酐 76.7μmol/L。心电图:正常心电图。根据目前临床资料,明确诊断为:右上肺鳞癌ⅣA 期双肺转移($T_{1c}N_2M_{1b}$)。

二、相关背景知识

(一) 原发性支气管肺癌的临床要点

1. 流行病学 原发性支气管肺癌简称肺癌,为起源于支气管黏膜或腺体的恶性肿瘤。肺癌严重影响人类的健康,尤其是晚期肺癌患者的预后极差。发病率一般自 40 岁后迅速上升,在 70 岁达高峰,70 岁以后略有下降。

2. 病因 吸烟是肺癌较为明确的病因之一,约 87% 的肺癌可归因于烟草暴露。吸烟患者患肺癌的风险是不吸烟者的 2~4 倍。长期暴露于吸烟环境中的非吸烟者患肺癌的风险比正常环境中非吸烟者高 30%。其他病因包括放射线、化学致癌物(如苯并芘、砷、石棉等)、肺部其他病变(如肺内结核瘢痕、间质性肺纤维变等)、营养因素及基因异常。

3. 病理类型 大约 85% 的肺癌患者的组织病理类型为非小细胞肺癌(non-small cell lung cancer,NSCLC),包括鳞状上皮细胞癌(鳞癌)、腺癌、大细胞癌、腺鳞癌、类癌等;约 15% 为小细胞肺癌(small cell lung cancer,SCLC),包括燕麦细胞型、中间细胞型及复合燕麦细胞型。

4. 转移途径 肺癌的转移方式包括直接扩散(侵犯支气管壁、邻近肺叶、胸膜、胸壁、纵隔、膈肌)、淋巴转移(各型均可出现,以腺癌多见,常出现癌性淋巴管炎,转移淋巴结成串融合,向支气管旁、隆突下、肺门、纵隔、对侧肺门、锁骨上等淋巴结转移)、血行转移(小细胞肺癌多见,癌细胞侵入小静脉而发生远处转移,最常见转移部位为骨、肝、脑、肾上腺等)。

5. 临床表现 因肺癌患者早期无特征性症状,故大部分患者确诊时已是晚期。肺癌的主要临床表现如下。

(1)原发肿瘤引起的症状和体征

1)咳嗽:最常见的早期症状。肿瘤在气管内可有刺激性干咳或少量黏液痰,继发感染时痰量增加。当肿瘤引起远端支气管狭窄时,咳嗽加重,多为持续性,且呈高音调金属音,是一种特征性的阻塞性咳嗽,可有局限性哮鸣音,吸气时明显,咳嗽时不消失。

2)咯血:以中央型肺癌多见,是由于癌组织血管丰富、血管破裂所致,多为痰中带血或间断血痰,常不易引起患者重视而延误早期诊断。

3)喘鸣:由于肿瘤引起部分支气管阻塞,约有 2% 的患者可出现局限性喘鸣。

4)胸闷、气急:由肿瘤引起支气管狭窄、肿大淋巴结压迫、肿瘤转移至胸膜或心包、膈麻痹、上腔静脉阻塞及肺部广泛受累等所致。

5)体重下降:晚期患者表现为恶病质。

6)发热:多数是由于肿瘤引起的肺炎。癌性发热多 ≤ 38.5℃,抗生素治疗无效。

(2)肿瘤局部扩散引起的症状和体征

1)胸痛:肿瘤靠近或直接侵犯胸膜、肋骨、胸壁和脊柱等所致。

2)呼吸困难:肿块压迫气道或肺广泛转移等所致。

3)吞咽困难:肿瘤侵犯或压迫食管所致。

4)声音嘶哑:肿瘤压迫或侵犯喉返神经所致。

5)上腔静脉阻塞综合征(superior vena cava syndrome,SVCS):肿瘤压迫上腔静脉影响血液回流引起,主要表现为急性或亚急性呼吸困难、上肢和颈面部肿胀、胸壁静脉曲张等。

6）霍纳（Horner）综合征：上叶尖部胸廓入口处肺癌（肺上沟癌）压迫颈部交感神经所致，引起患侧眼睑下垂、瞳孔缩小、眼球内陷、同侧额部与胸壁无汗或少汗。

（3）肺外转移引起的症状和体征

1）中枢神经系统转移可导致头痛、呕吐、共济失调等。

2）骨骼转移可引起局部骨痛和压痛，甚至出现病理性骨折。

3）肝脏转移可出现厌食、肝区疼痛、肝大和腹水等。

4）淋巴结转移可出现淋巴结肿大、压迫周围组织引起相应症状。

（4）肺外表现：包括内分泌、神经肌肉、结缔组织、血液系统和血管的异常改变，又称为副癌综合征。例如，肥大性肺性骨关节病表现为杵状指（趾）和肥大性骨关节病，多见于鳞癌；分泌抗利尿激素，可引起低钠血症、食欲不佳、恶心、呕吐及乏力等；类癌综合征为 5- 羟色胺（5-HT）分泌过多所致，表现为哮鸣样支气管痉挛、阵发性心动过速、水样腹泻、皮肤潮红等，多见于燕麦细胞癌和腺癌。

（5）肺癌的分期：见表 27-1 和表 27-2。

表 27-1　肺癌 TNM 分期

原发肿瘤（T）分期		区域淋巴结（N）分期		远处转移（M）分期	
T_x	原发肿瘤大小无法测量；或痰脱落细胞、支气管冲洗液中找到癌细胞，但影像学检查和支气管镜检查未发现原发肿瘤	N_x	淋巴结转移情况无法判断	M_x	无法评价有无远处转移
T_0	没有原发肿瘤的证据	N_0	无区域淋巴结转移	M_0	无远处转移
T_{is}	原位癌				
T_{1a}	原发肿瘤最大径 ≤1cm，局限于肺和脏层胸膜内，未累及主支气管；或局限于管壁的肿瘤，不论大小	N_1	同侧支气管或肺门淋巴结转移	M_{1a}	胸膜播散（恶性胸腔积液、心包积液或胸膜结节）
T_{1b}	原发肿瘤最大径>1cm，≤2cm，其他同 T_{1a}			M_{1b}	单发转移灶，原发肿瘤对侧肺叶出现卫星结节；有远处转移
T_{1c}	原发肿瘤最大径>2cm，≤3cm			M_{1c}	多发转移灶，余同 M_{1b}
T_{2a}	原发肿瘤最大径>3cm，≤4cm；或具有以下任一情况：累及主支气管但未侵及隆突；累及脏层胸膜；伴有部分或全肺的肺不张及阻塞性肺炎	N_2	同侧纵隔和 / 或隆突下淋巴结转移		
T_{2b}	原发肿瘤最大径>4cm，≤5cm；其他同 T_{2a}				
T_3	原发肿瘤最大径>5cm，≤7cm，或具有以下任一种情况：累及周围组织、胸壁、心包壁；原发肿瘤同一肺叶出现卫星结节	N_3	对侧纵隔和 / 或对侧肺门，和 / 或同侧或对侧前斜角肌或锁骨上区淋巴结转移		
T_4	原发肿瘤最大径>7cm，或侵及脏器：心脏、食管、气管、纵隔、横膈、隆突或椎体；原发肿瘤同侧不同肺叶出现卫星结节				

表 27-2 肺癌分期

项目	N₀	N₁	N₂	N₃
T_{1a}	ⅠA1	ⅡB	ⅢA	ⅢB
T_{1b}	ⅠA2	ⅡB	ⅢA	ⅢB
T_{1c}	ⅠA3	ⅡB	ⅢA	ⅢB
T_{2a}	ⅠB	ⅡB	ⅢA	ⅢB
T_{2b}	ⅡA	ⅡB	ⅢA	ⅢB
T_3	ⅡB	ⅢA	ⅢB	ⅢC
T_4	ⅢA	ⅢA	ⅢB	ⅢC
M_{1a}	ⅣA	ⅣA	ⅣA	ⅣA
M_{1b}	ⅣA	ⅣA	ⅣA	ⅣA
M_{1c}	ⅣB	ⅣB	ⅣB	ⅣB

（二）肺癌的治疗

1. **治疗原则** 制订肺癌患者治疗方案时,需要强调个体化、精准治疗。首先要明确患者的一般情况、分期、病理类型、有无驱动基因改变、程序性死亡分子配体 -1（programmed death-ligand 1,PD-L1）表达水平等,以上问题明确后再根据具体情况选择手术、放化疗、靶向治疗或最佳支持治疗等。对于非小细胞肺癌患者来说,Ⅰ期、Ⅱ期及部分ⅢA 期和ⅢB 期患者可选择手术,再根据术后病理情况评估是否需术后辅助放化疗及靶向治疗等,对于不可手术的Ⅲ期患者可考虑同步放化疗或序贯放化疗;Ⅳ期患者需明确病理类型、驱动基因情况、PD-L1 及 TMB 水平等,酌情选择化疗、靶向治疗或免疫治疗等。对于小细胞肺癌患者,治疗上总体以放化疗为主。

2. **晚期肺鳞癌的治疗** 《2022 CSCO 非小细胞肺癌诊疗指南》指出,无驱动基因的Ⅳ期肺鳞癌患者,治疗上以全身治疗为主。对于 PS 评分为 0~1 分者,Ⅰ级推荐一线治疗使用含铂双药化疗、帕博利珠单抗（pembrolizumab）单药治疗（PD-L1 TPS ≥ 50% 者为ⅠA 类证据）或帕博利珠单抗联合紫杉醇 / 白蛋白紫杉醇和铂类治疗,对于不适合铂类的可选择吉西他滨联合多西他赛或者吉西他滨联合长春瑞滨化疗。对于 PS 评分为 2 分者可考虑单药化疗（如吉西他滨、紫杉醇、长春瑞滨或多西他赛）。对于 PS 评分为 3~4 分者,则仅考虑最佳支持治疗。

2022 年发布的《NCCN 肺癌筛查临床实践指南》指出,驱动基因阴性的晚期或转移性鳞癌,建议完善PD-L1 表达水平的检测,对于 PD-L1 表达阳性（≥ 50%）且没有用药禁忌的患者,推荐使用帕博利珠单抗、帕博利珠单抗联合卡铂和紫杉醇 / 白蛋白结合型紫杉醇、阿替利珠单抗。也可考虑使用纳武利尤单抗 +伊匹木单抗 + 紫杉醇 + 卡铂。随后进行疗效评估,若有效或稳定后续则考虑维持治疗,若进展则考虑其他化疗方案。

3. **免疫检查点抑制剂**（immune checkpoint inhibitors,ICIs） 正常情况下,机体免疫监视功能可识别并清除癌变的细胞,目前相关研究已经证实,T 淋巴细胞介导的细胞免疫是抗肿瘤免疫的主要机制,但肿瘤细胞有多种方法逃避免疫系统监视,最终导致肿瘤的发生和发展。肿瘤免疫逃逸机制大致可分为以下三个方面。①免疫检查点:肿瘤细胞除了表达可被免疫系统识别的某些特殊抗原,还可表达多种免疫抑制性配体,与 T 细胞表达的抑制性受体（如 PD-1 等）结合,这些共抑制分子会抑制 T 细胞功能。②抗原性丧失:肿瘤细胞通过丧失特异性抗原的表达来避开免疫系统的识别,从而躲避免疫系统的监视。③免疫抑制微环境:在实体肿瘤组织内,存在多种负性调节的细胞和细胞因子,共同构成了肿瘤组织周围的免疫抑制性微环境。T 细胞活化时,相应抑制信号通路的免疫检查点,包括 PD-1/PD-L1 和细胞毒性 T 淋巴细胞相关抗原 4（cytotoxic T lymphocyte antigen-4,CTLA-4）的表达会增加,而 ICIs 通过阻断上述检查点恢复或增强机体的抗肿瘤免疫。PD-1 是表达在 T 细胞表面的一种重要的免疫抑制跨膜蛋白,其主要配体为 PD-L1。肿瘤细胞能够表达 PD-L1,与 PD-1 结合,导致 PD-1 胞质域的酪氨酸磷酸化和酪氨酸磷酸酶 SHP-2 的募集,使 T 细胞受体(T cell receptor,TCR)信号分子去磷酸化,减弱了 TCR 下游的信号激活,降低了 T 细胞活化和细胞因子生成。PD-L1 抑制剂正是通过阻断 PD-1/PD-L1 的结合,恢复机体对肿瘤细胞的免疫杀伤功能。

三、案例分析

本患者临床特点总结如下:

1. 60 岁男性患者,主要表现为咳嗽及咳痰,阳性体征为右肺呼吸音稍减低,既往有长期大量吸烟史。

2. 根据相关检查诊断为右下肺鳞癌ⅣA 期双肺转移($T_{1c}N_2M_{1b}$),且 PD-L1 TPS $\geq 50\%$,血常规、肝肾功能及心电图等未提示治疗相关禁忌,根据《NCCN 肺癌筛查临床实践指南》推荐可选择免疫治疗、化疗或免疫治疗联合化疗。

3. 患者及其家属因畏惧化疗相关不良反应,想了解针对患者目前情况,单用免疫治疗药物预后如何,"PD-L1 表达"这一指标是否可以预测接受免疫治疗的患者的预后。

第三节　PD-L1 水平对非小细胞肺癌预后的循证实践过程

一、提出问题

(一)提出临床问题

临床问题包括一般性临床问题及特殊性临床问题。一般性临床问题包括患者的基本特征、疾病的特点、患者所关心的问题等,而特殊性临床问题包括患者存在的特殊问题、如何干预、采用什么干预措施以及干预的最后结局。肺癌治疗的手段不断发展,即使是晚期肺癌,也有越来越多的治疗方案可以选择,在面对化疗、放疗、免疫治疗及靶向治疗等时,如何选择最适合的方法呢? 是否有相应的一些预后因素帮助我们去选择呢? 本案例中患者为晚期肺鳞癌,并进行了 PD-L1 表达水平的检测,那么该指标是否可以协助制订临床决策呢?

(二)将临床问题转化为循证问题

根据"PICO"原则找到临床问题中相应内容,并将其转换后总结为循证问题。"P"在该案例中即"非小细胞肺癌"这一疾病。"I"指 PD-L1 高表达水平。"C"指 PD-L1 低表达水平。该案例主要是想要了解接受免疫治疗后患者预后的问题,故"O"主要是无进展生存期(progression-free survival,PFS)及总生存期(overall survival,OS)。

该案例的循证问题为:非小细胞肺癌患者的 PD-L1 表达是否与其 PFS、OS 有关?

二、检索相关研究证据

(一)数据库简介

首先检索循证知识数据库,如果无上述循证知识数据库,在相关循证实践过程中,需要检索文献数据库,主要包括 Cochrane Library、PubMed、EMBASE、CBM、万方数据、CNKI、VIP 等。

(二)确定关键词及检索式(以 PubMed 数据库检索为例)

1. 关键词　"prognosis""PD-L1 expression""programmed cell death protein-1""carcinoma,non small cell lung""non-small-cell lung carcinoma"等。

2. 检索式

#1 :(((((Prognosis)OR(Prognoses))OR(Prognostic Factors))OR(Prognostic Factors))OR(Factors, Prognostic))OR(Prognostic Factor)

#2 :((Pd L1 Expression)OR(PD-L1))OR(Programmed Cell Death Protein 1)

#3 :((((((((((Carcinoma,Non Small Cell Lung)OR(Carcinomas,Non-Small-Cell Lung))OR

（Lung Carcinoma,Non-Small-Cell））OR（Lung Carcinomas,Non-Small-Cell））OR（Non-Small-Cell Lung Carcinomas））OR（Non-Small-Cell Lung Carcinoma））OR（Non Small Cell Lung Carcinoma））OR（Carcinoma, Non-Small Cell Lung））OR（Non-Small Cell Lung Carcinoma））OR（Non-Small Cell Lung Carcinoma））OR（Non-Small Cell Lung Cancer）

#4 :(Metastatic)OR(Advanced)

#5 :(((#1 AND((#2 AND(#3 AND #4)))) [title/abstract]

（三）文献筛选

总共检索到 965 篇文献,排除文献综述、无法获取全文、非文献类研究后,还有 193 篇文献,通过左侧 "Clinical Study Categories",可根据搜索结果选择数量。数量过少,可选择 "Broad" 扩大检索范围,数量过多可选择 "Narrow" 缩小检索范围。通过阅读文献的题目、摘要和全文进行进一步筛选,并用以下两篇文献为例,进行证据的评价。

1. Association of Survival and Immune-Related Biomarkers With Immunotherapy in Patients With Non-Small Cell Lung Cancer:A Meta-analysis and Individual Patient-Level Analysis。该研究检索了 PubMed、EMBASE 和 Cochrane Central Register of Controlled Trials 数据库从建立至 2018 年 6 月的系统评价、meta 分析及会议进展,纳入的患者均为晚期或转移性肺癌患者。经过分析后得到结论:①免疫治疗相较于传统治疗可获得更长的 OS 和 PFS;②最好的治疗方案是在一线治疗时选用帕博利珠单抗联合以铂类为基础的化疗;③同时使用 PD-L1 表达及 TMB 两个指标可预测预后;④在使用 PD-L1 表达及 TMB 两个指标的预测预后基础上,进一步检测肿瘤浸润性 CD8$^+$T 淋巴细胞能更好预测患者 OS（3 年 OS AUC 0.659,5 年 OS AUC 0.665）。

2. Pembrolizumab versus chemotherapy for previously untreated,PD-L1-expressing,locally advanced or metastatic non-small-cell lung cancer（KEYNOTE-042）:a randomised,open-label,controlled,phase 3 trial。该研究为随机、双盲、对照的全球性随机对照试验,包括 32 个国家、213 个医疗中心。纳入的患者（≥18 岁）为以前未经治疗的局部晚期或转移性非小细胞肺癌、基因检测阴性、ECOG 评分为 0 或 1、预期寿命 3 个月或更长时间及 PD-L1 TPS ≥ 1% 的患者。之后按注册地区、ECOG 表现状态评分（0 或 1）、组织学类型（鳞癌与非鳞癌）和 PD-L1 TPS（≥ 50% 或 <50%）分组。入组患者按 1∶1 随机分配,每 3 周接受 1 次治疗（帕博利珠单抗 200mg）,共 35 个周期,或接受由研究者选择的含铂双药化疗,共 4 至 6 个周期。主要终点是根据 PD-L1 TPS 分层进行总生存期的随访。截至 2018 年 2 月 26 日,中位随访时间为 12.8 个月。在根据 PD-L1 TPS 分层的三组人群中（≥ 50%、20%~49%、1%~19%）,帕博利珠单抗组的总生存期均明显长于化疗组。这也说明评价 PD-L1 的表达水平可以预测免疫治疗的疗效,也可以预测该部分患者的预后。

三、评价证据

在检索到相关证据以后,需要从真实性、重要性及适用性三方面来综合考虑该证据是否可用。下面将以上述提到的两项研究为例,进行证据的评价。

（一）证据的真实性

对于预后研究的真实性评价原则包括:

1. **人群的代表性**　是否准确详细地描述了研究对象;是否明确了研究对象的纳入和排除标准;是否说明了研究对象的来源。

2. **样本的同质性**　纳入人群是否有相同的人口社会学特征;疾病分期、分型、合并症及其他混杂因素是否相似;是否对有差异的因素进行亚组分析或多因素分析。

3. **随访的完整性**　随访时间是否足够长;随访是否完整,失访原因是否说明;是否比较失访人群和未失访人群的人口学特征和临床特征。

4. **终点判断的客观性**　判断结局是否采用客观指标;是否采用盲法判断结局。

进行评价后,得出这两篇文献的真实性较好,有较大的临床应用意义,具体见表 27-3。

表 27-3 本案例的证据真实性评价

真实性评价	文献 1	文献 2
是否准确详细地描述了研究对象;是否明确了研究对象的纳入和排除标准;是否说明了研究对象的来源	该文献详细描述了纳入的研究对象(包括分期、吸烟状态、组织学类型等)、纳入及排除标准,并说明了研究对象的来源	该文献详细描述了纳入的研究对象(包括年龄、性别等)、纳入及排除标准,并说明了研究对象的来源
纳入人群是否有相同的人口社会学特征;疾病分期、分型、合并症及其他混杂因素是否相似;是否对有差异的因素进行亚组分析或多因素分析	纳入患者临床分期基本为 Ⅲ~Ⅳ 期,针对性别、吸烟状态、TMB 水平等因素进行了亚组分析	化疗组及免疫治疗组的人口学特征(包括年龄、地区、ECOG 评分、吸烟状态、组织学分类等)无显著差异
随访时间是否足够长;随访是否完整,失访原因是否说明;是否比较失访人群和未失访人群的人口学特征和临床特征	纳入分析的研究中随访时间足够长且随访完整	该研究随访时间接近三年,随访完整,对于失访原因有详细描述。但未比较失访人群及未失访人群的临床特征等
判断结局是否采用客观指标;是否采用盲法判断结局	由独立的研究者对检索的文献进行筛选,提取筛选文献中的患者临床特征、OS、PFS 等数据,并严格评估了偏倚	该研究为随机、开放标签的三期临床研究,无严格的设盲。主要结局指标为 OS

(二)证据的重要性

影响证据重要性的因素包括:①效应指标的数值大小,如相对危险度、特异危险度等;②可信区间范围,如 95% 可信区间;③检验效能。对于预后性研究重要性评价的内容主要有:①是否报告了整个病程的预后结局,而不是报告了某一时点的结局(如特定时间点的生存百分数、中位生存时间及生存曲线);②预后估计的精确度如何,即是否报告了预后结局的 95% 可信区间?

本案例中的两篇文献均报告了总生存时间、无进展生存时间及生存曲线,并且报告了预后结局概率的 95% 可信区间,故相关结果是准确并具有说服力的,具有一定的临床意义。

文献 1 中得到结论:①免疫治疗相较于传统治疗可获得更长的 OS(HR 0.76;95% CI 0.71~0.82;$P<0.001$)和 PFS(HR 0.76;95% CI 0.70~0.83;$P<0.001$);②同时使用 PD-L1 表达及 TMB 两个指标可预测预后(全外显子测序:1 年 PFS AUC,0.829;3 年 PFS AUC,0.839;靶向二代测序:1 年 PFS AUC,0.826;3 年 PFS AUC,0.948);③在使用 PD-L1 表达及 TMB 两个指标的预测预后基础上,进一步检测肿瘤浸润性 CD8$^+$T 淋巴细胞能更好预测患者 OS(3 年 OS AUC,0.659;5 年 OS AUC,0.665)。

文献 2 中得到结论:①在根据 PD-L1 TPS 分层的三组人群中(≥50%、20%~49%、1%~19%),帕博利珠单抗组的总生存期均明显长于化疗组(≥50% 组,HR 0.69,95% CI 0.56~0.85,$P=0.0003$;20%~49% 组,HR 0.77,95% CI 0.64~0.92,$P=0.0020$;1%~19% 组,HR 0.81,95% CI 0.71~0.93,$P=0.0018$)。② PD-L1 TPS ≥50% 的患者中位生存期在帕博利珠单抗组为 20.0 个月(95% CI 15.4~24.9),化疗组为 12.2 个月(95% CI 10.4~14.2);PD-L1 TPS 为 20%~49% 的患者在帕博利珠单抗组为 17.7 个月(95% CI 15.3~22.1),化疗组为 13.0 个月(95% CI 11.6~15.3);PD-L1 TPS 为 1%~19% 的患者在帕博利珠单抗组为 16.7 个月(95% CI 13.9~19.7),化疗组为 12.1 个月(95% CI 11.3~13.3)。

(三)证据的适用性

如果拟采用的证据是真实的且有临床意义的,那么还应分析研究结果和结论对所需处理患者的适用性。影响证据适用性的因素包括研究人群的人口学特征、研究对象类型、社会环境以及经济条件。

1. 预后性研究适用性评价的内容

(1)患者的临床特征是否相似。

(2)文献中的研究环境和实际的临床工作条件是否相近。

(3)研究结果是否有助于做出临床决策以及向患者及家其属解释。

2. 本案例的适用性评价 文献中纳入的患者年龄、肺癌分期及既往吸烟史与本案例的患者基本特征基本一致,但性别、肺癌病理类型及 PD-L1 表达等指标在文中纳入的研究中无较严格的限制。文中提到的各类药物于我国大部分地区均可及,但部分免疫治疗药物价格仍较高,虽然高 PD-L1 表达的患者使用该类药物效果更佳,但仍需与患者及其家属仔细沟通。

四、应用证据

对证据的真实性、重要性及适用性进行评价后,接下来就是证据的应用,即制订一个合理、规范的临床决策。临床决策的主体包括医生和患者,因此在决策分析时必须充分考虑各种可能的影响因素,除了要选择疗效佳、不良反应较少的治疗方案,也要考虑包括与决策方案有关的各种客观状态,如患者的价值观等。本案例中患者的最终临床决策如下。

1. 本案例选用的两篇文献相关结论指出:①对于ⅢB期~Ⅳ期的非小细胞肺癌患者,相对于传统治疗模式(如化疗),免疫治疗显著提高患者的 PFS 及 OS。同时结果表明,相对于单纯化疗来说,一线治疗选择两种 ICIs/ICIs 联合化疗均显著改善患者的 PFS,并且这种优势在 OS 的延长上也有所体现。除此以外,相较于化疗,单用免疫治疗的相关不良反应较少。对于 ICIs 的选择,分析结果表明,一线治疗使用帕博利珠单抗联合含铂双药化疗效果最佳。②肿瘤突变负荷(tumor mutation burden,TMB)水平较高、PD-L1 表达水平较高的肺癌患者接受 ICIs 治疗,可显著改善缓解率及预后。然而,在 ICIs 的基础上联合化疗相对于单独使用 ICIs 并没有显著改善 OS。PD-L1 表达水平和 TMB 水平是免疫治疗的独立预后因子,综合评估 PD-L1 及 TMB 水平相较于单独使用其中一个指标更为准确。

2. 根据以上结果,可以回答患者的疑问("单用免疫治疗药物预后如何""PD-L1 这一指标是否可以预测接受免疫治疗的患者的预后"):因患者的 PD-L1 表达水平高(≥50%),单独使用 ICIs 即有较好的预后,对于 ICIs 的选择,建议选择帕博利珠单抗(需仔细完善基线评估,排除免疫治疗相关禁忌);对于预测因子的选择,建议患者进一步完善 TMB 水平的检测,与 PD-L1 表达水平进行综合评估,可更好地预测患者的预后。此外,由于帕博利珠单抗为进口药物,药物可及性稍差,对于药物价格、药物来源等客观问题需要向患者及其家属做好沟通。将以上临床决策详尽告知患者及其家属后,其表示同意选择帕博利珠单抗单药治疗,并同意完善 TMB 水平的检测进行预后的预测。

五、后效评价

在循证临床实践中,后效评价指针对临床具体患者的实际情况,提出临床问题后,通过检索收集有关文献和证据,并在严格评价的基础上,具体应用于患者,以评价解决患者的具体临床问题后的结果。它是循证实践的最后一步,也是检验循证实践效果的关键一步。只有后效评价了循证临床实践的结果,才算真正完成了循证临床实践的全过程。

对于疾病预后的后效评价,临床医生应根据疾病预后判断的最佳证据,再结合患者的具体病情及医生的临床技能,判断或估计患者的疾病后果,这些是疾病预后后效评价的主要内容。同时,还要对估计的结果进行追踪,以确定患者的真正结果是什么,严重程度如何,这些结果发生的时间与疾病间的关系是什么。

另外,治疗相关的不良反应也会影响患者的预后,当医生决定对患者采取某种医疗措施或手段时,必须考虑这些措施是否会给患者造成什么不良反应或后果及影响的程度,要权衡正面效果和负面影响的大小,在权衡利弊的基础上来决定这一方法是否值得推广或推广的范围等。

最后,临床指南虽然也是较高等级的证据,但"证据"具有时效性,即便现在选择指南优先推荐的预测因子、治疗方案等,也需重视其后效评价。临床指南的后效评价往往采取同行评价的方式,以群体患者的循证医学实践结果为基础,经过对比以往结果的需治疗人数、复发率、确诊率、病死率、生存率以及质量调整寿命年等重要指标,得出评价结论。

对于本案例的后效评价如下:完善甲状腺功能检测、心脏功能评估等,排除免疫治疗相关禁忌,患者已完成 2 个疗程的帕博利珠单抗治疗,2 个疗程治疗结束后诉咳嗽症状较前好转,并于肿瘤专科门诊进行胸部 CT 等检查完成疗效评估,结果提示较前相比右肺上叶尖段肿物缩小(约 1.5cm × 1.1cm),双肺转移瘤较前缩小、减少,右侧胸腔积液消失。骨 ECT、头颅 MRI、腹部 CT 未见远处器官转移征象。评估疗效为部分缓解。监测甲状腺功能、心脏功能、肝功能等,未见免疫治疗相关不良反应表现。根据《NCCN 肺癌筛查临床实践指南》等推荐,患者拟继续进行帕博利珠单抗治疗,并密切监测有无相关不良反应,定期进行疗效评估(2~3 个周期评估 1 次),如评估为有效,则进行共计 4~6 个周期的帕博利珠单抗治疗,后续使用该药物维持治疗 2 年。

复习题

一、思考题

1. 预后研究的循证实践包括哪些步骤?
2. 预后研究的证据评价包括哪些内容?

二、案例分析题

患者,女,50 岁。主诉:胸闷、呼吸困难 2 个月。既往史:否认高血压、糖尿病、冠心病、肝炎、结核等病史。个人史:否认吸烟史。查体:PS 评分 1 分,全身浅表淋巴结未扪及,左肺呼吸音减低,双肺闻及散在湿啰音。辅助检查:胸部 CT 提示左肺上叶舌段 - 纵隔旁不规则软组织团块(52mm × 37mm),左肺上叶舌段支气管狭窄,肺恶性肿瘤可能;左肺下叶肺不张;左肺门淋巴结增大;左侧胸膜不规则增厚,胸膜转移瘤可能;左侧胸腔大量积液。骨 ECT、头颅 MRI、腹部 CT 未见远处器官转移征象。纤维支气管镜活检病理提示为(左肺)腺癌。行胸腔穿刺并送病理检查,结果提示胸腔积液中找到腺癌细胞。肺癌基因检测提示 EGFR 19 外显子缺失突变。血常规:白细胞总数 8.9 × 10⁹/L;中性粒细胞绝对值 3.85 × 10⁹/L;红细胞总数 3.5 × 10⁹/L;血红蛋白 105g/L;血小板计数 130 × 10⁹/L。肝功能:丙氨酸氨基转移酶 9U/L;天门冬氨酸氨基转移酶 11U/L;碱性磷酸酶 54U/L;谷氨酰转肽酶 15U/L;总蛋白 74.3g/L;白蛋白 48.6g/L;球蛋白 25.7g/L;总胆红素 10.5μmol/L;结合胆红素 4.8μmol/L;非结合胆红素 5.7μmol/L。肾功能:肌酐 65μmol/L。心电图:正常心电图。诊断:左上肺腺癌ⅣA 期胸膜转移($T_3N_1M_{1a}$),EGFR 19Del。

根据相关指南推荐,患者目前治疗方案应首选靶向治疗,患者及其家属想知道选择靶向治疗预后如何,选择化疗预后又如何。请根据预后循证医学的步骤和原则,进行分析并做出临床医疗决策。

(马　虎　胡厚祥)

第二十八章 卫生决策的循证实践

卫生政策是政策制订者为解决特定的卫生问题、实现一定的卫生工作目标而制订的各种法令、法规、规章、规划、制度等的总称。卫生问题根据范畴可以分为宏观卫生问题、中观卫生问题和微观卫生问题,从而卫生决策可以分为宏观决策、中观决策和微观决策。宏观决策反映国家及以上层面的重大决策;中观决策反映某一地区或部门的决策;微观决策反映个人或机构的决策。卫生政策决策主要受证据、可利用的资源和资源分配中的价值取向三个方面的影响。循证卫生决策是将循证医学的方法和理念应用到卫生决策领域,强调证据的重要性。卫生政策的证据来源广泛且形式多样,要用科学的方法对其进行整合从而为循证政策提供高质量证据。高质量原始研究的系统综述为医疗卫生决策提供了全面、可靠、权威的证据,受到了全世界的高度重视,是决策者检索的首选证据来源。

本章以医疗保险支付方式为例,介绍如何进行卫生决策的循证实践。

第一节 卫生决策循证实践概述

一、政策过程

(一)政策制订

政策制订是政策过程的首要阶段,是政策科学的核心主题。广义的政策制订可理解为整个政策过程,把政策执行、政策评估等环节称为后政策制订阶段。大多数政策科学家将政策制订理解为政策形成或政策规划,指从问题界定到方案抉择以及合法化的过程。

政策制订是一个复杂的活动过程,它由一系列功能活动或环节所构成。美国政策学家安德森认为政策形成涉及三个方面的问题:公共问题是怎样引起决策者注意的;解决特定问题的政策意见是怎样形成的;某一建议是怎样从相互匹敌的可供选择的政策方案中被选中的。政策制订过程包含议程设立、方案规划和方案的合法化等功能活动环节或阶段,而设立议程是政策制订过程中起始阶段的功能活动。

（二）政策执行

政策执行是政策过程的中介环节,是将政策目标转化为政策现实的唯一途径,其执行的有效与否事关政策的成败。因此,政策执行是整个政策过程的又一个重要阶段。

政策执行是一个动态的过程,它是政策执行者通过建立组织机构,运用各种政策资源,通过解释、宣传、实验、实施、协调与监控等各种行动,将政策观念形态的内容转换为实际效果,从而实现政策目标的活动过程。

影响政策执行的因素包括政策问题的特性、政策本身的因素和政策以外的因素。政策问题的性质、政策对象行为的多样性、政策对象人数及其行为需要调适量,都直接影响政策的有效执行。政策本身的正确性是政策有效执行的前提;政策的具体明确性是政策有效执行的关键所在,是政策执行者行动的依据,也是对政策执行进行评估和控制的基础;充足的政策资源是政策执行的客观条件,政策资源包括经费资源、人力资源、信息资源和权威资源。政策以外的因素包括目标团体对政策的接受程度、政策执行人员的素质和工作态度、执行机构之间的沟通与协调等。

（三）政策评价

根据安德森的观点,政策评估的目的是评价人们所执行的政策在实现其预定目标上的效果,该政策多大程度上解决了政策所指向的问题,以及该效果的取得是政策本身的作用还是政策以外其他因素所导致的。

从政策评估在政策过程所处的阶段来看,政策评估可分为事前评估、执行评估和事后评估。事前评估是在政策执行之前进行的一种带有预测性质的评估,主要包括对政策实施对象发展趋势的预测、政策可行性的评估、政策效果的评估;执行评估是对在执行过程中的政策实施情况的评估,以确认其是否得到严格贯彻执行;事后评估是政策执行完成后对政策效果的评估,用于鉴定人们执行政策后是否解决了政策问题以及影响程度如何,辨识政策效果的成因,以求通过政策运行机制的方式,强化和扩大政策的效果,是最主要的一种评估方式。

二、循证卫生政策

（一）循证思想在公共卫生决策中的应用

关于"循证"在公共卫生决策中的应用,文献中会出现不同的用词,如循证实践、循证决策、循证政策等,公共卫生政策的制订必须有据可依,最大限度地降低政策制订者的主观随意性。资源不足和政治的压力是把双刃剑,可以作为忽略证据的借口,也可以成为循证实践的动力。循证公共卫生决策的概念虽然得益于循证医学和循证保健学的启迪,但并不是循证医学应用领域的简单拓展,循证公共卫生政策会影响更广泛的人群,应用的背景环境也会更加复杂。近几年,随着循证医学的内涵及外延的不断丰富,越来越多的卫生决策者和管理者意识到证据在卫生服务决策中的重要性,并提出从主观决策(opinion-based decision-making)转变为循证决策(evidence-based decision-making)的理念。"循证政策"应该是在全面考虑、合理权衡各类证据之后制订的政策,制订者必须赋予政策公开、透明、合理的解释。

循证公共卫生政策(evidence-based public health policy)引起国际组织和各国政府的重视。如1999年英国政府白皮书《现代化政府》中写到:政策的制订应该是基于已有的最佳证据,而不是为了应对短期的外界压力,治本而非治标,看结果而不只是看采取了什么行动,应该是灵活、创新的,而不是封闭、官僚的;对待民众,应该是促进依从,而非回避或欺骗。政府应该将政策的制订视作是一个连续的学习过程,而不是一系列的一次性行为。我们要加强对证据和研究的利用,以便更好地理解有待解决的问题。2005年世界卫生组织成立了证据知情政策网络(evidence-informed policy network),其目标是更好地为决策提供证据,它倡议中、低收入国家的政策制订者重视研究产生的证据,旨在为研究者、政策制订者和社会建立起联系,并促进高质量研究证据的应用。该组织通过政策简报的形式向各国提供政策选择和研究结果,并评价由研究到政策的方法。在促进知识的生产和利用、建立研究者和决策者沟通机制、加强能力建设方面取得了积极进展。

(二)卫生政策领域的证据

公共政策的制订是一个复杂的过程,证据来源广泛且形式多样。1999 年英国政府对证据做了如下的描述:"专家的知识、发表的研究、现有的统计资料、相关人员的咨询意见、以前的政策评价、网络资源、咨询结果、多种政策方案的成本估算、由经济学和统计学模型推算的结果"。我国学者认为,除了科学研究产生的证据以外,咨询意见、政府工作记录、约定俗成的规范(文化的、伦理的、价值观)等,乃至政治的因素也应作为广义证据中不可或缺的一部分。因此,用于制订政策的证据很可能既包括定量数据,也包括定性数据。信息可以从流行病学、统计、社会、政治、文化和经济数据中抽取,同时要考虑当地的选择。可能产生政策相关证据的研究范式包括如下几种(表 28-1)。

表 28-1 产生政策相关证据的研究范式

研究范式	描述	与政策的联系
应用研究	探索如何应用从基础研究中获悉的信息,使之发挥出实际作用	阐明当前的社会问题
描述研究	发掘深层次信息和现象,以便获得更加充分地理解	阐明问题、背景和对可能采取的干预的反应
评估研究	评估干预措施或通行做法及现行政策的实施过程和结果	阐明政策的效果
社区研究	集合研究者与利益相关者(尤其是受到影响的社区)的研究力量	聚焦于利益相关者关心的问题,以确定可行的更好的解决方法
体制研究	调查组织、融资、人事、治理和服务提供	提出改进质量、提高绩效、改善服务效率和效果的建议

随着循证卫生决策的开展,卫生决策对高质量证据的需求日益增加,如何利用科学的方法对现有证据进行整合成为卫生政策研究领域的热点问题,而系统评价被认为是提供决策证据的重要工具,并已经在医学研究领域得到了广泛的应用。

三、政策效果评估方法

政策过程中政策评价是最后一个环节,其包含的事后评价是最常见的政策效果评价方式。政策效果是政策执行后对客体及环境产生的影响和效果,包括政策预定目标的完成程度、政策的非预期影响、与政府行为相关的各种环境的变化、投入政策的直接成本和间接成本等。

政策效果包括直接效果、附带效果、意外效果、潜在效果和象征性效果。直接效果即政策实施对主体所要解决的政策问题及相关人员所产生的作用;附带效果是指政策实施过程中并非直接作用于组织、环境产生的效能,而是超出政策制订者原定的目标和期望,成为一项政策的副产品;意外效果是政策执行后所产生的效果出乎政策制订者的预料;潜在效果是指政策存在短期内不易被人察觉但有可能在今后相当一段时间里表现出来的效果;象征性效果是指公共政策的内容是具有象征性的,对有形效果来说是微不足道的,其初始用意仅是为了让目标团体以为他们要求的问题已经解决或处在解决之中,从而减轻相应的压力或激发起某种精神。

政策评价是指按照一定的价值标准,以具备专业素质的评价者为主体,运用社会科学和自然科学等公认的科学研究方法,在排除政策执行过程中非政策因素(如环境等)的干扰后,对政策进行价值判断的过程,并以此作为确定政策去向的依据。通过科学的评估活动,对政策执行之后的效果进行判断,可以确定某个政策的价值,从而决定一项政策是否调整、继续或者终止。政策效果描述的常用指标包括总量指标、强度指标、比例指标、平均指标、差异指标、比较指标、相关指标、动态指标等,评价者可以根据分析需求选择使用。

第二节 医疗保险支付方式案例介绍

一、门诊卫生服务机构支付方式案例介绍

某城市的两个社区卫生服务中心 A 和 B,两者相距 1 千米左右,分别归属于历城区和历下区。但是到 A 就诊的患者每天都排着长队,医生不得不延迟下班来满足就诊者的卫生服务需求;而到 B 就诊的患者寥寥无几。两个社区卫生服务中心形成了鲜明的对比。为什么会出现这种现象呢?

经过对两个社区卫生服务中心的调查,原来市医疗保障局对历城区和历下区社区卫生服务中心的医疗保险支付方式不同,对处于历城区的 A 采用的是按照绩效付费,年初医疗保障局会与其签订协议,将其为辖区居民提供必要的高质量的基本卫生服务数量作为年度目标,如果达到这个目标,医疗保障局就会对其实行奖励,否则就会处罚。医疗保障局对处于历下区的 B 采用的是总额预算付费,年初与其签订协议,一次性支付其对辖区居民提供服务的成本 30 万元,如果 B 提供服务的成本超过 30 万元则自己负担,如果其成本低于 30 万元则保留额度。

二、医疗保险支付方式相关背景知识

(一)医疗保险支付方式的定义

医疗保险支付方式是医保资金由卫生服务购买方向卫生服务提供方进行转移的方法或方式。根据支付对象不同,分为对卫生服务机构的支付方式和对卫生服务提供人员的支付方式。卫生服务机构最常用的支付方式包括总额预算、按人头支付、按服务项目支付、按床日支付、按病种支付、按绩效支付和混合支付。

总额预算:总额预算是预先确定的支付方式,用于支付某一特定时期的总支出。政府或保险公司可用这种支付方式向医院以及某些门诊服务机构支付费用。

按人头支付:属于预先支付。在按人头支付中,医疗服务提供者预先知道固定费率,在一个固定的时期内,为每一个注册的人提供一套确定的服务。

按服务项目支付:属于后付费。根据医疗服务提供者所提供具体服务项目的数量向其支付费用。

按床日支付:属于后付制,是对为住院患者提供服务的机构进行支付的方式,依据住院患者的住院天数进行支付,通常发生在医院或养老机构。

按病种支付:即向医疗服务提供者预先支付确定的服务费用,涵盖每个病例或疾病治疗的所有服务。按病种支付的基本方法是将服务组合成不同的病例类别,这些类别在资源使用方面具有合理的同质性,并为每个类别支付固定的数额。

按绩效支付:在按绩效支付方面,费用支付与医疗服务提供者的绩效直接挂钩。根据绩效,政府或保险公司向个人、群体或组织支付报酬。

混合支付:大多数医疗服务提供者是混合支付。采用混合支付的原因可能只是因为这种支付方式更实用,或者是为了不同支付方式之间相互补充。

(二)医疗保险支付方式的激励原理

不同类型的医疗保险支付方式对卫生服务提供者有不同的激励机制。医疗保险可以根据资金结算时间分为后付制和预付制。实行后付制的医疗保险支付方式可以激励医疗服务提供者提供更多的服务,从而可能增加服务的供给,也会带来成本的提高。如果恰当地支付供方相应的费用,这种条件下医疗服务提供者承担的风险小、收入充足,就不会激励其产生选择患者的行为。后付制的医疗保险支付方式也可能会诱导医疗服务提供者提供不必要和不适当的服务,如果存在竞争,也可能会激励其提供最佳服务来吸引患者,从而提高服务质量,所以要根据具体医疗保险的支付方式和环境来判断。预付制可以激励医疗服务提供者提供最佳服务,提高效率并控制成本。

医疗保险支付方式还可以分为基于投入的支付方式和基于产出的支付方式。基于投入的医疗保险支付方式会激励医疗服务提供者增加投入量,基于产出的医疗保险支付方式会激励医疗服务提供者增加服务量。服务产出的汇总级别越低,增加服务量的激励就越大。根据这些激励理论,不同的支付方式可能会对效率(单位成本)、每个患者提供的服务数量、接受治疗的患者数量和选择患者(风险选择)产生不同的影响。

总额预算是基于投入或产出的支付方式,为预付制。这种支付方式可能导致医疗服务提供者提供服务不足并增加投入的成本,而不会激励其提高投入组合的效率。总额预算的主要激励机制是鼓励医疗服务提供者控制医疗费用,而不是提高绩效。

固定支付率的按服务项目支付是基于产出的支付方式,会使服务量增加,包括不必要的服务,但会减少每项服务的成本。不固定支付率(无限制)的按服务项目支付是基于投入的支付方式,属于后付制,激励医疗服务提供者增加服务量的同时也会提高投入成本。

按人头支付是基于产出的支付方式,属于预付制。该支付方式会激励医疗服务提供者增加产出或吸引更多的患者参保,因此增加了总支付额。医疗服务提供者可能会通过提高服务质量、提供支付范围之外的服务或采取其他措施来吸引患者参保。该支付方式还激励医疗服务提供者提高投入组合的效率、减少成本、注重成本较低的健康促进和预防,并试图选择健康的参保者。

按病种支付是基于产出的支付方式,属于后付制。该支付方式激励医疗服务提供者增加治疗的病例数量、避免不必要的住院治疗、减少对每个病例的投入、提高投入组合的效率、减少住院患者的住院时间,并将康复护理转移到门诊。

无论使用何种支付方式,都会产生管理成本,包括支付和监管投入、产出或质量方面的成本。较为复杂的支付方式,如按绩效支付,会产生更多的管理成本。

三、案例分析

不同的医疗保险支付方式对两个社区卫生服务机构的诊疗行为产生不同的影响。社区卫生服务中心A积极对辖区居民进行走访,了解其卫生服务需求,并登记注册建立健康档案,及时预约患者就诊,态度非常积极,并得到辖区居民的信任;社区卫生服务中心B则在提供卫生服务过程中采取消极态度,不愿意为患者提供更多更好的卫生服务,从而不能吸引患者就医。这才出现了两个社区卫生服务中心患者就诊情况完全不同的现象。

政府或医疗保险机构面临的问题是,到底采用什么样的方法来对医疗机构进行激励和约束呢? 医疗保险支付方式是否可以激励这些医疗机构为患者提供更多更好的服务,又能控制医疗费用的增长呢?

第三节　医疗保险支付方式决策的循证实践过程

一、构建研究问题

(一) 提出政策问题

政策问题的确认是指运用科学的方法、遵循合理的步骤,确认特定领域内的焦点问题和关键问题,并促使关键问题优先进入政策议程,成为政策问题。政策问题确认主要取决于:一是能否找准问题。对于政策制订者,是指其在特定领域和诸多问题中,把握了工作重点,明确了潜在的突破口;对于政策研究者,是指其把握了特定领域需要研究和发展的重点、难点、潜在热点。二是能否科学确认问题。遵循科学的程序,是准确确认政策问题的重要保证。三是能否对问题确认的方法、过程和结果达成共识。政策制订者和研究者达成共识,双方才有交流和合作的基础,才能够进行优势互补。

确定政策问题需要做到:

第一,明确特定领域的研究和工作范畴,即对特定领域进行界定,并分析该领域的历史、现状和发展

趋势;

第二,确定在该领域内存在哪些社会问题,并对这些问题进行精确界定和描述;

第三,运用卫生系统宏观模型,将问题归类,梳理问题之间的关系,认识该领域的运作规律;

第四,定性、定量地分析这些社会问题的优先顺序,明确问题的轻重缓急、主次关系,明确关键问题和焦点问题;

第五,定性、定量地分析关键问题,尤其是焦点问题的表现形式、涉及范围、严重程度和主要危害;

第六,分析关键问题尤其是焦点问题进入政策议程的必要性、可能性、可行途径,以促使关键问题优先成为政策问题。

这六个方面可以作为政策问题确认的定性目标。

在本案例中,政策问题是医疗保险机构采用按照绩效支付的方式是否可以激励门诊卫生服务机构提供更多更好的服务,相对于其他医疗保险支付方式是否更优。针对这个问题,我们需要系统全面地搜集科学证据来进行判断。

(二)构建循证问题

卫生政策的循证问题可以借鉴 PICOS 原则进行构建,因为卫生政策过程的复杂性,五个要素不一定全部满足。将确定的卫生政策问题转换为以下循证问题。

1. 明确卫生政策干预的对象　社区卫生服务中心是居民患病后首先就诊的机构,将范围扩大到为居民提供门诊卫生服务的机构,即包括诊所、急症医疗中心、家庭生育计划服务中心、精神卫生中心、口腔诊所、医院门诊等。

2. 明确卫生政策干预措施和对照措施　政策干预措施为按绩效支付,对照措施是针对门诊卫生服务提供机构层面的其他类型医疗保险支付方式,包括总额预算、按条目预算、按人头支付、按服务项目付费以及混合支付。

3. 明确卫生政策干预效果　医疗保险支付方式对医疗机构激励的结果包括:服务提供过程结果(服务过程数量和服务过程质量);患者结果(患者对卫生服务的利用和患者中间或最终健康结果);不良后果。

二、检索相关的研究证据

卫生政策研究问题的证据来源广泛,包括官方网站、数据库等。

(一)选择数据库

1. 首先检索提供系统评价的网站和数据库。如果需要解决的问题与卫生系统措施的效果有关,Cochrane Library 系统评价数据库、加拿大麦克马斯特大学的 HSE(health system evidence)系统评价数据库、中国循证实践和政策数据库,以及相关专题数据库(如 WHO 生殖健康图书馆等)均可作为优先检索的数据库,其重点关注卫生系统措施,既包含涉及效果问题的系统评价,也包含涉及其他类型问题的系统评价。如果系统评价回答的问题是项目的影响因素和卫生服务或药物利用,或与卫生服务提供者的实施策略相关,则决策者可使用卫生服务提供者更常用的两个数据库:① Cochrane 图书馆,尤其是使用其中的 Cochrane 系统评价数据库和效果评价数据库(只收录解决效果问题的系统评价)。② PubMed,收录解决许多类别问题的系统评价。采用适当的检索式(如有效的检索策略),可在 PubMed 中查找系统评价,也可在 CINAHL、EMBASE 和 PsycINFO 三个数据库查找系统评价。

2. 原始研究的检索来源取决于卫生政策问题的具体领域。以卫生服务提供为主题的政策问题,要检索如 PubMed、EMBASE、Cochrane Library 等卫生类数据库;以卫生经济为主题的政策问题,则要检索如 RePEc(Research Papers in Economics)和 EconLit 等经济学数据库。还可以检索有关机构网站、搜索引擎及定期发布的统计年鉴、卫生统计年鉴、人群健康调查报告、卫生服务调查报告等。另外,需要联系有关研究机构或组织及研究者来获取灰色文献,包括在研课题和重要的会议论文及没有发表的研究结果等。

(二)确定检索词

借鉴 PICOS 原则,通过专家咨询以及阅读文献,提炼出的检索词包括 payment method, fee for service, capitation, global budget, per for performance, clinics, ambulatory care, social health care center 等。

（三）检索相关数据库

本案例检索了 Cochrane Library 系统评价数据库,原始研究检索了 PubMed 和 IEDAS 数据库。以 PubMed 的检索策略为例,使用 MeSH 词和自由词,检索词为门诊机构或提供者、支付方式或激励机制以及研究设计检索过滤器。检索策略和结果略。

不限制研究设计类型共检索到 1 050 篇文章,限制研究设计类型后为 67 篇。通过筛选,发现有 3 篇关于医疗机构支付方式的系统评价,其中 2 篇是关于医院支付方式的系统评价,1 篇为门诊卫生服务机构支付方式的系统评价。下面以门诊卫生服务机构支付方式的系统评价为例进行介绍。

该案例为"按绩效支付方式对门诊服务机构绩效的效果评价",通过 Cochrane 系统综述的方法,检索了包括 CENTRAL、MEDLINE、EMBASE、PubMed 和 ProQuest 等自建库以来到 2016 年 12 月 3 日的 14 个电子数据库和网站,也检索了灰色文献数据库 OpenGrey 和两个随机对照试验注册网站。经过筛选、评价和整合原始研究,最终纳入 19 个研究,包括 8 个 RCT、6 个 CBA 和 5 个 ITS。其聚焦门诊卫生服务提供者,包括社区卫生服务机构和私人诊所等,通过医保支付方式这个机制对其激励行为产生影响,并评价其效果,来探讨绩效支付机制下可能带来的卫生服务数量、卫生服务质量、医疗费用等方面的影响。研究发现,在现有支付方式基础上额外使用按绩效支付可以促进提供者的服务提供行为,但可能无法促进患者对服务的利用以及改善患者的健康结果。

（四）其他证据获取

在循证医学领域中,判定什么是最严格证据的标准已经存在,然而在循证公共卫生政策领域除了原始研究和系统综述外,还需要整合诸多研究和学科领域的证据,并将之与社区选择偏好结合到一起。卫生政策中没有关于最佳证据的公认标准,国内外研究、对过去政策的评估、新的研究成果都可以作为有用的证据;政策选择成本以及经济或统计模型得出的结果,也可能作为政策决策的重要证据类型。

三、评价证据

（一）证据的质量评价

系统评价一直为分级标准中的最高质量证据,但其质量也同样存在差异,可使用方法学的评价工具(如总体质量评价问卷 OQAQ 和系统评价评估测量工具 AMSTAR)及报告质量工具(如系统评价与荟萃分析优先报告条目 PRISMA)进行评价。对于卫生政策系统评价,最主要的是要考虑可信度和适用性。同时,有用的证据还应该满足准确性、可操作性和可及性。

1. **可信度评价**　主要从系统评价过程的各个关键环节进行评价,包括:提出的决策问题是否恰当;该问题是否在系统评价前已经提出;检索原始研究是否全面并评价了其发表的偏移;纳入排除标准是否恰当;文献筛选、资料提取及原始研究质量评价过程是否有质量控制措施;是否提供了纳入研究特征表或用文字表达;综合各研究结果的方法是否恰当;得出结论时是否考虑了纳入研究的质量;是否申明了利益冲突等。

本案例检索了包括循证、卫生、经济、社会等领域的文献数据库和网站资源,以及政府网站和灰色文献数据库;两名评价员独立按照题目或摘要初筛、全文筛选的步骤进行文献筛选,如有分歧,通过与第三位评价员或者 Cochrane 编辑讨论做出判断;数据提取也由两名评价员独立进行,提取信息不同时需要与第三者讨论做最终判断;偏倚评价使用 EPOC 的偏倚评价标准,分别由两个评价员独立开展。这个研究过程具有很高的可信性。

2. **适用性评价**　要考虑卫生系统的制度差异、资源限制、能力限制和利益相关者的影响等问题。决策者还可以查找反映系统评价实施环境的相关原始研究,包括政策分析类、评论性、相关影响因素分析类文章等。

案例中的作者对其结论的适用性和推广性进行了分析,指出可能并不是仅仅由于医疗保险的支付方式改革对服务提供过程和患者健康结果产生了影响,也可能是卫生资源本身的增加导致。根据获得的证据,提示我们案例中两个社区卫生服务机构的诊疗行为的差异,可能不仅仅是医疗保险支付方式带来的结果,也可能与机构管理者的价值观念、机构相关激励制度等有关,还需要进行定性调查来获取更多的信息并进行相应的决策。

3. 准确性评价　包括证据针对卫生政策问题具有因果关联而非"专家意见"；证据提供了完整以及权衡了各方面利益的观点；提供统计特征的全面信息；证据来源可信；提供了现有证据的局限性；证据过程公开透明。

案例中的系统评价严格遵循了《Cochrane 干预措施系统评价手册》方法学步骤进行操作，以控制偏倚和提高证据质量。检索中尽量扩大范围以不漏掉任何相关研究，保证了证据的完整，在评价医疗保险支付方式对医疗机构产生的影响时，不仅仅考虑了卫生服务提供者的行为，还考虑其对患者带来健康结果的影响，同时分析了支付方式可能带来的管理成本。作者还在讨论中将其可能存在的外推性等进行了分析，说明了其局限性，整个过程做到了透明和公开。

4. 可操作性评价　具体包括以下几个方面的因素，即证据提供与最初决策的时间框架一致；证据里面包含需要政策问题回答的全部信息；证据使用需要的成本及价值信息；证据最佳的实践方式；证据包含可测量的质量指标；证据包含技术的有用性；证据包含环境因素等。

获得的证据可以回答案例中的卫生政策问题，其研究对象包含社区卫生服务机构，医疗保险支付方式也包含了所有的类型，但是作为决策者的市医疗保障局，还要考虑如何制订与医疗保险支付方式相适应的激励机制，以及测量的标准、实施的时间和周期等，还要考虑医疗机构的接受程度等实际操作问题。

5. 可及性评价　包括证据的可获得性，证据呈现形式与决策者需求一致。

知证卫生决策是一种决策方法，旨在确保知晓当前可得最佳证据情况下进行决策。其特点是将全面、透明地获取和评价证据引入决策过程。知证卫生决策中的证据总结与呈现很大程度上决定了证据转化的效果。以研究报告形式呈现出来的证据其目标读者是同行研究者及执业者。决策者及相关参与者由于时间有限、专业背景差异等，通常没有时间阅读所有研究报告的全文。政策简报是近年来提出并专门为决策者提供研究证据的一种形式，其要尽可能地保证证据本身的科学性及与卫生决策的相关性，对专业术语要进行清晰的描述，以便决策者更好理解。

（二）评价证据需要考虑的因素

证据的质量评价一般采用质量评价指南或清单，通常考虑以下因素：研究设计的强度；研究所在环境和情景；样本来源及大小；混杂因素的控制；测量的信度和效度；研究采用的方法和程序；结论的合理性；研究的资助者；研究结果与其他研究结果是否一致等。

四、应用证据

（一）具体政策／策略实施的条件

如果检索到的证据，其实施背景与决策者所处环境相同或十分相似，则无须考虑其适用性的问题。同样，若研究结果在不同环境下或不同时期内都保持一致，则可预期决策将获得相同的结果。现实条件与制约因素、卫生系统制度及基线情况在不同环境下有差异，且随时间变化而改变。因此，若研究结果在这些情况下仍保持一致，则很可能意味着其具有广泛的适用性。

案例中，由于研究中纳入的绝大多数按绩效支付项目都涉及额外的经费投入，因此对服务提供过程和患者结果的影响可能存在支付方式的激励作用、资源增加本身的支持作用两个机制。况且，并不是所有研究对其按绩效支付设计都描述得很细致，尤其是机构内部如何使用这些绩效经费。既然按绩效支付主要的作用机制是通过收入刺激工作动机，机构内部如何使用经费就是分析按绩效支付是否起作用及其机制的核心信息。这些信息有限也限制了该研究结论的推广性。

（二）外部环境的影响

众多关于"循证"医学、"循证"公共卫生、"循证"决策等的论述，都假设证据是不受环境的约束、价值无涉并且利益中立的。然而实际上，政策制订必须与卫生服务中的社会和政治影响力以及随之而来的价值冲突进行较力，政策制订有着与生俱来的政治性。因此，以价值观为基础做出的决策也同样重要。

卫生体系间的差异往往使得在某一背景下适用的卫生政策或规划在其他情况下不可行或不被接受。这些差异也可能使同一决策在另一背景下不能以同样方式发挥作用或不能产生相同的影响。因此，决策者及其支持者面临的重要挑战是弄清有关某一决策效果的研究证据是否适用于决策者所处的环境。

我国的卫生事权在地方，各地可以根据自己的经济资源承受能力、技术水平以及卫生服务需求来调整相应的卫生政策。案例中按绩效为基础的医保支付方式对门诊服务机构的效果也受各地经济环境、社会医疗保障体系和卫生体系的制约，在证据应用过程中要做到"因地制宜"。

（三）利益相关者的影响

循证决策过程中，应该考虑政策涉及的利益相关者偏好。利益相关者通常包括卫生政策决策者即政府官员和不同部门或者机构的管理者、卫生服务消费者即患者或潜在卫生服务利用者、卫生服务提供者即医疗机构、公共卫生服务机构、药店及其服务人员、企业即医疗器械和药品厂家等。研究证据是影响决策者与利益相关者决策过程的因素之一，许多利益相关者的价值观或偏好也会影响决策。案例中医疗保险支付方式的开展涉及政府/医疗保障部门、门诊服务提供机构、参保人等三个方面，因此需要考虑实施医保支付方式改革带来的成本、医疗服务提供者的行为以及参保人的卫生服务可及性、利用、健康以及满意度等。

五、实施决策，后效评价

（一）政策实施效果的评价

案例中医保支付方式的政策效果包括服务过程指标和患者结果指标两类。服务过程指标包括服务过程的数量和质量，主要的指标是控制慢性病危险因素相关服务和一般门诊服务的数量、质量。例如，转诊到服务热线的吸烟者比例，有抗生素处方的门诊诊次比例。患者结果指标包括患者对服务的利用，以及患者诊疗过程中病情的缓解或最终健康改善。这类结果指标覆盖妇幼保健服务和慢性病危险因素控制服务。例如，12~23月龄儿童获得完整免疫接种的比例，糖尿病患者糖化血红蛋白水平，7天持续戒烟的吸烟者比例。

研究发现，在现有支付方式基础上，额外使用按绩效支付可以稍微促进提供者的服务提供行为，特别是绩效指标针对的某些检查和治疗方法的使用，但是可能无法促进提供者遵循服务过程质量标准。整合所有研究结果还发现，按绩效支付可能无法促进患者对服务的利用和患者的健康结果。但是，该结论也存在适用性和推广性的问题。

（二）卫生经济评价

经济学是政策分析的主要基础，经济学途径是政策科学研究的主导性途径之一，经济学分析方法则是政策分析方法的重要组成部分。公共政策大都具有经济上的效果或需要经济上的投入，这是经济分析应用于公共政策分析的现实基础。经济效果比较常用的方法包括成本 - 效益分析（或损益分析）、成本 - 效能分析（或成本 - 有效性分析）。

成本 - 效益分析：成本是商品经济的价值范畴，人们进行生产经营活动或达到一定目的而耗费一定资源，其所耗费资源的货币表现及其对象化称为成本；效益是人们在有目的的实践活动中所费与所得的对比关系，所费即活劳动与物化劳动的消耗和占用，所得即由上述实践活动带来的有用的结果。研究效益问题的根本目的在于以尽量少的劳动耗费与占用，取得尽可能多的有用的结果。公共政策的项目或方案是以政府为主体，为满足社会公共需要而进行的分配活动。目的是追求最大的社会福利，政府必须站在宏观的角度考虑整个社会和发展的整体效益。这种分析方法在公共政策分析中非常重要，至少可以纠正两个广泛存在而又肯定会带来不良后果的倾向：一是它有助于纠正那些只顾需要、不顾成本的倾向。在某些情况下，有些决策的项目确实是需要的，但是考虑到其成本情况，却是不值得的，因此必须予以放弃。因为预算资金有限，同样的资金可能在别的项目上能获得更大的收益，要在一些项目和方案之间进行稳妥的选择，过分强调需要则无助于使决策的效益达到最优。二是它有助于纠正那种只考虑成本，而不管效益如何的倾向。在某些情况下，即使有些公共政策决策的项目相当庞大，但其效益更大，从经济角度分析，这种项目就是可行的，不应该因为成本过大就放弃。

成本 - 效能分析：许多公共政策大都需要成本，但无法计算收益，如非经济的因素，以及文化、教育等不能用货币来衡量或很难估算其成本和收益，这就无法运用成本 - 收益分析方法而可以采用成本 - 效能分析法。该方法是根据方案或项目预期经过的成本与效能来评估每个方案或项目的效果,不用货币单位来计算备选方案的社会效益,只需要计算每个备选方案的有形成本,并以成本最低为择优的标准。

本案例中不同支付方式产生的管理成本不同,如与其他支付方式相比,按项目付费、按病种支付、按绩效支付的管理成本较高。由于案例集中在支付方式对供方的激励机制,因此并没有获得成本相关信息。

总之,确定决策方案后,需要进行精心组织和实施,评价决策执行过程和结局。而且在执行过程中可能会出现新的问题,识别问题后又要转换成政策问题,进而转变为循证问题,再次查找证据或者生产证据,并考虑证据的适用性和经济性等,这样就又形成一个循证决策与实践的过程。

复习题

一、思考题

1. 什么是政策过程?
2. 卫生政策领域的证据有哪些类型?
3. 什么是政策效果,评价指标有哪些?
4. 卫生政策问题的循证实践有哪些步骤?

二、案例分析题

A 和 B 两个社区卫生服务机构都属于某市医疗保障局直接经办的机构,其医务人员的工资均由医疗保障局直接拨付。医疗保障局对两个社区的医务人员采用不同的支付方式,其中 A 社区的医生为工资制,即通过考勤来确定发放工资的依据,B 社区的医生采用按照人头付费的方式,即根据医生管理的辖区居民的数量发放工资。

请根据卫生政策问题的循证实践的步骤和原则,对上述案例进行分析,比较两种不同的支付方式会对医生产生怎样的影响,哪一种更能激励医生提供更多更好的卫生服务,从而进行卫生决策。

(贾莉英　刘　琴)

参考文献

［1］李幼平, 李静. 循证医学 [M]. 4 版. 北京: 高等教育出版社, 2020.

［2］COLLINS F S, VARMUS H. A new initiative on precision medicine [J]. N Engl J Med, 2015, 372 (9): 793-795.

［3］陈英耀. 循证医疗卫生决策与管理 [M]. 北京: 人民卫生出版社, 2018.

［4］张俊华, 孙鑫, 李幼平, 等. 循证中医药学的现在和未来 [J]. 中国循证医学杂志, 2019, 19 (5): 515-520.

［5］张薇, 许吉, 邓宏勇. 国际医学证据分级与推荐体系发展及现状 [J]. 中国循证医学杂志, 2019, 19 (11): 1373-1378.

［6］黄笛, 黄瑞秀, 郭晨煜, 等. 临床实践指南制订方法——证据分级与推荐强度 [J]. 中国循证心血管医学杂志, 2018, 10 (7): 769-776.

［7］王云云, 邓通, 黄桥, 等. 临床实践指南制订方法——GRADE 在诊断试验系统评价中的应用 [J]. 中国循证心血管医学杂志, 2019, 11 (3): 275-279.

［8］邓通, 汪洋, 王云云, 等. 临床实践指南制订方法——GRADE 在观察性系统评价中的应用 [J]. 中国循证心血管医学杂志, 2019, 11 (2): 129-133.

［9］李小平, 胡德华. 医学文献检索与利用 [M]. 北京: 人民卫生出版社, 2019.

［10］杨克虎, 田金徽. 循证医学证据检索与评估 [M]. 北京: 人民卫生出版社, 2018.

［11］沈洪兵, 齐秀英. 流行病学 [M]. 9 版. 北京: 人民卫生出版社, 2018.

［12］詹思延. 流行病学 [M]. 8 版. 北京: 人民卫生出版社, 2018.

［13］张天嵩, 董圣杰, 周支瑞. 高级 meta 分析方法——基于 Stata 实现 [M]. 上海: 复旦大学出版社, 2017.

［14］李幼平. 实用循证医学 [M]. 北京: 人民卫生出版社, 2018.

［15］刘海宁, 吴昊, 姚灿, 等. meta 分析中连续性数据的深度提取方法 [J]. 中国循证医学杂志, 2017, 17 (1): 117-121.

［16］詹思延. 系统综述与 meta 分析 [M]. 北京: 人民卫生出版社, 2019.

［17］吴泰相, 卞兆祥, 李幼平, 等. 促进我国临床试验数据管理规范化 [J]. 中国循证医学杂志, 2018, 18 (6): 532-537.

［18］吴泰相, 卞兆祥, 李幼平, 等. 临床试验原始数据透明化与共享: 关于医学研究伦理的哲学命题及其对临床试验的意义 [J]. 中国循证医学杂志, 2018, 18 (6): 538-542.

［19］田金徽, 陈杰峰. 诊断试验系统评价: meta 分析指导手册 [M]. 北京: 中国医药科技出版社, 2015.

［20］德吉, 杨丽, 王一平. 脱-γ-羧基凝血酶原诊断原发性肝癌的系统评价 [J]. 中国循证医学杂志, 2020, 20 (7): 798-808.

［21］刘续宝, 孙业恒. 临床流行病学与循证医学 [M]. 5 版. 北京: 人民卫生出版社, 2018.

［22］曾宪涛, 张超. R 与 meta 分析 [M]. 北京: 军事医学科学出版社, 2015.

［23］陈峰, 夏结来. 临床实验统计学 [M]. 北京: 人民卫生出版社, 2019.

［24］SQUIZZATO A, BELLESINI M, TAKEDA A, et al. Clopidogrel plus aspirin versus aspirin alone for preventing cardiovascular events [J]. Cochrane Database Syst Rev, 2017, 12 (12): CD005158.

［25］SHAO C, YU Z, XIAO J, et al. Prognosis of pregnancy-associated breast cancer: a meta-analysis [J]. BMC Cancer, 2020, 20 (1): 746.

［26］翁鸿, 江梅, 仇成凤, 等. 遗传关联性研究 meta 分析中的 Hardy-Weinberg 平衡 [J]. 中国循证心血管医学杂志, 2016, 8 (11): 1281-1283.

［27］曾宪涛, 任学群. 分子流行病学研究与系统评价 [M]. 北京: 中国协和医科大学出版社, 2018.

［28］陈耀龙, 王健健, 詹思延, 等. 如何应对指南制订中的利益冲突 [J]. 协和医学杂志, 2019, 10 (6): 685-691.

［29］陈耀龙, 张静怡, 张天嵩, 等. 指南的系统评价: 是什么, 为什么, 怎么做 [J]. 协和医学杂志, 2020, 03 (5): 320-324.

［30］林夏, 杨克虎, 陈耀龙, 等. 中国临床实践指南的现状与思考 [J]. 中国循证医学杂志, 2017, 17 (5): 497-500.

［31］ JOHNSTON A, KELLY S E, HSIEH S C, et al. Systematic reviews of clinical practice guidelines：a methodological guide [J]. Journal of Clinical Epidemiology, 2019, 108 :64-76.

［32］ 唐金陵, 李立明. 关于循证医学、精准医学和大数据研究的几点看法 [J]. 中华流行病学杂志, 2018, 39 (1)：1-7.

［33］ 陶欢, 杨乐天, 平安, 等. 随机或非随机防治性研究系统评价的质量评价工具 AMSTAR2 解读 [J]. 中国循证医学杂志, 2018, 18 (1)：101-108.

［34］ 张天嵩, 钟文昭. 实用循证医学方法学 [M]. 2 版. 长沙：中南大学出版社, 2014.

［35］ JIA L, YUAN B, FEI H, et al. Strategies for expanding health insurance coverage in vulnerable populations [J]. Cochrane Database Systematic Reviews, 2014, 11 (11)：CD008194.

［36］ SKALKIDOUA A, SERGENTANIS T N, GIALAMAS S P, et al. Risk of endometrial cancer in women treated with ovary-stimulating drugs for subfertility [J]. Cochrane Database of Systematic Reviews, 2017, 3 (3)：CD010931.

［37］ LIU L, YU Y, HE J, et al. Effects of MTHFR C677T and A1298C polymorphisms on migraine susceptibility：a meta-analysis of 26 studies. Headache, 2019, 59 (6)：891-905.

［38］ LI Z Y, LUO L, HU Y H, et al. Lung cancer screening：a systematic review of clinical practice guidelines. Int J Clin Pract, 2016, 70 (1)：20-30.

中英文名词对照索引